住院患者健康教育专科实施方案指南

李丽红　车守梅　张　亮　牛敬荣　主　编

全国百佳图书出版单位
中国中医药出版社
·北　京·

图书在版编目（CIP）数据

住院患者健康教育专科实施方案指南 / 李丽红等
主编 . -- 北京：中国中医药出版社，2024.5
ISBN 978-7-5132-8727-2

Ⅰ . ①住… Ⅱ . ①李… Ⅲ . ①住院病人—健康教育—
指南 Ⅳ . ① R193-62

中国国家版本馆 CIP 数据核字（2024）第 071628 号

中国中医药出版社出版

北京经济技术开发区科创十三街 31 号院二区 8 号楼
邮政编码 100176
传真 010-64405721
河北品睿印刷有限公司印刷
各地新华书店经销

开本 787×1092 1/16 印张 36.5 字数 843 千字
2024 年 5 月第 1 版 2024 年 5 月第 1 次印刷
书号 ISBN 978 - 7 - 5132 - 8727 - 2

定价 150.00 元
网址 www.cptcm.com

服 务 热 线 010-64405510
购 书 热 线 010-89535836
维 权 打 假 010-64405753

微信服务号 zgzyycbs
微商城网址 https://kdt.im/LIdUGr
官 方 微 博 http://e.weibo.com/cptcm
天猫旗舰店网址 https://zgzyycbs.tmall.com

如有印装质量问题请与本社出版部联系（010-64405510）

《住院患者健康教育专科实施方案指南》
编委会

名誉主编　孙心海

主　　编　李丽红　车守梅　张　亮　牛敬荣

副主编　杨艳丽　于　聪　王瑞尧　武文玲　王　敬

编　　委　(按姓氏拼音排序)

曹　璐	曹　特	陈　宏	崔彦宏	杜国岩
杜　琳	付星华	韩东瑾	韩　雪	郝迎秀
呼　爽	胡美娇	黄　旋	纪　璇	贾丹丹
姜　雪	李　澳	李妍妍	梁蕙珊	刘俊微
刘　璐	刘　宁	刘　微	刘永俊	刘　哲
刘子瑶	路德娟	栾　嵩	罗　璇	马　娜
马晓鑫	毛　艳	孟凡莹	聂婉玲	牛菁菁
曲俐娜	任姝良	盛　杰	宋凯伊	宋丽娜
宿春霞	孙　珊	孙　鑫	孙雅婷	唐洪娟
王　超	王春玲	王　磊	王旭强	温　泉
吴忠辉	武子琪	席桂华	夏春梅	项宏恩
肖　静	邢红红	邢丽珠	徐　园	许晓庆
闫　松	闫羽微	杨　铭	杨　越	么　爽
尹　萍	于爱洋	于　菲	于　蕊	张偲源
张　贺	张孟瑶	张　琪	张　睿	张　双
张　彤	张　微	张晓超	张　雪	张英男
张　宇	张宇琦	张　月	张悦铭	张子龙
赵英竹	郑　秋	朱　佳	朱崧毓	邹玉慧

前 言

　　健康教育学是以健康相关行为为研究对象的学科，随着医学的发展及科技的进步，与行为相关的疾病逐渐成为主流疾病。健康教育在提高患者健康水平方面扮演着至关重要的角色。随着《"健康中国 2030"规划纲要》的颁布与推进，健康教育的重要性逐渐被关注。健康教育是全民素质提高的重要内容，是解决目前公共卫生问题的重要手段，通过健康教育增强广大人民群众的健康意识和保健意识，减少、消除健康危险因素，对预防和控制疾病、减轻疾病负担起着重要的作用。

　　本书主要面向护理人员及参与住院患者照顾的其他专业人士，希望本书能够在健康教育工作上提供实用的指导和建议，以改善住院患者的健康状况。通过增进患者对疾病的了解，激发其积极配合治疗的信心，培养患者形成良好的生活习惯，这样可以有效地改善患者的身心健康水平。本书旨在强调健康教育在住院患者治疗过程中的重要性，并唤起广大医务工作者对这一领域的关注。

　　在护理学领域，健康教育主要应用于临床，一对一的健康教育、咨询或小范围特定人群的健康促进活动，体现的是"个性化"和"针对性"。护理专业的学科任务是"促进健康、减轻痛苦"，这个任务让护理专业成为健康教育的重要参与学科，临床护士成为健康教育的中坚力量。

　　如何编写一本适用于护理专业从方法到实践、从课程到临床的健康教育书呢？我们一方面要培养护理专业学生的健康教育意识和教育能力，另一方面要在医院临床相关科室中培养更多、更专业的可以做健康教育工作的护士。本书的编写不仅考虑了教学的需要，也考虑了临床应用和实践的需求。

　　本书基于护理学与健康教育学科的特点，结合理论与实践，分为两部分。第一部分为理论篇，着重讲解健康教育的理论基础和方法；第二部分为实践篇，以护理专业疾病管理的临床需求为基础，编写了各个专科的入院指导、用药指导、出院指导、饮食指导等内容，以及代表性疾病的健康教育内容。鉴于本书内容广泛、涉及学科较多，难免有疏漏和不足之处，还请广大护理同仁在使用中提出宝贵意见，以便我们不断修改和完善内容。

在此，我们要向所有关注和支持本书的读者表示衷心感谢。我们深信，本书的出版将为住院患者的健康教育提供宝贵指导，为提升患者的生活质量播撒希望的种子。在撰写本书过程中，我们倾注了大量热情、智慧和努力。我们衷心希望读者阅读这本书后能够获得宝贵的见解和实用的建议，进而为患者的健康贡献出自己的一分力量。

《住院患者健康教育专科实施方案指南》编委会

2024 年 4 月

目 录

第一篇 健康教育理论篇

第一章 健康教育的基础理论 ▷▷▷▷

第一节 健康教育概述

一、健康教育的定义与重要性

健康教育（health education）是通过有计划、有组织、有系统的社会活动和教育活动，促使人们自觉地采纳有益于健康的行为和生活方式，消除或减轻影响健康的危险因素，预防疾病、促进健康和提高生活质量。健康教育强调行为的改变，以提高人们对健康的认知水平，增强健康管理意识，引导健康行为，提高生活质量为目的。

在现代社会，随着人们对健康需求的日益增长，健康教育的重要性日益突显。

健康教育不仅关乎个体的健康，更关乎整个社会的健康。它通过提高人们对健康的认知，增强自我保健能力，帮助人们形成良好的生活方式，从而降低疾病的发生率，提高生活质量。从《"健康中国 2030"规划纲要》可以看出国家对全民健康的重视。同时，健康教育在疾病预防、提升大众健康意识方面具有重要作用。健康教育还有助于传播健康知识，提高公众的健康素养，推动全民健康的发展，在实现初级卫生保健方面具有重要作用，是卫生保健事业发展的必然趋势。

二、健康教育的原则

为了提高健康教育的效果，健康教育的形式可以多种多样，但需要遵循以下原则。

1. 科学性：健康教育内容的科学、正确、翔实是达到健康教育目的的首要环节。教育的内容必须有科学依据，并注意应用新的科学研究结果，及时摒弃陈旧的内容，引用的数据要可靠无误，举例实事求是。缺乏科学性的教学内容和方法往往会适得其反。

2. 实用性：健康教育的内容十分广泛，在进行健康教育时，应选择对受教育者实用的内容，从而提高他们接受健康教育的兴趣。

3. 可行性：健康教育必须建立在符合当地的经济、社会、文化及风俗习惯的基础上，否则难以达到预期的目的。改变人的行为和生活方式不能依靠简单说教或个人愿望实现。许多不良行为或生活方式受社会习俗、文化背景、经济条件、卫生服务等影响，因此，健康教育必须考虑到以上制约因素。

4. 针对性：健康教育对象的年龄、性别、健康状况、个性、嗜好、学习能力等千差万别，对卫生保健知识的需求也不尽相同。因此，在实施健康教育计划之前，应全面评估学习对象的学习需要，了解学习对象需要了解和掌握的知识，并在此基础上制定出有效可行的健康教育计划。在实施健康教育时，除了根据教育目标选择不同的教育策略外，还应根据不同人群的特点，采用不同的教育方法，设计与年龄、性别、爱好、文化背景相适宜的教学活动。

5. 保护性：任何护理措施都必须注意对患者及家属的身心保护，既要注意保护患者隐私，同时要注意患者对疾病产生的恐惧、消极等心理。

6. 阶段性：要根据患者的疾病发展或身心发展的不同阶段，采取相应的心理健康教育措施。

7. 程序性：健康教育通过评估、诊断、计划、实施、评价的护理程序，保证健康教育的及时和有效。

8. 启发性：健康教育不能靠强制手段，而是通过启发教育，鼓励与肯定行为的改变，让人们理解不健康行为的危害性，形成自觉的健康意识和行为习惯。为了增强健康教育效果，可采取多种启发教育方式，如用生动的案例，组织同类患者或人群交流经验与教训，其示范和启发作用往往比单纯说教效果更好。

9. 通俗性：开展健康教育工作时，尽量使用公众化语言，避免过多地使用专业医学术语，采用学习者易于接受的教育形式和通俗易懂的语言是保证教学效果不容忽视的因素。如在讲解健康知识时，对儿童可使用形象生动的比喻和语言，对普通大众用一些当地的俗语，可以帮助其更好地理解。

10. 直观性：健康教育活动中，教育者应尽量采用直观的教学方式，让学习者通过实物、模型、图片、示范等了解事物的本质和规律，从而提高学习效果。

11. 客观性原则：健康教育应该是客观的，不带有任何利益和偏见。教育者应该根据最新的科学研究和公认的医学标准来传授健康知识，而不是根据个人的信仰或经验来进行教育。

12. 个性化原则：健康教育应该根据个人的特点和需求来进行个性化的教育。教育者应该了解每个人的具体情况，以便进行有针对性的教育。

以上原则是健康教育的基本指导思想，在实际的健康教育工作中，应该根据具体的情况和需求来灵活应用和调整。同时应做到目标明确、方法多样、信息准确、持续跟进，确保教育效果的实现和维持。

三、健康教育的理论基础

健康教育的理论基础主要包括以下几个方面。

1. 流行病学和医学社会学：研究教育对象所在社区中危害人群健康的主要因素、危害程度、分布及作用规律，以及社区人群的生活质量影响因素等。

2. 行为科学：研究个体行为特征、行为模式、行为机制等，为健康教育提供基础理论支持。

3. 预防医学：强调通过提高人群自我保健意识，采取合理的保健措施，达到预防疾病、促进健康的目的。

4. 教育学理论：健康教育需要遵循教育规律，运用教育手段，对受教育者进行有计划、有组织、有系统的健康教育，使受教育者形成健康的生活方式。

5. 伦理学理论：在健康教育中，需要强调道德原则，尊重人的尊严和权利，保护个人隐私，注意保密性。

健康教育是基于多种学科理论的综合性应用领域，其理论基础包括流行病学、医学社会学、行为科学、预防医学、教育学理论及伦理学理论等。这些理论为健康教育提供了坚实的基础，有助于实现健康教育的目标，提高人群的健康水平。

四、健康教育的意义

1. 健康教育是医学发展的必然趋势：随着时代发展，我国疾病的死亡率发生了巨大变化，慢性非传染性疾病取代传染病和营养不良，其中心血管疾病、肿瘤、脑血管疾病已成为主要的致死因素。研究表明，这些疾病多与不良的生活方式、行为和环境因素有关。2019 年世界卫生组织的统计结果表明，所有非传染性疾病合计占全球死亡人数的74%，死亡原因主要是不良行为和生活方式，如酗酒、吸烟和熬夜等。随着人们对健康认识的不断深入，通过健康教育促使人们自愿地采纳健康的生活方式与行为，能够降低致病的危险因素，预防疾病，促进健康。健康教育是人类战胜疾病的发展趋势和客观需要，是医学发展的必然结果，通过健康教育来改善人们的健康危险因素，对防治疾病、促进健康有十分重要的社会意义。

2. 健康教育是实现初级卫生保健的战略措施：1994 年，世界卫生组织就明确指出，医疗卫生工作的重点应是以人为中心，以健康为中心，而不是以疾病为中心。1978 年《阿拉木图宣言》指出，健康教育是所有卫生保健问题、预防方法及控制措施中最为重要的，是能否实现初级卫生保健任务的关键，说明了健康教育对实现所有健康目标、社会目标和经济目标中的地位和价值。2022 年，习近平在党的二十大报告中提出，推进健康中国建设，把保障人民健康放在优先发展的战略位置，完善人民健康促进政策。健康教育是策略而不是工具，为了充分发挥健康教育的作用，应该把健康教育作为医患沟通的桥梁，协调各部门共同参与初级卫生保健和健康教育活动。

3. 健康教育是一项投入少、产出高、收益大的保健措施：健康教育可以改变人们不良的生活方式和行为，减少患病的危险，有调查显示，花 1 元用于健康教育，就能节省

6 元的医疗费用。据世界卫生组织统计，2000~2019 年，慢性呼吸系统疾病、心血管疾病和癌症是人类死亡的主要原因，其中大多数病因与健康危险因素的数据，如肥胖、缺乏运动、饮酒、吸烟、环境危险因素等有关。如果用医疗手段使人群的人均寿命增加 1 岁，需要很大的投入才能奏效。然而，如果采取合理进食、经常锻炼、不吸烟、适量饮酒，花费较少的钱，就能使人口预期寿命增加，可见健康教育的效果是十分显著的。

4. 健康教育可促进社会精神文明建设：健康教育是精神文明建设的重要组成部分，其不仅包括健康信息的传播，还包括法律法规、心理卫生等。在个别地区，由于缺乏科学知识普及，封建迷信思想尚有残留，有病时求巫不求医，延误疾病的治疗，严重损害了人们的健康。我们要通过健康教育，使群众掌握科学知识，自觉破除封建迷信思想，加强自身文化建设，推动社会精神文明建设。

第二节　健康行为相关理论

一、健康信念模式的相关概念和理论框架

健康信念模式是由霍克巴姆于 1958 年在研究了人的健康行为与其健康信念之间的关系后提出的，其后经贝克等社会心理学家的修订逐步完善而成为健康信念模式。此模式主要用于预测人的预防性健康行为和实施健康教育。

健康信念模式以心理学为基础，由需要动机理论、认知理论和价值期望理论综合而成。它的核心概念是人们对于健康状况的认知和信念，以及由此产生的行为决策。健康信念模式理论的内容包括。

（一）感知到威胁

1. 感知到易感性：个体认为不健康行为给他带来的总体危害，以及该行为导致其自身出现疾病的概率和可能性。

2. 感知到严重性：个体感知到的行为改变可能带来的身体、心理和金钱方面的不良影响。

（二）期望

1. 感知到益处：个体对改变不良行为所带来的好处的认识和评价，如维护健康或改善健康状况。

2. 感知到障碍：个体对采纳行为可能面临困难的主观判断，包括身体、心理、经济、时间花费上的各种障碍。

（三）自我效能

自我效能指个体对自己能力的评价和判断，是否相信自己有能力控制内、外因素而成功采纳健康行为，并取得期望结果。在健康信念模式中，人们决定是否采取健康行为

或改变危险行为时，首先需要对疾病的威胁进行判断，然后对预防疾病的价值、采纳健康行为对改善健康状况的期望和克服行动障碍能力做出判断，最后才会做出是否采纳健康行为的决定。

二、健康信念模式的实践与应用

（一）知－信－行理论

知信行模式（knowledge，attitude，belief and practice model，KAP model 或 KABP model）是知识、信念和行为的简称，由英国的科斯特提出，用以说明知识、信念、行为在促进个体健康行为改变方面的关联作用。知信行模式将人们行为的改变分为获取知识、产生信念、形成行为的三个连续过程。其中，知是基础、信是动力、行是目标。

1. 知：知识和信息，是知信行链条的首要环节，是指人们对卫生保健知识和卫生服务信息的知晓和理解。

2. 信：信念和态度，信念和态度改变是行为改变的前奏，主要指对健康信息的相信，对健康价值接受的态度。

3. 行：行为改变，主要指产生促进健康行为、消除危害健康行为等行为改变过程。

卫生保健知识和信息是建立积极、正确信念与态度的基础，而信念和态度则是行为改变的动力，最终主动地改变危害健康的行为，形成促进健康的行为。然而，从接受知识转化到行为改变是一个非常复杂的过程。

知、信、行三者间虽然存在因果关系，但没有必然性。在信念确立以后，如果没有坚决转变态度的前提，实现行为转变的目标必定会失败。因此，护理人员应把握信念的确立和态度的改变两大关键步骤，才能更好地实施健康教育。

（二）计划行为理论

计划行为理论（theory of planned behavior，TPB）是一种将信念与行为联系起来的心理学理论，能够帮助我们理解人是如何改变自己的行为模式的。该理论认为，态度、主观规范和感知行为控制这三个核心要素共同塑造了个体的行为意图，行为意图是人类社会行为最接近的决定因素。

1. 计划行为理论的五要素

（1）态度（attitude）：指个人对行为对象的喜好、情感、评价和倾向性的认知。一个人对某种行为的积极或消极态度，会直接影响他是否愿意采取该行为。

（2）主观规范（subjective norm）：指个人在采取某种行为时，周围环境对他所施加的压力和影响。这包括了他人的意见、社会规范、文化传统等。如果一个人感觉他的行为不符合周围人的期望，他可能会放弃该行为。

（3）知觉行为控制（perceived behavioral control）：指个人对采取某种行为的能力和控制的感知。如果一个人认为某个行为太难，超出了他的能力范围，或者缺乏必要的资源和条件，他可能不会采取该行为。

（4）行为意向（behavior intention）：个人打算采取某种行为的动力和决心。基于对行为的态度、周围环境的影响和个人行为能力的感知，一个人会形成某种行为的意向。

（5）行为（behavior）：最后根据意向个人会实际采取某种行为。然而，实际行为可能受到各种外部和内部因素的影响，如环境因素、个人特征、机会等。

这五个要素共同构成了计划行为理论的基本框架，该理论可以帮助我们理解人的行为决策过程，并预测可能的行为趋势。

2. 计划行为理论主要观点

（1）非个人意志完全控制的行为不仅受行为意向的影响，还受执行行为的个人能力、机会及资源等实际控制条件的制约，在实际控制条件充分的情况下，行为意向直接决定行为。

（2）准确的知觉行为控制反映了实际控制条件的状况，因此它可作为实际控制条件的替代测量指标，直接预测行为发生的可能性，预测的准确性依赖于知觉行为控制的真实程度。

（3）行为态度、主观规范和知觉行为控制是决定行为意向的三个主要变量，态度越积极、被支持程度越大、知觉行为控制越强，行为意向就越大，反之就越小。

（4）个体拥有大量有关行为的信念，但在特定的时间和环境下只有相当少量的行为信念能被获取，这些可获取的信念也叫突显信念，它们是行为态度、主观规范和知觉行为控制的认知基础。

（5）个人及社会文化等因素，如性格、智力、认知、经验、年龄、性别、文化背景等，通过影响行为信念间接影响行为态度、主观规范和知觉行为控制，并最终影响行为意向和行为。

（6）行为态度、主观规范和知觉行为控制从概念上可完全区分开来，但有时它们可能拥有共同的信念基础，因此它们既彼此独立，又相互关联。

（三）社会规范理论

社会规范是指在一个群体中大家都必须遵守的、成文或不成文的规矩或规则。每一个社会群体都有自己成文或不成文的规矩或规则，这个规矩大家共同遵守，违反这个共同规则的个人会得不到大家的认同，会受到群体成员的排斥，甚至会被清除出该群体。社会规范是一个社会学和社会心理学领域的概念，通常社会规范主要是通过社会暗示、心照不宣的形式影响人们的行为，实际上是一个群体的价值取向。社会规范主要包括：

1. 强制性规范（injunctive norms）： 对实施某些行为必须经过群体允许的认识。比如，参加重要的大会或会谈需要穿着正装等。

2. 期望规范（descriptive norms）： 对群体中的其他人如何行事的认识。比如，认为节日期间聚会时人们都会喝酒庆祝。

3. 公开性规范（explicit norms）： 文字性或口头性的行为准则。比如，一个国家的法律法规，一个机构的规章制度等。

4. 暗示性规范（implicit norms）： 没有明确的文字或口头表述，但当一个人违反时会得到群体反对的信息。比如，在公共场所不遮掩地打喷嚏和咳嗽，虽然没有明确文规定不允许，但会遭到他人的厌恶。

5. 主观规范（subjective norms）：对群体中的重要成员如何看待某个行为的心理预期。

6. 个人规范（personal norms）：个人自身的行为准则。

社会规范不是一成不变的，随着时间的推移、时代的发展、群体之间的交流、社会的融合都会使社会规范发生改变。社会规范理论可被有效地应用于健康教育与健康促进领域。健康教育工作者的重要任务之一就是要在不同的群体中维护创建有益于健康的社会规范，消除那些不利于健康的社会规范。

第二章　健康教育的实施方法 ▷▷▷▷

第一节　健康教育专科实施的策划

一、住院患者的特点与需求分析

在卫生行业竞争日趋激烈、医院的市场化程度日趋增高的情况下，深入研究住院患者的潜在需求，通过有效管理，为患者提供超出希望的护理，提供令患者满意的服务，能体现管理的手段，也是思想观念从医院管理者到医院经营者的转变。需求是指人们在某一特定的时期内在各种可能的价格下愿意并且能够购买某个具体商品的数量。患者就医标志着医院与患者建立合同关系，彼此都具有了权利和义务。患者是市场消费的特殊群体，在接受医疗消费过程中，享有人身财产不受损害的权利。患者对医院环境的关注与得到及时、准确的治疗占需求的首位，对安全有效的护理需求胜过对生活照顾的需求。每个住院患者对医护人员的医疗技术、服务态度、用药原则等有强烈的需求，但这种需求又有阶段性，每个阶段都有显著的不同，在住院过程中，患者对医院的需求，对护理工作的关注与感受十分深刻。因此护理人员应根据患者的需求阶段，实施相应的护理服务。

患者在入院之初对自己的主管医生与责任护士较为关注，因为人在考虑问题时会把与自己现阶段关系最密切的事情作为首选，并愿意通过建立新的人际关系以尽快适应医院生活，适应与自身健康息息相关的医疗护理。部分患者因住院而产生不同的心理问题，不只是环境或硬件问题，也不局限于制度要求与个人的习惯冲突，患者更重视自己的心理感受，重视与自身利益密切相关的问题。在传统的功能制护理模式下，在为患者进行各项护理特别是生活护理时，很少考虑到患者的心理感受，患者对护理服务内容也没有选择权利。在生物—心理—社会医学模式下，整体护理要求护士在工作中必须尊重患者的心理感受，尊重患者的权利和人格。入院宣教可尽快消除患者的陌生感建立亲切感。住院患者刚进入病房，医护人员的态度是其与医院建立首因效应的主要指标，护理人员作为最先与患者接触者应主动热情地接待患者，在患者入住时，要根据患者具体情况灵活应用"五个一"，即一个微笑、一声问候、一壶开水、一张整洁的床铺、一次热情详细的入院宣教，通过亲切的交流使患者很快进入医院环境，在心理上建立安全感。

医务人员与住院患者要建立互动性共同参与型护患模式，因人施教、形式多样地开展健康宣教。住院期间患者所关心的是自己的治疗效果，因此护理人员要根据患者的病情轻重缓急，及时配合医生做好抢救及常规护理工作，根据患者的个体差异，深入病房多与患者交流，根据患者的病情及健康状况做出评估，告知患者现存的和潜在的健康问题，鼓励患者对自己的病情发表个人意见，在探讨与相互借鉴中共同参与，实现护理目标，建立共同参与型的护患关系与模式，充分调动患者的主观能动性，增强治疗效果。

患者生理机能和心理创伤的恢复都离不开家庭成员的支持，家庭成员对待患者病情的态度对患者病情的转归会产生很大影响。患者住院期间家属对疾病和康复等知识的需求直接影响患者的预后。护理人员应根据家庭成员的知识水平等积极说服患者及家属参与，建立指导－合作型模式，进行疾病知识、保健知识、心理等方面的指导，使患者的家庭成员对患者病情的转归有全面认识，从而以更宽阔的胸怀包容患者，以更大的爱督促患者进行遵医行为，强化患者的社会支持系统，重视家庭成员在患者疾病康复中的重要性既是整体护理的内涵要求也是提高患者生活质量的重要方法。

二、住院患者健康教育的目标

1. 创造有益健康的外部环境，以广泛的联盟和支持系统为基础，与有关部门及其他医务技术人员协作，共同努力，逐步创造良好的生活环境和工作环境，并制定各项促进健康的制度。

2. 为患者、家属和社会人群提供健康相关信息，提高个人自控能力，改变不良生活方式和行为习惯，使之在面临个人或群体健康相关问题时，能明智且有效地做出正确决策。

3. 深入开展健康教育，引导患者、家属和社会人群破除迷信，摒弃陋习，养成良好的卫生习惯，提倡文明、健康、科学的生活方式，培养健康的心理素质，提高患者的健康素质和科学文化水平。

三、健康教育实施过程中医疗纠纷的防范

1. 为了预防和妥善处理医疗纠纷，保护医患双方合法权益，维护医疗秩序，保障医疗安全，改善医疗服务质量，在诊疗过程中，医患双方应当互相尊重，维护自身权利，遵守相关法律法规，防止不必要的医疗纠纷的发生。

（1）应当遵循公平、公正、自愿原则，实事求是，依法处理。国家建立完善医疗风险分担机制，发挥保险机制在医疗纠纷处理中的第三方赔付和医疗风险社会外担作用，鼓励医疗机构积极参加医疗责任保险，指导患者参加医疗意外保险。

（2）新闻媒体应当加强医疗卫生法律法规和医疗纠纷处理常识的宣传工作，引导公众理性对待医疗风险。报道医疗纠纷时，应当遵守相关法律法规，恪守职业道德，做到真实、客观、及时、公正。

（3）医疗机构及其医务人员在诊疗活动中应始终坚持"以患者为中心"的服务理念，加强人文关怀，严格遵守医疗卫生法律法规、规章制度和诊疗规范。医疗机构应定期对医务人员进行医疗卫生法律法规、规章制度和诊疗规范的培训，并加强职业道德教育工作。

（4）医疗机构应当制定并实施医疗质量安全管理制度，设置医疗服务质量监控部门或配备专（兼）职人员，加强对诊断、治疗、护理、药学、检查等工作的规范管理；优化服务流程，提高服务水平。医疗机构应当加强医疗风险管理，完善医疗风险的识别、评估和防控措施，定期检查落实情况，及时消除安全隐患。

（5）医疗机构应当按照国务院卫生主管部门制定的医疗技术临床应用管理规定，开展与其技术能力相适应的医疗技术服务，保障诊疗安全，降低医疗风险。使用医疗新技术前，应开展技术评估和伦理审查，确保安全有效、符合伦理。

（6）医疗机构应当依照有关法律法规的规定，严格执行药品、医疗器械、消毒药剂等的进货检查。禁止使用无合格证明文件、过期等不合格的药品、医疗器械、消毒药剂等。

（7）医务人员在诊疗活动中应当向患者说明病情和医疗措施。需要实施手术，或者开展临床试验等存在危险性，可能产生不良后果的特殊检查、特殊治疗等，医务人员应当及时向患者说明医疗风险、替代医疗方案等情况，并取得书面同意；在患者处于昏迷等无法自主做出决定的状态或者病情不宜向患者说明等情形下，应当向患者的直系亲属说明，并取得书面同意。

（8）紧急情况下不能取得患者或其直系亲属的意见，经医疗机构负责人或者授权的负责人批准，可以立即实施。

2. 随着人们自我保健意识不断提高，患者在就医过程中，对医护人员的职业道德、技术水平及服务质量提出了更高的要求。护理人员如何避免和防范医疗护理纠纷，是我们面临的新任务。护理健康教育是指护理工作者通过对患者及家属的系统教育，促使患者自觉地配合治疗和恢复健康行为，从而更好地配合临床治疗，尽快提高治疗效果，促进患者疾病的恢复。早在南丁格尔所在的时代，护理工作就包括健康教育。近代医学模式的转变及疾病谱的转变、人们保健意识的增强等诸多因素，促进了护理健康教育的发展。

（1）宣教方式

1）直接宣讲。医务人员要用通俗易懂的语言由浅入深向患者及家属讲解疾病相关知识，热情解答患者及家属提出的疑问，以取得信任与支持。

2）利用文字宣传、挂图、观看录像等直观方式宣教。可以在门诊、病房播放疾病健康教育科普视频等。

3）让患者及家属与病区已经康复的患者进行面对面交流，树立战胜疾病的信心。

（2）宣教内容

1）治疗处置前宣教：护士在进行每一项护理操作前，都要向患者做好解释工作。如操作的目的、意义、注意事项、配合方法等，部分操作还需签订知情同意书。在整个操作过程中应始终与患者保持积极有效的沟通交流，从而消除患者的各种顾虑及紧张等不良情绪，建立良好的护患关系，以取得患者的信任，从而提高操作的成功率。

2）治疗处置中宣教：操作中要密切观察患者的反应，监测生命体征状况，提供必要的心理支持，减轻患者的痛苦。

3）治疗处置后宣教：操作结束后再次核对患者信息，确保无误。及时做好项目记录，对患者进行疾病相关的健康指导，定期观察操作效果，按级别护理要求巡视病房，发现病情变化及时报告医生给予处置。

第二节　健康教育资源的应用和人力培训

一、健康教育资源的应用

护理健康教育资源库能够最大限度发掘健康教育资源，使资源效益实现最大化，有效提高护理健康教育质量和患者的满意度，对促进护理高质量发展具有重要的现实意义。健康教育材料也称健康传播材料或健康媒体材料，是健康教育传播活动中健康信息的载体，包括平面（印刷）材料、声像材料、实物材料、网络信息材料4种类型。高质量健康教育材料的选择是传播者获取理想健康教育效果的重要保证。

1.平面（印刷）材料： 宣传折页是指四色印刷机彩色印刷的单张彩页，有二折、三折、四折、五折、六折等形式，具有轻便、方便阅读、承载内容量适中等特点，适用于重点知识不多、可做知识删减的病种宣传，综合考量知识承载量和价格成本等因素。住院患者健康教育平面材料主要分为公共类健康教育材料和专科类健康教育材料。公共类健康教育材料包括就医流程、检查流程、护理安全（预防跌倒、预防非计划拔管等）、心理护理、健康保健知识等，内容由护理部各护理专业组负责。专科类健康教育材料包括各专科患病人数前5位疾病的相关知识、专科检查、专科治疗、专科护理等，内容由专科负责。各专科每年制定平面材料制作计划，护理专业组和专科组编写文稿并选择合适配图，保证专业性和准确性；每个病区设置专门区域放置和展示健康教育材料，方便患者或家属按需拿取。在制作过程中，注重信息价值和信息质量，并重点考虑以下原则。

（1）保护知识产权：不侵犯他人知识产权，同时保护制作者的知识产权。

（2）文本因素：强调准确性、实用性和可读性。

（3）非文本因素：插图切合文字内容，利于老年、文化程度不高等特殊人群的阅读。此外，每张宣传折页形成一个二维码并置于封面，以供患者扫码查看与传播。

2.网络信息材料资源库： 伴随商业社会的逐渐繁荣，新媒体技术不断创新，特别是近年来公众平台成为传播效果最好的平台，公众获得信息后可随时进行二次传播甚至多次传播，其传播效果和受众覆盖面可以打破地域、人群的限制。搭建自媒体健康传播平台，组织护士撰写健康科普文章，内容包括各种健康保健知识、常见病与季节性疾病的防治，以及慢性病的康复等，以构建护理健康教育网络信息材料资源库。

互联网的繁荣和便携式智能终端的普及，让二维码广泛运用于信息传递、产品溯源、移动支付、身份识别、定位导航、电子凭证、内容推送等行业和领域。医疗机构科学利用二维码技术，实现"一专科一码"，将专科所涉及的健康教育平面（印刷）材料、科普文章、科普视频等资源有效整合为一个动态二维码，二维码里的内容可根据需要随时更新。患者通过扫描床头二维码，即可自行选择浏览专科所有健康教育资料。

3. 声像材料的制作与共享：声像材料主要包括音频和视频材料。音频材料主要用于视力不佳者、识字不多者及老年与婴幼儿等群体，各专科根据患者需要制作音频材料，护理健康教育部将音频发布在网络平台形成链接，再归入专科健康教育二维码中，患者及家属用手机扫描二维码，即可选择感兴趣的内容进行收听。视频材料内容多为疾病相关知识科普和功能锻炼操等，通过病房电视频道、门诊大厅电视机、网络平台和专科健康教育二维码等进行共享与传播。

4. 实物材料资源库的共建与分享：实物材料可以让健康教育更加直观形象，加深患者知识记忆深度，还能让患者在医护人员的指导下进行练习，是健康教育资源库的重要组成部分。实物材料（模型）包括心肺复苏模型、仿真食物模型、母乳喂养仿真模型、造口护理模型、胰岛素注射部位模型、可穿戴设备等，主要用于患者及健康人群的健康教育、科普活动、疾病宣教等。

二、医护人员健康教育能力培训的方法和内容

健康教育是提高公众健康水平的重要手段，而医护人员作为健康教育的重要力量，需要具备相应的能力。通过不断完善医护人员健康教育能力培训的方法和内容，我们可以提高健康教育的质量和效果，为大众提供更加全面的健康服务。

（一）培训方法

1. 课堂讲座：通过专家授课、案例分析等形式，使护理人员掌握相关的健康知识和技能。

2. 实践操作：通过模拟训练、操作演示等形式，使护理人员熟练掌握相关技能，提高实际操作能力。

3. 团队讨论：通过团队讨论、经验分享等形式，促进护理人员之间的交流和合作，提高解决问题的能力。

4. 在线学习：利用网络平台，提供丰富的学习资源，使护理人员可以在线自主学习和交流。

5. 个案讲解：通过实际案例的讲解和分析，提高护理人员应对复杂病例的能力，增强实践应用能力。

（二）主要培训内容

1. 健康知识，包括常见疾病的治疗和康复知识，以及健康问题的预防等。

2. 技能培训，包括基本操作技能，如无菌操作、注射、急救技能等；健康促进技能，如健康评估、制定健康计划、开展健康指导等。

3. 态度和意识培养，包括关爱患者、尊重患者、沟通技巧、团队合作等方面的培养，提高护理人员的职业素养和职业道德。

4. 学习相关法律法规知识，预防在健康教育过程中出现的矛盾和纠纷。

（三）培训效果评估

为了确保培训的有效性和质量，需要对培训效果进行评估。评估可以从以下几个方面进行。

1. 参与度评估：观察护理人员在培训过程中的参与程度，如提问、讨论等，以评估他们对培训内容的兴趣和关注度。

2. 知识测试：通过问卷调查或考试等形式，测试护理人员对健康知识的掌握程度，了解培训效果。

3. 技能考核：通过模拟操作或实际操作等方式，考察护理人员对技能的掌握和应用能力。

4. 满意度调查：向护理人员发放问卷或进行访谈，了解他们对培训过程和结果的满意度和建议，以便优化培训内容和形式。

护理人员健康教育培训是提高护理质量和患者满意度的重要手段。通过明确培训目标、制定详细的培训内容、选择合适的培训方式及进行有效的效果评估，可以更好地开展护理人员健康教育培训，提高护理人员的健康素养和专业技能水平，为患者提供更优质的护理服务。同时，持续优化培训模式，关注培训需求和实际应用效果，是实现培训目标并推动护理工作持续改进的关键。

第三节　健康教育专科实施的步骤

一、健康教育的评估方法和指标

健康教育的评估是根据健康教育对象的特征和健康教育的内容选择适当的形式收集患者主、客观资料，对患者教育需求做出初步估计的过程。评估是对患者进行健康教育程序的第一个步骤，旨在通过调查分析了解教育对象的需要和学习的知识及掌握的技能，为确定教育目标、制定有针对性的教育计划提供依据，而且有效评估可以获得对健康教育对象基本资料的采集，同时也为护理健康教育科研积累资料。

（一）评估的方法

1. 以直接询问和护理体验的方式获得与患者有关的资料。
2. 问卷调查，设计开放式或封闭式调查问卷，从而确定患者的需求。

（二）评估的指标

1. 学习能力的评估：包括患者的年龄、视力、听力、疾病状态等，通过评估护士可确定患者对疾病或健康问题的认知水平和是否能够接受学习。

2. 心理状态的评估：评估患者对疾病的心理适应模式，了解患者最关心的问题是什么。

3. 社会文化背景的评估：评估患者的职业、文化程度、经济收入、兴趣爱好、饮食习惯、环境因素等。

4. 学习态度的评估：护士应根据患者住院不同阶段治疗、护理的特点，适时评估患者对健康教育的态度和学习需求。最直接的方法是直接向患者提问，如"你想了解哪些健康知识？"或"你知道糖尿病控制血糖的意义吗？"

（三）评估的注意事项

1. 评估不是一次完成的，它贯穿于患者住院的全过程。

2. 评估方法力求科学可靠，不能仅凭护士的主观判断来确定患者的需求。

3. 收集资料最好采用系统表格，建议将健康教育评估表与患者入院资料配合在一起使用，这样可以在收集患者资料的同时同步收集健康教育需求资料，既节省时间、又便于综合分析患者的教育需求。

二、健康教育计划的制定

（一）标准健康教育计划与个性健康教育计划

1. 标准健康教育计划是临床护理专家根据疾病的共性特点而制定的教育计划，以此指导护士有效地开展教育活动，避免因缺乏教育知识而盲目施教。

2. 个性健康教育计划是指根据患者个体的不同制定的健康教育计划，它是建立在标准护理健康教育计划基础上的，即标准健康教育计划是事先制定的共性化健康教育计划，个性健康教育计划是护士通过评估患者后，根据标准健康教育计划适当增减后的个性化健康教育计划。制定个体健康教育计划最主要的目的是根据个体的不同，提供个性化教育。

（二）标准健康教育计划的制定

健康教育内容繁多，为了体现护理专业健康教育特点，明确护理人员的指导范围，达到教育内容的科学性、系统性和完整性，促使健康教育活动高质量、高效率、规范有序地进行，应建立健康教育框架。

临床较为常用的健康教育核心框架以美国 2002 年健康教育核心指导标准为依据，经过临床研究与应用研制而成。适用于医院、社区、家庭，内容包括疾病概述、疾病临床过程、检查、治疗、饮食与营养、锻炼与运动、生活方式的调整、疾病预防、家庭管理、医疗安全、复诊等。

1. 疾病概述：目的是使患者了解疾病的定义及与疾病相关的基本解剖和生理变化。指导内容包括：

（1）讲解疾病的定义。

（2）简要解释或图谱展示疾病的解剖位置。

（3）简要讨论疾病引起的主要解剖和生理变化。

（4）简要讨论主要发病因素。

2. 并发症介绍：目的是使患者了解疾病可能引发的其他病证，以及并发症的预防、管理和治疗。指导内容包括：

（1）简要描述疾病常见的并发症。

（2）简要描述常见并发症的预防措施。

（3）简要描述常见并发症的治疗结果。

3. 疾病临床过程介绍：目的是使患者了解疾病临床的主要过程。指导内容包括：

（1）简要描述发病与近期出现症状的相关性。

（2）简要描述疾病的症状、体征与疾病进展的相关性。

（3）简要描述疾病加重的症状与体征表现。

4. 实验室检查介绍：目的是使患者了解实验室检查的项目、指标和意义。指导内容包括：

（1）介绍主要检查项目。

（2）解释检查的必要性、益处和可能出现的危险，以及其与治疗和诊断的关系。

（3）讨论检查前的准备。

（4）简要讲解检查结果及意义。

5. 药物治疗介绍：目的是使患者了解药物治疗的目的，药物的识别，药物的用量、用法和注意事项。指导内容包括：

（1）讨论药物的规格及识别方法、用量用法、注意事项和副反应的症状。

（2）强调根据医生处方用药的重要性。

（3）简要描述药物的治疗作用。

（4）强调新药使用的用量用法必须严格遵医嘱。

（5）强调列出近期使用所有药物的重要性，包括非处方药、中药等。

6. 手术治疗介绍：目的是使患者了解手术计划，包括适应证、并发症和相关准备。指导内容包括：

（1）简要讨论适应证和益处。

（2）简要解释手术过程、手术效果。

（3）解释手术前的准备，如肠道准备、皮肤准备。

（4）讨论疼痛的管理。

（5）强调手术后的管理和复诊。

7. 饮食与营养介绍：目的是使患者了解所需的平衡饮食和需要饮食变更的计划。指导内容包括：

（1）恢复正常的健康饮食。

（2）讨论最近的饮食习惯，帮助患者确定不正常的饮食习惯。

（3）讨论根据需要进行饮食变更。

（4）强调根据医嘱使用治疗饮食的重要性。

8. 锻炼与运动介绍：目的是使患者了解锻炼在促进健康和疾病预防中的重要作用，

了解锻炼与疾病的关系，以及锻炼计划的制定。指导内容包括：

（1）解释常规锻炼对健康的益处。

（2）推荐适当的运动计划。

（3）讨论增加或限制运动与疾病康复的相关性。

（4）帮助患者建立适当的运动计划。

（5）提供可参考的社区卫生资源。

9. 生活方式调整的介绍：目的是使患者为了预防疾病、促进健康及康复，努力建立有利健康的生活方式，改进生理和精神状态。指导内容包括：

（1）回顾患者在饮食、运动、安全和损伤预防方面的生活方式调整，避免含高危因素的生活行为。

（2）强调生活方式在疾病预防、治疗中的重要作用。

（3）提供社区可以提供的患者生活方式改变的资源。

10. 疾病预防介绍：目的是使患者了解健康的生活行为能降低疾病及并发症的发生和发展。指导内容包括：

（1）列出疾病发生、发展和传播的危险因素。

（2）识别预防疾病发生、发展和传播的行为。

（3）帮助患者建立疾病预防的计划。

11. 家用医疗设备介绍：目的是使患者掌握家庭医疗设备的使用与保养。指导内容包括：

（1）讨论家庭医疗设备使用的适应证和益处。

（2）讨论家庭医疗设备的类型和使用特点。

（3）演示设备使用和保养的方法。

（4）讨论设备故障特征和简单修复方法。

（5）强调设备安全使用的重要性和方法。

（6）讨论一次性用品的正确使用和处理。

12. 家庭管理介绍：目的是使患者了解疾病过程的家庭管理，以及制定和实施管理计划。指导内容包括：

（1）讨论家庭管理计划和计划的实施方法。

（2）解释按家庭计划管理的重要性。

13. 安全介绍：目的是使患者了解损伤预防的原则和环境安全的措施。指导内容包括：

（1）讨论饮酒过量、药物使用不当、跌伤、扭伤、烫伤等家庭安全隐患的危害。

（2）帮助家庭成员识别安全危险因素，掌握损伤预防手段和安全改进方法。

（3）讨论不同疾病和年龄采取损伤预防的措施。

（4）识别社区促进安全和损伤预防的资源及紧急应对渠道，如社区警务室等。

14. 复诊或回访介绍：目的是使患者了解复诊与回访的重要性和制定复诊日程。指导内容包括：

（1）讨论复诊或回访的重要性。

（2）讨论复诊或回访的程序。

（3）强调复诊预约的意义。

15. 患者信息获取的介绍： 目的是使患者及时获取与疾病相关的信息。指导内容包括：

（1）提供与患者疾病相关的信息。

（2）与患者讨论疾病所需的信息资料。

（3）向患者提供信息获取场所的资料。

三、健康教育的实施

由于住院患者疾病的种类繁多，患者的个体差异明显，教育内容具有多样性和针对性的特点。这就要求医护人员要紧密结合实际工作开展健康教育，并根据患者的需要和教育的目标、时机、场合等具体情况来选择安排相关内容的健康教育。

1. 入院指导： 入院指导是住院患者健康教育的基本内容，包括医院规章制度（如探视时间等）、主治医生和护士、病室环境及医院提供的有关优质服务等。其目的是促使新入院患者积极调整心理状态，在最短的时间内适应医院的环境，配合治疗，早日康复。

2. 饮食指导： 合理、适当的饮食将有助于促进疾病的康复，要注重指导患者培养健康的卫生、生活及饮食习惯，如饭前洗手、少吃或不吃辛辣食物等。护士针对疾病的不同种类、不同阶段、个体差异等给予患者不同的饮食意见和指导。

3. 活动与睡眠指导： 活动与睡眠对疾病的恢复及预后起着重要作用。例如术后患者的早期下床活动，对于手术部位感染、压力性损伤、静脉血栓的发生等具有重要的预防作用，因此，护士应鼓励患者术后早期下床活动或早期做床上功能锻炼。运动要以患者能够耐受为宜，活动量不能过大，也不能过小，否则达不到运动的目的。适当的运动及充足的睡眠是健康人群和患者都需要关注的问题，护士应指导患者合理分配活动、休息和睡眠的时间，避免日间睡眠过多造成夜间失眠等不利于疾病康复的情况。

4. 用药指导： 指导患者合理用药，包括各类药物的适应证、禁忌证，告诫患者严格遵医嘱，按时按量服药，同时患者有权了解药物可能出现的不良反应及不良反应的处理方法。

5. 心理指导： 心理因素对疾病的发生、发展和转归具有深远影响。所有患者在住院过程中都可能出现心理健康问题，不同疾病造成的心理健康问题也不同，健康教育的首要任务是帮助患者及家属发现和解决心理健康问题，从而积极配合治疗。

6. 专科指导： 专科疾病的诊治技术日新月异，并且多学科协助成为主流趋势，如腹腔镜技术已经在外科诊治过程中广泛应用，护士在术前应做好相应的围术期健康教育指导，让患者了解该检查或治疗的目的、操作程序、注意事项及术后的康复训练等，消除其思想顾虑，使其能够很好地配合手术。

7. 功能锻炼指导： 功能锻炼能够提高患者疾病愈后的生活质量，提升治愈率。护理人员应正确引导患者进行适当的功能锻炼，使患者增进对疾病的认识，同时提高他们对医疗和护理的依从性。

8. 生活方式指导：生活方式又称行为方式，是指人们日常生活中与健康有关的行为。不良健康行为包括吸烟、过量饮酒、偏食、缺乏运动、药物依赖或吸毒等，它们直接或间接损害人们的健康，这些由不良生活方式导致的健康损害是可以通过健康教育、改变行为进行预防的。护理人员指导患者掌握一定的自我护理或促进健康的行为方式，是护理健康教育的重要内容。

9. 出院指导：疾病治愈或好转之后，患者在出院前，护士应对患者和家属进行出院指导，目的是巩固住院治疗及健康教育的效果，进一步恢复健康。出院指导的重点是预防出现并发症和疾病再次发生。

四、健康教育评价

评价是患者健康教育程序的最后阶段，是将教育结果与预期目标进行比较，对教育活动做出客观判断的过程。评价的目的是测定患者达到学习目标的程度，以便修订原有的计划，改进教育工作。评价贯穿于健康教育活动的始终，是健康教育程序不可缺少的重要环节。

（一）评价目的

1. 确定健康教育计划的先进性与合理性，对任何一项健康教育计划，都要考虑它是否符合患者的需要，在某一时间实施是否合理，教育的内容是否具有先进性。

2. 确定预期目标的达成度。通过评价才能确定健康教育计划预期目标的达到程度，判断出预期目标是部分实现、完全实现，还是没有实现。

3. 确保教育质量评价贯穿于健康教育过程的始终，通过不断监测教育活动的过程，建立和维护教育质量的保证体系。

4. 提出进一步的计划设想。健康教育计划并非一次就能完全达到预期目标，而是需要在不断地评价过程中，对教育计划进行重审，修订完善后才能最终达到预期目标。因此，评价可以帮助调整和修订计划。

（二）目标评价分类

1. 目标完全实现：指教育结果与教育计划中的预期目标一致，达到理想的教育效果，使预期设定的目标完全实现。例如，对于呼吸系统疾病患者，有效的戒烟是一个重要的健康教育目标。经过教学活动，患者充分认识到了吸烟的危害，在规定时间内戒烟，达到教育目标的完全实现。

2. 目标部分实现：指教育目标只是部分实现。在短期内完全实现许多健康教育目标并非易事，也许患者只能在认识上有些改变，但行为上并不实践或只在一定程度上有所改变。这种健康教育效果说明教育目标只是部分实现。例如，进行健康教育后，患者吸烟的习惯并没有完全改变，但在认识上已经有了提高，也采取了一些行动减少了吸烟量。这种认识和行为的部分改变也是健康教育所取得的成果。实际上，部分目标实现是健康教育比较常见的教学效果，这不仅是因为健康教育过程的复杂性，也是由于患者健康观念和生活习惯的牢固性。对目标部分实现的结果，要进行进一步评估，找出存在的问题，制定进一步的计划，以便目标完全实现。

3. 目标未能实现：指实施健康教育计划后，患者在行为和态度上没有取得任何效果。若未能实现目标，既不要一味埋怨患者，也不要轻易否定自己，要通过一段细心的观察，找出问题的根源并加以解决。

五、基于评价结果的改进措施

1. 医院要落实医护人员的工作责任制，护士在对患者进行护理工作时要耐心地为患者讲解关于疾病和治疗的相关知识，及时解答患者的疑难问题，同时也要做好患者的心理疏导工作。

2. 改进健康教育工作的流程，按照相关的治疗指南、专家共识、医护人员护理经验和临床研究结果等，编写关于各种疾病和治疗方法的教育资料，供患者及其家属参考。与此同时，制定健康教育工作流程，从而能够有效地提高教育工作的系统性和规范性。

3. 深入改进对患者的健康教育方式，按照不同患者的疾病类型、心理状况、饮食营养和病情的发展程度等进行分析，明确健康教育的重点内容，根据健康教育的内容制作宣传卡片、图册等，并且护士在护理操作时要把宣传图片或图册带到患者床边，耐心、细心、认真地为患者讲解，并及时解答患者的疑惑，在不打扰患者休息的情况下，可以对内容进行反复讲解，以便患者能够真正掌握健康教育的内容。

4. 护士长或者护理管理者不定期地抽查患者对健康教育内容的掌握程度，制定"健康教育效果评估表"。与此同时，医院制定专门的健康教育宣传卡片和图册，通过医护人员发放和患者及家属自行领取等方式传递到患者及家属手中。健康教育工作流程的持续改进，可以使医护人员提高健康教育的规范性、系统性，避免出现因为医护人员综合素质不足和缺少工作经验而造成的效果差异。

5. 对健康教育的评估方法进行改进，由护士长或者管理人员定期进行健康教育效果的评估数据分析，并且对医护人员实行分层管理，提高其工作积极性，从而增强健康教育的效果。

第二篇　专科疾病健康教育实践篇

第三章　医学诊断的健康教育 ▷▷▷▷

第一节　标本检测的健康教育

一、血标本检测

（一）静脉血标本检测

1. 概述：静脉采血技术是指使用一次性无菌采血针管采集一定量静脉血的方法，用于反映人体血液系统本身的病变，协助疾病诊断，也可为判断患者病情、病程和疗效提供参考。

2. 采集部位：常选择前臂、肘部等处的体表浅静脉。首选肘正中静脉，其次是头静脉、贵要静脉。选择手背及腕部外侧静脉时，要避开相邻的动脉和神经。

3. 健康教育

（1）操作前：采血前需告知患者本次采血的目的、项目和采集的部位，应身着袖口宽松的衣物，需要空腹采集的项目应禁食 8~12 小时但不宜超过 16 小时。禁食时间过长易造成蛋白质、血糖的降低，而甘油、游离脂肪酸会增多，进而影响检查的准确性。忌暴饮暴食、饮酒、饮茶、吸烟、食辛辣刺激性食物，避免服用影响检查结果的药物，最佳采集时间在早上 7:00~9:00，最迟不宜超过 11:00。非特殊检查，应避免跑跳、快走等剧烈运动，可静坐 30 分钟再进行采集。

（2）操作后：采血后嘱患者按压 3~5 分钟，按压部位以穿刺点为下缘，用食指、中指、无名指向上方持续按压，避免揉搓和擦拭。特殊人群，如血小板异常或者凝血功能障碍的患者应适当延长按压时间。极少数患者采血后出现头晕现象，应立即让其平卧，询问是否有糖尿病病史及其他特殊情况，若无任何情况可以口服葡萄糖或糖类饮料缓解症状。

（二）动脉血标本检测

1. 概述：动脉血气分析是应用血气分析仪，通过检测人体动脉血液中的代谢产物指标来反映机体维持内环境和细胞功能的能力，其值的准确性能够客观反映患者气体交换及肺部功能情况，为呼吸系统、循环系统疾病及代谢性疾病提供有效的诊断及治疗依据。

2. 采集部位：常选动脉，桡动脉、足背动脉较为理想，但其痛觉敏感，对循环衰竭患者不易成功。对循环衰竭的患者及儿童建议选择粗大的股动脉，婴幼儿可选择头皮动脉。

（1）桡动脉

优点：表浅易触及、不受体位限制、操作方便、患者易接受。

缺点：疼痛、局部肌肉少、容易刺到骨膜。

进针角度：30°～45°。

（2）股动脉

优点：血管粗大、搏动明显、血流丰富、取血快速等。

缺点：部位较深且与神经并行，容易误伤，受体位限制，容易过多暴露患者隐私，患者难以接受。解剖位置较深，易造成出血、感染，易形成血肿，压迫时间较长。

进针角度：90°。

（3）肱动脉

优点：表浅易触及、不受体位限制、操作方便、患者易接受。

缺点：疼痛、局部肌肉少、容易刺到骨膜、成功率较桡动脉低。

进针角度：30°～45°。

（4）足背动脉

优点：位置表浅。

缺点：不易触及、穿刺成功率低、疼痛，不适用于低血压、休克、末梢循环差的患者。

进针角度：15°～20°。

3. 健康教育

（1）操作前：向患者讲解动脉采血及血气分析的目的、意义、方法，取得患者配合，仔细询问患者有无晕血史、晕针史，观察患者是否存在紧张、过度饥饿等情况，给予正确引导，及时消除患者不良情绪，避免因需要再次穿刺引起患者不满，将风险降到最低。

（2）操作中：在使用动脉血气针穿刺前，应回抽活塞至1.5mL处，以保证采血量充足。因为在大部分情况下血液不能将活塞顶至1.5mL处，会造成采血量不足，影响检测结果，或因采血量不足而无法检测。若穿刺后再回抽活塞，血气针内会出现大量气泡，影响标本质量。

（3）操作后：标本采集完成后，嘱患者第一时间用棉签重压采血部位 10~15 分钟，同时密封采血针管，将采血器轻柔翻转混匀 5 次，再将针筒在掌心来回搓动 5 次，以使样本与抗凝剂充分混匀，然后立即送检。

（4）其他注意事项：若是下肢静脉血栓或服用抗凝药物的患者，不宜从下肢动脉或股动脉采集血标本。若患者饮热水、运动、洗澡后，需休息半小时再采集血液。如果患者正在应用特殊药物（如抗凝药物），采血后应当延长压迫止血时间。

（三）毛细血管标本检测

1. 概述：毛细血管标本采集是一种常见的医学检查方法，用于诊断和监测各种疾病。

2. 采集部位：常用采集部位是手臂内侧的尺侧掌腕静脉。采集部位上不可有明显的炎症、伤口或肿瘤等异常情况。

3. 健康教育

（1）操作前：患者采集前 4~6 小时应禁食，以免影响血液成分的正常检测。患者应保持充足的睡眠，避免紧张情绪和剧烈运动，以保证良好的身体状态。对于可能有心理压力的患者，如恐针者，医务人员应进行适当的心理疏导，减轻患者焦虑和紧张的情绪。

（2）操作中：采集过程中应保持轻柔，避免过度揉搓和摩擦，以免引起出血或损伤血管。

（3）操作后：采集后应立即用消毒棉球或纱布轻轻按压伤口止血，注意保持伤口干燥和清洁。同时，密切观察采血部位是否有异常症状，如持续出血、肿胀、疼痛或感染等，应及时就医。

（四）皮下血标本检测

1. 概述：皮下血标本检测多用于一些简单易行、用血量少、测定快速的检测项目，如指尖血糖、血型和新生儿相关筛查等。

2. 采集部位：皮下血标本采集部位有耳垂、手指指端、脚趾、足跟等。

3. 健康教育

（1）皮肤绷紧进针，可减轻痛感。选择温度正常，皮肤健康，无瘢痕、伤口、瘀伤、皮疹、烧伤或感染的部位。

（2）采血前嘱患者握拳，绷紧放松几次，这样能舒缓患者紧张情绪，且促进局部血液循环，利于出血。

（3）冬季较为寒冷，进入室内不应立即取血，待患者身体复温后再进行采血，这样采血结果较准确。采血完毕嘱患者按压采血部位 2~3 分钟，不要立即洗手或接触污物。婴幼儿可从拇指或足踝内侧取血；烧伤患者需从皮肤完整且无炎症的肢体末端进行采血。

二、尿标本检测

（一）概述

尿液是从体内排出的代谢产物，是一种液体，一般呈黄色或无色。尿液标本一般分三种类型：尿常规标本（如晨尿、随机尿）、尿培养标本（如清洁尿）、尿 12 小时或尿 24 小时标本。

（二）采集方法

1. 尿常规标本

（1）能自理的患者，嘱其将晨起第一次尿留于标本容器内，除测定尿比重需留 100mL 以外，其余尿液检验只需留取 30mL。

（2）不能自理的患者，应协助患者使用便器，收集尿液于标本容器中。

（3）留置导尿的患者，可于集尿袋下方引流口处打开开关进行尿液收集。

2. 尿培养标本

（1）中段尿留取法：护士协助（或按要求）对成年男性患者和女性患者分别用肥皂水或 1∶5000 高锰酸钾水溶液清洗尿道口和外阴部，再用消毒液冲洗尿道口，后用无菌生理盐水冲去消毒液，然后排尿，弃去前段尿液，收集中段尿 5~10mL 盛于带盖的无菌容器内送检。

（2）导尿术留取法：按照导尿术的要求分别清洁、消毒外阴、尿道口，再按照导尿术进行尿液引流，见尿后弃去前段尿液，接中段尿 5~10mL 于无菌试管中送检。

（3）留置导尿管术留取法：患者留置导尿时，消毒导尿管外部及导尿管口，一定待消毒部位干燥后，才能用无菌注射器通过导尿管管腔抽吸尿液进行送检。

3. 尿 12 小时或尿 24 小时标本

（1）将检验申请单标签或条形码贴于集尿瓶上，注明患者留取尿液的起止时间。

（2）留取 12 小时尿标本时，嘱患者于晚上 7 点排空膀胱后开始留取尿液，至次日晨 7 点留取最后一次尿液；若患者留取 24 小时尿标本，嘱患者于早上 7 点排空膀胱后开始留取尿液，至次日晨 7 点留取最后一次尿液。

（3）患者可先将尿液排在便器或者尿壶内，然后再倒入集尿瓶中，集尿瓶应加盖，放置在阴凉处，并根据检验项目要求在尿液中加防腐剂（于第一次尿液倒入后添加防腐剂）。甲醛用于防腐和固定尿中有机成分，每 30mL 尿液加 40% 甲醛 1 滴，常用于艾迪计数（12 小时尿细胞计数）等检测；浓盐酸用于保持尿液在酸性环境中，防止尿液中的激素被氧化，24 小时尿中共加 5~10mL，常用于内分泌系统的检查，如 17- 酮类固醇、17- 羟类固醇等检测；甲苯用于保持尿液中化学成分不变，第一次尿液倒入后，按照每 100mL 尿液中加入 0.5%~1% 甲苯 2mL，使之形成薄膜覆盖于尿液的表面，防止细菌污染，如果测定尿液中的钠、钾、氯、肌酐、肌酸等则需再加 10mL，常用于尿蛋白定量、尿糖定量检查等。

（4）留取最后一次尿液后，将 12 小时尿或 24 小时尿全部盛于集尿瓶内，测量尿液的总量，并记录于检验单上，将所有尿液充分混匀后，从中取出 20~50mL 尿液放置于清洁、干燥、有盖容器内立即送检，其余尿液弃去即可。

（三）健康教育

1. 留取前根据医嘱认真核对，选择合适的标本容器，正确粘贴条码，根据检验目的的不同，向患者介绍尿液标本正确留取的方法及相关注意事项。

2. 向患者说明正确留取尿标本对检验结果的重要性，教会患者留取的方法，以便确保检验结果的准确性。

3. 尿液标本必须新鲜，并按要求留取。

4. 尿液标本应避免经血、白带、精液、粪便等混入其中。此外，还应注意避免烟灰、便纸等异物混入尿液中。

5. 女患者月经期不宜留取尿液标本；如会阴部分泌物过多时，应先清洁或冲洗后再收集；如做早孕诊断试验应留取晨尿。

6. 留取尿培养标本时应严格执行无菌操作，防止尿液标本被污染，影响检验结果。

7. 留取 12 小时尿或 24 小时尿标本，集尿瓶应放置在阴凉处，并且根据检验项目要求在瓶内加入适量的防腐剂，防腐剂应在患者留尿液后加入，不可将便纸等物混入尿液中。

8. 细菌计数的意义。根据尿液中的细菌计数，可以判断是否为尿路感染。若细菌计数大于 105/mL 则为感染，细菌计数小于 105/mL 多为体外污染，介于二者之间则为可疑。对于免疫功能相当低下的患者，细菌计数 ≤ 105/mL 亦应该考虑为感染，应结合病情进行分析。

9. 尿标本送检时间。标本留取后，应该及时去送检，以免标本细菌繁殖、细胞溶解或被污染等。送检标本时要将其置于有盖的容器内，以免尿液蒸发而影响检测结果。常规尿液检查应在标本采集后尽快送检，最好不超过 2 小时，如不能及时送检和分析，必须采取正确的保存措施，如冷藏或进行防腐等。

三、便标本检测

（一）概述

正常粪便是由已经消化和未经消化的食物残渣、消化道分泌物、大量细菌和水分组成的。粪便标本分为四种：便常规标本、便细菌培养标本、便隐血标本和便寄生虫或虫卵标本。

（二）采集方法

1. 便常规标本

（1）嘱患者将粪便排于清洁的便盆内，排便时应避免尿液的排出，以免影响便标本的检验结果。

（2）用棉签或便盒内的检便匙取粪便中带有脓、血、黏液等有特点的部分，或在粪便的表面、深处等多处取材约 5g 新鲜粪便，放置于检便盒内送检。

2. 便细菌培养标本

（1）嘱患者将粪便排于消毒的便盆内。

（2）用无菌棉签取带有黏液、脓、血或中央部分的粪便 2~5g 放置于无菌培养容器内，并立即盖紧瓶塞送检。细菌检验用标本应全部无菌操作并收集于灭菌封口的无菌容器内，尽量在多处位置取粪便标本，以便提高粪便检验阳性率。

3. 便隐血标本：按照便常规标本进行留取。

4. 便寄生虫及虫卵标本

（1）检查寄生虫及虫卵：嘱患者将粪便排于便盆内，用棉签或检验匙取不同部位带血或黏液部分 5~10g 送检，做血吸虫孵化检查或服用驱虫药后，应留全部粪便。

（2）检查蛲虫：用透明塑料薄膜或软黏透明纸拭子于午夜 12 点或清晨排便前（蛲虫常在午夜或清晨爬到肛门处产卵）于肛门周围皱襞处采取标本，并立即送检；或嘱患者在睡觉前或清晨未起床前，将透明胶带贴于肛门周围处，取下后将已粘有虫卵的透明胶带面贴在载玻片上或将透明胶带进行对合，立即送检。

（3）检查阿米巴原虫：将便盆加温至接近人的体温，排便后将粪便标本连同便盆立即送检，以保持阿米巴原虫的活动状态，因为阿米巴原虫在低温的环境下会失去活力，从而难以查到。

（三）健康教育

1. 留取前根据医嘱认真核对，选择合适的标本容器，正确粘贴条码，根据检验目的的不同，留取便标本前，向患者介绍便标本留取的正确方法及注意事项。

2. 向患者说明正确留取便标本对检验结果的重要性，教会患者留取便标本的正确方法，以确保检验结果的准确性。

3. 采集便隐血标本时，应嘱患者检查的前三天禁止食用肉类，动物肝脏、血，以及含铁丰富的药物、食物，以免造成检验结果假阳性。

4. 装盛粪便标本的容器必须有盖且有明显的标记。

5. 不应留取混有尿液的粪便标本。粪便标本中也不可混入植物、泥土、污水等异物。不应从卫生纸或衣裤、纸尿裤、尿垫等物品上留取粪便标本，也不能用棉签带有棉絮的一端挑取粪便标本。

6. 在采集寄生虫标本时，如果患者服用驱虫药或进行血吸虫孵化检查，应该留取全部的粪便。在检查痢疾阿米巴滋养体时，在采集标本前几天，不应给患者服用钡剂、油剂或含金属的泻剂，以免金属制剂影响阿米巴虫卵或包囊的显露，同时应留取新鲜刚排出的粪便，从脓血和稀软的有代表性部分进行取材，并立即保温送实验室进行检查。

7. 采集培养标本应全部无菌操作并将粪便标本收集于灭菌封口的无菌容器内。若难以获得粪便或排便困难者及幼儿可采取直肠拭子法，即将拭子或无菌棉签前端用无菌甘油或生理盐水湿润，然后插入肛门内 4~5cm（幼儿 2~3cm），轻轻在直肠内旋转，擦取直肠表面黏液后取出，盛装于无菌试管中或保存液中送检。

8. 患者在腹泻时的水样便应盛放于容器中进行送检。

四、痰标本检测

（一）概述

痰液是气管、支气管和肺泡所产生的分泌物，正常情况下分泌物很少。痰液的主要成分是黏液和炎性渗出物。临床上常用的痰标本检查分为痰常规标本、痰培养标本、24 小时痰标本。

（二）采集方法

1. 痰常规标本

（1）能自行排痰者：嘱患者在晨起后漱口，进行数次深呼吸后，用力咳出在气管深处的痰液（晨起后的第一口痰液），吐入痰盒中。

（2）无法咳痰或不配合者：可以协助患者取合适体位，由下向上叩击患者的胸背部，戴无菌手套，将集痰器接管端连接吸引器，按照吸痰法用另一端吸痰管将痰液吸入集痰器内，取下集痰器上端带管的瓶盖，旋下尾端瓶盖盖在集痰器上，即可完成痰标本的留取。

2. 痰培养标本： 患者在清晨起床后，先用漱口溶液进行漱口，再用清水进行漱口，数次深呼吸后，用力咳出气管深处的痰液，吐入无菌集痰器内，昏迷患者可采用无菌吸痰法进行痰液吸取，痰液标本量不得少于 1mL。

3. 24 小时痰标本： 嘱患者从早晨醒来（7 点）进行漱口后的第一口痰液开始留取，至次日清晨醒来（7 点）进行漱口后的第一口痰液作为结束，将 24 小时的所有痰液全部收集放置于痰盒内。

（三）健康教育

1. 留取前根据医嘱认真进行核对，选择合适的标本容器，并正确粘贴条码，根据检验目的的不同，留取前向患者介绍痰标本留取的方法及注意事项。

2. 向患者说明正确留取痰液标本对于检验结果的重要性，教会患者正确留取标本的方法，确保检验结果的准确性。

3. 收集痰液的时间宜选择在清晨，因为此时痰液较多，痰内细菌也较多，可以提高标本检测阳性率。

4. 留取标本时勿将漱口水，口腔、鼻咽分泌物（如唾液、鼻涕）等混入痰液中。

5. 如进行癌细胞检查，应先用 10% 的甲醛溶液或 95% 的乙醇溶液固定痰液，再立即进行送检。

6. 进行 24 小时痰量和分层检查时，应嘱患者将痰液吐在无色广口的大玻璃瓶内，并加入少许防腐剂（如苯酚）进行防腐。

7. 留取痰培养标本时，可应用朵贝氏液、生理盐水及冷开水漱口数次，尽量排除口腔内的大量杂菌。

第二节 影像学检查的健康教育

一、概述

（一）影像科护理工作概述

影像科是医院的重要辅助检查科室之一，检查范围包括急诊、门诊、住院患者及体检人员的各项检查，包括 X 线、普通 CT、增强 CT、核磁、增强核磁等，还要完成床旁检查、手术定位等工作。

影像科设有登记室或预约室，为患者进行咨询、接待。检查登记及预约的同时，还需对患者进行检查前的准备、检查中需要如何配合、检查后的注意事项等相关的健康宣教，配合临床医护人员为患者提供全方位、个性化的护理服务。这在检查或治疗过程中起着重要的精神鼓舞作用，并能帮助维护患者在检查过程中的健康利益。

因此影像科的护士需要更高的专业技术及思维能力，要有较强的沟通能力、共情能力及服务意识。

（二）影像检查健康教育制度

1. 影像检查健康教育意义：为帮助或促使患者积极配合且顺利完成检查，向患者或患者家属提供检查相关的健康管理及健康教育知识十分必要。

2. 影像检查健康宣教前评估

（1）患者及家属的语言能力。

（2）患者及家属的价值观及特殊信仰。

（3）患者及家属的文化程度及认知程度。

（4）患者的身体状态及能动力。

（5）患者家属的情绪及有无特殊动机。

（6）患者及家属是否愿意接收信息及配合程度。

3. 影像检查健康教育要求：预约及接诊护士应仪表大方，着装规范整齐；正视患者，面带微笑，吐字清晰，注意倾听，使用解释性语言。

宣教前做好核对，核对患者的身份及检查部位、项目，核对患者的联系方式，便于后续与患者联系。

4. 影像检查健康教育内容：患者检查时所需要的知识及了解的内容，如检查目的、检查流程；禁忌证、配合要领、检查前准备和检查中如何配合及注意事项；对比剂使用的安全性；检查结果的发放时间；电子影像的查询方法等。

5. 影像检查健康教育方法

（1）个体指导：针对不同患者的不同检查进行单独指导和沟通。

（2）集体指导：针对所有候诊患者，对候诊位置、就诊须知等进行统一的宣教或广播、视频播放。

（3）文字指导：利用宣传栏、易拉宝、展板等提供检查设备、结果查询等公共知识的宣讲。

应对进行健康宣教的内容进行数据整理和效果验证并记录，可作为科室的敏感指标、质量改进的一部分。

二、计算机体层成像平扫

计算机断层扫描，是运用一定的物理技术，根据人体组织器官对 X 射线不同的吸收率，测定 CT 球管产生的 X 射线经准直器校准后，使用计算机重建方法得到人体二维横断面图像的影像设备。CT 是以 X 线为能源，以 X 线吸收衰减特性为成像依据，以数据重建为成像方式，以组织密度差为 CT 成像基础，以数据采集和图像重建为重要环节，从而实现建立断层图像的现代医学影像成像技术。

（一）检查的适应证

1. 头部病变，脑出血、梗死、萎缩、血管性病变、占位性病变、外伤、畸形、积水、炎症、先天性疾病等。尤其对于急性脑血管病具有很高的诊断价值。

2. 颌面部、颈部骨折、肿瘤、炎症等。

3. 胸部病变，肺部创伤、肺部感染及肿瘤。

4. 腹部病变，肝脏、胆囊、脾脏、胰腺、肾脏、肾上腺等实质性器官的肿瘤、感染及创伤。

5. 盆腔脏器，子宫、宫颈、卵巢和膀胱、精囊、前列腺、直肠的肿瘤等疾病。

（二）检查的禁忌证

无绝对禁忌证，孕妇、生命体征不平稳的危重患者，患再生障碍性贫血等不宜接触 X 线疾病者，或对 X 线高度敏感者慎用。

（三）健康教育

儿童和老年人进行检查需家属陪同，神志不清者及危重患者需要有关医护人员陪护，烦躁不安者需镇静。

1. 检查前的健康教育

（1）头部检查：去除头部所有金属发饰等物品，长发患者检查前应打开发结。

（2）胸部检查：需要患者检查前练习顺利完成屏气和吸气。去除胸针、领带夹或外衣金属扣等金属物品。

（3）腹部检查：上腹（肝、胆、脾、胰腺等部位）检查，需要患者检查前 8 小时

（即检查前一天晚餐后）禁食。

（4）盆腔检查：去除腰带等金属装饰及物品。膀胱等需要充盈的部位，指导患者提前喝水、憋尿。

2. 检查中的健康教育： 协助技师根据不同检查部位为患者取正确舒适的体位，指导患者检查过程中保持静止不动，按提示语吸气、憋气等。协助技师为患者做必要的防辐射铅衣遮挡。

3. 检查后的健康教育： 告知患者取检查结果的时间及地点。

三、计算机体层成像增强

计算机体层成像增强就是对血管和组织的增强检查，通过注射造影剂，以增强器官和组织的对比度，从而更好地观察和诊断疾病，把需要检查的病变特征显现出来，此项检查是在平扫检查的基础上，给予静脉高压注射造影剂，再进行二次扫描。

（一）检查的适应证

1. 血管疾病： 包括脑血管疾病、冠状动脉疾病、肺血管疾病等。

2. 肝脏疾病： 包括肝癌、肝血管瘤、肝囊肿、肝内胆管扩张等。

3. 肾脏疾病： 包括肾癌、肾结石、肾囊肿等。

4. 胰腺疾病： 包括胰腺炎、胰腺癌等。

5. 骨骼肌肉疾病： 包括骨折、软组织损伤、骨肿瘤等。

（二）检查的禁忌证

对碘过敏患者、甲状腺功能亢进患者、妊娠期妇女、服用二甲双胍的患者、肾功能不全的患者、存在严重基础疾病的患者等，建议患者在做增强 CT 之前，先咨询医生，排除禁忌证后再进行检查。

（三）健康教育

1. 检查前的健康教育

（1）空腹准备。进行腹部强化 CT 检查前，空腹能够避免食物的干扰。一般 4 个小时左右胃肠道内的食物就可以排空，所以最少空腹 4 小时再进行增强 CT 检查。对造影剂过敏者，可出现恶心、呕吐等反应，如果不空腹进行检查，容易导致呕吐物被误吸到气管，从而引发窒息的风险。

（2）其他准备。对服用盐酸二甲双胍片的糖尿病患者来说，检查前需要停用药物 48 小时，检查结束后 48 小时内也不能服用，以免造成乳酸中毒。

（3）受检者需签署知情同意书，了解造影剂的不良反应。

（4）泌尿系统增强 CT 检查的患者，需喝水、憋尿，保证膀胱充盈，避免遗漏膀胱小病灶。

（5）检查前去除扫描部位的金属物品，以免产生金属伪影，导致图像质量欠佳。

2. 检查中的健康教育

（1）核对患者信息及检查申请单上信息的一致性，对于自理能力欠缺的患者，辅助其移动，防止跌倒或坠床的发生。

（2）有引流管的患者，需妥善固定各导管，避免导管脱落。

（3）连接高压注射装置，试注射生理盐水 20mL 左右，观察留置针状态，询问患者有无不适感，保证高压注射管路与血管连接通畅。

（4）告知患者检查时的注意事项，如提示"吸气""憋气""喘气"等，告知患者注射药物的身体感受，安慰患者，鼓励其配合完成检查。

（5）在注射药物时，严密观察局部及全身症状，防止不良反应的发生；如出现不良反应及渗药等情况，应及时发现、及时处理。

（6）检查结束后，询问并评估患者有无不适；断开管路，协助患者下床。

（7）告知患者观察 30 分钟，饮水，如有不适及时告知护士。

3. 检查后的健康教育

（1）巡视患者，询问患者有无不适感及不良反应。

（2）身体条件允许的情况下，指导患者检查后 24 小时内饮水 2000~2500mL，以利于造影剂排出体外。

（3）留置针正确按压穿刺点，无出血方可离开。

（4）告知患者及家属取片的时间及地点。

四、核磁共振平扫检查

核磁共振扫描检查是为了明确疾病的诊断、定性及与其他疾病的鉴别诊断而进行的特殊检查。磁共振的检查环境具有特殊性，患者处于狭小密闭的空间，加上检查时的射频噪声和检查时间长等因素，易使患者产生焦虑、抑郁的心理状态，无法很好地配合完成检查。反应强烈时，部分患者无法配合完成检查。应在核磁检查前对有幽闭恐惧症倾向的患者及其家属进行健康教育及心理疏导，这样可提高工作效率，确保患者安全、高效地完成检查。

（一）检查的适应证

1. 颅脑： 如先天性颅脑发育异常、脑积水、脑萎缩、脑梗死、脑出血、脑外伤等。

2. 眼及眶区： 眼眶前病变、眼外肌病变、视神经及其鞘病变等。

3. 鼻咽部： 鼻咽部良恶性病变、喉部良恶性肿瘤等。

4. 垂体薄层： 内分泌失调、垂体腺瘤等。

5. 肝胆胰脾： 肝硬化、脂肪肝、胰腺炎等。

6. 胃肠道： 食管病变、胃病变、小肠病变、结肠病变等。

7. 盆腔： 膀胱、输尿管、前列腺、子宫、卵巢及附件病变，骨盆及盆腔脏器损伤等。

8. 肾脏： 肾区肿块、肾脏结核、肾外伤等。

9. 肾上腺：肾上腺皮质瘤、嗜铬细胞瘤、转移瘤、肾上腺出血、肾上腺结核等。

10. 腹膜腔和腹膜后间隙：腹膜腔和腹膜后间隙内原发肿瘤、腹膜后纤维化、动脉瘤、静脉栓塞等。

11. 脊柱：椎管内肿瘤、脊髓损伤、椎间盘突出、椎管狭窄等。

12. 骨关节和肌肉：骨关节创伤、类风湿关节炎、强直性脊柱炎、肌肉软组织肿胀等。

（二）检查的禁忌证

1. 绝对禁忌证：体温 ≥ 39.5℃的患者、眼球内有金属异物的患者、安装心脏起搏器的患者、体内存有金属动脉瘤夹或铁磁性植入物的患者。

2. 相对禁忌证

（1）幽闭恐惧症、严重外伤、无法配合检查的患者。

（2）体内有金属异物（义齿、避孕环、金属植入物等）的患者。

（3）昏迷、意识模糊、精神异常、癫痫易发作、易诱发心搏骤停的患者。

（4）孕妇及婴儿应在医生允许的情况下进行检查。

（三）健康教育

1. 检查前的健康教育

（1）心理护理。在行磁共振检查前，患者处于紧张、复杂的心理状态。主要表现为对自身疾病的担忧，对医生诊断及开具检查项目是否齐全的多疑；对磁共振检查的不了解，担心是否有辐射等损害身体健康；担心检查费用、家庭等。

这些心理行为将影响检查的效果。所以要对上述患者进行心理疏导，以耐心的态度、专业的操作得到患者的信任，消除患者的疑虑；对焦虑的患者用言简意赅的语言讲解核磁的工作原理，以消除患者的恐惧心理，为患者讲解做检查时的姿势及体位，引导患者积极主动配合检查。

（2）可通过分发健康教育小册子、候检区域悬挂相关图片等形式，宣传磁共振的检查前准备、相关知识、操作流程及检查时的注意事项等，使患者对整个检查过程有所了解。提醒患者磁共振机器对金属的敏感性，再提醒患者在检查前做好准备，金属物品不得带入诊室中。

（3）核磁共振检查注意事项。

1）询问患者是否存在以下情况，是否有手术史、体内是否有金属或磁性物质，包括金属节育环、假牙、电子耳、义眼等，以及有无心脏起搏器、心脏支架等。

2）检查前需将外衣脱去，尽量减少衣物，如需要可更换磁共振检查专用衣。避免带入金属类物品，如腰带、钥匙、指甲剪、小刀、钢笔、硬币等，以免扫描时损伤人员或机器。手机、银行卡、手表、磁卡不得带入诊室，以免消磁无法正常使用。

3）不得穿带有金属物质或磁性的内衣裤进行检查，头、颈部检查的患者应尽量在检查前一天洗头，不用任何护发产品，金属头饰需摘除。

4）磁共振检查时间较长，患者处于幽暗、噪声较大的环境中，告知患者做好思想准备，耐心配合，不要急躁，保持体位不动。

2. 检查中的健康教育：用轻柔、患者能接受的语言为患者讲解，磁共振检查室是屏蔽封闭的，机器噪声大、光线幽暗，扫描机架庞大，且孔径小、深度大，对于儿童、年老体弱者及有幽闭恐惧症的患者，在检查过程中，视野和活动度受限，会出现心慌气短、全身发抖等症状，轻者影响检查质量，重者则无法进行检查，因此要对患者进行耐心指导，鼓励患者积极面对，从心理上克服恐惧，接受检查。

3. 检查后的健康教育：告知患者磁共振的原理，使患者了解并消除检查有"辐射"对身体有害的疑虑；对于病情危重的患者，要给予相关健康指导，使其消除紧张、抑郁的情绪。

总而言之，要将疾病健康教育贯穿于整个核磁共振的检查中，使患者了解磁共振的原理、相关知识、检查流程，积极配合检查，提高图像和诊断质量。

五、磁共振增强检查

核磁共振增强检查是借助造影剂提高病变部位与周围组织的对比，发现病变的敏感性也随之增加，且可以对疑难病变加以定性。造影剂还可用于器官的代谢、机能和血流动态的观察。

（一）检查的适应证

1. 适用于肿瘤和肿瘤样病变的诊断与鉴别诊断。
2. 在诊断口鼻咽部肿瘤方面优于其他检查方法，如鼻咽癌、喉癌等。
3. 心脏、大血管疾病，如心肌梗死、心肌病、瓣膜病、心包病变、先天性心脏病及心脏肿瘤等，也可用于心功能评价。
4. 对肝脏占位性病变、胰腺病变、子宫及前列腺病变的诊断有优势。

（二）检查的禁忌证

1. 体温 ≥ 39.5℃的患者、眼球内有金属异物的患者、安装心脏起搏器的患者、体内存有金属动脉瘤夹或铁磁性植入物的患者，不能做增强核磁共振检查。
2. 幽闭恐惧症、严重外伤、无法配合检查的患者。
3. 体内有金属异物（义齿、避孕环、金属植入物等）的患者。
4. 昏迷、意识模糊、精神异常、癫痫易发作、易诱发心搏骤停的患者。
5. 孕妇及婴儿应在医生允许的情况下进行检查。
6. 对碘剂过敏及严重过敏体质的患者。

（三）健康教育

1. 检查前的健康教育

（1）心理护理。向患者宣教做增强核磁的目的、注意事项、流程等，告知患者在注射造影剂时出现口苦、全身发热、有尿意等症状，属正常反应；不良反应表现为恶心、呕吐、皮肤发痒、皮疹等症状。在检查过程中出现噪声大、时间长等情况，嘱患者配合保持身体静止不动。如有不适，可通过话筒和捏皮球等方式与工作人员联系。极度紧张的患者，可由家属陪同。

（2）告知患者危险因素，指导患者及家属在知情同意书上签字，如急危重患者，需由临床医生陪同。

（3）腹部增强检查，需禁食水 6~8 小时；泌尿系统检查者，膀胱内应保留尿液。

（4）特殊患者，如需使用镇静药物，应由临床医生陪同并遵医嘱用药。需麻醉患者应禁食水 4~6 小时。

（5）为患者进行静脉留置针穿刺并成功后，告知患者保护留置针处肢体，防止针芯脱落。

（6）对婴幼儿行检查，应在 30 分钟前禁食水，以防止其哭闹时呕吐，发生误吸。

2. 检查中的健康教育

（1）核对患者信息，避免出现患者、部位、检查设备错误等情况。

（2）再次确认患者无金属物，并为患者摆放体位。

（3）带有管路的患者，应妥善固定各种导管，避免导管脱落。

（4）连接高压注射针筒，看患者穿刺部位皮肤情况、摸穿刺部位皮肤有无肿胀、感觉盐水冲击留置针时的通畅情况、询问患者舒适度。

3. 检查后的健康教育

（1）告知患者检查后 24 小时内体内摄入水分在 1000~2000mL，以利于造影剂尽早排出体外，防止造影剂对肾功能造成损害。

（2）嘱患者观察 20 分钟左右，无不适后方可拔针。护士在拔针时应先询问患者有无不适，及时发现不良反应。

（3）有引流管的患者，检查后应妥善固定引流管，查看引流管的通畅情况，观察引流液的色、质、量。

（4）告知患者及家属取结果的时间及地点，嘱患者需水化，继续观察有无不良反应。

六、X 线检查

X 线检查是应用 X 线来检查人体内各部分的结构是否正常的一种有效检查方法。利用 X 线穿透人体后在荧光屏或 X 线胶片上显示出不同深浅影像的原理，从而达到诊断的目的，是临床上常见的检查方法，具有便捷、有效、经济等优点，在临床已被广泛应用。

（一）检查的适应证

1. 胸部 X 线检查：主要用于检查肺部炎症、肿瘤及胸部外伤等。

2. 泌尿系统 X 线检查：除超声外，X 线检查是泌尿外科常见的另一种检查方法，主要用于检查泌尿系统结石。

3. 骨关节 X 线检查： 主要用于检查退行性病变、骨折、脱位等。

4. X 线造影检查： 包括消化道钡餐、静脉肾盂造影、子宫输卵管造影、输精管造影等。

（二）检查的禁忌证

1. 妊娠期的女性不适合做 X 线检查，特别是怀孕 3 个月以内的女性。因为过早地接受 X 线检查有可能会导致胎儿的发育畸形或者是生长发育的问题，所以如果孕妇不是特殊疾病一般不会让其做此项检查。

2. 部分皮肤疾病的患者不适合做 X 射线检查，比如色素性干皮病或者血管扩张症等。

3. 婴幼儿如非必需，应尽量避免 X 射线检查，因为婴幼儿是对射线比较敏感的人群。

（三）健康教育

1. 检查前的健康教育

（1）向患者说明检查目的和需要配合的姿势，消除患者进入诊室的恐惧心理；还应去除透视部位的厚层衣物及影响 X 线穿透的物品，如发夹、金属饰物、膏药、敷料等，以免干扰检查结果，影响诊断治疗。

（2）因 X 线检查的辐射对人体的危害有一定的累积性，所以 1 个月内避免多次做此类检查，检查时建议做好个人防护，非检查部位要做好防护遮挡。此外，婴幼儿尽可能避免做此检查，建议孕妇要远离 X 线区域，以免影响胎儿的发育。

2. 检查中的健康教育： 检查时应听从医生吩咐，积极配合摆好体位，完成检查。危重及不能配合的患者，应由患者家属配合摆位，必要时需在临床医生的陪同下进行检查。

3. 检查后的健康教育： X 线检查后，患者在饮食方面应加强营养，多食含有高蛋白、高维生素的食物，根据患者耐受能力，适当运动增强体质，从而减少 X 线辐射带来的危害。

第三节　内窥镜检查的健康教育

一、胃镜检查

（一）概述

胃镜检查是把前端带有摄像头的内窥镜通过口腔插入人体内，用来观察上消化道（从食管到胃、十二指肠）内部的一种检查。胃镜检查可以早期发现一些上消化道癌症，如早期食管癌、早期胃癌。此外，还可以对上消化道出血、息肉、溃疡、狭窄等病变进行内镜下治疗。实现早期诊断、早期治疗的目的。

（二）检查的适应证

1. 有上消化道症状，包括上腹不适、胀、痛、胃灼热及反酸、吞咽不适、哽噎、嗳气、呃逆，以及不明原因食欲缺乏、体重下降、贫血等。

2. 上消化道钡剂造影检查不能确定病变或症状与钡剂检查结果不符者。

3. 原因不明的急慢性上消化道出血或需做内镜止血治疗者。

4. 上消化道病变（食管、胃、十二指肠）术后，症状再次出现或加重，疑吻合口病变者。

5. 需定期随访的病变，如溃疡、萎缩性胃炎、息肉、腺瘤等。

（三）检查的禁忌证

1. 严重心脏病患者，如严重心律失常、心肌梗死发作期、重度心力衰竭者。

2. 严重肺部疾病患者，如哮喘、呼吸衰竭不能平卧者。

3. 高度脊柱畸形、消化道巨大憩室、严重出血倾向及高血压患者。

4. 患有精神疾病及意识明显障碍，不能配合内镜检查者。

5. 患急性重症咽喉部疾患胃镜不能插入者。

6. 腐蚀性食管损伤的急性期患者。

7. 明显的胸腹主动脉瘤及脑卒中患者。

（四）健康教育

1. 检查前的健康教育

（1）心理指导。向患者介绍胃镜检查的目的、意义、操作过程及配合检查的注意事项等，告诉患者胃镜检查是一项安全、技术成熟、检查和治疗胃病非常有效和直观的方法，胃镜消毒效果确定，检查中痛苦少，已被广泛应用于临床，通过胃镜检查成功病例的介绍，解除患者疑虑，树立其积极的检查心理。

（2）详细询问患者病史，排除禁忌证患者。

（3）患者检查前 3 日不可行钡剂检查，以免影响观察。

（4）检查前 1 日应进食易消化的饮食，检查当日禁食、禁水 6 小时以上，如患者胃排空迟缓，禁食时间可适当延长。胃潴留者，检查前 2 日进流质饮食并于检查前 1 晚洗胃，以排空胃内容物，使镜检时视野清晰。

（5）检查当日禁烟，因吸烟可使咽反射敏感，黏膜充血，影响术中视野。

（6）按预约时间赴检，需携带术前血清八项检查报告单，以免交叉感染。

（7）检查前 30 分钟指导患者含服口腔黏膜麻醉剂，对精神紧张者遵医嘱应用镇静及解痉药物，如注射阿托品 0.5mg 或安定 10mg，以消除患者的紧张情绪，减少胃液分泌及胃蠕动，祛除胃内的泡沫，使图像更清晰。

（8）术前取下活动义齿、金属饰品。

2. 检查中的健康教育

（1）患者取左侧卧位，松开领口及裤带，头稍抬高，以便食管垂直。下肢微曲，以减轻腹部紧张度。

（2）将牙垫放于口中，嘱患者咬紧，准备将管从口腔插入咽喉时，让患者做吞咽动作，再边注气边将管徐徐插入食管、贲门、胃底、胃体、胃角、胃窦、幽门口、十二指肠球部，同时让患者做哈气动作，以减轻胃内压力。

（3）嘱患者身体及头部不要转动，以防损坏镜子并伤害内脏。如有恶心，可让患者深吸气以减轻不适。如患者实在不能忍受，可用手势向医生或护士示意，以便采取必要措施。

3. 检查后的健康教育

（1）患者禁食 2 小时，麻醉消失后可进流食，逐步恢复到普通饮食。做活体组织检查者，术后 4 小时内禁食。

（2）检查后 24 小时内避免剧烈活动，驾驶员当日不能单独驾驶。

（3）让患者注意有无腹痛情况，并观察粪便颜色，如出现黑便要及时到医院请医生处理。

（4）检查后患者咽部可能会有疼痛或异物感，可用口含片或用温盐水含漱，1～2 天症状可减轻或消失。应避免剧烈咳嗽，以防损伤喉黏膜。

（5）如有出血、疼痛、呛咳难忍等不适，应及时报告医护人员（门诊患者及时就医），采取适当处理。

二、肠镜检查

（一）概述

结肠镜检查是将结肠镜经由肛门插入直肠，逆行于肠道，经全程结肠，至回肠末端，直接观察其病变，采取活组织进行病理检查，并可摄影留记录，以便日后对照及动态观察，有助于疾病的早期发现、早期诊断、早期治疗。

（二）检查的适应证

1. 原因不明的腹泻、便秘、便血或下腹疼痛，而未发现上消化道病变者。

2. 钡剂灌肠有可疑病变需进一步明确诊断者。

3. 判断肠道内肿物性质、程度和范围。

4. 原因不明的低位性肠梗阻。

5. 结肠疾病的内镜治疗或手术前定位。

6. 药物治疗前后对比观察和某些结肠病变的追踪研究。

（三）检查的禁忌证

1. 严重的心、脑、肺、肝、肾疾病及精神疾病。
2. 有严重的凝血功能障碍或其他血液病。
3. 怀疑有肠穿孔、腹膜炎、腹腔广泛粘连者。
4. 年龄太大及身体极度虚弱者。
5. 妊娠期可能会导致流产或早产者。
6. 炎症性肠病急性活动期及肠道准备不充分者为相对禁忌。

（四）健康教育

1. 检查前的健康教育

（1）心理指导。向患者及家属详细介绍结肠镜检查的目的、操作过程、可能出现的不适、注意事项，以及镜检的必要性和早期诊断的重要性，以消除患者心理上的顾虑和恐惧，争取患者主动配合检查。

（2）详细了解病史，排除禁忌证患者。

（3）术前做粪便培养与常规、血小板、肝功能、术前八项等检查，并测心率、血压，必要时做心电图检查。

（4）肠镜检查前 3 天吃少渣半流食或流食，检查日空腹，饥饿明显者可饮糖水。

（5）在医生指导下给予术前用药，以彻底清洁肠道。

（6）检查前患者需带病历、钡灌肠 X 线片及有关检查报告，以供参考。

2. 检查中的健康教育

（1）患者一般采取左侧屈膝卧位，术者站在其右后侧检查。

（2）为保护肠黏膜，使进镜顺利，可边插入边让患者深呼吸以松弛肛门。

（3）术中可与患者交谈，分散患者注意力，减轻患者痛苦，嘱患者忍耐，配合检查。

3. 检查后的健康教育

（1）检查之后，不要马上进食，待结肠内气体排出、腹胀消失后进半流质饮食，忌食粗糙食物，次日可改为普食。

（2）术后 3 日内勿剧烈活动，不能行钡灌肠检查。

（3）观察腹部情况，如患者有剧烈腹痛、便血，应及时就医。

（4）活检出血较多者，应遵医嘱给予止血药口服 1~2 天。

（5）高频电切肠息肉术后，嘱患者进少渣饮食 3 天，并避免剧烈活动 1 周。

三、支气管镜检查

（一）概述

支气管镜检查是利用支气管镜管径细、可曲度大、可窥见范围广、照明清晰度高的特点，经鼻腔或口腔将其插入气管、支气管，直接观察气管、支气管黏膜及管腔变化，可发现其内的肿瘤、溃疡、炎症、出血灶、肉芽肿、异物，以及支气管狭窄、阻塞、憩室等。支气管镜检查是诊断、治疗肺部疾病的一种极其有效的手段。

（二）检查的适应证

1. 肺内不明原因的各类病变，如肺内阴影、肺不张、肺空洞、局限性肺气肿、支气管内膜结核、阻塞性肺炎等。

2. 了解气道管腔的状态，如狭窄、变形、各叶段开口位置的变异、位置及行走是否正常等。

3. 查明难以解释的咯血、咳嗽或咳嗽性质的改变及局限性喘鸣的原因。

4. 发现痰内有可疑癌细胞者查明病变的位置。

5. 经支气管镜吸痰、用药、激光治疗、局部放疗。

6. 钳取异物、选择性支气管造影、肺泡灌洗等。

7. 对肺感染性疾病，采取标本送细菌培养，以确定致病菌的种类。

（三）检查的禁忌证

1. 一般情况差，体质衰弱不能耐受支气管镜检查者，如严重贫血及肝肾功能不全者。

2. 精神疾病，或精神高度紧张，不能配合检查者。

3. 严重的心血管疾病，如不稳定型心绞痛、心肌梗死、严重心律失常、严重心功能不全、严重高血压、严重动脉瘤等。

4. 有慢性呼吸系统疾病伴严重呼吸功能不全者，若需要检查，可在供氧和机械通气下进行。

5. 麻醉药物过敏，不能用其他药物代替者。

6. 有严重出血倾向及凝血机制障碍者。

7. 2周内有大咯血、哮喘急性发作者，需暂缓进行。

8. 近期有急性支气管肺部感染、高热者，检查可使炎症扩散，宜在炎症控制后再检查。

9. 气管部分狭窄，如果预计支气管镜不易通过，不建议支气管镜检查。

（四）健康教育

1. 检查前的健康教育

（1）心理指导。向患者及家属解释检查的目的、意义、操作过程、检查中可能出现的不适及配合检查的注意事项等，对精神特别紧张者可邀请成功病例现身说法介绍感受和体会，使患者对检查的安全性等方面的问题有所了解，留家属在旁陪护，使患者消除恐惧、紧张心理，增强其信心，主动配合检查。

（2）详细了解病史，排除禁忌证患者。

（3）检测血小板、出凝血时间、拍胸片，对心肺功能欠佳者，还应做心电图和动脉血气分析。

（4）痰多的患者，在做支气管镜检查前数天给予抗生素及祛痰药物治疗，以免分泌物过多，影响检查结果。

（5）遵医嘱检查前半小时给患者用镇静剂和解痉剂，以消除患者的紧张情绪，减少气管分泌物。

（6）如患者口腔有活动假牙，应嘱其取下。

（7）带病历、胸部 X 线片、适量卫生纸（擦口鼻分泌物用），按预约时间赴检。

2. 检查中的健康教育

（1）指导患者取仰卧位，不能平卧者也可取坐位或半坐位。嘱患者闭上眼睛，全身放松，平静呼吸。

（2）有呼吸困难、低氧表现者，检查过程中给予吸氧。

（3）检查过程中患者如有不适用手势告知，并告诉患者支气管镜进入声门时会有恶心、咳嗽、憋气感觉，属正常反应，应精神放松，张口呼吸，不能抬头或摇头，有痰可咳出或咽下，这些反应是短暂且可忍受的，正确配合可避免不良反应。

（4）对观测、活检时间较长而难以忍受者，护士需给予安慰，利用谈话转移患者注意力，从而达到使患者身心舒畅、自我放松的目的。

3. 检查后的健康教育

（1）患者应禁食 2~3 小时，待麻醉作用消失后方可进食。进食时先进少许水，观察有无呛咳反应，如有呛咳，应推迟进食时间。

（2）检查后可有暂时性少量血痰和喉部不适感，无须特殊处理。尽量少说话，使声带得到休息。如有声嘶或咽喉痛可行雾化吸入。

（3）做肺活检的患者，术后应密切观察有无气胸出现。检查结束 6~8 小时后胸透，排除气胸。

（4）镜检术后 24 小时内应观察体温和肺部啰音，对已有肺部感染者，术后应常规应用抗生素数日。

（5）门诊患者检查后，应嘱其在医院休息 1 小时后才能离开并全休 1 天。

（6）术后若出现呼吸困难、咯血量多、发热等不适等症状，应及时报告医护人员（门诊患者及时就医）。

（7）按时领取支气管镜检查和病理切片报告单，发现问题者，需及时治疗。

四、膀胱镜检查

（一）概述

膀胱镜检查是利用光学纤维导光术，将体外特制的冷光束传播至膀胱或输尿管内观察有无病变及其形态、部位，可取有关组织做病理检查，以明确诊断的一种方法。

（二）检查的适应证

1. 疑有膀胱、输尿管、肾脏及尿道疾病需做进一步检查者。
2. 需要做膀胱肿瘤活检者。
3. 分别检查两肾的尿液或两肾的功能。
4. 静脉造影不能确诊，需做逆行肾盂造影者。
5. 尿少、尿闭症，需进一步检查原因的患者。
6. 进行治疗，如异物取出、挤碎结石、电灼肿瘤、输尿管口切开与扩张、肾盂冲洗等。
7. 了解泌尿系统邻近器官的病变，如宫颈癌、盆腔肿瘤。

（三）检查的禁忌证

1. 尿道狭窄、尿道内结石嵌顿的患者可能无法插入膀胱镜。
2. 急性膀胱炎症患者进行膀胱镜检查可能导致炎症扩散。
3. 膀胱容量过小，如患有膀胱结核者，有损伤膀胱的危险。
4. 月经期或妊娠 3 个月以上的女性。
5. 合并心脑血管疾病及其他严重慢性疾病的患者，也应当慎重。
6. 距前一次膀胱镜检查不足 1 周者。
7. 有全身出血性疾病及感染性疾病者。
8. 骨关节畸形不能采取截石位者。

（四）健康教育

1. 检查前的健康教育

（1）心理指导。向患者详细讲解膀胱镜检查的目的、操作程序、检查中可能出现的不适、配合医生检查的注意事项等，对精神特别紧张者可邀请成功病例现身说法，使患者在检查前有充分的心理准备。

（2）详细了解病史，排除禁忌证患者。

（3）鼓励患者多饮水，以便检查时小便量多，方便收集尿标本。

（4）拟做逆行肾盂造影者应于检查当日灌肠 1 次并禁食。

（5）检查前需剃除阴毛，洗净外生殖器及会阴部。

（6）患有膀胱炎者，检查前遵医嘱使用抗生素。

（7）遵医嘱给予麻醉前用药。

（8）膀胱镜检查前应指导患者配合做好直肠检查或妇科检查，判定尿道和膀胱的解剖位置有无变异，以便掌握插入膀胱镜的方向。

2. 检查中的健康教育

（1）协助患者取膀胱截石位，告诉患者检查中应保持安静，避免突然变动体位而造成前尿道损伤。

（2）当膀胱镜准备插入时，指导患者深呼吸，以减轻插入时的不适。

（3）告知患者，当膀胱镜通过膀胱颈时，有欲排尿之感。

3. 检查后的健康教育

（1）检查后应卧床数小时，不可马上站立，以免发生眩晕。

（2）鼓励患者多饮水，以稀释尿液，预防组织受到更多刺激。

（3）遵医嘱服用镇痛剂和抗感染药。

（4）观察排尿情况，检查后可出现轻微血尿，1~2天即可消失。如有持续肉眼血尿或不能排尿、腹痛、大便出血等情况，应及时报告医生处理。

五、无痛内镜检查

（一）概述

无痛内镜是由麻醉师通过静脉输注短效麻醉剂，使患者在睡眠中完成消化内镜检查和治疗的技术。除胶囊内镜外，各种内镜检查都可采用无痛技术，包括无痛胃肠镜、超声内镜、内镜逆行胰胆管造影（ERCP）、内镜黏膜下剥离术（ESD）等。

（二）检查的适应证

通常情况下，除对内镜检查有禁忌证的患者外，其他需要内镜检查的患者都可以选择无痛内镜，特别是对内镜检查耐受性较差的老年人和害怕疼痛、不愿做内镜检查的成人和儿童。

（三）检查的禁忌证

1. 患有严重呼吸系统疾病，如急性呼吸道感染、肺炎、慢性阻塞性肺气肿和哮喘的急性发作期、阻塞性睡眠呼吸暂停综合征者，以及本身就存在低氧血症者。

2. 张口障碍、颈项或下颌活动受限、矮胖体形者会影响呼吸道的开放。

3. 非呼吸系统疾病，如心力衰竭、心肌梗死、中风、昏迷、肝肾衰竭、严重贫血、重症肌无力及高龄衰弱等一般情况较差者。

4. 消化系统疾病，如食管、贲门、幽门和肠梗阻，呕吐或呕血者存在潴留液反流误吸风险，应先进行胃肠减压等预处理，排出潴留液后才能进行无痛内镜。

5. 对多种药物过敏的过敏体质者。

6. 孕妇不宜做无痛内镜。

（四）健康教育

1. 检查前的健康教育

（1）基本同于胃肠镜、支气管镜、膀胱镜检查。

（2）麻醉前至少禁水4小时，禁食6~8小时。

（3）检查当日患者需家属陪同，携带相关检查病历和报告来院，告知医生既往病史和药物过敏史，签署知情同意书。

2. 检查中的健康教育：基本同于胃肠镜、支气管镜、膀胱镜检查。

3. 检查后的健康教育：患者完全清醒后，应卧床休息 10 分钟，需在家属陪同下离开。检查后当日不得从事高危工作，如开车、高空作业、饮酒等。

第四节　超声检查的健康教育

超声检查是利用超声波的物理特性，将超声发射探头放在人体检查部位，随后超声波遇到检查器官进行反射，反射时携带检查器官信息返回到电子检测设备，将携带的信息转变成电信号，最终检查器官图像会出现在显示屏上。超声检查具有操作简单方便、无须外创、图像直观、实时动态、费用低等特点。

一、妇产科超声检查

（一）检查的适应证

1. 子宫及其附件（输卵管、卵巢）疾病，子宫发育异常、子宫肌瘤、子宫内膜增生症、子宫内膜癌、卵泡发育的检测等。

2. 妊娠子宫的诊断，早、中、晚期正常妊娠中胎儿生长发育情况及其羊水、脐带、胎盘的监测。

3. 检查盆腔、输卵管下段、下腹部包块、子宫、附件、早孕等，需充盈膀胱。

（二）检查的禁忌证

经阴道超声检查的禁忌证有未婚女性、月经期者、阴道畸形者、严重阴道感染及阴道损伤的患者，中晚期妊娠及发生妊娠期出血的女性也不能做阴道超声检查。

（三）健康教育

1. 经腹部及孕早期超声检查前，应提前憋尿。经阴道超声检查前需排尽膀胱尿液。孕中后期超声检查无须憋尿，但妊娠中晚期可疑前置胎盘者，仍需饮水充盈膀胱后再做检查。

2. 妇科超声检查应避开月经期，为诊断早孕行妇科彩超，最好在停经 45 天后再进行。

3. 凡行妇科经腹检查及妊娠小于 3 个月检查时，为避免肠管内容物，尤其是气体的影响，宜在检查前排空大便。

4. 孕期应根据医嘱按时进行超声检查。

5. 做阴道超声时，受检者应将裤子全部脱至膝盖，双手抱腿抬起或者脱去右边全部裤腿，双腿弯曲踩在检查床上，全程放松，积极配合。

二、心脏、血管超声检查

（一）检查的适应证

1. 先天性心血管结构异常，如房间隔缺损、室间隔缺损、动脉导管未闭等。
2. 心瓣膜病变。
3. 应用于高血压心脏病、肺源性心脏病、甲亢性心脏病、主动脉夹层动脉瘤等。
4. 颈动脉、腹主动脉、肾动脉等，因大动脉的内膜病变，造成斑块形成或狭窄等。

（二）检查的禁忌证

无禁忌证。

（三）健康教育

1. 心脏超声检查无特殊要求，无须禁食。检查前需平复心情，避免紧张、兴奋等情绪对检查结果造成影响。
2. 心脏超声检查时，受检者应着宽松舒适的分体衣物。
3. 做颈部超声时，检查前，受检者去枕仰卧位，下巴上抬，摘除颈部各种饰物，放松并充分暴露颈部。检查时，受检者积极配合医生检查，颈部血管超声检查时间略长，嘱患者耐心等待医生检查结束，如有不适及时与医生沟通。

三、泌尿生殖系统超声检查

（一）检查的适应证

1. 泌尿系统结石，如肾结石、输尿管结石、膀胱结石，并可测量结石的大小、数量。
2. 泌尿系统肿瘤，如肾囊肿、肾脏血管平滑肌脂肪瘤、肾癌、膀胱内较大的肿瘤。
3. 各种原因引起的肾积水。
4. 了解膀胱壁厚度，并可测量残余尿量，评估膀胱的排尿功能。

（二）检查的禁忌证

无禁忌证。

（三）健康教育

1. 检查双肾、膀胱、前列腺、精囊腺等，需适度充盈膀胱。检查前 2 小时饮水 500~1000mL，待膀胱充盈后，让膀胱推挤开周围的肠管，有利于膀胱后方器官的显示。
2. 经直肠检查前列腺和精囊腺需排尽大便。

四、胸腹部超声检查

（一）检查的适应证

1. 胸腹疾病诊断： 胸腺囊肿、胸腺瘤、淋巴结核、肺气肿、肺不张、肺脓肿、胸腔积液等。

2. 消化系统疾病诊断： 肝、胆、胃肠、脾脏和胰腺疾病。

3. 泌尿生殖系统疾病诊断： 肾脏、肾上腺、膀胱、前列腺、尿道和阴囊等部位。

（二）检查的禁忌证

无禁忌证。

（三）健康教育

1. 检查上腹部，如肝脏、胆囊、胆管、胰腺、脾等，需要空腹 8 小时以上。

2. 通常在前一日晚饭后开始禁食禁水，次日上午空腹检查，以保证胆囊、胆管内胆汁充盈，并减少胃肠道食物和气体的干扰，避免检查结果受到影响。

3. 遇腹胀或便秘患者，可于检查前晚服用缓泻剂，帮助排便。

4. X 线、胃肠造影的钡剂是超声的强反射和吸收剂。胆囊、胆管附近胃肠道内残存钡剂会影响超声检查。应在 X 线胃肠造影 3 日后，胆囊造影 2 日后再做超声检查。

5. 胃镜、结肠镜检查者需 2 日后再做超声检查。

6. 腹部超声。建议受检者衣着宽松分体，以便充分暴露上腹部和下腹部。

五、浅表部位超声检查

（一）检查的适应证

适应证包括甲状腺、乳腺、淋巴结、睾丸、阴囊、颌面部疾病，以及一些骨骼、肌肉关节、皮下组织、筋膜的病变。

（二）检查的禁忌证

无禁忌证。

（三）健康教育

1. 浅表器官超声检查，检查前无须特殊准备，不需要空腹，检查时充分暴露被检区。

2. 进行颈部相关部位检查时，勿佩戴项链等饰品。

3. 检查当天建议穿宽松、简便衣物，方便就诊。

第五节 病理学检查的健康教育

一、概述

病理学是研究疾病的病因、发病机制、病理变化、结局和转归的医学基础学科。病理学学习的目的是通过对上述内容的了解来认识和掌握疾病本质和发生发展的规律，为疾病的诊治和预防提供理论基础。在临床医疗实践中，病理学又是许多疾病诊断最可靠的方法并为其治疗提供依据，因此病理学也是临床医学的重要学科之一。

二、病理学检查适应证

病理学检查的应用范围较为广泛，例如术中切除的标本需要送到病理科，明确病变性质。另外胃镜、肠镜、支气管镜、穿刺组织等取出的标本，需要做病理检查才能确定病变性质。手术中可能也需要做病理，主要是术中冰冻病理，明确病变是良性、恶性，决定手术范围。癌症患者在化疗前和化疗后也需要做病理，以评判化疗药的疗效，评估患者的预后；早期癌症的发现也需要做病理，以达到发现早期病变、及早治疗的目的。

三、病理检查项目分类及健康教育

（一）常规组织病理检查

医护人员送检病变标本，病理科技师接收到组织标本制成病理切片，在显微镜下对病理切片进行观察后，给出最终病理诊断结果，以此确定病变性质及类型，这是临床最常用的检测方法。

（二）术中冰冻病理检查

1. 概述：将手术中切下的病变组织在 –20℃左右冰冻切片机中迅速冰冻，多个环节处理后制成切片，供病理医师在显微镜下观察分析，迅速做出病理诊断，一般整个过程在 30 分钟以内完成。

2. 应用范围：首先用于在手术过程中明确病变性质（肿瘤还是非肿瘤、良性肿瘤还是恶性肿瘤），其次了解恶性肿瘤的扩散情况，是否浸润相邻组织，是否有区域淋巴结转移，肿瘤切缘干净与否等，从而指导手术医生决定下一步的手术方案。

（三）细胞病理检查

1. 概述：通过采取细胞学标本，制成病理细胞学切片，通过显微镜观察细胞种类、类型，进行疾病诊断。

2. 应用范围：常用于乳腺癌、宫颈癌等疾病的筛查。因为肿瘤细胞比正常细胞更容易脱落，取材范围广，损伤很小或无损伤，经济、快速、安全，通常有较高的阳性率，尤其适用于大规模的肿瘤筛查，可对人体多种恶性肿瘤起到初筛作用，该方法被临床广泛应用。

（四）免疫组化病理检查

1. 概述： 免疫组化全称是"免疫组织化学技术"，是应用免疫学基本原理，即抗原－抗体特异性结合的原理，用已知的、带上了能与显色剂结合基团的抗体，检测未知肿瘤细胞内的抗原。

2. 应用范围： 明确肿瘤的诊断和鉴别诊断，如明确肿瘤恶性程度、明确肿瘤的进一步病理分型、明确原发病灶不明的转移癌，同时还可以为临床提供肿瘤靶向治疗方案的选择，帮助判断患者预后。免疫组化技术是病理科实验室重要技术之一，是病理科医师做出精准诊断重要的、不可或缺的武器。

（五）特殊染色检查

1. 概述： 特殊染色技术主要是通过对相应成分进行染色，了解与明确组织或细胞中的正常结构或病理过程中出现的异常物质、病变或病原体等的一种病理学技术。

2. 应用范围： 鉴别或确认各种组织（胶原纤维、弹性纤维、网状纤维等）；鉴定或区别各种异常物质或正常物质（糖原、黏液、脂肪、淀粉样物质等）；某些病原体或者微生物的诊断和鉴别（结核分枝杆菌、念珠菌、隐球菌、曲霉菌等）；某些特殊类型肿瘤的鉴别等。虽然特殊染色技术诊断作用相对较小，但是在某些疾病诊断中仍具优势，可以作为补充诊断技术。

（六）分子病理检测

1. 概述： 分子病理检测是体内基因的检测，其可以帮助医生找到确切病因，是制定个性化疾病预防和精准诊断与治疗的重要手段，也是肿瘤预后的重要指标。

2. 应用范围： 分子病理检测可以为肿瘤患者提供更精准的诊断，也为患者能否接受具有针对性的精准治疗提供关键依据，从而可以明显延长患者的生存时间。

四、病理标本的取材总则

取材是形成病理报告的重要步骤，对每一个标本来说，只有通过恰到好处的取材，才能达到准确、全面诊断的目的。在实际工作中，没有两个完全相同的标本，任何一个标本都有其独特的地方，但取材的原则是相同的。再复杂的标本，只要明确其中包含哪些结构，清楚其病变的位置、大小、范围，按诊断需要取材即可。病理标本是疾病诊断的珍贵资料，医护人员需要以十分严谨的态度对待每一个标本，以十分认真、科学的精神检查、处理每一个标本。对一个标本，首先应认真核对其来源，患者的姓名、性别、年龄，尤其是标本来源及标本的件数，应严谨核对，以防出现低级错误。

第四章 循环系统疾病患者的健康教育 ▷▷▷▷

第一节 冠状动脉粥样硬化性心脏病患者的健康教育

冠状动脉粥样硬化性心脏病（coronary atherosclerotic heart disease）简称冠心病，是指冠状动脉粥样硬化造成的管腔狭窄、阻塞和（或）因冠状动脉功能性改变（痉挛）导致心肌缺血、缺氧或坏死而引起的心脏病，亦称缺血性心脏病，是动脉粥样硬化导致器官病变的最常见类型，也是严重危害人民健康的常见病。

一、心绞痛

（一）概述

心绞痛（angina pectoris）是指由于冠状动脉供血不足引起的心肌急剧暂时缺血与缺氧所导致的以发作性胸痛或胸部不适为主要表现的临床综合征。血脂异常、高血压、糖尿病、肥胖、吸烟等都是诱发心绞痛的原因。

1. 临床表现：稳定型心绞痛以发作性胸痛为主要临床表现，疼痛的主要部位在心前区，也可放射至左肩、左臂内侧，有时也可发生颈部、咽部、下颌部不适，或牙痛、头痛等。胸痛常为压迫、发闷或紧缩性，也可有烧灼感，典型的心绞痛在相似的条件下，多发生于早晨；疼痛一般持续 3~5 分钟后逐渐缓解，舌下含服硝酸甘油也能使之缓解；可数天或数星期发作一次，亦可一日内发作多次。

2. 治疗原则：减少冠状动脉粥样硬化性心脏病危险因素；药物治疗；冠脉内介入治疗；外科手术治疗。

（二）入院指导

1. 患者需 24 小时有人陪护，年老体弱者无人陪同不能单独活动，防止跌倒、摔伤、坠床。

2. 讲解疾病的病因、临床表现、治疗方法，得到其积极配合。

3. 指导患者胸痛发作时应立即停止活动，卧床休息，及时告知医生。

（三）专科检查指导

冠状动脉 CT 血管造影（CTA）：是经静脉注射含碘对比剂后利用螺旋 CT 扫描再

经过计算机处理重建得出心脏冠状动脉成像的一种检查方式。有碘对比剂过敏史者、活动期甲亢者及孕妇禁用；有肝、肾功能障碍者，严重过敏体质者慎用；口服二甲双胍的糖尿病患者，使用碘对比剂前后 48 小时需停用二甲双胍，特殊情况遵医嘱；完成检查后 24 小时内至少饮水 2000~2500mL，如不能口服饮水应遵照医嘱补液。

（四）饮食指导

宜摄入低热、低脂、低胆固醇、低盐饮食，摄入适量的蛋白质，少量多餐，多食蔬菜、水果和粗纤维食物，保持排便通畅。

（五）活动与睡眠指导

1. 根据病情合理安排休息和运动，保证足够的睡眠。指导患者在心绞痛发作时应立即停止活动，卧床休息。

2. 指导患者运动要遵循循序渐进的原则，选择合适的运动方式，以有氧运动为主，避免竞技性运动等，即运动的强度不会引起心绞痛症状为宜。

3. 运动频率每周至少 5 次，每次运动时间应保持在 30~60 分钟。

（六）用药指导

1. 应用 β 受体阻断剂的患者，要注意观察药物的不良反应，如心动过缓、加重或诱发心力衰竭、恶心、腹泻、房室传导阻滞等。观察患者的心率、心律，监测心脏功能；用药后要求静息心率降至 55~60 次 / 分，严重心绞痛患者如无心动过缓症状，可降至 50 次 / 分。受体拮抗剂的使用剂量应个体化，从较小剂量开始，逐级增加剂量，以能缓解症状为宜。有严重心动过缓和高度房室传导阻滞、窦房结功能紊乱、明显的支气管痉挛或支气管哮喘、慢性阻塞性肺疾病的患者，禁用受体拮抗剂。

2. 应用硝酸酯类药物时指导患者改变体位时动作宜慢，以免发生直立性低血压，第一次用药时患者应平卧片刻；青光眼、颅内压增高、低血压患者慎用；硝酸甘油应随身携带，避光保存，每 6 个月更换一次。

3. 使用钙通道阻断剂时，患者可能会出现头痛、头晕、失眠、虚弱无力、低血压、踝部水肿、便秘等不良反应。用药过程中要注意观察血压变化，检测肝、肾功能。

4. 应用抗血小板药物的患者应注意观察有无出血倾向，如牙龈出血、黑便和皮肤出血点等，胃肠道出血、溃疡患者慎用。

5. 应用降脂类药物时，要注意监测患者的肝、肾功能。

（七）专科指导

1. 持续心电监测，密切观察有无心律失常，以及心率、呼吸、血压的变化。

2. 心绞痛发作时指导患者半卧位休息，密切观察疼痛的部位、性质、程度及持续的时间；若疼痛发作频繁、持续时间长，舌下含服硝酸甘油不缓解，应警惕心肌梗死的发生，并通知医生采取急救措施。

3. 指导患者和家属如何避免心绞痛的诱发因素，如劳累、情绪激动、饱餐、用力排便等。

（八）心理指导

安慰患者，帮助患者克服焦虑、恐惧等不良情绪，增强其战胜疾病的信心。

（九）出院指导

1. 指导患者出院后遵医嘱服药，不能擅自增减药量，自我监测药物的不良反应。外出时随身携带硝酸甘油以备急需。

2. 尽量避免心绞痛的诱发因素，如过劳、情绪激动、寒冷、饱餐等。

3. 宜摄入低热量、低脂、低胆固醇、低盐饮食，每天食盐摄入不超过 6g。适当增加膳食纤维摄入。

4. 指导患者改变生活方式，生活起居有规律。戒烟限酒。

5. 合理安排运动与生活，适当参加体力劳动和体育锻炼，肥胖者要逐步减轻体重。

6. 心绞痛患者要保持大便通畅，避免用力排便，必要时可使用缓泻剂。

7. 随身携带保健卡，写明患者姓名、所患疾病名称、家庭住址、联系人及联系方式、经常就诊的医院、服药情况等，确保在心绞痛发作时实施有效救治。

（十）护理健康教育路径

住院时间	入院阶段 （入院第 1 日）	专项检查阶段 （入院第 2 至 3 日）	出院阶段 （入院第 4 日至出院日）
辅助检查	1. 实验室检查（完成血尿便采集） 2. 陪同患者做心电图、超声等检查	冠状动脉 CT 血管造影	继续完善相关检查
病情观察	1. 入院评估 2. 监测生命体征 3. 询问病史 4. 每 2 小时巡视病房 1 次	1. 每 2 小时巡视病房 1 次 2. 健康指导 3. 观察患者生命体征 4. 观察穿刺部位有无渗血及皮下血肿 5. 指导患者多饮水以利于造影剂的排出 6. 指导患者术侧肢体制动	1. 每 2 小时巡视病房 1 次 2. 健康指导 3. 观察患者生命体征 4. 观察患者有无并发症 5. 观察患者用药后反应
注意事项	1. 注意观察，患者有无心律失常，同时观察有无面色苍白、大汗、胸闷、心悸、恶心、呕吐等情况 2. 心绞痛发作时，遵医嘱舌下含服硝酸甘油 1 片，必要时可加服至 2~3 片，若心前区疼痛持续 15 分钟以上或服药不缓解，要警惕心肌梗死的发生	1. 有碘对比剂过敏史者及活动期甲亢者、孕妇禁用 2. 病情危重者、严重过敏者、虚弱体质患者、哮喘患者慎用 3. 口服二甲双胍的糖尿病患者使用碘对比剂前后 48 小时内需要停用二甲双胍，特殊情况遵医嘱 4. 完成检查后 24 小时之内，至少饮水 2000~2500mL，如不能口服盐水，务必遵照医嘱补液	1. 心绞痛发作时，应立即停止活动，卧床休息 2. 使用血管活性药物时指导患者改变体位动作宜慢，以免发生直立性低血压
饮食	食低盐低脂、富含粗纤维的食物，少食多餐，保持大便通畅，不饮浓茶、咖啡，戒烟戒酒		

续表

住院时间	入院阶段 （入院第1日）	专项检查阶段 （入院第2至3日）	出院阶段 （入院第4日至出院日）
运动指导	心绞痛发作时应立即停止活动卧床休息，缓解期心绞痛不需卧床 合理安排工作和生活，适量运动，以不引起心绞痛症状为宜		
用药指导	遵医嘱服药，不可擅自增减药量。自我监测药物的不良反应。外出时，随身携带硝酸甘油以备不时之需		
心理护理	安慰患者，帮助患者克服焦虑、恐惧等不良情绪，增强其战胜疾病的信心		

知识精讲：

1. 当患者心绞痛发作时应如何自我处置？

讲解： 患者要学会自我识别心绞痛发作时的症状，一旦出现心绞痛，立即休息或舌下含服硝酸甘油，注意应坐位含服硝酸甘油，避免发生直立性低血压导致跌倒，若含服第一片硝酸甘油不缓解，或是近期心绞痛发作频繁，持续时间延长，应立即就诊或拨打急救电话。

2. 加拿大心血管学会（CCS）对心绞痛严重程度是如何分级的？

讲解：

（1）Ⅰ级为一般体力活动（如步行登楼）不受限，仅在强、快或持续用力时发生心绞痛。

（2）Ⅱ级为一般体力活动轻度受限。散步、饭后、寒冷或刮风时，精神应激或醒后数小时内发生心绞痛。一般情况下平地步行200米以上或登楼一层以上受限。

（3）Ⅲ级为一般体力活动明显受限，一般情况下平地步行200米内，或登楼一层引起心绞痛。

（4）Ⅳ级为轻微活动或休息时即可发生心绞痛。

二、急性冠状动脉综合征

（一）概述

急性冠状动脉综合征（acute coronary syndrome，ACS）是指临床症状表现与急性心肌缺血相符的一种综合征，主要包括不稳定型心绞痛（UA）、非ST段抬高型心肌梗死（NSTEMI）和ST段抬高型心肌梗死（STEMI）。

1. 临床表现

（1）不稳定型心绞痛（UA）、非ST段抬高型心肌梗死（NSTEMI）典型临床表现为胸骨后压榨性疼痛，并且向左上臂、颈或下颌放射，症状可为间歇性或持续性。

（2）ST段抬高型心肌梗死（STEMI）的临床表现与梗死的部位、大小、侧支循环情况密切相关。

2. 治疗原则： UA/NSTEMI患者低危组急性期可先行内科保守治疗，择期行冠状动脉造影或介入治疗；中危、高危组 2 小时内可行急诊介入治疗，应给予抗凝血酶和抗血小板药物。STEMI 治疗要点是及早发现、及早住院，尽早行心肌血液再灌注，保护和维持心脏功能，挽救濒死的心肌，防止梗死扩大、缩小心肌缺血范围，及时处理严重心律失常、心力衰竭和各种并发症，防止猝死。

（二）入院指导

1. 评估患者的状态、发病诱因、胸痛发作的特征（疼痛部位、性质、程度，是否有进行性加重、恶心、呕吐、乏力、呼吸困难等）。

2. 患者未进行再灌注治疗前，应绝对卧床休息，要保持皮肤的清洁、干燥，定时翻身，防止压疮。

3. 根据患者临床表现（血氧饱和度、呼吸及心率情况），必要时给予吸氧，告知患者及家属注意用氧安全。

（三）专科检查指导

详见"心绞痛"部分。

（四）饮食指导

急性冠状动脉综合征患者需禁食至胸痛消失，然后给予流质、半流质饮食，逐渐过渡到低盐低脂饮食，应少量多餐，避免过饱，以免增加心脏负担，还应戒烟戒酒。

（五）活动与睡眠指导

1. 血流动力学稳定且无并发症的患者根据病情卧床休息 2~3 天，一般第 2 天可允许患者坐在床旁大便，病情不稳定及高危患者卧床时间可适当延长。

2. 保证病室的安静，限制探视，保证充足的睡眠，以降低心肌耗氧量，防止病情加重。

（六）用药指导

1. 使用溶栓药物时，应严密观察有无出血倾向，特别注意意识、瞳孔变化，观察有无颅内出血。出血性脑卒中病史，6 个月内发生过缺血脑卒中，中枢神经系统损伤、肿瘤或动静脉畸形，急性内出血，明确、高度怀疑或不能排除主动脉夹层，近期头部外伤或严重创伤或手术者禁用。

2. 使用镇痛药物时密切观察患者呼吸、面色、血压的变化，注意低血压和呼吸功能抑制的不良反应。

3. β 受体阻断剂、硝酸酯类药物、钙通道阻断剂、抗血小板药物、降脂类药物同"心绞痛"用药健康教育。

（七）专科指导

1. 一级护理，吸氧和心电、血压、血氧饱和度监测，记录 24 小时液体出入量。

2. 密切观察病情及生命体征变化，一旦发生心律失常（室速、室颤）、心衰和休克等严重并发症，应及时配合医生做好抢救工作。

3. 密切观察胸痛的性质、部位、程度、持续时间，疼痛剧烈时应尽快给予镇痛药物。

（八）心理指导

卧床期间应加强床边巡视，安慰患者，帮助患者克服焦虑、恐惧等不良情绪，增强其战胜疾病的信心。

（九）出院指导

1. 告知患者疾病特点，树立终身治疗的概念，坚持冠心病二级预防，预防再次梗死和其他心血管疾病。

2. 按时服药，不能擅自增加药量或擅自停药。

3. 保持情绪稳定和改变不良生活方式，指导患者低热量、低盐、低脂、低胆固醇饮食，避免过饱、防止便秘、戒烟限酒。

4. 运动指导。低危患者在运动前要进行热身运动，多采用低水平的用氧运动，持续5~10分钟，运动训练以有氧训练为基础，抗阻训练、柔韧性训练等为补充，最后进行放松运动。训练时间一般以30~60分钟为宜，频率保持在3~5次/周。

5. ACS是心脏性猝死的高危因素，家属应掌握心肺复苏的基本技术以备急用。指导家属生活中避免对患者施加压力，要鼓励和支持患者，创造良好的身心修养环境，当患者出现紧张、烦躁等不良情绪时，应给予理解并进行疏导。

6. 定时复诊。出院后1个月、3个月、6个月、12个月前往门诊复诊，如出现心绞痛发作频繁、程度较重、持续时间较长等情况，应及时到医院就诊。

（十）护理健康教育路径

住院时间	入院阶段（入院第1日）	术前阶段（入院第2日至术前1日）	手术阶段（手术当日）	术后阶段（术后第1至3日）	出院阶段（术后第4日至出院日）
辅助检查	陪同患者做心电图、超声等检查	1. 晨起空腹采集血、尿、便等标本 2. 继续完善相关检查	描记心电图		
病情观察	1. 间隔1~2小时巡视观察1次 2. 测量生命体征和体重 3. 询问病史 4. 入院评估	1. 间隔1~2小时巡视观察1次 2. 每日测量1次生命体征	1. 间隔0.5~1小时巡视观察1次 2. 监测患者生命体征 3. 观察患者切口敷料有无渗血 4. 观察患者有无并发症 5. 观察患者用药后反应	间隔1~2小时巡视观察1次	1. 间隔2小时巡视观察1次 2. 监测患者自行排尿情况
治疗处置	1. 药物过敏试验 2. 依据病情静脉输液	皮肤准备	1. 生命体征监测 2. 氧气吸入	依据病情静脉输液	

续表

住院时间	入院阶段（入院第1日）	术前阶段（入院第2日至术前1日）	手术阶段（手术当日）	术后阶段（术后第1至3日）	出院阶段（术后第4日至出院日）
使用药物	在医生指导下按时按量正确服药	使用抗凝药物期间，注意观察有无出血倾向，如伤口渗血、牙龈出血、鼻出血、血尿、血便、呕血等	遵医嘱长期服用阿司匹林肠溶片	遵医嘱服用血管扩张剂、β受体阻断剂、ACEI（血管紧张素转化酶抑制剂）药物	外出时随身携带硝酸甘油片，以备急需
活动体位	1. 心前区疼痛时，卧床休息 2. 可在病区自由活动	1. 心前区疼痛时，卧床休息 2. 病情允许，可在室内活动	1. 经股动脉穿刺者，绝对卧床24小时，术侧肢体制动 2. 经桡动脉穿刺者，根据病情可在床上活动	病室内活动	病区内活动
饮食	1. 流质饮食或半流质饮食 2. 次日需空腹化验、检查者0:00后禁食水	做完各种化验检查后可进食流质饮食或半流质饮食	流质饮食或半流质饮食	低盐低脂普食	低盐低脂普食
健康宣教	1. 入院环境介绍 2. 人员介绍 3. 预防跌倒、压疮宣教	指导患者了解心绞痛的诱发因素	1. 告知患者及家属术后患侧肢体制动的目的 2. 告知患者及家属介入术后多饮水是有利于造影剂排出的，可避免或减轻造影剂对肾脏的损害	养成良好的排便习惯，保持大便通畅，便秘时可应用缓泻剂，以免诱发心绞痛	出院指导

知识精讲：PCI是什么手术？

讲解：PCI支架植入术是通过导管和传输系统，将收紧的支架和球囊送至血管堵塞部位，然后扩张球囊和支架，撑起血管，最后撤回球囊，留下支架。

第二节 心力衰竭患者的健康教育

心衰（heartfailure）是指在静脉回流正常的情况下，由于原发的心脏损害引起心排血量减少，不能满足组织代谢需要的一种综合征。临床上以肺循环和（或）体循环淤血及组织血液灌注不足为主要特征，又称充血性心衰（congestiveheartfailure），常是各种病因所致心脏病的终末阶段。

一、慢性心力衰竭

（一）概述

慢性心力衰竭是各种病因所致心脏疾病的终末阶段，是一种复杂的临床综合征，主要特点是呼吸困难、水肿、乏力，成人慢性心力衰竭的病因主要是冠心病、高血压、瓣膜病和扩张型心肌病。

1. 临床表现

（1）左心衰的症状和体征：大多数左心衰患者是由于运动耐力下降出现呼吸困难或乏力而就医，这些症状可在休息或运动时出现。同一患者可能存在多种疾病。呼吸困难是左心衰最主要的症状，可表现为劳力性呼吸困难、端坐呼吸、阵发性夜间呼吸困难等多种形式。运动耐力下降、乏力为骨骼肌血供不足的表现。严重心力衰竭患者可出现陈－施呼吸，提示预后不良。查体除原有的心脏病体征外，还可发现左心室增大、脉搏强弱交替，听诊可闻及肺部啰音。

（2）右心衰的症状和体征：主要表现为慢性持续性淤血引起的各脏器功能改变，患者可出现腹部或腿部水肿，并以此为首要或唯一症状而就医。运动耐量损害是逐渐发生的，可能未引起患者注意，除非仔细询问日常生活能力发生的变化。查体除原有的心脏病体征外，还可发现心脏增大、颈静脉充盈、肝大和压痛、发绀、下垂性水肿和胸腹水等。

（3）舒张性心力衰竭的症状和体征：舒张性心力衰竭是指在心室收缩功能正常的情况下［左室射血分数（LVEF）大于40%~50%］，心室松弛性和顺应性减低使心室充盈量减少和充盈压升高，导致肺循环和体循环淤血。初期症状不明显，随着病情发展可出现运动耐力下降、气促、肺水肿。

2. 治疗原则：慢性心衰的治疗以利尿、强心、扩血管等短期血流动力学、药理学措施为主。

（二）入院指导

1. 心衰患者入院后多伴有紧张、焦虑的心理，基于对于病情、预后、未来生活及工作的考虑，易对生活失去信心，要积极对患者进行心理疏导，减轻其紧张、焦虑不安的情绪。

2. 给予氧气吸入，根据缺氧的程度调节氧流量。

3. 全身水肿或长期卧床患者，应注意皮肤受压情况，防止压疮的发生。

（三）专科检查指导

心肌灌注：检查前2天遵医嘱停用β受体阻断剂、钙通道阻断剂、硝酸盐类等药物。检查当天可正常进餐，请自备早餐（牛奶250mL）。行静息心肌灌注显像患者在静息状态下静脉注射显像剂30分钟后食入自备脂餐，待注射1~1.5小时后开始依序检查。运动心肌灌注显像在核医学医师现场指导下完成。

（四）饮食指导

1. 摄入低盐清淡易消化饮食，少量多餐，低蛋白血症的患者可静脉补充白蛋白。限制钠盐的摄入，低脂饮食，肥胖者需减肥，营养不良者给予营养支持。

2. 监测液体出入量，记录 24 小时出入量，指导患者每日晨起排尿后、早餐前使用标准秤测体重，腹水严重者应每日测腹围。指导患者不口渴时不饮水，如口干可尝试含冰块等。

（五）活动与睡眠指导

1. 心力衰竭发作时卧床休息，多做被动运动以预防深部静脉血栓形成。

2. 在活动耐力许可范围内，尽可能鼓励患者生活自理。

3. 病情稳定的患者根据病情轻重不同，在不引起症状的前提下从床边小坐开始，逐步增加有氧运动。

（六）用药指导

1. 血管紧张素转化酶抑制剂：主要不良反应包括干咳、低血压和头晕等。用药期间需监测血压、血钾水平和肾功能，避免体位突然改变。若患者出现不能耐受的咳嗽或血管神经性水肿应停止用药。

2. β 受体阻断剂：主要不良反应有液体潴留（表现为体重增加）、心衰恶化、心动过缓和低血压等，应注意监测心率和血压，当患者心率低于 50 次 / 分或低血压时，应停止用药并及时报告医生。

3. 利尿剂：使用利尿剂时记录尿量，观察有无低血钾、低血压和少尿等表现。需注意的是，非紧急情况下，利尿剂应用时间宜选择日间，以避免夜间排尿过频而影响患者休息。

4. 洋地黄类：使用洋地黄类药物时要注意观察心电图的变化，可及早发现洋地黄中毒表现。若患者漏服地高辛，则再次服药时不要补服，以免剂量增加而致中毒。

5. 血管扩张剂：应用血管扩张剂时注意监测血压，应用硝普钠时应避光，以免影响疗效，同时监测血压变化，防止低血压的发生。

（七）专科指导

1. 注意监测患者心力衰竭症状、体征的变化情况，包括心律（率）、呼吸频率与状态、发绀、下肢水肿、尿量等，发现异常，立即通知医生。

2. 吸氧。低氧流量，从 2 升 / 分开始，必要时可根据 SaO_2 调整氧流量达 6~8 升 / 分。

3. 观察有无咳嗽、咳痰及痰液的性质，如咳粉红色泡沫痰，提示急性肺水肿的发生，应通知医生及时处理。

4. 准确记录液体出入量，监测体重。

（八）心理指导

指导家属给予患者积极的支持，帮助其树立战胜疾病的信心，保持情绪稳定，积极配合治疗。

（九）出院指导

1. 按医嘱服药。患者须按医嘱坚持用药，切不可私自停药、减药，以免疾病反复或加重。未经专科医生同意，更不可擅自加用消炎止痛药、激素等。

2. 适当运动。慢性心衰，尤其是中、重度心衰患者，应注意休息。轻微活动即有气急的患者应该多卧床休息，卧床时对患者的下肢做被动运动，以避免肌肉萎缩和静脉血栓形成。但心衰症状稳定后，应该循序渐进地慢慢增加活动量，以不引起症状、不感到疲惫为宜，一定要量力而行。

3. 合理饮食。在饮食方面，心衰患者要注重膳食平衡，保持蔬菜、水果、肉、蛋、米、面的合理比例。最重要的是按照要求限水、限盐。一般推荐每天液体摄入小于2升，这里的液体不仅仅是直接饮用的水，还包括饭菜等食物中的水分。除了心衰发作，一般不需要严格限制食盐，只要每天4~6克的常规食盐控制量即可。

4. 监测体重。每天测量体重，通过体重的变化及早发现液体潴留，提前干预。如体重3天内突然增加2千克以上，应该考虑隐性水肿，需要利尿或加大利尿剂的剂量，或者及时找医生调整用药。

5. 自我监测。坚持监测血压、心率，每日至少一次，其可以及时提示病情的变化，测量的同时做好记录，让医生了解患者病情的同时还可以根据血压和心率的情况调整用药。

6. 避免可能加重病情的因素。要保持良好心态。心衰患者要正确认识自己的疾病状态，不与健康的同龄人盲目攀比，同时爱护自己，减少体力活动，不要过度劳累，避免情绪激动、精神紧张等应激状态。心衰患者要避免感冒、呼吸道感染及其他各种感染，这些是心衰加重的第一诱因，老年人可以注射流感疫苗、肺炎疫苗等进行预防。

7. 一般每2~4周随访一次，病情稳定的患者间隔时间可逐渐延长。就诊时需对日常生活和运动能力，水肿、气喘症状，体重、血压、心率等情况，以及药物应用的剂量和不良反应等进行表述，病情有变化时须随时就诊。此外，有些检查也很必要，如心电图、肝肾功能、电解质等，使用利尿剂者需要更多关注电解质情况，必要时做胸部CT和心脏彩超检查，这些都有助于医生对病情进行评估。

8. 若患者发生呼吸急促、突发喘憋、咳泡沫样痰、夜间不能平躺等症状，提示心衰发作的可能，应尽快到医院就诊。

（十）护理健康教育路径

住院时间	住院第1日	住院第2至3日	住院第4至6日	住院第7日至出院前1日	出院日
辅助检查	陪同患者做心电图、超声等检查		X线复查		

住院时间	住院第1日	住院第2至3日	住院第4至6日	住院第7日至出院前1日	出院日
病情观察	1. 间隔1~2小时巡视观察1次 2. 测量生命体征和体重 3. 询问病史 4. 入院评估	1. 间隔1~2小时巡视观察1次 2. 每日测量1次生命体征	1. 间隔1~2小时巡视观察1次 2. 每日测量1次生命体征	1. 间隔1~2小时巡视观察1次 2. 每日测量1次生命体征	1. 间隔1~2小时巡视观察1次 2. 每日测量1次生命体征
治疗处置	1. 氧气吸入 2. 依据病情静脉输液	1. 依据病情静脉输液 2. 氧气吸入 3. 心电、血压、血氧饱和度监测	1. 依据病情静脉输液 2. 氧气吸入 3. 心电监测	1. 依据病情静脉输液 2. 心电监测 3. 氧气吸入 4. 采集血标本	依据病情静脉输液
使用药物	遵医嘱口服利尿剂，每日监测体重，记录24小时出入量	遵医嘱口服地高辛，服药前测量脉搏，如有漏服不可补服	遵医嘱服用ACEI类药物，服药期间监测血压，避免突然改变体位	遵医嘱服用硝酸酯类	遵医嘱服用β受体阻断剂，监测脉搏和血压
活动体位	绝对卧床	1. 床上活动 2. 呼吸困难时半卧位	床上或床边活动	1. 床上或床边活动 2. 病室内活动 3. 病区内活动	1. 病室内活动 2. 病区内活动
饮食	1. 低盐低脂饮食 2. 次日需空腹检查者，00:00后禁食水	做完各种化验检查后可进食低盐低脂饮食	低盐低脂饮食	低盐低脂饮食	低盐低脂饮食
健康宣教	1. 入院环境介绍 2. 人员介绍 3. 预防跌倒、压疮等 4. 严重心衰患者液体摄入量限制在1500~2000mL/日	指导患者和家属在使用洋地黄药物时，按时按量服用，漏服不可补服，注意节律变化及其他不良反应	指导心力衰竭的诱发因素	1. 结合心功能情况合理指导运动 2. 严重心衰患者液体摄入量限制在1500~2000mL/日	出院指导

知识精讲：您了解6分钟步行试验吗?

讲解： 6分钟步行试验是用以评定慢性心力衰竭患者运动耐力的良好指标。要求患者在平直走廊里尽可能快地行走，测定6分钟的步行距离，若步行距离小于150米，表明为重度心功能不全，150~425米为中度心功能不全，426~550米为轻度心功能不全。其也是评价慢型克山病临床转归的主要方法。

二、急性心力衰竭

（一）概述

急性心力衰竭（AHF）是指由于急性心脏病变引起心排血量显著、急骤降低导致的组织器官灌注不足和急性淤血综合征。慢性心衰急性加重、急性心肌坏死或损伤、急性血流动力学障碍等均可引起心衰发作。

1. 临床表现：起病急，病情可迅速发展至危重状态。突发的严重呼吸困难、端坐呼吸、喘息不止、烦躁不安并有恐惧感，呼吸频率可达 30~50 次/分；频繁咳嗽并咳出大量粉红色泡沫样痰；心率快，心尖部常可闻及奔马律；两肺满布湿啰音和哮鸣音。

2. 治疗原则

（1）初始治疗经面罩或鼻导管吸氧，使用吗啡、利尿剂、强心剂等。

（2）病情仍不缓解者应根据收缩压和肺淤血状况选择应用血管活性药物，如正性肌力药、血管扩张药和血管收缩药等。

（3）病情严重、血压持续降低（<90mmHg），甚至心源性休克者，应监测血流动力学，并采用主动脉内球囊反搏（IABP）、机械通气支持、血液净化、心室机械辅助装置及外科手术等各种非药物治疗方法。

（二）入院指导

1. 向患者及家属宣教疾病相关知识，如心功能的分级（NYHA）、分期，心力衰竭的病因、诱因、合并症的诊治和管理等。

2. 每天定时测量并记录体重。

3. 介绍血压、心率的测量方法。

（三）专科检查指导

1. 心脏彩超：一般无特殊要求，休息片刻后脱鞋、平卧于检查床，解开上衣纽扣，便于医生检查。若患者正行 24 小时动态心电图检查，则需完成该检查后再进行心脏彩超检查。

2. 心肌灌注：检查前 2 天遵医嘱停用 β 受体阻断剂、钙通道阻断剂、硝酸盐类等药物。检查当天可正常进餐，自备早餐（牛奶 250mL）。行静息心肌灌注显像患者在静息状态下静脉注射显像剂 30 分钟后食入自备脂餐，待注射 1~1.5 小时后开始依序检查。运动心肌灌注显像在核医学医师现场指导下完成。

（四）饮食指导

1. 心力衰竭急性发作伴容量负荷过重时，每天限制钠摄于小于 2 克，向患者及家属说明限制钠盐和养成清淡饮食习惯的重要性，少量多餐，进食易消化、高纤维的食物，预防便秘的发生，避免用力排便。

2. 无明显导致低血容量因素者，每天液体入量一般宜在 1500mL 以内，不超过2000mL。

（五）活动与睡眠指导

1. 协助患者取端坐卧位，双腿下垂，以利于呼吸和减少静脉回心血量。

2.指导患者根据心功能情况合理安排休息与活动，制定计划，循序渐进地增加活动量，保证充足睡眠。

（六）用药指导

1.使用吗啡时可静脉注射，老年人应减量或改为肌内注射，密切观察药物对呼吸的抑制作用。低血压或休克、慢性阻塞性肺部疾病、支气管哮喘、甲减、神志障碍及伴有呼吸抑制的危重患者禁用。

2.使用利尿剂的患者要定期监测血钾、血镁的变化，准确记录出入量。观察有无低血钾，胃部不适，呕吐、腹泻，高血糖，高尿酸血症等不良反应。口服补钾宜在饭后，以减轻胃肠道不适。另外，非紧急情况下，利尿剂的应用时间选择早晨或日间为宜，以避免夜间排尿过频影响休息。

3.使用β受体阻断剂应注意监测心率和血压，当心率低于50次/分或低血压时，应停止用药并及时报告医师。支气管哮喘者严禁使用β受体阻断剂。

4.口服地高辛期间，若脉搏低于60次/分或节律不规则应暂停给药，报告医师。使用时严密观察用药后反应。

（七）专科指导

1.持续心电监护，严密观察患者神志、呼吸、心率、血压、皮肤颜色及温度、尿量等的变化，做好记录，准确记录出入量。

2.急性肺水肿时给予20%~30%乙醇湿化吸氧，以降低肺泡表面张力，改善缺氧情况。

（八）心理指导

鼓励患者保持积极乐观的心态，给予心理支持。

（九）出院指导

1.避免诱因：①过度劳累，以及体力活动、情绪激动和紧张等应激状态。②感冒、呼吸道感染及其他各种感染。③擅自停药、减量用药。④饮食不当，如食物偏咸等。⑤液体摄入多。⑥未经专科医师同意，擅自加用其他药物，如非甾体抗炎药、激素、抗心律失常药等。

2.知晓反映心衰加重的一些临床表现，如疲乏加重、运动耐力降低、静息心率增加（≥15~20次/分）、活动后喘憋加重、水肿（尤其是下肢）再现或加重、体质量增加等。

3.学会自我判断需去就诊的情况。心衰症状加重；持续性血压降低或增高（>130/80mmHg）；心率加快或过缓（≤55次/分）；心脏节律显著改变，从规律转为不规律或从不规律转为规律；出现频繁期前收缩且有症状等。

4.静脉输液时控制输液速度，一般20滴/分为宜。

（十）护理健康教育路径

住院时间	住院第1日	住院第2至3日	住院第4至6日	住院第7日至出院前1日	出院日
辅助检查	陪同患者做心电图、超声等检查		复查X线		
病情观察	1.间隔1~2小时巡视观察1次 2.测量生命体征和体重 3.询问病史 4.入院评估	1.间隔1~2小时巡视观察1次 2.每日测量1次生命体征	1.间隔1~2小时巡视观察1次 2.每日测量1次生命体征	1.间隔1~2小时巡视观察1次 2.每日测量1次生命体征	1.间隔1~2小时巡视观察1次 2.每日测量1次生命体征
治疗处置	1.氧气吸入 2.依据病情静脉输液 3.留置导尿	1.依据病情静脉输液 2.氧气吸入 3.心电、血压、血氧饱和度监测 4.拔除留置导尿管	1.依据病情静脉输液 2.氧气吸入 3.心电监测	1.依据病情静脉输液 2.心电监测 3.氧气吸入 4.采集血标本	依据病情静脉输液
使用药物	遵医嘱静推利尿剂，每日监测体重，记录24小时出入量	遵医嘱口服地高辛，服药前测量脉搏，如有漏服不可补服	遵医嘱服用ACEI类药物，服药期间监测血压，避免突然改变体位	遵医嘱静脉点滴硝酸酯类	遵医嘱服用β受体阻断剂，监测脉率和血压
活动体位	1.绝对卧床 2.端坐位双腿下垂或半坐	1.床上活动 2.呼吸困难时半卧位	1.床上或床边活动 2.呼吸困难时半卧位	1.床上或床边活动 2.病室内活动 3.病区内活动	1.病室内活动 2.病区内活动
饮食	1.低盐低脂饮食 2.次日需空腹检查者，00:00后禁食水	做完各种化验检查后可进食低盐低脂饮食	低盐低脂饮食	低盐低脂饮食	低盐低脂饮食
健康宣教	1.入院环境介绍 2.人员介绍 3.预防跌倒、压疮宣教 4.告知心衰患者液体摄入量限制在1500~2000mL/日	指导患者和家属在使用洋地黄药物时，按时按量服用，漏服不可补服，注意心律变化及其他不良反应	指导心力衰竭的诱发因素	1.结合心功能情况合理指导运动 2.严重心衰患者液体摄入量限制在1500~2000mL/日	出院指导

知识精讲：了解心功能分级。

讲解：心功能 NYHA 分级

分级	功能状态
I	体力活动不受限 日常活动不引起明显的气促、疲乏、心悸
II	体力活动轻度受限 休息时无症状，日常活动可引起明显的气促、疲乏、心悸
III	体力活动明显受限 休息时可无症状，轻于日常活动即引起显著气促、疲乏、心悸
IV	无法从事任何体力活动 休息状态下亦出现显著气促、疲乏、心悸，稍有体力活动即加重

第三节 心律失常患者的健康教育

一、缓慢性心律失常

（一）概述

窦性心律失常（sinus arrhythmia）是一组以窦房结自律性异常和窦房传导障碍为病理基础的快速性和缓慢性心律失常，缓慢性表现为窦性心动过缓、窦性停搏、窦房传导阻滞。窦性心律失常的治疗要针对病因，病态窦房结综合征药物治疗无效者应进行心脏起搏治疗。

1. 病因： 影响窦房结自律性改变的有神经因素和体液因素，以及窦房结自身的因素，但主要的因素是神经因素和体液因素两种，只有少数情况下窦房结自律性的改变是由于窦房结本身的器质性损害引起。在神经因素中，主要是迷走神经的影响，其次是受交感神经的影响。因此，在情绪激动、体力活动、餐后及发热时均可引起心动过速。同样，一些体液因素也能影响窦房结的自律性而引起窦性心律失常。

2. 治疗原则： 无症状者，无须治疗。如心率低于每分钟 40 次，且出现症状，可用加快心率药物（如阿托品、麻黄素或异丙肾上腺素），显著窦性心动过缓伴窦性停搏且出现晕厥者可考虑安装人工心脏起搏器。

（二）入院指导

1. 入院做好健康宣教，向患者和家属讲解疾病的病因、临床表现、治疗方法，得到其积极配合。

2. 患者需有人陪护，无人陪同不能单独活动，防止跌倒摔伤。

3. 应用抗心律失常药物时，注意监测患者脉搏。

4. 指导患者避免诱发心律失常的因素。

5. 患者害怕病情进展，护理人员应鼓励其表达和宣泄不良情绪，及时给予心理护理。

（三）专科检查指导

动态心电图检查（HOLTER）：24小时连续记录心电图，评估效果。

注意事项：

1. 评估胸部皮肤，避开皮肤损伤部位，胸前毛发重者需备皮。

2. 记录期间注意避免牵拉导线，尽量减少出汗，并避免到强磁场、强电场、强噪声的场所，以免影响心电图记录。防止电极脱落，不洗澡、少出汗、经常按压前胸电极，睡觉时应平卧。如有不适，如胸闷心悸、头昏、心前区不适等，应记在手册内。

3. 记录器不得打开，以免数据丢失。

4. 爱护仪器，仪器不要沾水、不要碰撞、不能靠近火源。

（四）饮食指导

1. 发病后4~12小时内给予流质饮食，随后过渡到低脂、低胆固醇清淡饮食，提倡少量多餐。避免摄入刺激性食物，如浓茶、咖啡等。

2. 多食含纤维素丰富的食物，如芹菜、韭菜、大豆等，无糖尿病者清晨给予蜂蜜20mL加温开水同饮；适当按摩腹部（顺时针方向），以促进肠蠕动。保持大便通畅，切忌用力排便。

（五）活动与睡眠指导

1. 保持病室环境安静舒适，室内空气清新，温湿度适宜，注意休息，鼓励患者进行力所能及的活动，劳逸结合。

2. 鼓励其正常工作和生活，注意劳逸结合，保持良好睡眠。

3. 发病12小时内应绝对卧床休息，保持环境安静，限制探视。

4. 注意体位与休息，应尽量避免左侧卧位，病情好转后鼓励其正常工作和生活。

（六）用药指导

1. 无症状者可以不用药。

2. 使用阿托品（静脉给药）、异丙肾上腺素（静脉给药）时应注意心率的变化，应用阿托品时患者会出现口干、皮肤干燥、排尿困难等症状。

（七）专科指导

1. 向患者和家属讲解疾病的病因、临床表现、治疗方法，取得配合。

2. 病情呈进行性加重趋势者，需长期坚持治疗，避免感染、避免诱发因素。

3.严密观察病情变化，监测心律、心率、血压等变化，对病情严重者，做好抢救准备。

4.起搏器植入术后切口护理

（1）患者切口处需要盐袋压迫 6~8 小时，避免局部出血或血肿，每小时解除压迫 5 分钟，8 小时后移去盐袋。

（2）观察患者切口处有无红、肿、热、痛，观察局部皮肤。

（3）术后次日通知医生给予换药，保持敷料清洁干燥。

（4）术后 7 天拆线，更换敷料，拆线前不洗澡，避免感染。

（八）心理指导

1.给予患者心理护理，使患者保持心情愉悦，避免焦虑、紧张情绪，加强护患沟通，建立良好护患关系。

2.很多患者担心病情进展，护理人员要讲究语言艺术，尽量满足其合理要求，鼓励其表达和宣泄不良情绪，及时进行帮助和疏导。

3.保持患者情绪稳定，护理过程要有耐心，关心患者，主动倾听患者需求，减少患者焦虑、抑郁情绪。

（九）出院指导

1.指导患者和家属掌握疾病的相关知识，分析和消除出院后的不利因素，掌握自我护理方法，提高自我防护能力，树立长期治疗的信心。

2.患者需每日正确服药，不可自行停用，漏服不得随意补服，注意药物的不良反应，定时复查。

3.指导患者学会自测脉搏的方法，一旦发现心律不齐及时就诊。

（十）护理健康教育路径

住院时间	入院阶段（住院第 1 日）	术前阶段（住院第 2 日至术前 1 日）	手术阶段（手术当日）	术后阶段（术后第 1 日至出院前 1 日）	出院阶段（出院日）
辅助检查	陪同患者做心电图、超声等检查		复查 X 线		
病情观察	1.间隔 1~2 小时巡视观察 1 次 2.测量生命体征和体重 3.询问病史 4.入院评估	1.间隔 1~2 小时巡视观察 1 次 2.每日测量 1 次生命体征	1.间隔 0.5~1 小时巡视观察 1 次 2.每日测量 4 次生命体征	1.间隔 1~2 小时巡视观察 1 次 2.每日测量 1 次生命体征	1.间隔 1~2 小时巡视观察 1 次 2.每日测量 1 次生命体征
治疗处置	1.氧气吸入 2.依据病情静脉输液	1.药物过敏试验 2.依据病情静脉输液 3.氧气吸入	1.依据病情静脉输液 2.氧气吸入 3.心电、血压、血氧饱和度监护 4.配合麻醉	1.依据病情静脉输液 2.氧气吸入 3.采集血标本	依据病情静脉输液

住院时间	入院阶段（住院第1日）	术前阶段（住院第2日至术前1日）	手术阶段（手术当日）	术后阶段（术后第1日至出院前1日）	出院阶段（出院日）
使用药物	遵医嘱按时按量服用抗心律失常药物，注意滴速	术前5~7天停用抗凝药物及活血化瘀药物，防止术后出血、血肿的风险	遵医嘱手术当日临时应用抗生素1~2次预防感染，按时按量服用抗心律失常药物	遵医嘱按时按量服用抗心律失常药物	遵医嘱按时按量服用抗心律失常药物，注意观察心律、心率的变化
活动体位	偶发无器质性心脏病的心律失常，患者不需要卧床休息，可以适当活动，劳逸结合	有血流动力学改变的心律失常患者应卧床休息避免劳累，严重心律失常者应绝对卧床休息	平卧位或略向左侧卧位4~6小时，避免右侧卧位，如不适可抬高床头30°~60°	有血流动力学改变的心律失常患者应卧床休息	待病情好转后逐渐起床，适当活动，劳逸结合
饮食	1. 普食，清淡易消化食物 2. 次日需空腹检查者，00:00后禁食水	做完各种化验检查后可进清淡易消化食物。术前按手术要求准备	低盐低脂高蛋白、富含粗纤维、易消化饮食，少食多餐，少食辛辣刺激食物	低盐低脂高蛋白、富含粗纤维食物，少食多餐，避免过饱	低盐低脂高蛋白、富含粗纤维、易消化食物，少食多餐，避免过饱
健康宣教	1. 入院环境介绍 2. 人员介绍 3. 静脉给药严格控制滴速 4. 保持充足睡眠 5. 观察有无心前区疼痛、心悸、头晕、昏厥、气促乏力等症状，一旦发生则提示猝死前兆，应立即停止活动，做好应急措施	1. 指导患者和家属用药的相关注意事项，按时按量服用，漏服不可补服，注意心律变化及其他不良反应 2. 保持大便通畅，避免用力排便	1. 观察起搏器囊袋有无胀大，伤口有无渗血红肿 2. 伤口处，盐袋加压4~6小时，每小时解除压迫10分钟。术后24小时换药一次，伤口无异常可2~3天换药一次 3. 嘱患者及家属移动电话放置在距离起搏器至少15厘米处，拨打或接听电话采用对侧（装起搏器的对侧），减少通话时间	1. 结合心功能情况合理指导运动 2. 监测体温变化 3. 告知患者术后一个月术侧上肢切勿外展或做抬举运动	出院指导

知识精讲：您了解什么是心脏起搏器吗？

　　讲解： 心脏起搏器是一种医用电子仪器，它通过发放一定形式电脉冲，刺激心脏，使之激动和收缩，即模拟正常心脏的冲动形成和传导，以治疗由于某些心律失常所致的心脏功能障碍，起搏器由脉冲发生器和起搏电极导线组成。

二、快速性心律失常

（一）概述

快速室上性心律失常是临床上常见的心血管病急症，包括各种室上性心动过速及房扑、房颤。

1.病因：影响窦房结自律性改变的有神经因素和体液因素，以及窦房结自身的因素。快速的心律失常主要表现为心悸、心慌、出汗，非常快的恶性心律失常可能会有黑蒙、晕厥等表现，甚至导致猝死。不规则的心律失常，比如房性期前收缩和室性期前收缩时患者可能会感到脉搏不规则或者有漏搏的感觉。

2.治疗原则：其主要治疗包括药物治疗、内科介入治疗、导管射频消融等。

（二）入院指导

1.入院做好健康宣教，向患者和家属讲解疾病的病因、临床表现、治疗方法，得到其积极配合。

2.患者需有人陪护，无人陪同不能单独活动，防止跌倒摔伤。

3.应用抗心律失常药物时，应注意监测患者脉搏。

4.指导患者避免诱发心律失常的因素。

5.患者害怕病情进展，护理人员应鼓励其表达和宣泄不良情绪，及时给予心理护理。

（三）专科检查指导

动态心电图检查（HOLTER）：24小时连续记录心电图，评估效果。

注意事项同前。

（四）饮食指导

饮食规律，多食水果、蔬菜，保持排便通畅。提倡少量多餐。避免摄入刺激性食物如浓茶、咖啡等。

（五）活动与睡眠指导

1.保持病室环境安静舒适，室内空气清新，温湿度适宜，注意休息，鼓励患者进行力所能及的活动，劳逸结合。

2.病情好转后鼓励其正常工作和生活，注意劳逸结合，保持良好睡眠。

3.发病12小时内应绝对卧床休息，保持环境安静，限制探视。

4.注意体位，应尽量避免左侧卧位。

（六）用药指导

1. 使用利多卡因时注意观察患者有无嗜睡、眩晕、视物模糊等反应，还要观察传导阻滞、低血压等情况。

2. β受体阻断剂多用于室上性心律失常，用于房性期前收缩以减少症状为主时，注意观察有无窦性心动过缓、传导阻滞，以及心衰、哮喘的发生，心功能Ⅳ级的患者不用β受体阻断剂。

3. 静脉点滴胺碘酮注意观察有无心率过慢、穿刺部位有无静脉炎的发生。

4. 阵发性室上性心动过速首选维拉帕米（静脉给药）、地尔硫䓬（口服），注意便秘、腹胀、头痛、低血压、窦性停搏等不良反应。

（七）专科指导

1. 严密观察病情变化，监测心律、心率、血压等变化，对病情严重者，做好抢救准备。

2. 射频消融术的术后护理如下。

（1）术后卧床休息24小时，术侧肢体制动、避免弯曲。术肢制动期间给予按摩，有腰酸、腹胀者，可适当活动另一侧肢体、按摩腰背部以减轻症状。穿刺股动脉用加压器加压包扎者，术肢严格制动6~8小时；穿刺股静脉者，术肢严格制动2小时，术侧肢体应避免弯曲。

（2）饮食宜清淡、易消化，避免进食奶制品、豆制品，防止产气引起腹胀，不吃生冷食品，防止引起腹痛腹泻。

（3）注意观察穿刺部位局部有无出血、血肿；足背动脉搏动是否正常；肢体皮肤颜色与温度、感觉与运动功能有无变化。

（4）复查心电图，根据病情给予心电监护。注意心率、心律、呼吸、血压、脉搏、体温的变化。

（5）解除加压包扎后，指导患者逐渐增加活动量，起床、下蹲时动作宜缓慢，勿突然用力；咳嗽、打喷嚏、用力排便时要按压穿刺处，避免增加腹压而引起穿刺局部出血。

（6）预防并发症，如心脏压塞、房室传导阻滞、气胸等。

（八）心理指导

1. 给予患者心理护理，使患者保持心情愉悦，避免焦虑、紧张情绪，加强护患沟通，建立良好护患关系。

2. 很多患者害怕病情进展，护理人员要讲究语言艺术，尽量满足其合理要求，鼓励其表达和宣泄不良情绪，及时进行帮助和疏导。

3. 保持患者情绪稳定，护理过程要有耐心，关心患者，主动倾听患者需求，减少焦虑、抑郁情绪。

（九）出院指导

1. 指导患者和家属掌握疾病的相关知识，分析和消除出院后的不利因素，掌握自我护理方法，提高自我防护能力，树立长期治疗的信心。

2. 患者需每日正确服药，不可自行停用，漏服不得随意补服，注意药物的不良反应，定时复查。

3. 学会自测脉搏的方法，一旦发现心律不齐及时就诊。

（十）护理健康教育路径

住院时间	住院第1日	住院第2至3日	住院第4至6日	住院第7日至出院前1日	出院日
辅助检查	陪同患者做心电图、超声等检查		复查X线		
病情观察	1. 间隔1~2小时巡视观察1次 2. 测量生命体征和体重 3. 询问病史 4. 入院评估	1. 间隔1~2小时巡视观察1次 2. 每日测量1次生命体征	1. 间隔1~2小时巡视观察1次 2. 每日测量1次生命体征	1. 间隔1~2小时巡视观察1次 2. 每日测量1次生命体征	1. 间隔1~2小时巡视观察1次 2. 每日测量1次生命体征
治疗处置	1. 氧气吸入 2. 依据病情静脉输液	1. 依据病情静脉输液 2. 氧气吸入	1. 依据病情静脉输液 2. 氧气吸入 3. 心电监护	1. 依据病情静脉输液 2. 氧气吸入 3. 采集血标本	依据病情静脉输液
使用药物	遵医嘱按时按量服用抗心律失常药物	遵医嘱按时按量服用抗心律失常药物，注意控制滴速	遵医嘱按时按量服用抗心律失常药物	遵医嘱按时按量服用抗心律失常药物	遵医嘱按时按量服用抗心律失常药物，注意观察心律、心率的变化
活动体位	偶发无器质性心脏病的心律失常，患者不需要卧床休息，可以适当活动，劳逸结合	有血流动力学改变的心律失常患者应卧床休息，避免劳累	严重心律失常者应绝对卧床休息	有血流动力学改变的心律失常患者应卧床休息	待病情好转后逐渐起床，适当活动，劳逸结合
饮食	1. 普食 2. 次日需空腹检查者，00:00后禁食水	做完各种化验检查后可进普食	普食，少食多餐，避免过饱	普食，少食多餐，避免过饱	普食，少食多餐，避免过饱
健康宣教	1. 入院环境介绍 2. 人员介绍 3. 预防跌倒、压疮 4. 静脉给药严格控制滴速 5. 保持充足睡眠	1. 指导患者和家属用药的相关注意事项，按时按量服用，漏服不可补服，注意心律变化及其他不良反应 2. 保持大便通畅，避免用力排便	行电除颤时注意观察除颤前后心率、血压情况，描记心电图	1. 结合心功能情况合理指导运动 2. 观察有无心前区疼痛、心悸、头晕、昏厥、气促乏力等症状，一旦发生则提示猝死前兆，应立即停止活动，做好应急措施	出院指导

> **知识精讲：2020 欧洲心脏病学会（ESC）《心房颤动治疗指南》中关于房颤的分类。**
>
> **讲解：**
>
> 1.首次诊断房颤：以前未诊断房颤，无论时程或之前有无房颤相关症状及其严重程度。
>
> 2.阵发性房颤：房颤在发作 7 天内自行或干预后终止。
>
> 3.持续性房颤：房颤持续维持 7 天以上，包括 7 天以上通过心脏复律（药物或电复律）才能终止的发作。
>
> 4.长程持续性房颤：决定接受节律控制策略时，持续房颤时程大于 12 个月。
>
> 5.永久性房颤：患者和医生接受房颤，不再进一步尝试转复、维持窦性心律。

第四节　原发性高血压患者的健康教育

一、概述

原发性高血压（primary hypertension）是指原因未明的，以体循环动脉血压升高为主要表现的临床综合征，又称为高血压病，是心脑血管疾病的重要病因和危险因素，影响心、脑、肾等重要脏器的结构与功能，最终导致这些器官的功能衰竭。

1.病因： 确切原因未明，但目前认为原发性高血压是一定遗传因素与多种后天环境因素（饮食、精神应激等）相互作用的结果。原发性高血压大多起病隐匿、缓慢，可以多年自觉良好。常见症状有头痛、眩晕、心悸、疲乏、胸闷、耳鸣、视物模糊等。

2.治疗原则： 治疗高血压的主要目的是最大限度地降低心脑血管并发症的发生与死亡总体危险。所以，在治疗高血压的同时，应对所有其他可逆性心血管危险因素、靶器官损害及各种并存的临床情况进行干预。

二、入院指导

1.保持病室安静、舒适、空气新鲜，尽量减少探视，以防呼吸道感染。

2.入院及时对患者进行风险评估和安全告知，粘贴或放置安全提示标识，必要时加床挡。

3.患者头痛及头晕时嘱其卧床休息，抬高床头，床上改变体位时动作要慢，若必要下床时需家属陪同。

三、专科检查指导

动态血压监测可记录 24 小时动态血压变化，是早期高血压病的诊断依据；可以协助鉴别原发性、继发性和复杂高血压；能够指导合理用药，更好地预防心脑血管并发症的发生，预测高血压的并发症和死亡的发生和发展。

注意事项：

1. 监测期间，每次加压时，放松佩戴袖带侧肢体，注意保持充气管不扭曲，睡觉时避免挤压充气管。

2. 设置定时测量，白天每 15~30 分钟一次，夜间睡眠时 30~60 分钟一次。记录日常活动情况，如遇剧烈运动、情绪激动等情况及时记录到监测手册中。

3. 袖带松紧度以可伸进一个手指为宜，如发现袖带松散、脱落及时戴好。

4. 记录器出现以下情况时，可自行摘除袖带和记录器，血压记录器充气后持续不放气、自感难以忍受或皮下有出血、血压记录器放气后自感不能恢复到充气前放松的状态。

四、饮食指导

1. 减少钠盐摄入，每天钠盐摄入应小于 6 克；限制总热量和营养均衡，少吃或不吃肥肉和动物内脏，补充适量蛋白质，多吃蔬菜，增加粗纤维食物摄入。

2. 控制体重。高血压患者应控制体重，告知患者高血压与肥胖密切相关，避免超重和肥胖，使身体质量指数（BMI）小于 24kg/m²，最有效的减重措施是控制能量摄入和增加体力活动。

3. 戒烟限酒。吸烟是心血管事件的主要危险因素，同时要避免被动吸烟。

五、活动与睡眠指导

增加运动，以中等强度的运动为宜，告知患者定期的体育锻炼可增加能量消耗、降低血压、改善糖代谢等。运动形式以有氧运动为主，每周运动 4~7 次，每次持续 30~60 分钟。

六、用药指导

1. 强调长期服药的重要性，遵医嘱按时按量服用正确的药物，不可擅自增减药量或突然停药，告知有关药物的名称、剂量、用法、作用和不良反应。

2. 常用降压药物分类、名称、适应证、禁忌证、不良反应如下。

分类	名称	适应证	禁忌证	主要不良反应
血管紧张素转化酶抑制剂（ACEI）	依那普利	心力衰竭、心肌梗死后、左心室肥厚、外周动脉粥样硬化、糖尿病肾病、非糖尿病肾病、蛋白尿、微量蛋白尿、代谢综合征、糖尿病	绝对禁忌：妊娠、高血钾、双侧肾动脉狭窄 相对禁忌：严重肾功能不全［肌酐 >3mg/dL（265μmol/L）］、有妊娠计划的女性	咳嗽、血管神经性水肿
	卡托普利			

续表

分类	名称	适应证	禁忌证	主要不良反应
血管紧张素受体拮抗剂（ARB）	氯沙坦	心力衰竭、左心室肥厚、心肌梗死后、糖尿病肾病、蛋白尿、微量白蛋白尿、代谢综合征、糖尿病、ACEI引起的咳嗽	绝对禁忌：妊娠、高血钾、双侧肾动脉狭窄 相对禁忌：严重肾功能不全〔肌酐>3mg/dL（265μmol/L）〕、可能怀孕的女性	血管神经性水肿
	厄贝沙坦			
β受体拮抗剂	阿替洛尔	心绞痛、心肌梗死后、快速心律失常、心力衰竭	绝对禁忌：二度、三度房室传导阻滞；哮喘 相对禁忌：慢性阻塞性疾病、外周动脉疾病	心动过缓、支气管痉挛
	美托洛尔			
钙通道阻断剂	氨氯地平	左室肥厚、老年性单纯收缩期高血压、心绞痛、动脉粥样硬化、代谢综合征	相对禁忌：快速心律失常、充血性心力衰竭	头痛、水肿
	硝苯地平缓释片			
利尿剂	氢氯噻嗪	老年性单纯收缩期高血压、心力衰竭	绝对禁忌：痛风 相对禁忌：妊娠	低血钾
	吲达帕胺			

七、专科指导

1. 指导患者了解相关高血压的知识、危险因素、同时存在的临床疾患情况及危害，以及高血压治疗中长期性、依从性的重要性。

2. 告知患者改变不良生活习惯不仅可以预防或延迟高血压的发生，还可以降低血压，提高降压药物的疗效，从而降低心血管事件的风险。

八、心理指导

鼓励患者表达自身感受，帮助患者预防和缓解精神压力，纠正和治疗病态心理，必要时可建议患者寻求专业治疗。

九、出院指导

1. 普及高血压危象院外急救知识。如果发现高血压危象，安抚患者情绪，不要慌张，取舒适体位，家属依照"FAST"原则，除外脑卒中的发生。休息后，血压仍无下降，及时送医。

2. 教会患者和家属正确的家庭血压监测方法，推荐使用合格的上臂式自动血压计自测血压，监测血压"四定"：定时间、定体位、定部位、定血压计。

3. 定期随访：经治疗后血压达标者，可3个月随访一次；血压未达标者，建议每2~4周随访一次。若出现症状或血压异常波动，应随时就诊。

十、护理健康教育路径

住院时间	入院第 1 日	入院第 2 至 3 日	入院第 4 至 6 日	出院前 1 日	出院日
辅助检查	陪同患者完成心电图、CT、X 线等检查	晨起空腹采集标本			复查 X 线
病情观察	1. 间隔 1~2 小时巡视观察 1 次 2. 测量生命体征、身高和体重 3. 询问病史 4. 入院评估	1. 间隔 1~2 小时巡视观察 1 次 2. 每日测量 2 次生命体征	1. 间隔 1~2 小时巡视观察 1 次 2. 每日监测 1 次生命体征	1. 间隔 1~2 小时巡视观察 1 次 2. 每日监测 1 次生命体征	间隔 2 小时巡视观察 1 次
治疗处置	1. 药物过敏试验 2. 依据病情静脉输液 3. 口服给药	依据病情静脉输液	依据病情静脉输液	依据病情静脉输液	依据病情静脉输液
使用药物	遵医嘱静推利尿剂，每日监测体重，记录 24 小时出入量	定期监测血压，遵医嘱尽早服用降压药物，注意观察患者有无剧烈头痛、恶心呕吐、视物模糊等症状，做好记录，加强巡视，防止意外	告知有关降压药的名称、剂量、用法、作用及不良反应，如果突然停药，可使血压突增，突然停用 β 受体阻断剂，可诱发心绞痛、心肌梗死	告知患者长期服药的重要性，不可随意增量或减量	遵医嘱给予降压药物
活动体位	病区内活动	病区内活动	1. 呼吸困难时半卧位，床上或床边活动 2. 病室内活动	病区内活动	病区内活动
饮食	1. 低盐低脂饮食 2. 次日需空腹检查者，00:00 后禁食水	做完各项化验检查后，可进食低盐低脂饮食	低盐低脂饮食	低盐低脂饮食	低盐低脂饮食
健康宣教	1. 入院环境介绍 2. 人员介绍 3. 安全指导	钠盐摄入量小于每日 5g，应摄入富含粗纤维的食物，适量补充钾和优质蛋白	1. 告知患者高血压的诱发因素 2. 指导患者改变体位时动作宜慢，以免发生直立性低血压	1. 高血压 1、2 级患者可进行日常活动，运动方式以有氧运动为主，避免重体力劳动 2. 高血压 3 级或高血压危急重者出现头晕眼花、视力模糊应绝对卧床休息，限制运动	出院指导

知识精讲：高血压患者心血管风险水平分层标准〔《中国高血压防治指南》（2018）〕。

讲解：

其他危险因素和病史	血压			
	收缩压 130~139mmHg 和（或）舒张压 85~89mmHg	1 级高血压	2 级高血压	3 级高血压
无		低危	中危	高危
1~2 个危险因素	低危	中危	中危 / 高危	很高危
≥ 3 个危险因素，靶器官损害，或慢性肾病 3 期，无并发症的糖尿病	中危 / 高危	高危	高危	很高危
临床并发症，或慢性肾脏病 ≥ 4 期，有并发症的糖尿病	高危 / 很高危	很高危	很高危	很高危

第五节　心肌疾病患者的健康教育

一、概述

心肌病（cardiomyopathy）是一组异质性心肌病变，是由不同病因引起的心肌病变导致的心肌机械和（或）心电功能障碍。

1. 扩张型心肌病

扩张型心肌病（dilated cardiomyopathy，DCM），以往被称为充血性心肌病，是一类以左心室或双心室扩大伴收缩功能障碍为特征的疾病。

（1）病因：多数 DCM 病例病因与发病机制未明，可能与遗传、感染、非感染性炎症、中毒、内分泌和代谢紊乱等有关。本病起病隐匿，早期可无症状。常在临床症状明显时，如有气急，甚至端坐呼吸、水肿和肝大等充血性心力衰竭的症状和体征时被诊断。

（2）治疗原则：因本病病因尚未明确，尚无特殊的治疗方法。一般治疗原则为积极寻找病因，给予相应治疗；防止心力衰竭；抗凝治疗；防治心律失常和心脏性猝死；提高患者的生活质量和延长生存时间。

2. 肥厚型心肌病

肥厚型心肌病（hypertrophic cardiomyopathy，HCM）是一种遗传性心肌病，是以心肌非对称性肥厚、心室腔变小为特征，以左心室血液充盈受阻，舒张期顺应性下降为基本病态的心肌病。

（1）病因：本病常有明显的家族史，为常染色体显性遗传，具有遗传异质性。不同类型患者的临床表现差异较大，半数患者可无症状或体征。最常见的症状是劳力性呼吸困难和乏力，夜间阵发性呼吸困难较少见。最常见的持续性心律失常是房颤。

（2）治疗原则：本病的治疗原则为延缓心肌肥厚，防治心动过速及维持正常窦性心律，通过减轻流出道梗阻、改善心室顺应性、防治血栓栓塞事件、识别高危猝死患者减少并发症和预防猝死。

二、入院指导

1. 评估患者症状及程度、生命体征、体位、营养状况、皮肤黏膜等情况。
2. 保持环境安静，保证充足睡眠，避免劳累，注意保暖，预防呼吸道感染。
3. 卧床期间，保持皮肤清洁干燥，防止压疮的发生。

三、专科检查指导

超声心动图检查动态显示心脏、血管的解剖结构和运动，对心功能和血流进行测量和分析。

注意事项：

1. 检查时尽量穿宽松的衣裤，以便暴露检查部位。
2. 避免与肺功能检查同一天进行，以免影响检查图像。

四、饮食指导

1. 扩张型心肌病失代偿性心力衰竭阶段应注意卧床休息，限制钠盐和水的摄入，一般钠盐摄入量小于 3g/d，液体摄入量 1500~2000mL/d，以减轻心脏负荷。

2. 饮食宜清淡易消化，限制油盐和水分的摄入，少量多餐，避免过饱；禁食刺激性食物（酒、咖啡、浓茶等）。戒烟酒，避免被动吸烟。

五、活动与睡眠指导

DCM 患者一般按心功能分级进行活动。HCM 患者应避免竞技性运动或剧烈的体力活动，避免情绪激动、持重或屏气用力，减少晕厥和猝死的风险，保证充足睡眠。

六、用药指导

1. β 受体阻断剂宜从小剂量开始。较高剂量治疗时突然停药可导致撤药综合征，同时可增加胰岛素抵抗，可能会掩盖和延长低血糖反应，使用时需加以注意。

2. ACEI 类药物具有改善胰岛素抵抗和减少尿蛋白作用，对肥胖、糖尿病和心脏及肾脏受损的高血压患者为首选药物。高钾血症患者、妊娠妇女和双侧肾动脉狭窄患者禁用此类药物。血肌酐超过 3mg/dL 使用时需谨慎，应定期监测血肌酐及血钾水平。

3. 华法林类药物可能会导致各种出血，如皮肤瘀斑、牙龈出血、鼻出血等。最严重的是颅内出血。用药期间必须测定 INR，使其维持在 2.0~3.0。住院患者应每天或隔日监测一次，直至达标，之后每 1~2 周监测 1 次，稳定后可每 4 周监测 1 次。如出现漏服应及时通知医师，如漏服时间在 4 小时内，遵医嘱可补服，如漏服时间大于 4 小时，应复查 INR，根据结果调整剂量。

七、专科指导

1. 气促时可给予端坐位或半卧位，吸氧，必要时给予心电、血压监护，密切观察生命体征及病情的变化。

2. 准确记录 24 小时出入量，必要时每天晨起测体重。

八、心理指导

消除紧张情绪，避免情绪激动，给予心理鼓励和疏导，保持乐观心态。

九、出院指导

1. 指导患者生活规律，保证充足休息与睡眠，避免精神过度紧张和情绪波动。教会患者自测脉率、节律，发现异常或不适应及时就诊，教会家属急救技术。

2. 向患者及家属说明限制盐、水分和清淡饮食的重要性，应多进食易消化的高纤维食物，预防便秘。

3. 避免劳累，防寒保暖，预防上呼吸道感染。适当活动，以不引起气促为宜。有晕厥史或猝死家族史者应避免独自外出活动，以免发作时无人在场，发生意外。

4. 说明药物的名称、剂量和用法，观察药物的疗效及不良反应。

5. HCM 患者应接受心电图、超声心动图检查和基因筛查，以协助早期诊断。

十、护理健康教育路径

住院时间	住院第 1 日	住院第 2 至 3 日	住院第 4 至 6 日	住院第 7 日至出院前 1 日	出院日
辅助检查	1. 完成血、尿标本采集 2. 陪同患者完成心电图、CT、X 线等检查	继续完善相关检查			
病情观察	1. 间隔 1~2 小时巡视观察 1 次 2. 测量生命体征、身高和体重 3. 询问病史 4. 保持床单位整洁，防止跌倒和坠床	1. 间隔 1~2 小时巡视观察 1 次 2. 每日测量 2 次生命体征 3. 关注患者心理变化，帮助缓解焦虑心理	1. 间隔 0.5~1 小时巡视观察生命体征及病情变化 1 次 2. 观察管路是否通畅及固定情况 3. 观察有无并发症 4. 患者有恶心、呕吐等不适症状时，协助其将头部偏向一侧，防止呕吐物引起窒息	1. 间隔 1~2 小时巡视观察 1 次 2. 自行排尿情况 3. 观察用药后反应	间隔 2 小时巡视观察 1 次
治疗处置	1. 药物过敏试验 2. 依据病情静脉输液	1. 晨起空腹检查 2. 依据病情静脉输液	1. 生命体征监测 2. 氧气吸入 3. 导尿 4. 依据病情静脉输液	1. 依据病情静脉输液 2. 会阴护理	依据病情静脉输液

住院时间	住院第 1 日	住院第 2 至 3 日	住院第 4 至 6 日	住院第 7 日至出院前 1 日	出院日
使用药物	积极寻找病因，给予相应治疗	指导患者长期服药的重要性，不可随意增量或减量。严格限酒或戒酒，控制感染，纠正液体负荷过重及电解质紊乱，改善营养失衡	防治心力衰竭，在疾病早期虽已出现心脏扩大，但尚未出现心衰症状的阶段，即开始积极的药物干预治疗，包括β受体拮抗药、ACEI 或 ARB，可减缓心室重塑或心肌进一步损伤	对于已有心房颤动，已有附壁血栓形成或有血栓栓塞病史的患者，需长期口服华法林或新型口服抗凝药进行治疗	注意观察用药前、用药过程中、用药后的心律、心率变化
活动体位	扩张型心肌病失代偿性心衰阶段应注意卧床休息，可在床上进行适当的肢体运动，防止血栓形成	扩张型心肌病失代偿性心衰阶段应注意卧床休息，可在床上进行适当的肢体运动，防止血栓形成	扩张型心肌病失代偿性心衰阶段应注意卧床休息，可在床上进行适当的肢体运动，防止血栓形成	扩张型心肌病失代偿性心衰阶段应注意卧床休息，可在床上进行适当的肢体运动，防止血栓形成	心衰稳定后可在医护人员监测下进行适当的有氧运动，增加运动耐量和提高生活质量，这是心脏康复治疗的核心内容
饮食	1. 低盐饮食 2. 次日需空腹检查者，00:00 后禁食水	保持低盐饮食，限制盐的摄入，以免加重病情	应多吃富含维生素 C 的水果，多吃富含胡萝卜素、钙、磷、镁、铜等的食物。粗细粮要合理搭配，主食品种要多样化，有利于各种营养物质的互补和吸收。饮食应选择易消化、富含必需氨基酸的优质蛋白食物	低盐饮食，每餐进食的量要少，不宜过饱，以免诱发心力衰竭	低盐饮食
健康宣教	1. 入院环境介绍 2. 人员介绍 3. 安全指导	1. 指导术后功能锻炼的方法及练习床上大小便 2. 告知患者扩张型心肌病的诱因	1. 告知保持尿管通畅及固定妥善 2. 指导床上功能锻炼 3. 向患者及家属宣教如何按摩受压部位	1. 告知患者及家属拔除尿管后注意事项 2. 指导并监督患者进行功能锻炼	出院指导

知识精讲：扩张型心肌病、肥厚型心肌病患者的预后情况如何？

讲解： 扩张型心肌病预后较差，确诊后 5 年生存率约为 50%，10 年生存率约为 25%。死亡原因多为心力衰竭、严重心律失常。近年来，由于治疗手段的进步，患者存活率提高。肥厚型心肌病的预后差异很大，是青少年猝死和运动猝死最主要的一个原因，少数患者进展为晚期心衰，另有少部分患者出现心房颤动和栓塞。症状轻微的患者，预期寿命可接近常人。

第六节 病毒性心肌炎患者的健康教育

一、概述

病毒性心肌炎（viral myocarditis）指嗜心肌性病毒感染引起的，以心肌非特异性间质性炎症为主要病变的心肌炎。

1. 病因：多种病毒可引起心肌炎，以柯萨奇病毒、埃可病毒、脊髓灰质炎病毒等较为常见，此外，流感、风疹、单纯疱疹、HIV、肝炎病毒等也可引起心肌炎。多数患者在发病前 1~4 周有发热、全身酸痛、咽痛、咳嗽、流涕等上呼吸道症状，或恶心、呕吐等消化道症状。病毒性心肌炎患者中 90% 左右以心律失常为主诉或首见症状，少数患者可由此而发生晕厥或阿－斯综合征。

2. 治疗原则：本病尚无特异性治疗措施，最核心的治疗原则是处理好心律失常和心衰。

二、入院指导

1. 保持病室内环境安静整洁，温度和湿度适宜，定时开窗通风，保持空气新鲜。

2. 急性期患者应绝对卧床休息，采取舒适体位，限制陪探人员，保证患者充足的休息和睡眠时间。

3. 体温升高患者给予药物降温并指导家属进行物理降温。

4. 气促者给予半坐位或端坐卧位及氧气吸入。

三、饮食指导

应进食高蛋白、高维生素、清淡易消化饮食，尤其是补充富含维生素 C 的食物，如新鲜蔬菜、水果，以促进心肌代谢与修复。进食不宜过饱，戒烟酒及刺激性食物。

四、活动与睡眠指导

病毒性心肌炎患者急性期应以绝对卧床休息为主，一般需卧床至症状消失，生命体征正常，心室射血分数大于 50%。向患者讲解卧床休息可以减轻心脏负荷，减少心肌耗氧，有利于心功能恢复。

五、用药指导

1. 按医嘱服用抗心律失常等药物并观察疗效。

2. 使用抗病毒药物如阿奇霉素，需在饭前 1 小时或饭后 2 小时口服，因为食物会影响该药物吸收。在用药期间注意肝肾功能。注意过敏反应及腹泻等胃肠道症状。

3. 使用激素治疗时，不能突然停药，有时患者会在停药后出现头晕、晕厥倾向、腹痛或背痛、低热、胃肠道症状，以及肌肉、关节疼痛和头痛等。

六、专科指导

1. 向患者讲解病毒性心肌炎的病因、诱因及防治知识。

2. 高热患者给予对应降温措施，及时更换汗湿衣服，避免受凉。

七、心理指导

积极与患者沟通，解除或减轻患者的心理负担。

八、出院指导

1. 病毒性心肌炎患者急性期应限制体力活动直至完全恢复，一般为起病后 6 个月；无并发症者可考虑恢复学习或轻体力工作；适当锻炼身体，增强机体抵抗力，6 个月至 1 年内避免剧烈运动或重体力劳动、妊娠等。

2. 避免诱因，预防呼吸道感染。

3. 饮食以新鲜水果蔬菜为主，不能食用刺激性食物，应以高维生素、低脂肪、易消化食物为主，可防止便秘等并发症的发生。

4. 教会患者及家属自测脉搏和心率。

5. 指导患者遵医嘱坚持服药，讲解药物名称、剂量、用法。教会患者及家属观察药物疗效及不良反应。

6. 定期随访，定期门诊复查心电图、超声心动图等，发现异常或有胸闷、心悸等不适时及时就诊。

九、护理健康教育路径

住院时间	住院第 1 日	住院第 2 至 3 日	住院第 4 至 6 日	住院第 7 日至出院前 1 日	出院日
辅助检查	1. 完成血、尿标本采集 2. 陪同患者完成心电图、CT、X 线等检查	继续完善相关检查			
病情观察	1. 间隔 1~2 小时巡视观察 1 次 2. 测量生命体征、身高和体重 3. 询问病史 4. 保持床单位整洁，防止跌倒和坠床	1. 间隔 1~2 小时巡视观察 1 次 2. 每日测量 2 次生命体征 3. 关注患者心理变化，帮助缓解焦虑心理	1. 间隔 0.5~1 小时巡视观察生命体征及病情变化 1 次 2. 观察管路是否通畅及固定情况 3. 观察有无并发症	1. 间隔 1~2 小时巡视观察 1 次 2. 自行排尿情况 3. 观察用药后反应	间隔 2 小时巡视观察 1 次
治疗处置	1. 药物过敏试验 2. 依据病情静脉输液	1. 晨起空腹检查 2. 依据病情静脉输液	1. 心电、血压、血氧饱和度监测 2. 氧气吸入 3. 导尿 4. 依据病情静脉输液	1. 依据病情静脉输液 2. 会阴护理	依据病情静脉输液

续表

住院时间	住院第 1 日	住院第 2 至 3 日	住院第 4 至 6 日	住院第 7 日至出院前 1 日	出院日
使用药物	1. 有胸闷、气促、心律失常者应给予供氧。应用抗心律失常药物时应了解所用药物的性能、特点和不良反应 2. 对心源性休克患者应积极做好输液准备，及时有效地扩充血容量，改善微循环	指导患者长期服药的重要性，不可随意增量或减量。严格限酒或戒酒，控制感染，纠正液体负荷过重及电解质紊乱，改善营养失衡	1. 烦躁不安者应给予必要的解释及安慰，保持病室环境安静，必要时适当使用镇静剂。 2. 需要静脉输液治疗时，应注意控制输液速度，防止发生心力衰竭	应用洋地黄类药物治疗心力衰竭时，应注意由于心肌炎导致对洋地黄制剂较敏感，容易中毒，在用药期间应密切观察心率、心律。若心率过缓或其他不良反应出现时，应及时报告医师妥善处理	注意观察用药前、用药过程中、用药后的心律、心率变化
活动体位	指导患者避免左侧卧位，急性期卧床休息至体温正常，脉搏低于 100 次/分，心电图示心肌无损伤，病情平稳后逐渐增加活动量，保证充足的休息和睡眠	当患者静息时心动过速消失，心律失常得到控制及心脏体积缩小，经适当时期休息后，可逐渐增加活动量，体力活动以不引起症状为度。一般经休息 3~6 个月可逐渐恢复轻度工作	活动期或伴有严重心律失常、心力衰竭者应卧床休息，并给予吸氧。症状好转后，方能逐渐起床活动	有心功能不全及心脏扩大者应绝对卧床休息，一般总休息时间 3~6 个月，直至心脏大小恢复正常和心功能恢复后，根据具体情况逐渐增加活动量	病室内应保持空气新鲜，注意保暖。强调卧床休息，保证充足的睡眠，减少心肌耗氧量，促进心肌功能恢复
饮食	1. 低盐饮食 2. 次日需空腹检查者，00:00 后禁食水	保证充足的营养摄入，进食高热量、高蛋白、高维生素、易消化的饮食，并发心衰时限制钠盐的摄入	摄取富含纤维素的食物，防止便秘	少量多餐，细嚼慢咽，进食不可过饱，以防增加心脏负担	低盐饮食
健康宣教	1. 入院环境 2. 人员介绍 3. 安全指导	1. 使患者理解急性期积极治疗的重要性，摆正学习和治疗的关系，调整患者心态，乐观配合治疗 2. 发现多源性期前收缩、心动过速、心动过缓、完全性房室传导阻滞或心房扑动及颤动，需立即通知医师并采取紧急措施	1. 密切观察并记录心率、脉搏的强弱和节律，注意血压、体温、呼吸及精神状态的变化，以便对病情的发展做出正确的估计 2. 对严重心律失常者应持续进行心电监护	1. 指导并监督患者进行功能锻炼 2. 发热时多饮水，改善新陈代谢，伴心衰时适当限制水分 3. 嘱患者戒烟酒	出院指导

第七节　先天性心脏病患者的健康教育

先天性心脏病是先天性畸形中最常见的一类，约占各种先天畸形的 28%，指在胚胎发育时期由于心脏及大血管的形成障碍或发育异常而引起的解剖结构异常，或出生后应自动关闭的通道未能闭合（在胎儿属正常）的情形。先天性心脏病发病率不容小视，占出生活婴的 0.4%~1%，这意味着我国每年新增先天性心脏病患者 15 万 ~20 万。先天性心脏病谱系特别广，左至右分流类有房间隔缺损、室间隔缺损、动脉导管未闭等。

一、室间隔缺损

（一）概述

室间隔发育于胚胎的第 4 周末，由漏斗部室间隔、肌部室间隔和膜部室间隔三部分组成，将原始心室分隔成左、右心室。室间隔的各部分如果发育不全或相互融合不全，则导致不同部位的室间隔缺损。母体服用保胎药、营养状态较差、受到环境污染和辐射也会造成此病；母体在妊娠期 12 周内感染病毒、细菌等也会引起此病。

1. 临床表现： 小的室间隔缺损无明显症状，缺损较大者伴有活动后气促、乏力、反复呼吸道感染，严重者体弱、多汗、发育不良，出现慢性充血性心力衰竭。疾病后期出现右向左分流者，有发绀或者活动后发绀。

2. 治疗原则

（1）较小的室间隔缺损，可以不必手术。室间隔缺损往往会有自然闭合的可能，如果患者年龄比较小，而且缺损的面积不大，可能并没有明显的不适症状，可以先进行积极观察，等待室间隔的自行生长。

（2）出现严重并发症者，需要及时进行手术。患者往往会出现心力衰竭及肺动脉高压等并发症，而且会发生反复的肺部感染，病情一般会比较严重，往往需要及时进行手术治疗。

（二）入院指导

1. 评估患者的心理，帮助消除惊恐，稳定患者情绪。
2. 指导患者注意防止感染，合理休息，保证睡眠。
3. 完善相关检查，告知检查注意事项。

（三）专科检查指导

右心导管检查：通过右心导管检查可以了解上腔静脉、下腔静脉、右心房、右心室、肺动脉及其分支的压力变化，同时采集血样做血氧饱和度分析。如患者有先天性心脏畸形，可使心导管有机会通过异常途径进入左心房、左心室、主动脉，从而了解这些部位的压力变化和氧含量，并证实心脏畸形的存在。密切监测患者的生命体征，观察有无心跳、呼吸明显增快的现象，防止心脏压塞，防止术后反应性肺动脉高压。同时要密切注意穿刺部位有无出血、渗血、血肿及肢体发凉等情况。术后根据患者的病情选择卧床时间，常规卧床是 24 小时以内，局部盐袋压迫 6 个小时左右，不宜进行剧烈的活动，如果切口有缝线要记住术后 7 日拆线。

（四）围手术期指导

1. 术前指导

（1）饮食指导：术前不需要禁食，术前一天可进食米饭、面条，以六成饱为宜，不宜喝牛奶、吃海鲜和油腻食物，以免术后卧床出现腹胀或者腹泻。

（2）活动与睡眠指导：应安置于安静、舒适的病室，减少探视，保证充足的睡眠。

（3）用药指导：术前一般不需要使用药物，根据情况对症处理。

（4）专科指导：根据需要行双侧腹股沟及会阴部或者上肢、锁骨下静脉穿刺处备皮或皮肤清洁。穿刺股动脉时，应训练患者术前进行床上排尿。指导患者穿着舒适棉质病服，术前排空膀胱。

（5）心理指导：向患者及家属介绍手术的方法和意义、手术的必要性和安全性，解除思想顾虑和紧张的情绪。

2. 术后指导

（1）活动与睡眠指导：卧床休息，做好生活指导。静脉穿刺患者肢体制动 4~6 小时；动脉穿刺者肢体制动 12~24 小时，盐袋压迫 6 小时。

（2）用药指导：术后一般不需要用药，根据情况对症处理。

（3）专科指导：监测患者全身状态，尤其是生命体征的监测。观察动、静脉穿刺处有无出血及皮下血肿，如有异常立即通知医生。检查足背动脉搏动情况。观察术后并发症，如心律失常、空气栓塞、出血、感染、心脏穿孔等。

（五）出院指导

1. 饮食指导：饮食宜营养丰富，避免刺激性食物。

2. 用药指导：遵医嘱服药，避免自行服药及更改药品和用量。

3. 随访指导：术后 1、3、6、12 个月各复查一次。

（六）护理健康教育路径

住院时间	入院阶段（入院第 1 日）	术前阶段（入院第 2 日至术前 1 日）	手术阶段（手术当日）	术后阶段（术后第 1 至 3 日）	出院阶段（术后第 4 日至出院日）
辅助检查	1. 完成血、尿标本采集 2. 陪同患者完成心电图、CT、X 线等检查	继续完善相关检查			
病情观察	1. 间隔 1~2 小时巡视观察 1 次 2. 测量生命体征、身高和体重 3. 询问病史	1. 间隔 1~2 小时巡视观察 1 次 2. 每日测量 2 次生命体征 3. 关注患者心理变化，帮助缓解焦虑心理	1. 间隔 0.5~1 小时巡视观察生命体征及病情变化 1 次 2. 观察患者切口敷料有无渗血，以及疼痛、肿胀、末梢血运、感知情况 3. 观察管路是否通畅及固定情况 4. 观察有无并发症 5. 患者有恶心、呕吐等不适症状时，协助其将头部偏向一侧，防止呕吐物引起窒息	1. 间隔 1~2 小时巡视观察 1 次 2. 观察患者切口敷料有无渗血，以及疼痛、肿胀、末梢血运、感知情况 3. 观察患者自行排尿情况 4. 观察用药后反应	间隔 2 小时巡视观察 1 次

续表

住院时间	入院阶段（入院第1日）	术前阶段（入院第2日至术前1日）	手术阶段（手术当日）	术后阶段（术后第1至3日）	出院阶段（术后第4日至出院日）
治疗处置	1. 药物过敏试验 2. 依据病情静脉输液	1. 皮肤准备 2. 呼吸道准备 3. 个人卫生及物品准备	1. 心电、血压、血氧饱和度监测 2. 氧气吸入 3. 导尿 4. 依据病情静脉输液	1. 依据病情静脉输液 2. 会阴护理	依据病情静脉输液
使用药物	遵医嘱给予抗炎、降压及抗凝药物	遵医嘱给予抗炎、降压、抗凝药物	遵医嘱给予抗炎、降压、抗凝药物治疗	遵医嘱给予抗凝药物治疗	遵医嘱给予抗凝药物治疗
活动体位	1. 病区内活动 2. 若发生急性左心衰时取坐位，双腿下垂	病区内活动	1. 经股动脉穿刺术后绝对卧床、肢体制动、伤口盐袋压迫 2. 穿刺下肢不要屈曲，不要做抬头动作	1. 病区内活动 2. 床边活动下肢	1. 病区内活动 2. 活动时应注意循序渐进，半年内避免侧卧位
饮食	普食	术前按手术要求禁食水	全麻术后6小时进流食，之后半流食逐渐过渡到普食	普食	普食
健康宣教	1. 入院环境介绍 2. 人员介绍 3. 安全指导	指导术后功能锻炼的方法及练习床上大小便	1. 告知保持尿管通畅及固定妥善 2. 保持手术切口附近皮肤清洁干燥，待切口痂皮掉完之后可以洗澡，平时注意少晒太阳，以免出现瘢痕增生 3. 局麻患者术后多饮水有利于造影剂的排出，全麻小儿术后完全清醒后方可进食，避免误吸	1. 告知拔除尿管后注意事项 2. 指导并监督患者术后进行功能锻炼	出院指导，如果患者出现高热、精神欠佳、呼吸费力等症状，应及时来院复诊

知识精讲：介入治疗与先天性心脏病。

　　讲解：先天性心脏病的治疗方式正在发生重大转变，动脉导管未闭接近100%、房间隔缺损约80%、室间隔缺损至少60%可以通过介入治疗方法完成。介入治疗已经成为有适应证的患者的首选治疗方案。目前国产封堵器的研制成功，使先心病的介入治疗在我国迅速推广与普及，随着治疗例数的增加和随访时间的延长，其优势逐渐显现。

二、房间隔缺损

（一）概述

房间隔缺损（atrial septal defect，ASD）是指原始心房间隔在发生、吸收和融合时出现异常，左右心房之间残留未闭的房间孔造成左右心房血流可相通的先天性疾病。

1. 临床表现：房间隔缺损小的患者可无症状。缺损较大者症状出现较早，最常见的症状是活动后气急、心悸和倦怠。分流量大的房间隔缺损患者可因体循环血量供应不足而影响生长发育，因肺循环淤血而易患呼吸道感染。

2. 治疗原则：房间隔缺损首选治疗方法是施行修补手术。

（二）入院指导

1. 评估患者本次疾病的类型、特征、发病及以往诊疗过程。
2. 评估患者及家属是否存在焦虑、恐惧和无助的心理。
3. 保持病室安静，空气新鲜，温湿度适宜，避免呼吸道感染，保证良好睡眠。

（三）专科检查指导

心导管检查是通过心导管插管术进行心脏各腔室、瓣膜与血管的构造及功能的检查。

1. 根据需要行双侧腹股沟及会阴部或上肢、锁骨下静脉穿刺术区备皮及皮肤清洁。穿刺股动脉时应训练患者进行床上排尿。
2. 指导患者衣着舒适，术前排空膀胱。
3. 术前不需禁食，术前一餐以六成饱为宜，不宜喝牛奶、吃海鲜和油腻食物。
4. 禁忌证。感染性疾病患者；严重心律失常及严重的高血压未加控制者；电解质紊乱、洋地黄中毒者；有出血倾向者；外周静脉血栓性静脉炎者；严重肝、肾损害者。

（四）饮食指导

1. 注意营养搭配，给予高能量、富含蛋白质和维生素的易消化饮食。对喂养困难的小儿要多些耐心，少量多餐，避免呼吸困难和呛咳。
2. 心功能不全者，应根据病情采用限水、限钠饮食。
3. 在喂奶过程中，有呼吸困难者，可给予间断吸氧再喂奶。

（五）活动与睡眠指导

1. 建立合理的生活规律，安排好患者作息时间，保证睡眠。
2. 根据病情安排适当活动量，病情严重者应卧床休息，病情较重者应减少探视。

（六）用药指导

1. 告知患者及家属常用药物的剂量、用药方法、浓度、作用及不良反应，注意用药前后的情况，准确控制和调节药物的浓度与使用速度。

2. 遵医嘱用药。儿童应用洋地黄类药物，要注意给药剂量的准确性。如服用地高辛，要用 1mL 注射器抽取，直接给患者喂服；静脉注射时，用生理盐水稀释后，再予以注射。

（七）专科指导

房间隔缺损术后并发症的观察与处理。

1. 血栓栓塞：发生率较低，常见穿刺术肢及静脉血栓。术后注意观察对比双侧下肢皮肤温度、颜色，术后触摸足背动脉搏动有无异常，注意与术前对比。

2. 气体栓塞：主要是封堵器和输送鞘内的气体所致。注意观察患者有无头痛，眼睛畏光、疼痛或视物模糊等主诉。

3. 封堵器移位或脱落：严密观察患者神志意识、心率及心律的变化，重视患者主诉。

4. 心律失常：术中通常会出现心动过速，房颤及房室传导阻滞等表现，密切观察心电监测及术后心电图报告。出现心律失常给予激素及相应药物处理多可缓解。

5. 心脏压塞：多为心房穿孔、肺静脉破裂等原因所致。严密监测心率、血压和心包积液量的变化，量多时行心包穿刺，必要时做好术前准备，行外科手术治疗。

（八）心理指导

对患者关心爱护，建立良好的护患关系，消除患者的紧张，积极对家长和患者解释病情和检查、治疗经过，取得他们的理解和配合。

（九）出院指导

1. 避免受凉，预防感染。注意体温变化，根据气温及时增减衣物，避免受凉引起呼吸道感染。注意保护性隔离，以免交叉感染。

2. 保持大便通畅，避免用力排便。

3. 嘱患者出院后按医嘱服药，不可擅自增减药量或突然停药，并注意监测药物不良反应。服药后发生呕吐者，要重新服用。

4. 定期复查，术后 1 个月、3 个月、6 个月及 1 年复查，不适随诊，提高依从性。

5. 行介入治疗的患者避免接触强磁场。

（十）护理健康教育路径

住院时间	入院阶段（入院第1日）	术前阶段（入院第2日至术前1日）	手术阶段（手术当日）	术后阶段（术后第1至3日）	出院阶段（术后第4日至出院日）
辅助检查	1. 完成血、尿标本采集 2. 陪同患者完成心电图、CT、X线等检查	继续完善相关检查			
病情观察	1. 间隔1~2小时巡视观察1次 2. 测量生命体征、身高和体重 3. 询问病史	1. 间隔1~2小时巡视观察1次 2. 每日测量2次生命体征 3. 关注患者心理变化，帮助缓解焦虑心理	1. 间隔0.5~1小时巡视观察生命体征及病情变化1次 2. 观察切口敷料有无渗血，以及疼痛、肿胀、末梢血运、感知情况 3. 观察管路是否通畅及固定情况 4. 观察有无并发症 5. 患者有恶心、呕吐等不适症状时，协助其将头部偏向一侧，防止呕吐物引起窒息	1. 间隔1~2小时巡视观察1次 2. 观察切口敷料有无渗血，以及疼痛、肿胀、末梢血运、感知情况 3. 观察自行排尿情况 4. 观察用药后反应	间隔2小时巡视观察1次
治疗处置	1. 药物过敏试验 2. 依据病情静脉输液	1. 皮肤准备 2. 呼吸道准备 3. 个人卫生及物品准备	1. 心电、血压、血氧饱和度监测 2. 氧气吸入 3. 导尿 4. 依据病情静脉输液	1. 依据病情静脉输液 2. 会阴护理	依据病情静脉输液
使用药物	遵医嘱给予强心、利尿及抗凝药物	遵医嘱给予强心、利尿、抗凝药物	遵医嘱给予抗炎、强心、利尿、抗凝的药物治疗	遵医嘱给予抗凝药物治疗	遵医嘱给予抗凝药物治疗
活动体位	1. 病情允许，可病区内活动 2. 胸闷、心悸时，卧床休息	1. 胸闷、心悸时，卧床休息 2. 病情允许，可在室内活动	1. 经股动脉穿刺者，术后绝对卧床、术侧肢体制动 2. 经股静脉穿刺者需卧床12小时，若病情允许，12小时后可下床活动	病区内活动	病区内活动
饮食	1. 普食 2. 次日需空腹化验检查者，00:00后禁食水	1. 做完各种化验检查后可进普食 2. 术前一餐以六成饱为宜	流质或半流质饮食	普通饮食	普通饮食

续表

住院时间	入院阶段 （入院第 1 日）	术前阶段（入院 第 2 日至术前 1 日）	手术阶段（手术当日）	术后阶段 （术后第 1 至 3 日）	出院阶段 （术后第 4 日 至出院日）
健康宣教	1. 入院环境介绍 2. 人员介绍 3. 安全指导	指导术后功能锻炼的方法及练习床上大小便	1. 告知保持尿管通畅及固定妥善 2. 保持手术切口附近皮肤清洁干燥，待切口痂皮掉完之后可以洗澡，平时注意少晒太阳，以免出现瘢痕增生 3. 局麻患者术后多饮水有利于造影剂的排出，全麻小儿术后完全清醒后方可进食，避免误吸	1. 告知拔除尿管后注意事项 2. 指导并监督患者术后进行功能锻炼	出院指导

三、动脉导管未闭

（一）概述

动脉导管未闭（patent ductus arterious，PDA）是指主动脉和肺动脉之间的一种先天性的异常通道，多位于左锁骨下动脉远侧的降主动脉峡部和左肺动脉根部之间，动脉导管未闭作为单发病变占全部先心病的 12%~15%，多见于青少年，男女比例约为 1：2。

1. 临床表现：动脉导管未闭的症状与导管的解剖形态及病理生理改变关系密切。分流小的患者，平时可无或仅有轻微的症状，分流大的可产生运动性呼吸困难、发育不良等。绝大多数患者早期无明显症状，偶有劳累后呼吸困难、易出汗、乏力等表现，多在体检时偶然发现心脏杂音。

2. 治疗原则：年龄在 1 岁以上者，一旦确诊，均应进行手术治疗。

（二）入院指导

1. 评估患者本次疾病的类型、特征、发病及以往诊疗过程。

2. 评估患者及家属是否存在焦虑、恐惧和无助的心理。

3. 保持病室安静，空气新鲜，温湿度适宜，避免呼吸道感染，保证良好睡眠。

（三）专科检查指导

心导管检查是通过心导管插管术进行心脏各腔室、瓣膜与血管的构造及功能的检查。

1. 根据需要行双侧腹股沟及会阴部或上肢、锁骨下静脉穿刺术区备皮及皮肤清洁。穿刺股动脉时应训练患者进行床上排尿。

2. 指导患者衣着舒适，术前排空膀胱。

3. 术前不需禁食，术前一餐以六成饱为宜，不宜喝牛奶、吃海鲜和油腻食物。

4. 禁忌证。感染性疾病患者；严重心律失常及严重的高血压未加控制者；电解质紊乱、洋地黄中毒者；有出血倾向者；外周静脉血栓性静脉炎者；严重肝、肾损害者。

（四）饮食指导

1. 注意营养搭配，给予高能量、富含蛋白质和维生素的易消化饮食。对喂养困难的小儿要多些耐心，少量多餐，避免呼吸困难和呛咳。

2. 心功能不全者，应根据病情采用限水、限钠饮食。

3. 在喂奶过程中，有呼吸困难者，可给予间断吸氧再喂奶。

（五）活动与睡眠指导

1. 合理运动，安排好患者作息时间，保证充足睡眠。

2. 根据病情安排适当活动量，病情严重者应卧床休息，病情较重者应减少探视。

（六）用药指导

1. 告知患者及家属常用药物的剂量、用药方法、浓度、作用及不良反应，注意用药前后的情况，准确控制和调节药物的浓度与使用速度。

2. 遵医嘱用药。儿童应用洋地黄类药物，要注意给药剂量的准确性。如服用地高辛，要用 1mL 注射器抽取后，直接给患者喂服；静脉注射时，用生理盐水稀释后再注射。

（七）专科指导

动脉导管未闭术后并发症的观察与处理。

1. 封堵器脱落：主要为封堵器选择不当，个别操作不规范造成，术中推送封堵器切忌旋转动作以免发生脱载。一旦发生弹簧圈或封堵器脱落，可酌情通过网篮或异物钳将其取出，难以取出时须行急诊外科手术。

2. 溶血：主要与术后残余分流过大或封堵器过多突入主动脉腔内有关。尽量避免高速血流的残余分流。一旦发生术后溶血，可使用激素、止血药、碳酸氢钠等药物治疗，以保护肾功能，多数患者可自愈。残余量较大、内科药物控制无效者，可再植入弹簧圈封堵残余缺口。若经治疗后仍不缓解，应及时请外科处理。

3. 残余分流：释放前若出现较明显残余分流，应更换封堵器。释放后出现少量残余分流可随访观察。中量以上残余分流应再行封堵术或请外科处理。

4. 降主动脉及左肺动脉狭窄：主要发生在婴幼儿，系封堵器过多突入降主动脉及左肺动脉造成。术中应对其形态有充分了解，根据解剖形态选择合适的封堵器有助于避免此类并发症。对轻度狭窄，可严密观察；若狭窄较重，则须行外科手术。

5. 心前区闷痛：主要由植入的封堵器较大，扩张牵拉动脉导管及周围组织造成，一般随着植入时间的延长会逐渐缓解。

6. 感染性心内膜炎：PDA 患者多数机体抵抗力差，易发生反复呼吸道感染。消毒不严格，操作时间过长，术后抗生素应用不当，都有引起感染性心内膜炎的可能。导管

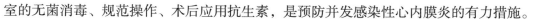

室的无菌消毒、规范操作、术后应用抗生素，是预防并发感染性心内膜炎的有力措施。

7.其他：如穿刺相关并发症、血小板减少、一过性高血压和声带麻痹等。其中一过性高血压和声带麻痹可能与突然体循环血容量增加及损伤左侧喉返神经有关，对症处理即可。

（八）心理指导

对患者关心爱护，建立良好的护患关系，消除患者的紧张，积极对家长和患者解释病情和检查、治疗经过，取得他们的理解和配合。

（九）出院指导

1.术后 1 个月内避免剧烈运动及身体碰撞，防止封堵器脱落，术后 3 个月可正常活动。

2.保持大便通畅，避免用力排便。

3.定期复查，术后 1 个月、3 个月、6 个月及 1 年复查，不适随诊，提高依从性。

（十）护理健康教育路径

住院时间	入院阶段 （入院第 1 日）	术前阶段（入院第 2 日至术前 1 日）	手术阶段 （手术当日）	术后阶段 （术后第 1 至 3 日）	出院阶段 （术后第 4 日至出院日）
辅助检查	1.完成血、尿标本采集 2.陪同患者完成心电图、CT、X 线等检查	继续完善相关检查			
病情观察	1.间隔 1~2 小时巡视观察 1 次 2.测量生命体征、身高和体重 3.询问病史	1.间隔 1~2 小时巡视观察 1 次 2.每日测量 2 次生命体征 3.关注患者心理变化，帮助缓解焦虑心理	1.间隔 0.5~1 小时巡视观察生命体征及病情变化 1 次 2.观察切口敷料有无渗血，以及疼痛、肿胀、末梢血运、感知情况 3.观察管路是否通畅及固定情况 4.观察有无并发症 5.患者有恶心、呕吐等不适症状时，协助其将头部偏向一侧，防止呕吐物引起窒息	1.间隔 1~2 小时巡视观察 1 次 2.观察切口敷料有无渗血，以及疼痛、肿胀、末梢血运、感知情况 3.观察自行排尿情况 4.观察用药后反应	间隔 2 小时巡视观察 1 次
治疗处置	1.药物过敏试验 2.依据病情静脉输液	1.皮肤准备 2.呼吸道准备 3.个人卫生及物品准备	1.心电、血压、血氧饱和度监测 2.氧气吸入 3.导尿 4.依据病情静脉输液	1.依据病情静脉输液 2.会阴护理	依据病情静脉输液

续表

住院时间	入院阶段（入院第1日）	术前阶段（入院第2日至术前1日）	手术阶段（手术当日）	术后阶段（术后第1至3日）	出院阶段（术后第4日至出院日）
使用药物	遵医嘱给予强心、利尿及补钾药物	遵医嘱给予强心、利尿、补钾药物	遵医嘱给予降压药物，以及硝普钠、硝酸甘油等血管扩张剂	遵医嘱给予镇静剂、利尿剂、抗凝药物治疗	遵医嘱给予抗凝药物治疗
活动体位	1.病情允许，可病区内活动 2.胸闷、心悸时，卧床休息	1.胸闷、心悸时，卧床休息 2.病情允许，可病室内活动	1.经股动脉穿刺者，术后绝对卧床、术侧肢体制动 2.经股静脉穿刺者需卧床12小时，若病情允许，12小时后可下床活动	病区内活动	病区内活动
饮食	1.低盐低脂饮食 2.次日需空腹化验检查者，00:00后禁食水	1.做完各种化验检查后可进食低盐低脂饮食 2.术前一餐以六成饱为宜	术后禁食4~6小时，之后进食流质或半流质饮食，再逐步过渡到低盐低脂饮食	低盐饮食	低盐饮食
健康宣教	1.入院环境介绍 2.人员介绍 3.安全指导	指导术后功能锻炼的方法及练习床上大小便	1.告知保持尿管通畅及固定妥善 2.保持手术切口附近皮肤清洁干燥，待切口痂皮掉完之后可以洗澡，平时注意少晒太阳，以免出现瘢痕增生 3.局麻患者术后多饮水有利于造影剂的排出，全麻小儿术后完全清醒后方可进食，避免误吸	1.告知拔除尿管后注意事项 2.指导并监督患者术后进行功能锻炼	出院指导

知识精讲：介入封堵术治疗先天性心脏病有哪些优点。

讲解：

1.不开刀，创伤小，术中仅切开皮肤2~3mm。由于创伤小，术后几天就能愈合。

2.出血少，不输血，从而避免了输血可能引起的不良反应。

3.恢复快，术后1天可下床活动，3~5天可出院。

4.封堵器材料安全可靠。

5.根治效果好，治疗费用不高。

第五章　呼吸系统疾病患者的健康教育 ▷▷▷▷

第一节　急性呼吸道感染患者的健康教育

急性呼吸道感染（acute respiratory infection）属呼吸系统疾病，主要是由于致病菌侵入呼吸道繁殖，导致气管、肺部的急性炎症疾病。可进一步细分成两种类型：一是针对咽喉部至鼻腔这一段区域发生的"上呼吸道感染"；二是发生在气管、支气管与肺部的"下呼吸道感染"。

一、急性上呼吸道感染

（一）概述

急性上呼吸道感染是指鼻腔和喉咙部位的严重发炎，主要由病毒所致，但也可能有少数菌株存在。这种疾病通常与全身或者呼吸系统局部整体防御力减低有关，例如受凉、淋雨、气候变化及过于疲惫等。

1. 临床表现

（1）常见的感冒也被称为急性鼻炎或上呼吸道卡他。这种疾病的发病速度快，主要症状是鼻部不适，同时还会有咳嗽、咽喉干燥、咽喉痒感或者灼热。

（2）鼻病毒、腺病毒、流感病毒、副流感病毒，以及肠病毒和呼吸道合胞病毒等都可能诱发急性病毒性咽炎。其主要症状包括咽部痒痛和灼热感，而咽喉疼痛并不明显，咳嗽的情况则较少见。

（3）大部分急性喉炎是由流感类病毒、副流感病毒和腺病毒等引发的，其主要症状包括显著的嗓音嘶哑、说话困难、体温升高、咽喉疼痛或咳嗽，而且咳嗽时其他症状加剧。

（4）大部分严重扁桃体炎是溶血性链球菌感染，此外还有流感嗜血杆菌、流感肺炎链球菌和葡萄球菌等。

2. 治疗原则：常见的治疗手段包括病因性治疗、症状性治疗及中医治疗等，一般以对症处理为主，同时配合中医辅助治疗。

（二）入院指导

1. 讲解入院须知，为患者讲解住院期间注意事项，介绍查房时间、输液时间等。

2. 病房环境指导能够帮助患者熟知病房的环境，如卫生间、开水间等公共区域的位置，以便他们能尽早适应病房生活。

3. 呼吸道隔离，建议患者在住院期间减少亲密接触，确保充足的休息时间，尽量避免探视。干咳和打喷嚏时应避开其他人，以防止交叉感染。

4. 指导患者理解疾病相关专业知识，帮助他们缓和紧张情绪，建立治愈信心，鼓励他们积极参与治疗并提升治疗效果。

（三）专科检查指导

咽拭子：主要采用咽拭子进行微生物检测。

1. 进行咽拭子检测之前，不宜过度饮水。如果取咽拭子前饮用过多，水会冲淡咽喉部分的病毒。若饮用热水，则会抑制病毒的活跃程度。建议在取样前 30 分钟内尽量避免饮水。

2. 在取咽拭子时，需要张大嘴，充分暴露咽喉部。

3. 取咽拭子样本之前的 2 小时内，不宜饮食。

4. 在采集咽拭子前的半小时内，避免吸烟、咀嚼口香糖等。

（四）饮食指导

1. 每日的能量摄取和热量营养素供应可以与正常人一致。多吃富含优质蛋白的饮食，例如家禽肉、豆类、奶等，这样有助于提升免疫力。要避免摄入辛辣刺激和高油脂的食物，例如辣椒、大蒜、油炸食品等。

2. 发热的患者，能量摄入应该稍微减少，多吃富含维生素和矿物质的食品以保持身体电解质的均衡；避免食用冰冷之品。同时，需要增加水分摄取，每天至少饮水 2000mL。

3. 在早期阶段，推荐食用清淡且容易消化吸收的流食或半流食，比如面条、稀饭、和鸡蛋羹等；建议每日少吃多餐，一般来说每天进餐 5~6 次为宜。病情缓解后，可以开始进食普通饮食。

（五）活动与睡眠指导

确保患者得到足够休息的同时，引导其进行适当的运动锻炼，以提升身体抵抗力。保持室内空气流通，有利于睡眠质量，防止感染传播，促进患者尽早康复。

（六）用药指导

1. 对抗生素的过敏性反应需要引发警惕，如典型的药疹、荨麻疹、发热、支气管哮喘和脉管炎等。

2. 当应用如马来酸氯苯那敏或苯海拉明等抗过敏药品时，为了缓解头昏、失眠等不良反应，建议在睡前服用。

3. 在口服止咳糖浆类药品之后，短期内不应进食或喝水，以防止黏膜上的药物浓度降低，进而干扰治疗。

4.解热镇痛药、化痰药常有胃肠道反应，宜在饭后服用。

（七）专科指导

1.尽可能地让患者佩戴口罩，并保持与他人至少1米的间距，同时也要尽量减少外出。保持室内空气新鲜，避免发生交叉感染。

2.当发生鼻塞和鼻窦压痛的情况时，应警惕可能是鼻窦炎；如果有胸部不适、心悸或腹痛等病证，需要注意心肌炎的可能性，并及时就医。

3.家里有感冒的患者，室内可熏蒸消毒（如醋熏蒸），防止病毒感染。

4.当气候发生改变时，要适时更换衣物，避免过冷或过热。

5.长期卧床的患者，应该有规律地调整身体姿势、翻转身体、叩背等，并且随时清理呼吸道内的痰液。

（八）心理指导

指导患者保持心情愉悦，有效地咳嗽和排痰，仔细倾听他们的叙述，消除他们的焦虑感，提高战胜疾病的信念。

（九）出院指导

1.讲解有关家庭护理常识，嘱患者注意休息，适当饮水。

2.重视患者的营养素摄入量，提供易消化且富含维生素的饮食。

3.加强锻炼，提升身体素质，增强患者对气候突变的适应力。

4.气道敏感性较强的咳喘患者，应当尽量避免接触刺激性的粉尘和烟雾等。

5.嘱患者应根据气候变化适时增减衣物，在肺部传染病高发的时节里尽可能避免去人流密集的地方活动。

6.为了维持居室空气的清洁，需要定期开窗通风换气。在酷热的夏季，还需要经常对空调过滤网实行清洗以减少病菌的侵入。同时，也要注意保证鼻咽部和口腔的清洁卫生。

（十）护理健康教育路径

住院时间	入院阶段 （入院第1日）	治疗阶段 （入院第2日）	稳定阶段 （入院第3日）	康复阶段 （入院第4日至出院前1日）	出院阶段 （出院日）
辅助检查	1.完成血、尿、痰标本采集 2.陪同患者做CT、心电图、超声等检查	继续完善相关检查		复查肺CT及血液相关检查	

续表

住院时间	入院阶段（入院第1日）	治疗阶段（入院第2日）	稳定阶段（入院第3日）	康复阶段（入院第4日至出院前1日）	出院阶段（出院日）
病情观察	1. 间隔1~2小时巡视观察1次 2. 测量生命体征和体重 3. 询问病史 4. 入院评估	1. 间隔1~2小时巡视观察1次 2. 每日测量2次生命体征 3. 观察用药后反应	1. 间隔1~2小时巡视观察1次 2. 每日测量2次生命体征 3. 观察用药后反应，有无并发症发生	1. 间隔1~2小时巡视观察1次 2. 测量1次生命体征 3. 观察用药后反应，有无并发症发生 4. 指导患者进行康复训练	1. 间隔2小时巡视观察1次 2. 测量1次生命体征 3. 观察用药后反应 4. 给予患者出院指导
治疗处置	1. 药物过敏试验 2. 依据病情静脉输液 3. 雾化药物 4. 氧气吸入（必要时）	1. 依据病情静脉输液 2. 口服药物 3. 雾化药物 4. 氧气吸入（必要时）	1. 依据病情静脉输液 2. 口服药物 3. 雾化药物 4. 氧气吸入（必要时）	1. 依据病情静脉输液 2. 口服药物 3. 雾化药物 4. 氧气吸入（必要时）	1. 依据病情静脉输液 2. 口服药物 3. 雾化药物 4. 氧气吸入（必要时）
使用药物	抗炎、抗病毒、化痰、止咳药物	抗炎、抗病毒、化痰、止咳药物	抗炎、抗病毒、化痰、止咳药物	抗炎、抗病毒、化痰、止咳药物	抗炎、抗病毒、化痰、止咳药物
活动体位	1. 自由体位 2. 年老体弱及卧床患者定时更换体位	1. 自由体位 2. 年老体弱及卧床患者定时更换体位	1. 自由体位 2. 年老体弱及卧床患者定时更换体位	1. 自由体位 2. 年老体弱及卧床患者定时更换体位	1. 自由体位 2. 年老体弱及卧床患者定时更换体位
饮食	低盐低脂高维生素清淡饮食	低盐低脂高维生素清淡饮食	低盐低脂高维生素清淡饮食	低盐低脂高维生素高蛋白饮食	低盐低脂高维生素高蛋白饮食
健康宣教	1. 入院环境介绍 2. 人员介绍 3. 预防跌倒、压疮宣教 4. 进行戒烟、戒酒的建议和教育	1. 发热患者注意保暖 2. 有效咳嗽、咳痰，保持呼吸道通畅 3. 保持空气流通，开窗通风1~2次/日	1. 发热患者注意保暖 2. 有效咳嗽、咳痰，保持呼吸道通畅 3. 保持空气流通，开窗通风1~2次/日 4. 保证充足睡眠	1. 发热患者注意保暖 2. 有效咳嗽、咳痰，保持呼吸道通畅 3. 保持空气流通，开窗通风1~2次/日 4. 保证充足睡眠	出院指导： 适当进行体育锻炼，及时增减衣物，不适时随诊

知识精讲：呼吸道卡他症状是什么？

讲解： 卡他症候群（Catarrh）源自拉丁文，是指从高处往下流动的现象，通常用来描述黏膜表面分泌物增加的情况。这种术语也被广泛应用到呼吸系统疾病的表现中，尤其是指急性或慢性支气管炎时，病状特征包括干咳、清嗓子和鼻子堵塞等，是常见且典型的早期肺系炎症反应现象，见于普通感冒，也可以见于过敏性鼻炎，同时也可以见于传染病，如流行性出血热、流行性脑膜炎、麻疹等。

二、急性气管 – 支气管炎

（一）概述

生物、化学或过敏性因素会导致急性气管 – 支气管炎的发生。这种疾病一般在寒冷季节或是天气突然改变时出现，部分人群是由于急性上呼吸道感染长期不愈导致的。

1. 临床表现

（1）呼吸道症状初期较为急促，通常表现为频繁的干咳或少量的黏液性痰。随着病情的进展，痰液的数量会逐渐增多，2~3 天后，痰液将由黏稠转变为黏稠的脓液，有时可能会出现痰液中带有血迹。如果病情持续不断恶化，可能会发展成慢性支气管炎。

（2）通常身体的反应较为轻微，可能会出现中等程度的发热，伴随着头痛和全身疲劳等症状，大多数情况下在 3~5 天内会恢复正常。

（3）进行肺部检查时，没有明显的异常症状或呼吸音粗糙，可以听到散布的干湿啰音，啰音的位置通常不固定，咳嗽后可能会减轻甚至消失。

2. 治疗原则

（1）一般治疗：多休息、注意保暖、多饮水。

（2）对症治疗：患者一般无须住院，可根据病情给予对症治疗，咳嗽、无痰或少痰可使用止咳祛痰药物，也可雾化祛痰。当呼吸困难时，可以使用茶碱类、β_2 受体激活剂和胆碱能阻断剂等。

（3）抗生素治疗：根据病原学检测结果进行抗生素处理，通常会发现细菌、支原体和肺炎衣原体等感染。新大环内酯类或青霉素类药品是首选，也可以考虑使用头孢菌素类或喹诺酮类药物。

（二）入院指导

1. 帮助患者熟悉病区环境，保持环境清洁。

2. 指导患者卧床休息，多饮水，减少活动，保证充分休息。

3. 向患者介绍相关知识，减轻患者焦虑感，如向咳痰患者讲解如何正确留取痰标本，如何观察痰液的颜色、性质、量。

4. 叮嘱患者不要离开病室，如有需求按床头呼叫器。

（三）专科检查指导

1. 实验室检查

（1）血液检查和炎症指标：大部分患者白细胞的数量无明显异常，细菌感染时，血液中的总体白细胞及中性粒细胞的比例会明显增加。

（2）对痰样本进行微生物学检测：收集符合标准的样本，并依据其培养结果使用抗生素。

痰样标本的采样需注意以下几点。首先，依据检测目标来挑选合适的标本盒，如无菌痰盒，这样便于对样品进行观测和分析；其次，需要提醒患者，在提取痰液之前先用水清洁牙齿或者用水清洗口腔，以此降低被口腔内常见细菌或其他物质污染的可能性，从而提升培养结果的精确度；最后，让患者在吸气多次之后，尽力咳嗽出来气管深部的痰液，将其放入指定的容器内。通常来说，最佳的采样时间为晨起，首次采样的标本质量较高。

2. 影像学检查： 胸部 X 线检查多为肺纹理增粗或无异常。

（四）饮食指导

在饮食上，应多摄取高热量、富含蛋白质、维生素丰富且容易消化吸收的食物，包括各类瘦肉、牛奶、粥、豆浆等。应加强营养，提高身体的抵抗力，还应多食新鲜的水生蔬菜和水果，例如莲藕、苹果、香蕉、猕猴桃、草莓等。尽量避免进食辛辣或刺激感强的食物，也不能过分摄入寒凉的饮料。生活和膳食需保持规律性，多饮水，并倡导避免饮酒、吸烟。

（五）活动与睡眠指导

尽量卧床休息，不要进行剧烈活动，防止病情加重。

（六）用药指导

1. 应用抗生素期间，严密观察患者有无用药不良反应，如喹诺酮类药物偶见皮疹、恶心等不良反应。嘱患者用药期间不能饮酒。

2. 乙酰半胱氨酸这种祛痰药物有独特的气味，对呼吸道具有刺激作用，因此哮喘患者和老年人应谨慎使用。

3. 雾化结束后，指导患者清洗面部，防止药物刺激皮肤，同时清洗雾化器，保持雾化器干燥清洁，防止细菌滋生，引起呼吸道细菌感染。

（七）专科指导

为患者讲解支气管炎的相关知识，便于患者更好地了解自己的病情变化，指导患者及家属根据医嘱用药，避免自主增减药物，影响康复进程。

（八）心理指导

安排专人护理，稳定患者情绪，避免患者精神紧张。面对患者时要给予语言及动作上的安慰，缓解患者焦虑情绪。

（九）出院指导

1. 优化生活环境，保持室内定时通风换气，防止接触或吸入过敏原。

2. 提供高热量、高蛋白和易消化的食物，并多摄食富含维生素的蔬菜和果品。每日保持饮用 6~8 杯温开水，避免饮酒和摄入过于辛辣油腻的食物。

3. 保持运动健康，如太极拳等慢节奏的活动，每天进行 2 次，每次持续 15～20 分钟。避免过度劳累，根据自身情况可以进行慢跑、球类运动等。

4. 根据医嘱用药，定期复查。

（十）护理健康教育路径

住院时间	入院阶段 （入院第 1 日）	治疗阶段 （入院第 2 日）	稳定阶段 （入院第 3 日）	康复阶段 （入院第 4 日至 出院前 1 日）	出院阶段 （出院日）
辅助检查	1. 完成血、尿标本采集 2. 呼吸道分泌物的培养及药敏试验 3. 陪同患者做胸部 X 线、肺功能等检查	继续完善相关检查		1. 病情稳定后根据医嘱复查炎症指标、影像学等 2. 是否有需要住院治疗的合并症和（或）并发症	
病情观察	1. 间隔 1～2 小时巡视观察 1 次 2. 测量生命体征和体重 3. 询问病史 4. 入院评估	1. 间隔 1～2 小时巡视观察 1 次 2. 每日测量生命体征 3. 观察用药后反应，有无并发症	1. 间隔 1～2 小时巡视观察 1 次 2. 每日测量生命体征 3. 观察用药后反应，有无并发症	1. 间隔 1～2 小时巡视观察 1 次 2. 测量 1 次生命体征 3. 观察用药后反应	
治疗处置	1. 药物过敏试验 2. 祛痰剂 3. 依据病情静脉输液 4. 雾化药物	1. 依据病情静脉输液 2. 口服药物 3. 雾化药物	1. 依据病情静脉输液 2. 口服药物 3. 雾化药物	1. 依据病情静脉输液 2. 口服药物 3. 雾化药物	
使用药物	抗炎、化痰、止咳药物	抗炎、化痰、止咳药物	抗炎、化痰、止咳药物	抗炎、化痰、止咳药物	
活动体位	1. 自由体位 2. 年老体弱及卧床患者定时更换体位	1. 自由体位 2. 年老体弱及卧床患者定时更换体位	1. 自由体位 2. 年老体弱及卧床患者定时更换体位	1. 自由体位 2. 年老体弱及卧床患者定时更换体位	
饮食	普食	普食	普食	普食	普食
健康宣教	1. 入院介绍，如病房环境、设施和设备等 2. 入院护理评估单、护理计划 3. 观察患者情况 4. 用药指导 5. 指导患者正确留取痰标本，协助患者完成实验室检查及其他辅助检查 6. 进行戒烟、戒酒的建议和教育	1. 协助体位引流 2. 注意痰液色、质、量变化，协助患者掌握有效的咳痰方法	1. 观察患者一般情况及病情变化 2. 注意痰液色、质、量变化 3. 恢复期生活和心理指导	1. 观察患者一般情况及病情变化 2. 注意痰液色、质、量变化	出院指导：不适随诊等

第二节　肺部感染性疾病患者的健康教育

肺炎（pneumonia）是一种涉及呼吸道系统中的终末气道、肺泡及肺部组织的疾病，它可以由各种不同的原因引发，例如病毒感染、化学物质的影响或免疫力受损等。虽然新型高效抗生素与有效疫苗已经广泛应用于医疗实践中，但是它的患病频率和死亡率仍然相当高。这可能是由于老年人群体数量增加、病原菌种类变化、病原微生物检测难度加大及过度依赖抗生素导致的细菌抵抗力增强等多种因素共同作用的结果。

一、肺炎链球菌肺炎

（一）概述

肺炎链球菌肺炎（streptococcus pneumonia）是由肺炎链球菌引起的肺部感染，也被称为大叶性肺炎或社区获得性肺炎（community acquired pneumonia），是一种常见的疾病类型。其主要是通过空气中的微小颗粒物来实现人与人之间的接触和扩散，这种病毒通常会在寒冷季节如冬天到春天之间爆发流行并且对那些没有慢性健康问题的人们特别容易产生影响，青壮年和老年人尤其多见，男性的患病率要比女性更高一些。

1. 临床表现： 由于患者年龄、病程、免疫系统的功能及对抗生素治疗反应的不同，临床表现也各不相同。

（1）主要症状包括急性发病、寒战、高温和全身酸痛。大部分患者的体温较高，痰量较少，痰中可能会伴有血丝，24~48 小时之后呈现铁锈色痰。

（2）体征。患者可能会呈现急性面容，出现鼻翼扇动，脸颊因体温升高而致绯红，严重者可能会伴有发绀、心律不齐。

（3）当感染程度较高时，可能会引发感染性休克的症状，这种情况在老年人中更为常见。另外，还有可能出现胸膜炎、肺脓肿和脓胸等并发症。

2. 治疗原则： 肺炎链球菌肺炎的治疗原则以抗感染治疗、对症及支持治疗、并发症治疗三合一为原则。

（二）入院指导

1. 向患者及其家庭成员讲解疾病的相关知识、症状及治疗手段，以获得积极配合。

2. 患者需 24 小时有人陪护，以防止出现突然的病情变化。

3. 肺炎链球菌肺炎的病程为 1~2 周，起病 5~15 天后基本可以自行退热，应用抗生素后 1~3 天体温便可恢复正常，患者无须过分担忧。

4. 在患者体温较高时，应告知患者及时补充水分，以防止脱水。

5. 患者在入院期间尽量清淡饮食，以高蛋白质食物为主。

（三）专科检查指导

1. 血标本检查结果显示白细胞数量增多，中性粒细胞的比例通常超过 80%。同时，核心会向左移动，可以在细胞内观察到有毒颗粒存在。对于免疫功能较弱的人群来说，仅有中性粒细胞的比例上升。

2. 微生物分析包括对肺部分泌物的痰革兰染色及荚膜染色镜检，如有革兰染色阳性、带荚膜的双球菌或链球菌，可做出初步诊断；收集痰样本并将其送至实验室后需要 24~48 小时的时间来确认具体的致病源是否存在于其中。部分患者合并菌血症，应做血培养，标本采集应在抗生素治疗前进行。血培养检出肺炎链球菌有确诊价值。聚合酶链反应（PCR）检测和荧光标记抗体检测可提高病原学诊断水平。

3. X 光检测，其结果通常呈现出多种形态，可以是斑片状或大片状实变阴影，主要出现在右侧肺部的上方和下方，其中可以看到许多小型的蜂窝样脓肿聚集在一起，同时也可见叶间裂向下的移动。当炎症侵袭开始消失时，可能会出现部分区域快速被吸收的现象，形成"假空洞"征。这个过程可能需要 3~4 周的时间才能完成。

（四）饮食指导

1. 患者进食时身边应有人陪同，避免发生呛咳、窒息或心搏骤停等意外。

2. 摄入富含蛋白质、热能和维生素的流质或半流质食物，同时也要尽量减少摄入油腻和辛辣刺激性的食物。

3. 指导患者多饮水，一天的量应在 1500~2000mL，以保证充足的摄入并有助于稀释痰液。

4. 对于无法进食或咳嗽严重的人群，应采取鼻饲方式，以防止窒息或误吸。

（五）活动与睡眠指导

1. 高热的患者应该卧床休息，这样可以降低氧气消耗量，并减轻头痛和肌肉酸痛等不适症状。

2. 对长期卧床的患者，应该经常调整身体姿势，并且定时翻转和叩背，以便于排出气道中的分泌物。

（六）用药指导

1. 患者应遵医嘱按时按量服用抗生素，不得私自更换产品的种类、剂量及服用时间。

2. 对于高热持续不退的患者，要注意退热药服用的时间、剂量，退热时需补充液体，以防虚脱。

（七）专科指导

1. 发现有感染性休克等异常情况时，应立刻通知医生并准备相关抢救物品，以便积极进行抢救。

2. 高热患者的护理。可以采取用温水擦浴、放置冰袋或者戴上冷敷帽等方式，实现物理性降温，并尽量让体温缓慢下降，以免出现脱水的状况。当大量出汗的时候，需要立即擦拭汗液并且替换衣物，确保不会受凉。如果情况紧急，根据病情运用药物或输液治疗，以便补充因为发热所流失的大量水分及电解质，加速毒物的排出与热量的释放。对患有心脏疾病或者是高龄的患者，需要注意输液速率，以防输液太快造成急性肺部积水。

（八）功能锻炼

指导患者日常生活中改善和增强肺功能的方法。

1. 腹式缩唇：保持胸部静止，吸气时闭上嘴唇，用鼻孔出气，在呼气结束后稍微屏气几秒。吸气的过程中，肚子会隆起，而呼气时则会塌陷。当呼气时，嘴唇会像吹口哨一样张开，整个过程可以选择站立或坐位。

2. 卧式呼吸操

（1）仰卧状态，两手握拳同时肘关节屈曲伸展 5~10 次，平静深呼吸 5~10 次。

（2）两臂轮流往前、左、右伸展，循环 5~10 次；双腿在膝关节处轮流弯曲和伸展，同样进行 5~10 次的循环。

（3）将双腿弯曲，双臂向上外展并深吸气，当双臂回到身体两侧时呼气，重复这个动作 5~10 次。

（4）采用吹口哨的方式呼吸，首先通过鼻子大口气吸气，然后用嘴唇像吹口哨一样用力呼出，重复这个动作 5~10 次。

（5）在腹部进行呼吸，双腿弯曲并且将一只手放置于胸口，另一只手放置在肚子上。吸气时，肚子会凸起来，呼气时，肚子就会紧缩下去，这个动作需要重复 5~10 次。

运用以上方式卧位锻炼一段时间后，也可选取坐位或站立位进行。

提示事项如下：必须按照上述的先后排列依次完成每个动作并逐步加快速度；每天可以练习 2~3 次，每次持续 8~15 分钟为佳。在此过程中需确保身体的舒适与松弛，在无压的状态下操作，避免呼吸过急或者过于频繁导致头晕目眩及心脏负担加重等不适反应发生。有呼吸道感染或合并心衰时，建议暂时停止此项运动以防病情恶化。

（九）心理指导

1. 进行心理健康支撑，确保患者心情愉悦，避免产生不安和紧张感，增强医护与患者之间的交流，以建立健康的医患关系。

2. 与患者沟通时要讲究语言艺术，尽量满足其合理要求，鼓励其表达和宣泄不良情绪，及时进行帮助和疏导。

3. 保持患者情绪稳定，护理过程要有耐心，主动关心患者，倾听患者需求，减少其焦虑、抑郁情绪。

（十）出院指导

1. 向患者普及肺炎的基本知识，强调预防措施的重要性。在日常生活中应该注意锻炼身体，特别是加大对抗寒冷的训练力度，并协助设计和执行锻炼方案。

2. 指导患者提高营养摄入，确保有足够的休息时间，以增进身体对疾病的抵抗力。

3. 改正吸烟酗酒等不良行为，防止受寒、过度劳累等诱发因素。

4. 参与符合个人特点的体育活动，例如步行、打太极拳等，可以提升身体素质，并培养优良的生活习惯。

5. 老年人和患有慢性疾病的人群，应根据气温变化适时更换衣物以防止上呼吸道感染。身体衰弱、免疫力下降（例如高血糖、慢性肺病、慢性肝病、脾切除等）的患者，应该注入肺炎球菌免疫疫苗来预防再次发生感染。

6. 需要出院后继续服药的患者，应提供药物使用指南，并告知复诊的时间和必须携带的相关信息（例如胸部 X 线检查结果）。

（十一）护理健康教育路径

住院时间	入院阶段 （入院第 1 日）	治疗阶段 （入院第 2 日）	稳定阶段 （入院第 3 日）	康复阶段 （入院第 4 日至 出院前 1 日）	出院阶段 （出院日）
辅助检查	1. 完成血、尿标本采集 2. 呼吸道分泌物的培养及药敏试验 3. 陪同患者做胸部 X 线、心电图、超声、肺功能等检查	1. 继续完善相关检查 2. 根据患者病情选择有创性检查（支气管镜）		1. 病情稳定后需复查炎症指标、影像学等 2. 是否有需要住院治疗的合并症和（或）并发症	
病情观察	1. 间隔 1~2 小时巡视观察 1 次 2. 测量生命体征和体重 3. 询问病史 4. 入院评估	1. 间隔 1~2 小时巡视观察 1 次 2. 每日测量生命体征 3. 观察用药后反应	1. 间隔 1~2 小时巡视观察 1 次 2. 监测生命体征 3. 观察有无并发症 4. 观察用药后反应	1. 间隔 1~2 小时巡视观察 1 次 2. 测量 1 次生命体征 3. 观察用药后反应 4. 指导患者进行康复训练	指导患者进行康复训练
治疗处置	1. 药物过敏试验 2. 祛痰剂 3. 依据病情静脉输液 4. 雾化药物	1. 依据病情静脉输液 2. 口服药物 3. 雾化药物	1. 依据病情静脉输液 2. 口服药物 3. 雾化药物	1. 依据病情静脉输液 2. 口服药物 3. 雾化药物	
使用药物	抗炎、抗病毒、化痰、止咳药物	抗炎、抗病毒、化痰、止咳药物	抗炎、抗病毒、化痰、止咳药物	抗炎、抗病毒、化痰、止咳药物	

续表

住院时间	入院阶段 （入院第1日）	治疗阶段 （入院第2日）	稳定阶段 （入院第3日）	康复阶段 （入院第4日至 出院前1日）	出院阶段 （出院日）
活动体位	1. 自由体位 2. 年老体弱及卧床患者定时更换体位	1. 自由体位 2. 指导患者进行体位引流 3. 年老体弱及卧床患者定时更换体位	1. 自由体位 2. 指导患者进行体位引流 3. 年老体弱及卧床患者定时更换体位	1. 自由体位 2. 指导患者进行体位引流 3. 年老体弱及卧床患者定时更换体位	
饮食	普食	普食	普食	普食	普食
健康宣教	1. 入院介绍：病房环境、设施和设备等 2. 入院护理评估单、护理计划 3. 观察患者情况 4. 用药指导 5. 指导患者正确留取痰标本，协助患者完成实验室检查及其他辅助检查 6. 进行戒烟、戒酒的建议和教育	1. 协助体位引流 2. 注意痰液色、质、量变化，协助指导体位引流 3. 咯血患者观察咯血量 4. 肺康复训练指导	1. 观察患者一般情况及病情变化 2. 注意痰液色、质、量变化，协助指导体位引流 3. 持续观察咯血量的变化 4. 恢复期生活和心理指导	1. 观察患者一般情况及病情变化 2. 注意痰液色、质、量变化，协助指导体位引流 3. 肺康复训练指导	出院指导：不适随诊等

知识精讲：

1. 如何有效防止肺炎链球菌进入下呼吸道导致患者感染？

讲解： 我们可以根据肺炎链球菌的自身特点进行特异性消杀。比如肺炎链球菌对紫外线和温度较为敏感，可以在日常生活中对经常使用的床上用品、衣物等容易残留细菌的物品，经常在阳光之下曝晒，时间要大于1小时。有条件的可以将衣物放到烘干机，用52℃以上的温度进行加热消毒，这样可以有效控制肺炎链球菌在人体免疫力降低的时候进入下呼吸道导致患病。

2. 如何判断患者出现了感染性休克？

讲解： 血压下降、四肢厥冷、多汗、心动过速、少尿或无尿是判断感染性休克的主要指征。

二、葡萄球菌肺炎

（一）概述

葡萄球菌肺炎（staphylococcal pneumonia）是指由葡萄球菌引起的急性肺部化脓性炎症，此病病情较为严重。这种细菌的耐药率较高，患者预后较差，病死率较高。容易感染的人群有糖尿病、血液病、慢性肝病、艾滋病等长期应用糖皮质激素或者免疫抑制剂的患者。长期大量使用广谱抗生素而导致体内菌群失调的患者也为易感人群。

1. 临床表现

（1）这种疾病的发病速度通常较快。患者可能会有寒战和高热的症状，体温可以升至 39~40℃，并且可能伴随着咳嗽和咳痰。咳出的痰液可能由黄色浓稠变为脓血或粉红色乳状。

（2）早期肺部的症状相对较轻，常伴随着严重的中毒和呼吸道问题。一侧或双侧肺可能会有散布的湿啰音，而典型的肺实变症状则不多见，但如果病灶较大或者完全融合，可能会出现肺实变症状。

2. 治疗原则：选用适当的抗生素进行治疗，并采取相应的对症支持治疗。

（二）入院指导

1. 向患者及其家庭成员讲解疾病的相关知识、症状及治疗方法，以获得配合。

2. 患者在住院过程中可能会出现高热的症状，向患者及家属解释高热的原因，并教会患者和家属如何进行高热降温。

3. 因该病的易感人群常为有慢性消耗性疾病的患者，所以要向患者及家属告知患者日常饮食的重要性，及时补充肉类、奶制品、鱼类等。

4. 患者常会恐惧病情进展，鼓励其表达和宣泄不良情绪，及时给予心理护理。

（三）专科检查指导

1. 常规的血液检查结果显示白细胞数量上升，中性粒细胞的比例提高并且核左移，还存在中毒颗粒。

2. 细菌学检查。让患者留取痰标本，必要的时候留取血培养标本，在使用抗生素前，通过收集血液和痰样本，可以确定诊断结果。

（四）饮食指导

1. 为提高患者的免疫力，可以为患者提供高热量、高蛋白质、低盐饮食。

2. 遵循高营养的原则，根据基础膳食添加两顿小吃，例如可以在日常的三次正餐中间增添奶制品、禽畜产品或糕点等。

3. 按照高度优质氨基酸的标准来调整餐饮习惯，提升含有丰富蛋白质食品的比例，如增加鱼类、鸡、鸭等。

4. 每日所需的高质量蛋白质应达到每千克体重 1.5~2g，总热量需控制在 10.5~12.5MJ/d。

5. 低盐的饮食原则为成人摄入食盐的量不能超过 2g/d，但不包含食物内自然存在的氯化钠。

6. 禁食一切的腌制食物，如咸菜、咸肉、香肠、火腿、皮蛋等。

（五）活动与睡眠指导

1. 确保病房环境安静且舒适，室内空气新鲜，温度和湿度都处于合理范围。

2. 要注意休息，保证规律的作息和睡眠时间，并鼓励患者进行力所能及的活动，实现劳逸结合，避免劳累。

3. 避免受凉，防止二次感染病情加重。

4. 指导患者进行深呼吸和咳嗽训练。

5. 在运动后及时补充水分，防止脱水。

（六）用药指导

1. 依据医师的指示来执行针对性的治疗方案后，需要密切关注其效果及可能出现的不良反应。

2. 采用内酰胺酶抑制剂时，可能会引起发热、皮疹、胃肠道等症状；而如果选用喹诺酮类，如左氧氟沙星、环丙沙星这类广谱抑菌药则有可能导致皮肤过敏或者胃肠道的不适感等。

3. 有肾脏损伤者或是老年人如有耳部疼痛、听力下降、口唇周围感觉异常等，应保持高度警惕，并在发现问题的时候，立即向主治医生汇报，寻求解决方案。

（七）专科指导

休克中毒型肺炎的抢救与护理。

1. 患者取仰卧中凹位，头部和胸部需要抬高大约20°，下肢也需要抬高大约30°，以保持体温并提供氧气。

2. 快速建立两条静脉通路，确保液体和药物的输入，可以依据中心静脉压力来调整输液速度。

3. 密切关注病情变化，注意体温、脉搏、呼吸、血压及精神状况的变化，记录24小时内的出入量，同时配合医生进行抢救。

4. 进行抗休克与抗感染治疗。①纠正血容量，补充水分，一般首选低分子右旋糖酐，以维持血容量。②按医嘱给予血管活性药，使收缩压维持在90~100mmHg。③注意水、电解质和酸碱失衡，输液不宜太快，以免发生心力衰竭和肺水肿，如血容量已补足，而24小时尿量仍少于400mL，应考虑有肾功能不全。④监测血气及电解质水平。⑤抗感染治疗。按医嘱定时给予抗生素，并注意其不良反应。⑥休克好转的标志为神志清醒、脉搏由快速转为和缓有力、呼吸平稳、口唇红润、指端温暖，收缩压大于90mmHg，尿量大于40mL/h。

（八）心理指导

1. 为患者进行心理护理，保持心情愉悦，避免产生不安和紧张感，增强医护与患者之间的交流，以建立良好的医患关系。

2.保持患者情绪稳定，护理过程要有耐心，关心患者，主动倾听患者需求，减少患者的焦虑、抑郁情绪。

（九）出院指导

1.指导患者正确服用抗生素，包括服用抗生素的时间、剂量等。

2.指导患者在日常生活中多摄取富含高蛋白质和高热量的饮食，例如鱼类、肉类、乳制品以及豆制品。

3.鼓励患者进行适当的日常锻炼，但程度不宜过大，时间不宜过长，尽量控制在每次 15~20 分钟。

4.尽量远离人员较为密集的公共场所，如必须进入则需佩戴口罩，回到家中以后进行全面消毒，勤洗手。

5.家中做到勤通风，及时更换床单被罩，沙发尽量选用皮质材料。

（十）护理健康教育路径

住院时间	入院阶段 （入院第 1 日）	治疗阶段 （入院第 2 日）	稳定阶段 （入院第 3 日）	康复阶段 （入院第 4 日至 出院前 1 日）	出院阶段 （出院日）
辅助检查	1.完成血、尿标本采集 2.呼吸道分泌物的培养及药敏试验 3.陪同患者做胸部X 线、心电图、超声、肺功能等检查	1.继续完善相关检查 2.根据患者病情选择有创性检查（支气管镜）		1.病情稳定后需复查炎症指标、影像学等 2.是否有需要住院治疗的合并症和（或）并发症	
病情观察	1.间隔 1~2 小时巡视观察 1 次 2.测量生命体征和体重 3.询问病史 4.入院评估	1.间隔 1~2 小时巡视观察 1 次 2.测量生命体征 3.观察用药后反应	1.间隔 1~2 小时巡视观察 1 次 2.测量生命体征 3.观察有无并发症 4.观察用药后反应	1.间隔 1~2 小时巡视观察 1 次 2.测量生命体征 3.观察用药后反应 4.指导患者进行康复训练	指导患者进行康复训练
治疗处置	1.药物过敏试验 2.祛痰剂 3.依据病情静脉输液 4.雾化药物	1.依据病情静脉输液 2.口服药物 3.雾化药物	1.依据病情静脉输液 2.口服药物 3.雾化药物	1.依据病情静脉输液 2.口服药物 3.雾化药物	
使用药物	抗炎、抗病毒、化痰、止咳药物	抗炎、抗病毒、化痰、止咳药物	抗炎、抗病毒、化痰、止咳药物	抗炎、抗病毒、化痰、止咳药物	
活动体位	1.自由体位 2.年老体弱及卧床患者定时更换体位	1.自由体位 2.指导患者进行体位引流 3.年老体弱及卧床患者定时更换体位	1.自由体位 2.指导患者进行体位引流 3.年老体弱及卧床患者定时更换体位	1.自由体位 2.指导患者进行体位引流 3.年老体弱及卧床患者定时更换体位	
饮食	普食	普食	普食	普食	普食

住院时间	入院阶段 （入院第 1 日）	治疗阶段 （入院第 2 日）	稳定阶段 （入院第 3 日）	康复阶段 （入院第 4 日至 出院前 1 日）	出院阶段 （出院日）
健康宣教	1. 入院介绍：病房环境、设施和设备等 2. 入院护理评估单、护理计划 3. 观察患者情况 4. 用药指导 5. 指导患者正确留取痰标本，协助患者完成实验室检查及其他辅助检查 6. 进行戒烟、戒酒的建议和教育	1. 协助体位引流 2. 注意痰液色、质、量变化，协助指导体位引流 3. 咯血患者观察咯血量 4. 肺康复训练指导	1. 观察患者一般情况及病情变化 2. 注意痰液色、质、量变化，协助指导体位引流 3. 持续观察咯血患者咯血量的变化 4. 恢复期生活和心理指导	1. 观察患者一般情况及病情变化 2. 注意痰液色、质、量变化，协助指导体位引流 3. 肺康复训练指导	出院指导：不适随诊等

第三节　支气管疾病患者的健康教育

一、支气管扩张症

（一）概述

支气管扩张症（bronchiectasis）简称"支扩"，是常见的慢性支气管化脓性疾病，主要指急慢性呼吸道感染和支气管阻塞后，反复发生支气管炎症，导致支气管壁肌肉和弹力支撑组织被破坏，引起支气管异常和持久性扩张的一类疾病的总称。

肺部组织的感染和阻塞是主要的疾病诱因。这两者相互作用，推动了肺部的扩张。常见病原体为腺病毒、流感病毒、单纯疱疹病毒、结核分枝杆菌、金黄色葡萄球菌、克雷白杆菌和流感嗜血杆菌等。

1. 临床表现

（1）慢性咳嗽，大量脓痰，痰液为黏液性、黏液脓性或脓性。这种症状通常发生在清晨和夜晚，患者晨起时由于体位改变，痰液刺激气道黏膜而引起咳嗽咳痰。痰可能呈现出黄色至绿色的外观，放置一段时间后会出现明显的层次结构，上层表面是泡沫状物质，中间部分则是混杂着黏液的浑浊部分，下层则包含了脓性和已经死亡的细胞组织。

（2）可见不同程度的咯血，这种情况的发生率为 50%~70%。这样的咯血可以是痰液中带有血丝或大量咯血。而大量出血通常是由于小动脉被侵蚀或增生的毛细血管遭到损坏所导致的。其中"干性支气管扩张症"的患者以反复咯血为典型临床表现。

（3）感染情况加重。当感染程度加重时，患者可能会出现痰液增多和发热的症状，也有可能是由于病变侵袭到周围肺部而导致肺炎，同一肺段可能会反复出现肺炎。

2. 治疗原则

（1）有活动性肺结核者应该首先进行抗结核治疗。

（2）当患者出现痰液增多和脓性上升等症状时，需要使用抗生素进行治疗。在开始使用抗生素治疗之前，应留取痰培养样本。在化验结果出来之前，可以根据经验先行用药，待结果出来后，再根据结果指导抗生素的使用。

（3）支气管扩张症患者应定期观察肺部功能的变化，特别是已经出现呼吸困难的患者，可以通过使用支气管舒张剂来改善呼吸功能，从而缓解呼吸受限的问题。

（4）消除气道内的分泌物有两种方式。一是采用物理排痰技术，二是使用化痰药品。其中，物理排痰包括体位引流和机械辅助排痰等方法。另外，也可以选择雾化吸入药物来帮助分泌物更好地排出体外。

（5）对于咯血严重、出血量大且内科治疗失败的患者，可选用介入栓塞或手术进行处理。

（二）入院指导

1. 帮助患者熟悉病区环境，保持病室环境清洁，维持环境温度在18~22℃，湿度在50%~70%。

2. 保持卧床休息，特别是在急性期，有大量出血的患者应该完全卧床休息，减少活动。

3. 向患者介绍支气管扩张症的相关知识，向咯血患者讲解如何判断咯血的性质及出血量，便于病情观察。平复患者焦虑情绪，提高配合程度和治疗效果。

4. 嘱患者不要离开病室，如需帮助按床头呼叫器。

（三）专科检查指导

1. 影像学检查

（1）胸部X线检查：囊状支气管扩张的气道表现为显著的囊腔，腔内可存在气液平面，纵切面可显示"双轨征"，横切面显示"环形阴影"，并可见气道壁增厚。

（2）胸部CT检查：高分辨CT（HRCT）可在横断面上清楚地显示扩张的支气管，由于无创、易重复和易接受的特点，其已成为支气管扩张症的主要诊断方法。

2. 纤维支气管镜检查：可以找出患者的缺血部分或阻塞因素，同时也能通过局部灌洗取得灌洗液进行实验室测试。在做这项体检之前，需要签署知情同意书。一般来说，手术前应禁食4小时、禁水2小时，而全麻则应该禁食8小时和禁水2小时以上；活动性义齿应于术前取出；患者如有高血压，做检查前应口服降压药；检查时携带影像学报告。

3. 痰液检测：为避免口腔细菌对样本的影响，应尽量在开始服用或者换用抗生素之前收集痰样品。需要患者在早晨起床后先用水清洁口腔多次，然后通过咳嗽的方式从肺部的深处咳出第一口痰，放入密封且无菌的容器内。留取样本后立即送检，通常时间不能超过 2 小时。如果病患无痰，可以采用高浓度的盐溶液（浓度为 3%~10%）来进行超声雾化的诱导排痰操作。

4.肺功能测定：可证实由弥漫性支气管扩张或相关阻塞性肺病导致的气流受限。

（四）饮食指导

1.提供富含热量、蛋白质和维生素的食物，防止因为冷食引发咳嗽，并且要少吃多餐。

2.咳嗽之后和进食前用清水或漱口液清洁口腔，以保持口腔卫生并提高食欲。

3.建议患者每日饮水至少 1500mL，保证充足的水分供应，有助于稀释痰液，促进排痰。

4.对于大量咯血的患者，避免进食；小量咯血的患者需摄取适当的、温冷的食物，因过冷或过热的食物都有可能引起或加剧咯血。

（五）活动与睡眠指导

1.轻微咯血患者应该保持静卧休息。大量咯血的患者需完全卧床休养，尽可能避免移动患者。

2.取患侧卧位，可以降低患侧胸部的活动性，能阻止疾病向健康一侧扩散，也有助于提高健康一侧肺部的呼吸功能。

3.病情缓解后，可适当进行肺康复功能训练，恢复肺通气功能。

（六）用药指导

1.使用抗生素过程中，密切监控患者是否出现皮肤瘙痒红肿、胸闷或喘憋等过敏症状，提醒在服药期间不能饮酒。

2.应用沙丁胺醇时，少数患者可出现肌肉震颤、头痛、恶心、失眠等不良反应，大剂量时可致心动过速及血压波动，也可升高血糖，故心血管病、高血压、甲亢、糖尿病患者慎用，应用时密切观察血压、血糖、心率变化。

3.乙酰半胱氨酸是一种能够溶解痰液的药物，其特有的气味对呼吸道具有刺激性，因此哮喘患者和老年人需谨慎使用。

4.雾化结束后，指导患者清洗面部，防止药物刺激皮肤。同时清洗雾化器，保持雾化器干燥清洁，防止细菌滋生引起呼吸道细菌感染。

5.老年人、体质虚弱者及肺功能差的患者，服用止咳药之后，应密切观察呼吸中枢和咳嗽反射是否受到抑制，以提早发现异常情况，避免因呼吸抑制而导致的呼吸衰竭及因不能咯出血块而发生窒息。

6.有些镇咳药会引起眩晕、嗜睡等不良反应，如氯苯那敏，高空作业人员、驾驶员、操纵精密仪器者应慎用。糖浆类止咳药对气道黏膜有安抚作用，服用后不要立即饮水。

（七）专科指导

并发症：大咯血、窒息。

1. 对症护理：专人护理，保持口腔清洁，咯血后为患者漱口，擦净血迹，防止因口咽部异物刺激引起剧烈咳嗽而再次诱发咯血。及时清理患者咯出的血块及污染的衣物、被褥，有助于稳定患者情绪，增加安全感，避免因精神过度紧张而加重病情。对精神极度紧张、咳嗽剧烈的患者，可建议给予小剂量镇静药或镇咳药。

2. 保持呼吸道通畅：痰液黏稠无力咳出者，可经鼻腔吸痰。重症患者在吸痰前后应适当提高吸氧浓度，避免吸痰引起低氧血症。指导并协助患者将气管内痰液和积血轻轻咳出，保持气道通畅。咯血时轻轻拍击健侧背部，指导患者不要屏气，以免诱发喉头痉挛，使血液引流不畅形成血块，导致窒息。

3. 窒息的抢救：对大咯血及意识不清的患者，应在病床旁备好急救设备，一旦患者出现窒息征象，应立即取头低脚高45°俯卧位，面向一侧，轻拍背部，迅速排出在气道和口咽部的血块，或直接刺激咽部，咳出血块。必要时用吸痰管进行负压吸引，给予高浓度吸氧。做好气管插管或气管切开的准备与配合工作，以解除呼吸道阻塞。

（八）心理指导

1. 安排专人护理，及时清理咯血患者咯出的血块及污染的衣物，有助于稳定患者情绪，避免患者精神紧张。

2. 面对患者时要给予心理安慰，保持患者心情舒畅。

（九）出院指导

1. 禁止吸烟。

2. 室内要经常通风换气，注意保暖，随时增添衣服，避风寒，防止感冒。

3. 养成良好的生活习惯，咳嗽或打喷嚏时最好用双层纸巾掩盖，不可随地吐痰。

4. 尽量避免到人多、空气不流通的公共场所，如需到公共场所，一定要佩戴口罩，避免交叉感染。

5. 进食高热量、高蛋白、低脂肪、易消化饮食，多吃富含维生素 A、维生素 C 的蔬菜和水果。忌酒，以及辛辣、咸、油腻食物。

6. 根据身体情况，适当做起落呼吸操，具体方法如下：首先放松身体，自然站立，双脚分开与肩同宽，双肩自然下垂。接着双肩微屈，双手手指自然张开，慢慢抬起，经前方高举到头顶上方，在抬举手臂的同时完成吸气。然后两脚下蹲，此时上身要保持正直，举起的手臂同时从头上方，经胸前落到双腿两侧，最后自然下垂，在下蹲、落臂的同时完成呼气。起落分别算 1 次，连做 10~20 次。需要注意的是锻炼次数过多、过度换气可能会引起头晕，所以应根据个人情况进行锻炼，不要适得其反。

7. 运动保健，进行打太极拳等缓慢运动，每日 2 次，每次 15~20 分钟。根据自身情况可以进行慢跑、球类运动等。

8.遵医嘱按时规律用药，不可自行增减药量，定期复查。

（十）护理健康教育路径

住院时间	入院阶段 （入院第1日）	治疗阶段 （入院第2日）	稳定阶段 （入院第3日）	康复阶段 （入院第4日至 出院前1日）	出院阶段 （出院日）
辅助检查	1.完成血、尿标本采集 2.呼吸道分泌物的培养及药敏试验 3.陪同患者做胸部X线、心电图、超声、肺功能等检查	1.继续完善相关检查 2.根据患者病情选择有创性检查（支气管镜）		1.病情稳定后遵医嘱复查炎症指标、影像学等 2.是否有需要住院治疗的合并症和（或）并发症	
病情观察	1.间隔1~2小时巡视观察1次 2.测量生命体征和体重 3.询问病史 4.入院评估	1.间隔1~2小时巡视观察1次 2.测量生命体征 3.观察用药后反应	1.间隔1~2小时巡视观察1次 2.测量生命体征 3.观察有无并发症 4.观察用药后反应	1.间隔1~2小时巡视观察1次 2.测量生命体征 3.观察用药后反应 4.指导患者进行康复训练	指导患者进行康复训练
治疗处置	1.药物过敏试验 2.祛痰剂 3.依据病情静脉输液 4.雾化药物	1.依据病情静脉输液 2.口服药物 3.雾化药物	1.依据病情静脉输液 2.口服药物 3.雾化药物	1.依据病情静脉输液 2.口服药物 3.雾化药物	
使用药物	抗炎、抗病毒、化痰、止咳药物	抗炎、抗病毒、化痰、止咳药物	抗炎、抗病毒、化痰、止咳药物	抗炎、抗病毒、化痰、止咳药物	
活动体位	1.自由体位 2.年老体弱及卧床患者定时更换体位	1.自由体位 2.年老体弱及卧床患者定时更换体位	1.自由体位 2.年老体弱及卧床患者定时更换体位	1.自由体位 2.年老体弱及卧床患者定时更换体位	
饮食	普食	普食	普食	普食	普食
健康宣教	1.入院介绍：病房环境、设施和设备等 2.入院护理评估单、护理计划 3.观察患者情况 4.用药指导 5.指导患者正确留取痰标本，协助患者完成实验室检查及其他辅助检查 6.进行戒烟、戒酒的建议和教育	1.协助体位引流 2.注意痰液色、质、量变化，协助指导体位引流 3.咯血患者观察咯血量 4.肺康复训练指导	1.观察患者一般情况及病情变化 2.注意痰液色、质、量变化，协助指导体位引流 3.持续观察咯血患者咯血量的变化 4.恢复期生活和心理指导	1.观察患者一般情况及病情变化 2.注意痰液色、质、量变化，协助指导体位引流 3.肺康复训练指导	出院指导：不适随诊等

> **知识精讲：支气管扩张症如何预防？**
>
> **讲解：** 支气管扩张症与感染密切相关，应积极防治百日咳、麻疹、支气管肺炎、肺结核等呼吸道感染，及时治疗上呼吸道慢性病灶（如扁桃体炎、鼻窦炎等）。避免受凉、预防感冒和减少刺激性气体吸入对预防支气管扩张症有重要意义。可考虑应用肺炎球菌疫苗和流感病毒疫苗，对于减轻症状和减少发作有一定帮助。吸烟者应戒烟。康复锻炼对于保持肺功能有一定作用。

二、支气管哮喘

（一）概述

支气管哮喘（bronchial asthma）简称哮喘，是由多种细胞参与的气道慢性炎症性疾病，同时伴有气道高反应性和可逆的气流受限。发病受遗传因素和环境因素影响较大。

1. 临床表现： 气道慢性炎症、气道对多种刺激因素呈现的高反应性、多变的可逆性气流受限和气道重塑。临床表现为反复发作的哮喘、气急、胸闷或咳嗽等症状，多数患者可自行或治疗后缓解。

2. 治疗原则： 消除病因，控制急性发作，促进排痰，控制症状，防止病情恶化，尽可能保持肺功能正常，减轻和治疗不良反应，防止不可逆气道阻塞致死亡。

（二）入院指导

1. 环境： 有明确过敏原者，应尽快脱离过敏环境，提供安静、舒适、温湿度适宜的环境，保持室内清洁，空气流通；根据病情提供舒适体位，如端坐呼吸者提供床桌支持，以减少体力消耗；病室不宜摆放花草，避免使用皮毛、羽绒或蚕丝织物。

2. 皮肤与口腔护理： 哮喘发作时，患者常会大量出汗，应每日以温水擦浴，勤换衣物和床单，保持皮肤的清洁、干燥和舒适。协助并鼓励患者咳嗽后用温水漱口，保持口腔清洁。

（三）专科检查指导

1. 肺功能检查： 是判断气流受限的主要客观指标。近 3 个月患心肌梗死、脑卒中、休克，近 4 周内有严重心功能不全、严重心律失常、不稳定型心绞痛，大咯血，癫痫发作需要药物治疗，未控制的高血压，主动脉瘤，严重甲状腺功能亢进，近期有脑血管意外者，禁止做肺部功能检测。肺功能检查前 24 小时禁止吸烟，检查前 2 小时禁止大量进食，检查前 30 分钟禁止剧烈运动，检查前 10 分钟停止吸氧，脱下活动性假牙。

2. 动脉血气分析： 早期无变化，随病情发展动脉血氧分压减低、二氧化碳分压增高。常规采集桡动脉或股动脉的动脉血，穿刺前观察患者是否吸氧，如果吸氧标注吸氧浓度，如果能脱氧则需要脱氧 30 分钟后再进行血气分析，抽血量大于 1mL，抽血后针尖要立即密封处理，抽出的血要立即送检。

3. 痰液检查： 痰液涂片可见嗜酸性粒细胞增多。需注意三个环节，即所留痰液标本必须从肺部咳出，不能混入唾液、食物、鼻咽分泌物等；痰液必须新鲜，送检标本须在1个小时内处理，冷冻不超过24小时；采集痰液的前一天晚上10点后禁食。

（四）饮食指导

1. 指导患者进食营养丰富的清淡饮食，适当补充水分，多吃水果和蔬菜。

2. 避免进食可诱发哮喘的食物，如牛奶、鱼、虾、蛋等。另外还有些食物，如杏仁、花生等坚果类食物也可能诱发哮喘发作，需注意避免食用。

（五）活动与睡眠指导

1. 运动性哮喘的患者，运动可能会诱发哮喘发作，需要注意。

2. 若支气管哮喘患者平躺时呼吸不适，可采取坐位、半卧位的方式休息，也可将床头抬高，松开衣扣来保证呼吸道畅通。

（六）用药指导

1. 哮喘的治疗是终身的，用药必须在医生的指导下进行，不能随意停药。

2. 哮喘患者应了解自己所用各种药物的名称、用法、用量及注意事项，了解药物的主要不良反应及如何采取相应的措施来避免。

3. 指导患者或家属掌握正确的药物吸入技术，医护人员演示后指导患者反复练习，直至患者完全掌握。

（七）专科指导

1. 自我监测病情

（1）患者要学会识别哮喘发作的先兆和病情加重的征象，掌握哮喘发作时的简单紧急自我处理方法，学会利用峰流速仪来检测最大呼气峰流速（PEFR），做好哮喘日记，为疾病的预防和治疗提供参考资料。

（2）峰流速测定是发现早期哮喘发作最简便易行的方法，在没有出现症状之前，PEFR下降，提示早期哮喘的发生。与患者共同制定长期管理、防止复发的计划，随身携带止喘气雾剂，切忌使用成分不明的药物。

2. 氧疗护理

（1）重症哮喘患者常伴有不同程度的低氧血症，应遵医嘱给予经鼻导管吸氧或面罩吸氧，吸氧流量为1~3L/min，吸入浓度一般不超过40%。为避免气道干燥和寒冷气流的刺激而导致气道痉挛，吸入的氧气应尽量温暖湿润。

（2）在给氧过程中监测动脉血气分析。如果哮喘严重发作，经一般药物治疗无效，或患者出现神志改变，氧分压小于60mmHg，二氧化碳分压大于50mmHg时，应准备进行机械通气。

（八）功能锻炼

指导患者有效的呼吸运动，呼吸运动可以强化横膈肌，在进行呼吸运动前，应先清除患者鼻腔内的分泌物，避免在寒冷干燥的环境下运动。

1. 腹式呼吸： ①平躺，双手平放在身体两侧，膝弯曲，脚平放。②用鼻子连续吸气，但胸部不扩张。③缩紧双唇，慢慢吐气直到吐完。重复以上动作 10 次。

2. 向前弯曲运动： ①坐在椅上，背伸直，头前倾，双手放在膝上。②由鼻吸气，扩张上腹部，胸部保持直立不动，由口将气慢慢吹出。

3. 侧扩张运动： ①坐在椅上，将手掌放在左右两侧的最下肋骨上。②吸气扩张下肋骨，然后用嘴吐气，收缩上腹部和下肋骨。③用手掌下压肋骨，可将肺底部的空气排出。④重复以上动作 10 次。

（九）心理指导

指导患者提高对哮喘的激发因素、发病机制、控制目的和效果的认识，以提高患者在治疗中的依从性。通过教育使患者懂得哮喘虽不能彻底治愈，但只要坚持充分的正规治疗，完全可以有效地控制发作，能正常工作和学习，从而让患者树立战胜疾病的信心。

（十）出院指导

1. 了解家庭及生活环境的过敏原，避免接触过敏原。

2. 与患者共同制定长期管理、防止复发的计划。

3. 保持良好的心境，正确对待疾病，不宜过分轻视或重视，避免过度劳累和情绪波动，消除不良刺激。

4. 要学会自我监测病情，做好哮喘日记，记录每日症状、用药种类及效果，遵医嘱复诊。如果出现胸闷、喘息、呼吸困难等症状及时就诊。

（十一）护理健康教育路径

住院时间	入院阶段 （入院第 1 日）	治疗阶段 （入院第 2 日）	稳定阶段 （入院第 3 日）	康复阶段 （入院第 4 日至 出院前 1 日）	出院阶段 （出院日）
辅助检查	1. 完成血、尿标本采集 2. 痰涂片找细菌、真菌及抗酸杆菌，痰培养＋药敏试验，结核抗体检查 3. 陪同患者做胸部 CT、心电图、超声等检查	1. 继续完善相关检查 2. 根据患者病情选择肺功能、支气管镜等检查		1. 症状缓解，体温正常超过 72 小时 2. 病情稳定后炎症指标正常、影像学检查有改善 3. 是否有需要住院治疗的合并症和（或）并发症	预约门诊复诊

续表

住院时间	入院阶段 （入院第1日）	治疗阶段 （入院第2日）	稳定阶段 （入院第3日）	康复阶段 （入院第4日至 出院前1日）	出院阶段 （出院日）
病情观察	1. 间隔1~2小时巡视观察1次 2. 测量生命体征和体重 3. 询问病史 4. 入院评估 5. 药后反应	1. 间隔1~2小时巡视观察1次 2. 测量生命体征 3. 观察用药后反应	1. 间隔1~2小时巡视观察1次 2. 测量生命体征 3. 观察有无并发症 4. 观察用药后反应、药物疗效及不良反应	1. 间隔1~2小时巡视观察1次 2. 测量生命体征 3. 观察用药后反应、药物疗效及不良反应 4. 指导患者进行康复训练	咳嗽、咳痰、气喘等症状改善24~72小时
治疗处置	1. 药物过敏试验 2. 依据病情静脉输液 3. 雾化药物 4. 低流量吸氧 5. 吸痰（必要时） 6. 无创正压通气（重症）	1. 依据病情静脉输液 2. 口服药物 3. 雾化药物 4. 低流量吸氧 5. 吸痰（必要时） 6. 无创正压通气（重症）	1. 依据病情静脉输液 2. 口服药物 3. 雾化药物 4. 低流量吸氧 5. 吸痰（必要时） 6. 无创正压通气（重症）	1. 依据病情静脉输液 2. 口服药物 3. 雾化药物 4. 低流量吸氧 5. 吸痰（必要时） 6. 无创正压通气（重症）	指导患者进行康复训练
使用药物	抗生素、支气管扩张剂、糖皮质激素、止咳祛痰药	抗生素、支气管扩张剂、糖皮质激素、止咳祛痰药，指导吸入装置的正确使用	抗生素、支气管扩张剂、糖皮质激素、止咳祛痰药	抗生素、支气管扩张剂、糖皮质激素、止咳祛痰药	患者能理解吸入药物的规范使用
活动体位	1. 自由体位 2. 年老体弱及卧床患者定时更换体位	1. 自由体位 2. 年老体弱及卧床患者定时更换体位	1. 自由体位 2. 年老体弱及卧床患者定时更换体位	1. 自由体位 2. 年老体弱及卧床患者定时更换体位	1. 自由体位 2. 年老体弱及卧床患者定时更换体位
饮食	普食	普食	普食	普食	普食
健康宣教	1. 入院介绍：病房环境、设施和设备等 2. 入院护理评估单、护理计划 3. 观察患者情况 4. 指导患者正确留取痰标本，协助患者完成实验室检查及其他辅助检查 5. 高热患者指导物理降温	1. 进行戒烟、戒酒的建议和教育 2. 指导患者适当锻炼 3. 注意保暖 4. 加强营养	1. 观察患者一般情况及病情变化 2. 注意痰液色、质、量变化 3. 恢复期生活和心理指导	1. 观察患者一般情况及病情变化 2. 注意痰液色、质、量变化 3. 肺康复训练指导	出院指导

第四节　慢性肺部疾病患者的健康教育

越来越多的中老年患者，因气候变化及生活方式的不健康，导致慢性肺部疾病加重，病情反复，严重影响患者的生活质量和劳动能力。

一、慢性支气管炎

（一）概述

慢性支气管炎（chronic bronchitis）简称慢支，是指支气管黏膜及其周围组织的慢性非特异性炎症，临床上呈反复发作的咳嗽、咳痰或伴有喘息为主要症状的慢性过程。慢性支气管炎每年至少发病3个月，连续2年或2年以上，并排除其他可以引起类似症状的慢性疾病。本病的病因尚不明确，与空气环境污染、吸烟习惯、各种粉尘、某些有害气体吸入密切相关。

1. 临床表现

（1）本病病程漫长，反复急性发作逐渐加重。主要症状为慢性咳嗽、咳痰，部分患者可有喘息。痰液一般为白色黏液或浆液泡沫样，合并感染时，痰也可转为黏液脓性或黄色脓痰，且咳嗽加重，痰量随之明显增多，偶带血。

（2）晚期患者支气管黏膜腺体萎缩，咳痰量可以减少，且黏稠不易咳出，给患者带来很大痛苦。部分患者有支气管痉挛，可引起喘息，常伴哮鸣音，可因吸入刺激性气体而诱发。

2. 治疗原则： 控制感染、祛痰、止咳，多经验性地选用抗生素口服，病情严重时静脉给药；镇咳、祛痰可用复方甘草合剂或复方氯化铵合剂；平喘可用支气管舒张药，如氨茶碱。

（二）入院指导

1. 慢性支气管炎患者病程漫长，易反复发作，注意给予患者心理护理，减轻患者焦虑情绪，树立战胜疾病的信心。

2. 向患者讲解疾病相关知识，叮嘱患者听从医护人员的安排，积极配合治疗。

3. 年龄大于65岁的患者需要家属24小时陪护，防止跌倒坠床。

4. 痰液黏稠不易咳出者，在心、肝、肾功能正常的情况下，每日饮水量应大于1500mL。

5. 告知患者绝对戒烟，同时告知家属室内禁止吸烟，以减少烟雾吸入，拒绝吸入二手烟。

（三）专科检查指导

1. 正确留取痰标本的方法： 晨起漱口后，深呼吸用力咳嗽，从深部咳出痰液，留取第一口痰，直接吐在痰培养皿内。

2. 肺功能检查： 是判断气流受限的主要客观指标，对诊断治疗有重要意义。

肺功能检查前准备：检查前24小时禁止吸烟；检查前2小时禁止大量进食；检查前30分钟禁止剧烈运动；检查前10分钟停止吸氧；脱下活动性假牙。

（四）饮食指导

1. 多食高蛋白、高维生素、高热量、易消化食物，如肉类、蛋类、蔬菜、水果等。

2. 忌辛辣刺激性食物（如辣椒、大蒜、洋葱、胡椒粉、芥末等）及油腻物（如油炸食物、猪油、牛油、肥肉等）。

3. 嘱患者多饮水，促使气道湿化，稀释黏稠的分泌物，使痰液容易咳出。

（五）活动与睡眠指导

1. 患者根据自身情况选择适当的体育锻炼，如健身操、打太极拳、慢跑等。提高机体抗病能力，同时提高气道的适应力。

2. 全身运动的同时，进行腹式呼吸练习，使痰液容易咳出，促进炎症消散。

3. 注意劳逸结合，以不感到疲劳为宜，保证充足睡眠。

（六）用药指导

1. 用药主要为抗生素、止咳、祛痰药和解痉平喘类药，应在医护人员指导下遵医嘱服用药物。

2. 长期使用吸入剂者，定期随访，防止真菌感染，使用吸入剂后要及时漱口。

3. 止咳糖浆对呼吸道黏膜起安抚作用，服用后不宜立即饮水，以免冲淡药物，多种药物一起服用时，最后服用止咳药。

4. 缓解期服用一些增强机体免疫功能的药物，如脾氨肽口服冻干粉和一些中成药等。

（七）专科指导

1. 慢性支气管炎患者要注意及时排痰，保持呼吸道通畅，以免痰液黏稠堵塞呼吸道引起窒息。

2. 体位引流宜在饭前进行，引流前向患者讲解引流目的及配合方法，根据病变部位不同采取不同的体位。原则上抬高患肺位置，以利于分泌物随重力作用流入大支气管和气管，引流时间可从每次 5~10 分钟逐渐增加至每次 15~30 分钟，每天 1~3 次，一般在饭前 1 小时进行。

3. 发现患者呼吸逐渐加重，胸闷并伴有咳嗽症状时，可能是患者已并发阻塞性肺气肿，须及时通知医生做好相应的工作。

（八）功能锻炼

1. 腹式呼吸练习方法：初练时取坐位，放松肩背，先呼后吸，用口呼气，呼气时轻轻收腹；用鼻吸气，吸气时胸、腹部放松，让腹部自然隆起；要轻松自如，不可屏气；开始时每次练习 3~5 分钟，一日练习多次，熟练后可在站立位或卧位进行，也可在行走中进行，逐渐养成腹式呼吸的习惯。

2. 叩击方法：将五指并拢，掌心稍曲，沿着气管的方向，由下至上、由两侧向中间，轻叩患者的背部，同时鼓励患者咳嗽，每天叩背2~4次。痰液不易咳出的患者，指导家属通过叩击患者背部，间接使附着在支气管壁上的痰液松动脱落。

（九）心理指导

护理人员应积极了解患者的心理状态，密切关注患者的情绪变化，主动地、耐心地与患者及家属进行交流，帮助其减轻精神负担并树立战胜疾病的信心，积极配合治疗。

（十）出院指导

1. 保持室内温湿度适宜，通风良好，避免被动吸烟；避免烟雾、化学物质等有害气体的刺激；寒冷季节外出时适当增加衣物，防止受寒。

2. 行家庭氧疗的患者，护理人员应指导患者及家属掌握正确的吸氧操作方法，详细讲解注意事项。

3. 叮嘱患者戒烟戒酒，相关研究证明，吸烟者慢性支气管炎的患病率至少是不吸烟者的2倍。

4. 患者出现呼吸困难、咳嗽、咳痰加重、发绀、发热、心率快、胸闷不适等情况应及时就医。

（十一）护理健康教育路径

住院时间	入院阶段 （入院第1日）	治疗阶段 （入院第2日）	稳定阶段 （入院第3日）	康复阶段 （入院第4日至 出院前1日）	出院阶段 （出院日）
辅助检查	1. 完成血、尿标本采集 2. 痰涂片找细菌、真菌及抗酸杆菌，痰培养＋药敏试验，结核抗体检查 3. 陪同患者做胸部CT、心电图、超声等检查	1. 继续完善相关检查 2. 根据患者病情选择肺功能、支气管镜等检查		1. 症状缓解，体温正常超过72小时 2. 病情稳定，炎症指标正常，影像学检查有改善 3. 是否有需要住院治疗的合并症和（或）并发症	预约门诊复诊
病情观察	1. 间隔1~2小时巡视观察1次 2. 查看患者生命体征和体重 3. 观察痰液的量、颜色、性质 4. 观察用药后反应	1. 间隔1~2小时巡视观察1次 2. 测量生命体征 3. 观察用药后反应	1. 间隔1~2小时巡视观察1次 2. 测量生命体征 3. 观察有无并发症 4. 观察用药后反应、药物疗效及不良反应	1. 间隔1~2小时巡视观察1次 2. 测量生命体征 3. 观察用药后反应、药物疗效及不良反应 4. 指导患者进行康复训练	咳嗽、咳痰、气喘等症状改善24~72小时

续表

住院时间	入院阶段 （入院第1日）	治疗阶段 （入院第2日）	稳定阶段 （入院第3日）	康复阶段 （入院第4日至 出院前1日）	出院阶段 （出院日）
治疗处置	1.药物过敏试验 2.依据病情静脉输液 3.雾化吸入 4.低流量吸氧 5.吸痰（必要时） 6.无创正压通气（重症）	1.依据病情静脉输液 2.口服药物 3.雾化吸入 4.低流量吸氧 5.吸痰（必要时） 6.无创正压通气（重症）	1.依据病情静脉输液 2.口服药物 3.雾化吸入 4.低流量吸氧 5.吸痰（必要时） 6.无创正压通气（重症）	1.依据病情静脉输液 2.口服药物 3.雾化吸入 4.低流量吸氧 5.吸痰（必要时） 6.无创正压通气（重症）	指导患者进行康复训练
使用药物	使用抗生素、支气管扩张剂、糖皮质激素、止咳祛痰药	1.使用抗生素、支气管扩张剂、糖皮质激素、止咳祛痰药 2.指导吸入装置的正确使用	使用抗生素、支气管扩张剂、糖皮质激素、止咳祛痰药	使用抗生素、支气管扩张剂、糖皮质激素、止咳祛痰药	患者知晓吸入药物的规范使用
活动体位	1.自由体位 2.年老体弱及卧床患者定时更换体位	1.自由体位 2.年老体弱及卧床患者定时更换体位	1.自由体位 2.年老体弱及卧床患者定时更换体位	1.自由体位 2.年老体弱及卧床患者定时更换体位	1.自由体位 2.年老体弱及卧床患者定时更换体位
饮食	高蛋白、高热量、高维生素易消化食物	高蛋白、高热量、高维生素易消化食物	高蛋白、高热量、高维生素易消化食物	高蛋白、高热量、高维生素易消化食物	高蛋白、高热量、高维生素易消化食物
健康宣教	1.入院介绍：病房环境、设施和设备等 2.入院护理评估单、护理计划 3.观察患者情况 4.指导患者正确留取痰标本，协助患者完成实验室检查及其他辅助检查 5.指导高热患者进行物理降温	1.进行戒烟、戒酒的建议和教育 2.指导患者适当锻炼 3.注意保暖 4.加强营养	1.观察患者一般情况及病情变化 2.注意痰液色、质、量变化 3.恢复期生活和心理指导	1.观察患者一般情况及病情变化 2.注意痰液色、质、量变化 3.肺康复训练指导	出院指导

二、慢性阻塞性肺疾病

（一）概述

慢性阻塞性肺疾病（chronic obstructive pulmonary disease，COPD）简称慢阻肺，与慢性支气管炎或肺气肿密切相关，当慢性支气管炎或肺气肿患者肺功能检查出现气流受限〔FEV（用力呼气量）/FVC（用力肺活量）<70%〕时，则可诊断为COPD。本病病因尚不完全清楚，有研究证明与吸烟、职业性粉尘、化学物质接触、长期反复感染密切相关。

1. 临床表现

（1）咳痰：一般为白色泡沫痰或浆液性泡沫痰，偶可带血丝，清晨排痰较多。急性发作期痰量增多，可有脓性痰。

（2）气短或呼吸困难：是 COPD 的标志性症状，最初在较剧烈活动时出现，后逐渐加重，以致在日常活动甚至休息时也感到气短。

（3）喘息：急性加重期支气管分泌物增多，胸闷和气短加剧，部分患者特别是重度患者或急性加重者可出现喘息。

（4）其他：晚期患者有体重下降、食欲减退和营养不良等。

2. 治疗原则： 控制感染、祛痰镇咳、解痉挛、平喘。不能轻易使用激素，不能长期使用抗菌药物。

（二）入院指导

1. 慢阻肺患者多为老年人，65 岁以上的患者需要有人 24 小时陪护，无人陪同不能单独活动，防止跌倒摔伤。

2. 密切观察患者痰液的颜色、质量、性质，卧床不能自理的患者，指导患者家属翻身叩背，痰液黏稠不易咳出者，在心、肝、肾功能正常的情况下，每日饮水量应大于1500mL。

3. 戒烟是减少 COPD 发生并阻碍其发展的最有效、经济的干预措施。应对吸烟者采取多种宣教措施劝导戒烟。

4. 保持口腔清洁，对吞咽功能弱者，应将患者头偏向一侧，备好纸巾、纱布，及时清理痰液等口腔异物，警惕患者窒息。

（三）专科检查指导

1. 肺功能检查是判断气流受限的主要客观指标，对 COPD 的诊断治疗有重要意义。近 3 个月患心肌梗死、脑卒中、休克，近 4 周内严重心功能不全、严重心律失常、不稳定型心绞痛，大咯血，癫痫发作需要药物治疗，未控制的高血压，主动脉瘤，严重甲状腺功能亢进，近期有脑血管意外者，禁止肺功能检测。

2. 肺功能检查前 24 小时禁止吸烟，检查前 2 小时禁止大量进食，检查前 30 分钟禁止剧烈运动，检查前 10 分钟停止吸氧，脱下活动性假牙。

3. 动脉血气分析。早期无变化，随病情发展动脉血氧分压减低，二氧化碳分压增高。常规采集桡动脉或股动脉的动脉血；穿刺前观察患者是否吸氧，如果吸氧标注吸氧浓度，如果能脱氧则需要脱氧 30 分钟后再进行血气分析；抽血量大于 1mL；抽血后针尖要立即密封处理；抽出的血要立即送检。

（四）饮食指导

合理膳食：进食高热量、高蛋白、高维生素，清淡易消化饮食。应适时补充必要的蛋白质，如鸡蛋、瘦肉、牛奶、鱼类、豆制品等。经常进食新鲜蔬菜瓜果，以确保对维生素 C、维生素 A 的补充。

（五）活动与睡眠指导

选择空气清新、安静的环境，每天有计划地进行运动锻炼，如散步、慢跑、气功、太极拳等体育锻炼等，运动以不感到疲劳为宜。

（六）用药指导

1. 合理使用抗生素： 抗生素治疗在 COPD 患者的治疗中是至关重要的，当患者咳嗽伴大量脓性痰液时，应根据患者的病原菌类型及药物敏感情况，合理选用抗生素。

2. 应用支气管扩张剂： 是治疗 COPD 的主要药物，共分 3 类，包括肾上腺素能受体激动剂、胆碱能神经抑制剂和茶碱类。其中胆碱能神经抑制剂为缓解期治疗的首选药物。按医嘱指导患者掌握气雾剂的正确吸入方法、时间、剂量，不能随意提高剂量。

3. 止咳祛痰药： 指导患者当出现咳嗽、咳痰时，谨慎使用镇咳药，应用盐酸氨溴索等祛痰药效果较好，痰液去除后咳嗽即随之减轻。

（七）专科指导

痰液拥堵是加重患者感染和呼吸困难的危险因素。因此，指导患者进行有效排痰，增加饮水量，以及指导患者进行正确的雾化吸入是十分必要的。

雾化吸入注意事项：

1. 雾化吸入方式为深呼吸，促使药物达到支气管。先清除口腔内的分泌物及食物残渣，再吸入药物。为防止药物积聚在咽喉部，雾化吸入后应漱口。通过面罩雾化吸入的患者吸入后需洗脸，从而避免药物刺激眼睛。雾化吸入前不可涂油性面膏。

2. 雾化吸入应选择在饭前进行，避免药物作用引起恶心、呕吐反应。雾化吸入时，患者取舒适体位，病情允许时取坐位、半坐位及侧卧位。雾化吸入后及时进行翻身、拍背，促进痰液排出。雾化液需要现用现配，液体的温度要接近人体体温，避免冷刺激诱发哮喘及咳嗽。

3. 雾化吸入一般为 15~20 分钟。护理人员应加强巡视，若发生咳嗽、气喘等气道高反应情况，应及时停止雾化吸入。

（八）功能锻炼

呼吸锻炼法如下。

1. 缩唇呼气法： 呼气时腹部内陷，胸部前倾，将口缩小呈吹口哨样，尽量将气吹出，吸气和呼气时间比为 1∶2 或 1∶3，尽量深吸慢呼，每分钟 7~8 次，每次锻炼 10~20 分钟，每天锻炼 2 次。

2. 腹式呼吸法： 体位取立位、坐位或平卧位，初学时取半卧位，这样容易掌握半卧时两膝半屈方法，两手分别放于前胸部和上腹部。用鼻缓慢吸气时，膈肌最大程度下降、腹肌松弛、腹部凸出、手感到腹部向上抬起，呼气时经口呼出，腹肌收缩，膈肌松弛，膈肌随腹腔内压增加而上抬，推动肺部气体呼出，手感到腹部下降。

（九）心理指导

1.护士应利用专业知识、语言能力及饱满的热情与患者沟通，彼此建立信任关系，疏解患者的不安情绪，给患者强有力的心理支持。

2.护士应熟知患者的情况，利用自己的专业知识对患者进行个案护理，结合患者情况，分析疾病特点，制定切实可行的护理计划，对患者的日常生活做出具体指导，如生活指导、饮食指导、用药指导等，使患者参与到疾病的康复计划中来，树立战胜疾病的信心。

（十）出院指导

1.指导患者和家属掌握自我护理的方法，提高自我防护能力，树立长期治疗的信心。

2.患者每日按时按量服药，不可自行停药，注意药物不良反应，定期复查。

3.呼吸困难者应给予家庭氧疗，重症患者家中需要常备高流量氧疗仪、制氧机等。

4.天气变化时及时增减衣物避免感冒，以免引起呼吸道感染。

5.出院后如症状加重，痰量及性质改变，应及时就诊。

（十一）护理健康教育路径

住院时间	入院阶段 （入院第1日）	治疗阶段 （入院第2日）	稳定阶段 （入院第3日）	康复阶段 （入院第4日至 出院前1日）	出院阶段 （出院日）
辅助检查	1.完成血、尿标本采集 2.痰涂片找细菌、真菌及抗酸杆菌，痰培养+药敏试验，结核抗体检查 3.陪同患者做胸部CT、心电图、超声等检查	1.继续完善相关检查 2.根据患者病情选择肺功能检查、支气管镜等		1.症状缓解，体温正常超过72小时 2.病情稳定，炎症指标正常，影像学检查有改善 3.是否有需要住院治疗的合并症和（或）并发症	预约门诊复诊
病情观察	1.观察痰液量、颜色、性质 2.每1~2小时巡视观察1次 3.测量患者生命体征和体重 4.观察用药后反应	1.观察痰液量、颜色、性质 2.每1~2小时巡视观察1次 3.测量患者生命体征 4.观察用药后反应	1.观察痰液量、颜色、性质 2.每1~2小时巡视观察1次 3.监测生命体征变化 4.观察有无并发症 5.观察用药后反应、药物疗效及不良反应	1.观察痰液量、颜色、性质 2.间隔1~2小时巡视观察1次 3.测量生命体征 4.观察用药后反应、药物疗效及不良反应 5.指导患者进行康复训练	咳嗽、咳痰、气喘等症状改善24~72小时

续表

住院时间	入院阶段 （入院第1日）	治疗阶段 （入院第2日）	稳定阶段 （入院第3日）	康复阶段 （入院第4日至 出院前1日）	出院阶段 （出院日）
治疗处置	1. 药物过敏试验 2. 依据病情静脉输液 3. 雾化药物 4. 低流量吸氧 5. 吸痰（必要时） 6. 无创正压通气（重症）	1. 依据病情静脉输液 2. 口服药物 3. 雾化药物 4. 低流量吸氧 5. 吸痰（必要时） 6. 无创正压通气（重症）	1. 依据病情静脉输液 2. 口服药物 3. 雾化药物 4. 低流量吸氧 5. 吸痰（必要时） 6. 无创正压通气（重症）	1. 依据病情静脉输液 2. 口服药物 3. 雾化药物 4. 低流量吸氧 5. 吸痰（必要时） 6. 无创正压通气（重症）	指导患者进行康复训练
使用药物	抗生素、支气管扩张剂、糖皮质激素、止咳祛痰药	1. 抗生素、支气管扩张剂、糖皮质激素、止咳祛痰药 2. 指导吸入装置的正确使用	抗生素、支气管扩张剂、糖皮质激素、止咳祛痰药	抗生素、支气管扩张剂、糖皮质激素、止咳祛痰药	让患者能理解吸入药物的规范使用
活动体位	1. 自由体位 2. 年老体弱及卧床患者定时更换体位	1. 自由体位 2. 年老体弱及卧床患者定时更换体位	1. 自由体位 2. 年老体弱及卧床患者定时更换体位	1. 自由体位 2. 年老体弱及卧床患者定时更换体位	1. 自由体位 2. 年老体弱及卧床患者定时更换体位
饮食	高蛋白、高热量、高维生素易消化食物	高蛋白、高热量、高维生素易消化食物	高蛋白、高热量、高维生素易消化食物	高蛋白、高热量、高维生素易消化食物	高蛋白、高热量、高维生素易消化食物
健康宣教	1. 入院介绍：病房环境、设施和设备等 2. 入院护理评估单、护理计划 3. 观察患者情况 4. 指导患者正确留取痰标本，协助患者完成实验室检查及其他辅助检查 5. 指导高热患者进行物理降温	1. 进行戒烟、戒酒的建议和教育 2. 指导患者适当锻炼 3. 注意保暖 4. 加强营养	1. 观察患者一般情况及病情变化 2. 注意痰液色、质、量变化 3. 恢复期生活和心理指导	1. 观察患者一般情况及病情变化 2. 注意痰液色、质、量变化 3. 肺康复训练指导	出院指导

知识链接：家庭氧疗的指导。

　　讲解： 坚持长期家庭氧疗，可以明显提高生活质量和劳动能力，延长患者生命。每天吸氧10~15小时，氧流量2升/分，氧浓度小于29%。注意供氧装置周围应严禁烟火，防止氧气燃烧爆炸。导管可以每天更换，防止堵塞，氧气装置定期更换，清洁消毒，有条件者最好购置制氧机。

三、慢性肺源性心脏病

（一）概述

慢性肺源性心脏病（chronic pulmonary heart disease）简称慢性肺心病，是指由肺组织、胸廓或肺动脉系统病变引起的肺动脉高压，伴或不伴有右心衰竭的一类疾病。病因以慢性阻塞性肺疾病最为多见，占 80%~90%。

1. 临床表现：临床上除原有肺、胸疾病的各种症状和体征外，主要是逐步出现肺、心功能衰竭及其他脏器损害的征象。

（1）肺、心功能代偿期时，出现咳嗽、咳痰、气促、活动后心悸、呼吸困难、乏力和劳动耐力下降。急性感染时，上述症状加重，可有不同程度的发绀和肺气肿体征。

（2）肺心功能失代偿期时，出现呼吸衰竭、右心衰竭，少数患者可出现肺水肿及全心衰竭。

2. 治疗原则

（1）急性加重期：积极控制感染，保持呼吸道通畅，改善呼吸功能，纠正缺氧和二氧化碳潴留，控制呼吸衰竭和心力衰竭，积极处理并发症。

（2）缓解期：原则上采用中西医结合的综合治疗措施，使心、肺功能得到部分或全部恢复。

（二）入院指导

1. 慢性肺源性心脏病患者需注意用氧流量及浓度的调节，进行血氧饱和度和血气检测，告知患者和家属不要随意调节设备。

2. 取有利于呼吸、促进下肢静脉回流的体位，如半卧位或坐位，以减少机体耗氧量。

3. 向患者讲解疾病相关知识，积极配合治疗。

4. 年龄大于 65 岁的患者需要家属 24 小时陪护，防止跌倒坠床。

5. 嘱患者绝对戒烟，同时告知家属室内禁止吸烟，以减少烟雾吸入，拒绝二手烟。

（三）专科检查指导

1. 血液检查：红细胞和血红蛋白升高，全血黏度和血浆黏度增加；急性感染时白细胞计数增加，中性粒细胞增加，出现核左移；部分患者可有肝肾功能改变及电解质失常。

2. 血气分析：慢性肺源性心脏病代偿期可出现低氧血症合并高碳酸血症。

3. 痰液检查：可指导抗生素的选用。

（四）饮食指导

1. 给予低盐、易消化的食物，注意补充高蛋白、高维生素、高纤维的饮食，避免产气食物，少食多餐。

2. 患者出现水肿、腹水和尿少时，应限制钠、水摄入，钠摄入量小于 3g/d，水分摄入量小于 1500mL/d。

（五）活动与睡眠指导

1. 心功能失代偿期应绝对卧床休息，给予生活护理。

2. 心肺功能代偿期，以量力而行、循序渐进为原则，鼓励患者进行适宜运动，以不引起疲劳、加重症状为度，对卧床的患者，应协助定时翻身，更换姿势并保持舒适体位。

（六）用药指导

1. 根据医嘱准确用药，密切观察药物疗效和不良反应，如出现低血钾、低氯性碱中毒、血压下降、心悸、呕吐、黄视绿视、心律失常、神经精神症状加重等，立即通知医生。

2. 对二氧化碳潴留、呼吸道分泌物多的重症患者，慎用镇静剂、麻醉剂、催眠药物。

（七）专科指导

1. 肺心病急性发作时，观察呼吸困难、发绀、心悸、胸闷或下肢水肿，监测和记录患者的体温、脉搏、呼吸、血压、尿量。

2. 如果缺氧和二氧化碳潴留急骤变化，可引起失眠、精神错乱、狂躁或表情淡漠、神志恍惚、嗜睡、昏迷等肺性脑病的表现，应及时报告医师并协助抢救。

（八）功能锻炼

依据患者的耐受能力，指导患者在床上进行缓慢的肌肉松弛活动，如上肢交替前伸、握拳，下肢交替抬高床面，鼓励患者进行呼吸功能锻炼，提高活动耐力。

（九）心理指导

1. 向患者介绍治疗成功的例子，同时促使家属给予患者各方面的关心与照顾。消除患者悲观、抑郁等心理反应，帮助患者树立战胜疾病的信心。

2. 向患者讲解治疗方案，消除患者的疑虑，取得患者的配合，加强病房巡视，必要时给予陪伴，增强患者的安全感。

（十）出院指导

1. 慢性肺源性心脏病的患者需要营养，多摄入高蛋白、低脂肪、易消化的食物。水肿患者建议低盐低脂饮食。

2. 加强呼吸功能锻炼，进行慢节奏的有氧运动，如散步、打太极拳等。

3. 出院后根据医嘱服药，防治上呼吸道感染。

4. 病情监测指导，指导患者及家属观察病情变化的征象，如出现体温升高、呼吸困难加重、咳嗽剧烈等情况，随时就诊。

（十一）护理健康教育路径

住院时间	入院阶段（入院第1日）	治疗阶段（入院第2日）	稳定（入院第3日）	康复阶段（入院第4日至出院前1日）	出院阶段（出院日）
辅助检查	1. 完成血、尿标本采集 2. 痰涂片找细菌、真菌及抗酸杆菌，痰培养＋药敏试验，结核抗体检查 3. 陪同患者做胸部CT、心电图、超声等检查	1. 继续完善相关检查 2. 根据患者病情选择肺功能、支气管镜等检查		1. 症状缓解，体温正常超过72小时 2. 病情稳定、炎症指标正常、影像学检查有改善 3. 是否有需要住院治疗的合并症和（或）并发症	预约门诊复诊
病情观察	1. 间隔1～2小时巡视观察1次 2. 测量生命体征和体重 3. 询问病史 4. 入院评估 5. 观察用药后反应	1. 间隔1～2小时巡视观察1次 2. 测量生命体征 3. 观察用药后反应	1. 间隔1～2小时巡视观察1次 2. 监测生命体征 3. 观察有无并发症 4. 观察用药后反应、药物疗效及不良反应	1. 间隔1～2小时巡视观察1次 2. 测量生命体征 3. 观察用药后反应、药物疗效及不良反应 4. 指导患者进行康复训练	咳嗽、咳痰、气喘等症状改善24～72小时
治疗处置	1. 药物过敏试验 2. 依据病情静脉输液 3. 雾化药物 4. 低流量吸氧 5. 吸痰（必要时） 6. 无创正压通气（重症）	1. 依据病情静脉输液 2. 口服药物 3. 雾化药物 4. 低流量吸氧 5. 吸痰（必要时） 6. 无创正压通气（重症）	1. 依据病情静脉输液 2. 口服药物 3. 雾化药物 4. 低流量吸氧 5. 吸痰（必要时） 6. 无创正压通气（重症）	1. 依据病情静脉输液 2. 口服药物 3. 雾化药物 4. 低流量吸氧 5. 吸痰（必要时） 6. 无创正压通气（重症）	指导患者进行康复训练
使用药物	使用抗生素、支气管扩张剂、糖皮质激素、止咳祛痰药	1. 使用抗生素、支气管扩张剂、糖皮质激素、止咳祛痰药 2. 指导吸入装置的正确使用	使用抗生素、支气管扩张剂、糖皮质激素、止咳祛痰药	使用抗生素、支气管扩张剂、糖皮质激素、止咳祛痰药	患者能理解吸入药物的规范使用
活动体位	1. 自由体位 2. 年老体弱及卧床患者定时更换体位	1. 自由体位 2. 年老体弱及卧床患者定时更换体位	1. 自由体位 2. 年老体弱及卧床患者定时更换体位	1. 自由体位 2. 年老体弱及卧床患者定时更换体位	1. 自由体位 2. 年老体弱及卧床患者定时更换体位
饮食	普食	普食	普食	普食	普食

续表

住院时间	入院阶段 （入院第1日）	治疗阶段 （入院第2日）	稳定 （入院第3日）	康复阶段（入院 第4日至出院前1 日）	出院阶段 （出院日）
健康宣教	1.入院介绍：病房环境、设施和设备等 2.入院护理评估单、护理计划 3.观察患者情况 4.指导患者正确留取痰标本，协助患者完成实验室检查及其他辅助检查 5.指导高热患者进行物理降温	1.进行戒烟、戒酒的建议和教育 2.指导患者适当锻炼 3.注意保暖 4.加强营养	1.观察患者一般情况及病情变化 2.注意痰液色、质、量变化 3.恢复期生活和心理指导	1.观察患者一般情况及病情变化 2.注意痰液色、质、量变化 3.肺康复训练指导	出院指导

第五节　肺血栓栓塞症患者的健康教育

一、概述

肺血栓栓塞症（pulmonary thromboembolism，PTE）是肺栓塞的最常见类型。肺栓塞（pulmonary embolism，PE）是以各种栓子阻塞肺动脉系统为其发病原因的一组疾病或临床综合征的总称。

1.临床表现：肺血栓栓塞的症状多种多样，但缺乏特异性，易发生漏诊、误诊。本病严重程度存在差异，可能为无症状、隐匿的，或血流动力学不稳定，甚至猝死。常见症状有呼吸困难、胸痛、晕厥、烦躁不安等。

2.治疗原则

（1）一般治疗：严密监测病情变化，积极进行呼吸循环支持，血流动力学稳定加抗凝充分情况下，可早期下床活动。

（2）抗凝治疗：初始3个月行抗凝治疗，即急性期抗凝治疗可获得最佳的出血与复发平衡。

（3）溶栓治疗：包括重组组织型纤溶酶原激活剂（rt-PA）、尿激酶、链激酶。

（4）介入治疗：急性高危或伴临床恶化的中危、存在高出血风险或溶栓禁忌、经溶栓或积极的内科治疗无效者，可行经皮导管介入治疗。

（5）手术治疗：急性高危，存在溶栓禁忌、溶栓治疗或介入治疗失败、其他内科治疗无效者，可行肺动脉血栓切除术。

二、入院指导

1.戒烟，减少脂类、糖类食品的摄入；多吃含植物纤维丰富的食品，保持大便通畅，多饮水以降低血液黏稠度，增快血流速度；进食易消化、富含维生素的食物，少食生、硬，以及含鸡骨、鱼刺等的食物，以防损伤消化道黏膜，引起消化道出血。

2. 肺栓塞活动期绝对卧床休息，一般卧床时间在充分抗凝血的前提下为 2~3 周。

3. 询问患者有无出血倾向，如消化道溃疡、高血压等。

4. 向患者及家属讲解肺栓塞的相关知识，减少患者及家属的焦虑情绪。

三、专科检查指导

1. 动脉血气分析：急性 PTE 常表现为低氧血症、低碳酸血症及肺泡动脉血氧分压差增大。

2. D-二聚体检测：对肺栓塞的诊断有较大意义。

3. 超声检查：超声心动图在提示 PTE 诊断和排除其他心血管疾患方面有重要价值；下肢深静脉超声检查，若阳性对 PTE 有重要提示意义。

4. 影像检查：肺动脉 CT 检测会显示肺动脉内栓子形态、范围，判断栓子新鲜程度，是目前最常用的 PTE 确诊手段；胸部 X 线诊断缺乏特异性，但对鉴别其他胸部疾病有重要帮助；磁共振成像（MRI）有识别新旧血栓的能力，可为溶栓提供依据，且适用于对碘造影剂过敏者。

四、饮食指导

1. 宜进食蛋白质、维生素、纤维素含量高的食物，少食用油腻、高胆固醇的食物，禁食辛辣食物，保持平衡膳食和良好的饮食习惯。避免进食含糖量高的食物，以免引起痰液黏稠。

2. 出现心功能不全时，应遵医嘱严格限制水钠摄入，每天钠盐摄入量小于 3g、水分摄入量小于 1500mL、蛋白质摄入量 1.0~1.5g/kg，少食多餐，减少用餐时的疲劳，进餐前后漱口，保持口腔清洁，促进食欲。必要时遵医嘱静脉补充营养。

3. 高脂饮食和富含维生素 K 的食物（如卷心菜、菜花、莴苣、绿萝卜、洋葱、鱼肉等）可以干扰抗凝血药物（如华法林）的药效，在口服抗凝药物期间应减少食用富含维生素 K 的食物。

4. 保证每日饮水量，多饮水可降低血液黏稠度，增加血流速度。

5. 多食水果，多饮水，保持排粪通畅，防止便秘、腹胀而加重呼吸困难；排便时切勿用力，如有便秘，可以服用通便药物或使用缓泻剂。

五、活动与睡眠指导

急性期绝对卧床休息，保持充足的睡眠，有利于康复。

六、用药指导

按时服药，特别是抗凝剂一定要保证按医嘱服用，如遗漏一次剂量立即补服，不要一次双倍给药，及时告诉医生遗漏服药的次数。

1. 抗凝药物

（1）肝素：对本药过敏者仅在出现危及生命的紧急状态下方可用药；用药期间，监测血小板计数、活化部分凝血活酶时间；有过敏性疾病、月经量过多、妊娠后期和产后者慎用。

（2）华法林：过量易致各种出血；偶见不良反应有恶心、呕吐、腹泻、瘙痒性皮疹，过敏反应及皮肤坏死；需严格掌握适应证，在无凝血酶原测定的条件时，不可滥用本药；治疗期间还应严密观察口腔黏膜、鼻腔、皮下出血及大便隐血、血尿等；华法林与多种药物存在相互作用，如同时服用其他药物应告知医生。

2. 溶栓药物尿激酶（UK）、链激酶（SK）

（1）尿激酶：可引起出血，主要在皮肤、黏膜和血管穿刺部位，也有消化道出血、咯血、尿血、腹膜后出血、脑出血等，甚至导致死亡。严重者需输血，用药期间密切观察生命体征和出血倾向等。

（2）链激酶：可引起出血，如穿刺部位出血、皮肤瘀斑，胃肠道、泌尿道或呼吸道出血；发热、寒战、恶心呕吐、肩背痛、过敏性皮疹；偶见缓慢性心律失常；原则上手术或外伤 3 日内不应使用本药，用药同时进行溶栓监测。

七、专科指导

1. 急性期绝对卧床休息，保持大便通畅，不能做双下肢动作及双下肢按摩，如有上呼吸道感染要积极治疗，以免咳嗽时腹压增大，造成栓子脱落，卧床期间所有检查均要平车接送。

2. 有低氧血症的患者，可经鼻导管或面罩给氧。避免气管切开，以免在抗凝过程中发生局部难以控制的大出血。

3. 下肢深静脉血栓形成患者应抬高患肢，保持患肢高于心脏水平面 20~30cm，以利于静脉血液回流，减轻患肢肿胀。

4. 指导患者使用软牙刷，不用牙线，预防牙龈出血，尽量不使用剃须刀。

5. 平时生活中注意下肢活动，有下肢静脉曲张者可穿弹力袜等，避免下肢静脉血液滞留、血栓复发。同时严禁挤压、按摩患肢，防止血栓脱落，造成再次肺栓塞。

6. 积极治疗诱发疾病，如慢性心脏疾病（风湿性心脏病、心肌病、冠状动脉粥样硬化性心脏病、肺源性心脏病）、下肢静脉病变（炎症、静脉曲张）、骨折等。

7. 肺栓塞多发病较急，病情危重，伴有严重胸痛，呼吸困难及对环境陌生时，患者容易产生焦虑、恐惧情绪，应主动关心患者，加强沟通，增强战胜疾病的信心，主动配合治疗，促进身体恢复健康。

八、功能锻炼

1. 急性期： 除绝对卧床外，避免下肢过度屈曲，卧床时间为 2~3 周。

2. 恢复期： 仍需卧床，下肢须进行适当的活动或被动关节活动。

九、心理指导

指导患者放松心情，保持良好的心态，了解疾病，增加其战胜疾病的信心。

十、出院指导

1. 药物管理。患者出院后继续服用华法林 3 个月，服用华法林抗凝治疗的患者避免食用富含维生素 K 的食物，如动物肝脏、各种烹调油、菠菜、韭菜、甘蓝、莴苣、洋葱、豆奶等；定期复查，若有不适随时复诊。

2. 增强体质，适量活动，如无禁忌鼓励患者尽早穿弹力袜下地行走，避免再发静脉血栓栓塞症（VTE）。

3. 保证良好的作息和睡眠，心情愉悦，情绪稳定，避免劳累和情绪激动。告知患者若突然发生胸闷、咳嗽、发作性晕厥、低血压、下肢不对称性水肿等情况应及时就诊。

4. 嘱患者观察出血现象，根据病情每 2 周门诊复查一次凝血酶原时间。

5. 平时生活中注意下肢活动，防止增加静脉血流淤滞的行为，如长时间保持坐位，特别是坐时跷二郎腿；有下肢静脉曲张者可穿弹力袜等，避免下肢深静脉血液滞留，血栓复发；患者不宜长时间保持一个体位，防止下蹲过久。

6. 嘱高龄、肥胖、长期卧床、制动、手术、妊娠、分娩的患者注意主动或被动运动，防止血液的淤积而致血栓的形成。

7. 病情有变化时及时就医。

十一、护理健康教育路径

住院时间	入院阶段（入院第 1 日）	治疗阶段（入院第 2 日）	稳定阶段（入院第 3 日）	康复阶段（入院第 4 日至出院前 1 日）	出院阶段（出院日）
辅助检查	1. 完成血、尿标本采集 2. 陪同患者做胸部 X 线、心电图、超声心动图、双下肢静脉超声等相关检查	1. 继续完善相关检查 2. 明确诊断，决定诊治方案 3. 必要时采用心电、血压、血氧监测	必要时采用心电、血压、血氧监测	指导患者学会自我监测	按医嘱定期检查凝血
病情观察	1. 间隔 1~2 小时巡视观察 1 次 2. 测量生命体征和体重 3. 询问病史 4. 入院评估	1. 间隔 1~2 小时巡视观察 1 次 2. 测量生命体征 3. 观察患者有无出血倾向 4. 观察下肢深静脉血栓形成的征象 5. 观察用药后反应	1. 间隔 1~2 小时巡视观察 1 次 2. 测量生命体征 3. 观察患者有无出血倾向 4. 观察下肢深静脉血栓形成的征象 5. 观察有无并发症 6. 观察用药后反应	1. 间隔 1~2 小时巡视观察 1 次 2. 测量生命体征 3. 观察患者有无出血倾向 4. 观察下肢深静脉血栓形成的征象 5. 观察用药后反应 6. 指导患者进行康复训练	1. 指导患者进行康复训练 2. 观察下肢深静脉血栓形成的征象 3. 指导患者自我观察出血情况，学会看凝血指标

续表

住院时间	入院阶段（入院第1日）	治疗阶段（入院第2日）	稳定阶段（入院第3日）	康复阶段（入院第4日至出院前1日）	出院阶段（出院日）
治疗处置	1.依据病情静脉输液 2.雾化药物	1.依据病情静脉输液 2.口服药物 3.雾化药物	1.依据病情静脉输液 2.口服药物 3.雾化药物	1.依据病情静脉输液 2.口服药物 3.雾化药物	
使用药物	使用抗凝药物	1.使用抗凝药物 2.合并感染的患者使用抗炎、化痰、止咳药物	1.使用抗凝药物 2.合并感染的患者使用抗炎、化痰、止咳药物	1.使用抗凝药物 2.合并感染的患者使用抗炎、化痰、止咳药物	定期随诊，按时服药，特别是抗凝药物需按医嘱服用
活动体位	急性期，绝对卧床	1.急性期，除绝对卧床 2.避免下肢过度屈曲 3.在充分抗凝的前提下卧床时间为2~3周	1.在充分抗凝的前提下卧床时间为2~3周 2.需预防下肢血栓形成，仍需卧床 3.下肢须进行适当的活动或被动关节活动	1.需预防下肢血栓形成，仍需卧床 2.下肢须进行适当的活动或被动关节活动	1.自由体位 2.卧床者应鼓励其进行床上肢体活动 3.病情允许时需协助其早期下床活动
饮食	普食 根据要求次日禁食水	普食	普食	普食	普食
健康宣教	1.入院介绍：病房环境、设施和设备等 2.入院护理评估单、护理计划 3.观察患者情况 4.用药指导 5.指导患者正确留取标本，协助患者完成实验室检查及其他辅助检查	1.协助体位引流 2.进行戒烟、戒酒的建议和教育 3.嘱患者保持大便通畅，避免用力，以防下肢血管内压力突然升高，使血栓再次脱落形成新的危及生命的栓塞 4.告知患者绝对卧床的意义	1.观察患者一般情况及病情变化 2.告知患者血栓发生的诱因及预防 3.告知患者血栓脱落的不良后果 4.合并感染的患者，指导其有效咳嗽，避免用力引起血栓脱落 5.告知患者绝对卧床的意义	1.观察患者一般情况及病情变化 2.穿抗栓袜，不在腿下放置垫子或枕头，以免加重下肢循环障碍 3.告知患者抗凝药物相关的知识 4.对患者进行恢复期生活和心理指导	出院指导：避免长时间保持坐位，特别是坐时跷二郎腿；穿束膝长筒袜、防止长时间站立不活动等

第六节 肺脓肿患者的健康教育

一、概述

肺脓肿（lung abscess）是由一种或多种病原微生物引起的肺组织化脓性感染。肺脓肿发病率相对较低，多发生于壮年，男性多于女性。肺脓肿早期为化脓性炎症，继而坏死形成脓肿。肺脓肿发生的因素为细菌感染、支气管堵塞，加之全身抵抗力降低。

1.临床表现

（1）早期：高热、畏寒、咳嗽、少痰。

（2）进展期：咳嗽加剧，痰量增多，有臭味，部分患者出现痰中带血。

（3）慢性期：除上述症状，还可能出现咯血、消瘦、乏力、低热等。

2. 治疗原则

（1）一般治疗。加强营养；呼吸治疗：有缺氧表现时可以吸氧；体位引流：病情轻者轻拍叩背，病情重痰液黏稠者雾化吸入，湿化气道。

（2）药物治疗，常用抗生素治疗，如青霉素、克林霉素等。

（3）手术治疗，肺段或肺叶切除术。

（4）纤维支气管镜引流后注入药物。

二、入院指导

1. 向患者讲解入院须知，帮助患者熟悉病区环境，保持环境清洁，温度 18~20℃，湿度 50%~60%，每日开窗通风 2 次，每次 30 分钟。

2. 指导患者严格根据医嘱用药，不得擅自停药和改药，密切监测患者体温变化。

3. 向患者介绍肺脓肿相关知识，肺脓肿患者通过咳嗽排出大量脓痰，患者咯血痰时，应将患者的头偏向一侧，最好取患侧卧位，并保持情绪稳定，勿紧张。

4. 指导患者在保证充分休息的情况下进行合理的体育锻炼，可参加体育活动，如打球、慢走、练太极拳等，增加机体抵抗力，并可调节心情。

5. 注意呼吸道隔离，减少探视人员，预防交叉感染。

6. 心理指导，肺脓肿患者咳大量脓痰和血痰，引起臭味和腥味，且抗生素治疗需时较久，有时病情反复，患者往往很自卑，情绪很低落，医护人员应督促患者保持个人卫生，保持良好形象，使患者树立起信心。

三、专科检查指导

1. 病原菌检查：通过痰涂片和痰培养、血培养、胸脓液培养及药物敏感试验，可以确定病原菌，并有助于临床抗生素的选择。采集标本时避免其他杂质混入，保证标本质量。

2. 影像学检查：胸部 X 线检查是肺脓肿的主要诊断方法，由于脓肿有向不同肺叶蔓延的特点，可波及多肺叶甚至全肺。

3. 肺部 CT 检查：可以更好地了解病变范围、部位、空腔情况。

4. 纤维支气管镜检查：有助于明确病因和病原学诊断，取痰液标本分别行需氧和厌氧菌培养，以提高疗效与缩短病程。检查前签署知情同意书，局麻一般术前禁食 4 小时、禁水 2 小时即可，全麻术前应禁食 8 小时、禁水 2 小时以上。患者如有高血压，做检查前应口服降压药控制血压。

四、饮食指导

1. 患者需增加营养，宜食清淡、高热量、高维生素、高蛋白、易消化食物。多食新鲜蔬菜、豆类、水果、蛋类、瘦肉等。应忌食龙眼果、柑、蛇肉、白果等。注意戒烟、戒酒，不要吃辛辣、刺激、油腻的食物。

2. 及时补充营养及水分，发热时机体分解代谢增加，糖、脂肪、蛋白质大量消耗，鼓励患者多饮水，失水明显或暂不能进食者根据医嘱静脉补液，补液不宜过快，尤其老年人和心脏疾病的患者，以防肺水肿。

五、活动与睡眠指导

指导患者卧床休息，保证充足的睡眠，禁止剧烈活动，待症状完全好转后，可适当进行室内外活动。

六、用药指导

根据医嘱使用抗生素、祛痰药等药物，注意观察疗效及不良反应，如有不适及时通知医生对症处置。

1. 抗生素： 抗生素属于处方药，必须严格按照医生嘱咐使用，患者不能擅自用药；大多数抗生素建议在餐后 1 小时左右服用；克林霉素口服给药时应空腹服用，以利于吸收，一旦过敏，立即停药。

2. 祛痰药： 有消化道溃疡史及出血倾向者慎用。

七、专科指导

1. 肺脓肿的患者通常伴有咳大量脓性痰，其痰液有以下几个方面的特点。

（1）痰液量较多，急性肺脓肿患者每日可以咳出几百毫升的脓性痰。

（2）患者的痰液多为脓性臭味痰，这提示合并了厌氧菌感染，临床上有 60% 左右的痰液带有臭味，多见于混合感染的时候。

（3）严重的肺脓肿患者还可以出现痰中带血的现象，约有 1/3 的患者可以出现不同程度的咯血，导致脓血性痰的形成。

（4）当痰液量较大的时候，将痰液储存于容器中可以见到痰液分层现象，一般为三层，上层为泡沫层，中层为黏液层，下层为沉淀物及坏死脓性物等，根据痰液的特点能更好地判断病情，并根据痰培养协助使用敏感的抗感染药物治疗。

2. 如果患者出现发热甚至高热，可物理降温，用毛巾进行温水擦浴，或酒精擦浴，冰袋、冰帽冰敷。应用退烧药出汗较多时要及时擦干汗液，保持皮肤清洁干燥，及时更换衣服和被褥。寒战时可用热水袋、被褥保暖，用热水袋时避免低温烫伤。

八、功能锻炼

1. 腹式呼吸： 坐直或躺下，将手放在腹部，深吸气时让腹部膨胀，然后缓慢呼气时腹部收缩。重复练习，练习时注意呼吸的深度和节奏。

2. 肺活量训练： 使用肺活量计等设备进行肺活量训练。深吸气，尽量填满肺部，然后缓慢呼气。逐渐增加吸气的深度和呼气的时间。

3. 呼气延长训练： 深吸气后，尽量缓慢地呼气，延长呼气的时间。这可以帮助增强呼气肌肉的力量，促进痰液的排出。

九、心理指导

医护人员要保持耐心，注意倾听，取得患者的信任，解释病情和治疗方案时比喻要恰当，通俗易懂，让患者有信赖感。面对患者时要给予语言及动作上的安慰，及时安抚患者情绪。要多给予患者精神支持，温柔的语言、柔和的动作可以减少患者孤寂、沮丧的情绪，让患者在治疗阶段得到关怀和良好的照护。

十、出院指导

1. 出院后，患者应继续按医生的要求定期复查，并服用药物直至病情完全恢复。

2. 保持良好的生活习惯和卫生习惯，特别是注意口腔卫生，戒烟戒酒、忌过咸食品、忌油腻辛辣刺激食物。鼓励患者多饮水，进食高热量、高蛋白、高纤维素、易消化、富含营养的食物。

3. 适当进行体育锻炼，增强体质，提高机体免疫力，避免疾病复发。

4. 预防肺部感染，保持空气清洁，防止粉尘和胃中异物吸入，防止病情加重。

5. 患者出现高热、咯血、呼吸困难表现时，应警惕大咯血窒息等情况的发生，需要立即就诊。

十一、护理健康教育路径

住院时间	入院阶段（入院第1日）	治疗阶段（入院第2日）	稳定阶段（入院第3日）	康复阶段（入院第4日至出院前1日）	出院阶段（出院日）
辅助检查	1.完成血、尿标本采集 2.血培养、下呼吸道分泌物培养及药敏试验 3.陪同患者做胸部CT、心电图、超声等检查	1.继续完善相关检查 2.根据患者病情选择有创性检查（支气管镜）、肺穿刺等（必要时）		1.症状缓解，体温正常超过72小时 2.病情稳定、炎症指标正常、影像学检查有改善 3.是否有需要住院治疗的合并症和（或）并发症	预约门诊复诊
病情观察	1.间隔1～2小时巡视观察1次 2.测量生命体征和体重 3.询问病史 4.入院评估	1.间隔1～2小时巡视观察1次 2.测量生命体征 3.观察用药后反应	1.间隔1～2小时巡视观察1次 2.测量生命体征 3.观察有无并发症 4.观察用药后反应	1.间隔1～2小时巡视观察1次 2.测量生命体征 3.观察用药后反应 4.指导患者进行康复训练	指导患者进行康复训练
治疗处置	1.药物过敏试验 2.依据病情静脉输液 3.口服药物 4.雾化药物	1.依据病情静脉输液 2.口服药物 3.雾化药物	1.依据病情静脉输液 2.口服药物 3.雾化药物	1.依据病情静脉输液 2.口服药物 3.雾化药物	

住院时间	入院阶段 （入院第1日）	治疗阶段 （入院第2日）	稳定阶段 （入院第3日）	康复阶段 （入院第4日至 出院前1日）	出院阶段 （出院日）
使用药物	抗炎、抗病毒、化痰、止咳药物	抗炎、抗病毒、化痰、止咳药物	抗炎、抗病毒、化痰、止咳药物	抗炎、抗病毒、化痰、止咳药物	
活动体位	1. 自由体位 2. 年老体弱及卧床患者定时更换体位	1. 自由体位 2. 年老体弱及卧床患者定时更换体位	1. 自由体位 2. 年老体弱及卧床患者定时更换体位	1. 自由体位 2. 年老体弱及卧床患者定时更换体位	
饮食	普食	普食	普食	普食	普食
健康宣教	1. 入院介绍：病房环境、设施和设备等 2. 入院护理评估单、护理计划 3. 观察患者情况 4. 用药指导 5. 指导患者正确留取痰标本，协助患者完成实验室检查及其他辅助检查 6. 指导高热患者进行物理降温 7. 进行戒烟、戒酒的建议和教育	1. 协助指导体位引流 2. 注意痰液色、质、量变化 3. 肺康复训练指导	1. 观察患者一般情况及病情变化 2. 注意痰液色、质、量变化，协助指导体位引流 3. 恢复期生活和心理指导	1. 观察患者一般情况及病情变化 2. 注意痰液色、质、量变化，协助指导体位引流 3. 肺康复训练指导	出院指导

知识精讲：

1. **肺脓肿手术治疗适应证的相关知识。**

讲解：

（1）肺脓肿病程超过3个月，经内科治疗脓腔不缩小，或脓腔过大（直径5cm以上）估计不易闭合者。

（2）大咯血经内科治疗无效或危及生命者。

（3）伴有支气管胸膜瘘或脓胸经抽吸、引流和冲洗疗效不佳者。

（4）支气管阻塞限制了气道引流，如肺癌。对病情严重不能耐受手术者，可经胸壁插入导管至脓腔进行引流。

2. **胸部叩击排痰法。**

讲解： 胸部叩击是通过人工叩击胸、背部产生的振动力量让附着在气管、支气管内的黏痰能够顺利排出的一种方法，适用于久病体弱、长期卧床、排痰无力者，因其简单易行，效果明显，在临床中应用广泛。

（1）掌握手法：双手手指并拢，手掌呈杯状，保持手指弯曲，拇指紧靠食指，双手有节奏地交替叩击要引流部位。

（2）选择体位：坐位或者侧卧位。

（3）叩击时机：宜在餐前 30 分钟或餐后 2 小时进行治疗，治疗前 20 分钟进行氧气雾化吸入，治疗后 5~15 分钟咳痰效果更佳。

（4）叩击部位：重点叩击引流部位，从肺底自下而上，由外向内，迅速而有规律地叩击胸壁，范围为胸部外侧（腋前线、腋后线、肋弓之间的区域），每一肺叶叩击 1~3 分钟，每分钟叩击 120~180 次。

3. 支气管镜检查拟行活检患者，基础使用抗凝和抗血小板药物，怎么处理？

讲解：

（1）抗血小板药物：推荐提前 5~7 天停用氯吡格雷，提前 3~5 天停用替格瑞洛，小剂量的阿司匹林可以继续使用。术后无明显出血者第 2 天即可恢复使用。注意：若患者冠脉覆膜支架术后不到 12 个月，或裸支架术后不到 1 个月，是否停用抗血小板药应与心内科医师沟通。

（2）抗凝药华法林：推荐提前 5 天停用，若术后无明显出血，可在检查术后 12~24 小时恢复使用。注意：需停用华法林的患者应评估血栓形成风险，若为低风险无须替换低分子肝素。否则应替换低分子肝素抗凝，并于气管镜检查前 24 小时停用。

（3）新型口服抗凝药：达比加群酯和利伐沙班，术前 24 小时停用即可，无须替换低分子肝素。

第七节　原发性支气管肺癌患者的健康教育

原发性支气管肺癌（primary bronchogenic carcinoma）简称肺癌（lung cancer），是源于呼吸上皮细胞（支气管、细支气管和肺泡）的恶性肿瘤，是最常见的肺部原发性恶性肿瘤。原发性支气管肺癌的发病率和死亡率仍然很高。

一、概述

肺肿瘤细胞起源于支气管黏膜或腺体，常有区域性淋巴转移和血行转移。主要分为小细胞肺癌（small cell lung cancer，SCLC）和非小细胞肺癌（non-small cell lung cancer，NSCLC）两大亚群。肺癌的病因和发病机制尚未明确，一般认为与下列因素有关：吸烟是最主要的危险因素，而环境污染、遗传因素和生活方式等也可能增加患病风险。

1. 临床表现： 咳嗽有痰或痰中带血、呼吸困难、咯血、胸痛、声音嘶哑、呛咳和食欲不振。

2. 治疗原则： 治疗方案主要根据肿瘤的组织学决定。通常小细胞肺癌发现时已转移，难以通过手术根治，主要依赖化学药物治疗（简称化疗）与放射治疗（简称放疗）

同步综合治疗（放化疗）。非小细胞肺癌可根据肿瘤分期，行外科手术、放化疗或分子靶向治疗。

二、入院指导

1. 饮食指导：饮食原则无禁忌，可选择喜好的食物，少食多餐，保证足够及均衡的营养，高能量、充足的蛋白、脂肪适量。优质蛋白可选择牛奶、豆制品、蛋类及瘦肉类等食品；充足的维生素及适宜的矿物质；多摄入新鲜的蔬菜和水果，给予含铁丰富的食物，如动物肝脏、蛋黄等，高钙食物如牛奶、酸奶等。

2. 活动与睡眠指导：安排适当休闲娱乐活动，缓解压力及维持情绪平稳，特别是能增加肺活量的运动，如气功、瑜伽、太极拳等。建议患者保持规律的睡眠，有助于恢复体力和提高免疫力。

3. 用药指导：根据医嘱服用止痛药，如曲马多、曲马多缓释片、盐酸可待因、盐酸吗啡片、盐酸羟考酮缓释片及硫酸吗啡缓释片等，其间需同时服用缓泻剂，口服缓泻剂通常睡前服用，用量以保证每1~2天排出成形软便为准。分子靶向药物应遵医嘱服用，禁自行停药、改药、漏服等。

4. 功能锻炼

（1）主动呼吸控制技术：术前每日3次，每次10~15min，术后协同吸气训练器使用，非睡眠时间每2h一次，每次3~5min，以患者不感到疲劳为宜。

操作方法：

步骤1：取放松舒适体位，斜坡卧位，膝关节屈曲。

步骤2：做3~5次腹式呼吸（用鼻深吸气使腹部鼓起，屏气1~2s，用嘴缓慢呼气）。

步骤3：做3~5次深呼吸（吸气时感觉胸部扩张，用鼻吸气后屏气，然后用嘴缓慢呼气）。

步骤4：做2~3次呵气动作。

步骤5：做3~5次腹式呼吸。

步骤6：做1~2次咳嗽（深吸气，屏气，关闭声门，腹部收缩用力，开放声门咳嗽）。

（2）呼吸训练器：在非睡眠时间，每2h重复一组训练，每组进行6~10次，以不引起患者疲劳为宜。根据患者年龄、身高对应值设定需达到的目标值，术后根据手术切除肺组织的面积适当减小目标值（用黄色卡纸标记目标值）。

具体操作方法：患者取深吸气的体位，一手握住吸气训练器，用嘴含住咬嘴并确保密闭不漏气，然后进行深慢吸气，将白色浮标吸升至预设的标记点，然后移开咬嘴屏气2~3s再呼气。

5. 心理指导：正确面对疾病，树立战胜疾病的信心，保持乐观、积极的生活态度，消除焦虑、抑郁情绪以提高生活质量。

三、专科检查指导

1. 影像学检查： 常用的影像学检查包括 X 线胸片、胸部 CT 扫描、MRI 扫描和 PET-CT 等。这些检查可以提供肺部肿瘤的位置、大小、分期和转移情况等信息。

2. 基因检测： 对于一些特定基因的突变或重排，如 EGFR、ALK、ROS1 等，可以通过基因检测来确定患者是否适合接受靶向治疗。

3. 骨扫描： 骨扫描用于检测肺癌是否存在骨转移，特别适用于有骨痛症状或高风险的患者。饮食限制：在骨扫描前 1 天，避免摄入富含钙的食物，如奶制品、豆制品和钙补充剂等，以免影响骨扫描结果。此外，避免饮用含咖啡因的饮料和茶。药物停用：与医生协商后，可能需要停用一些特定的药物，如包含铋的胶囊、铋剂或铋酸钡混悬液，因为这些药物可能影响骨扫描结果。

4. 纤维支气管镜检查： 是诊断肺癌的主要方法，对肺癌的诊断具有重要意义。检查前禁食水 8 小时，抗凝血治疗的患者至少需停药 3 天，抗血小板治疗患者至少停药 5 天，血尿素氮大于 45mmol/L 的患者建议暂缓支气管镜内组织活检。

四、围手术期指导

1. 术前指导

（1）饮食指导：术前 6 小时禁食水，以防麻醉后胃内容物反流，导致窒息或坠积性肺炎。

（2）活动与睡眠指导：患者如有焦虑情绪、失眠，根据医嘱应用镇静、催眠药物，保证患者情绪稳定。

（3）用药指导：高血压患者，根据医嘱术前晨起以少许水送服降压药物，以确保手术如期进行，第二台手术患者根据医嘱给予补液。

（4）专科指导：术前给予患者腋下及胸部备皮，指导患者戒烟。

（5）心理指导：为患者提供关于手术过程、风险和预后的详细信息，让患者了解手术的目的和效果，有助于减少不确定性和焦虑感。

2. 术后指导

（1）饮食指导：患者术后回病房 4 小时，神志清醒后，口服温开水。术后 6~8 小时可以进食水果、蔬菜、鸡蛋白等，术后 1~3 天禁食蛋黄、牛奶、酸奶等制品。术后 4 天恢复正常饮食。

（2）活动与睡眠指导：全麻术后清醒后 6 小时给予半卧位，术后 1 天视患者身体状况离床活动。全肺切除术后患者严格卧床 3 天，保证良好睡眠，有助于机体恢复。

（3）用药指导：根据医嘱给予抗炎药预防感染，注意观察用药后有无过敏反应。祛痰药和雾化吸入药物可根据具体情况选用，也可选用其他糖皮质激素、支气管扩张药。盐酸氨溴索的说明书剂量为 30mg/ 次，每天 3 次，全肺切除患者控制输液速度 30 滴 / 分，防止发生肺水肿及心衰。根据肺癌分型使用化疗药物，输液过程中铂类药物注意静脉点滴的顺序、滴速及避光使用。

（4）专科指导：观察及记录引流液的量、色、质。胸腔闭式引流应妥善固定，保持管道密闭。随时检查引流装置是否密闭及有无脱出，搬动患者或更换引流瓶时，应双重夹闭引流管，以防漏气而导致进一步加重气胸或导致并发症发生。做好病情观察及记录，观察水柱波动，一般波动在4~6cm，引流装置中出现大量鲜红血液、引流物浑浊或有沉淀及脓栓、术后引流患者血液量大于200mL/h、乳糜胸患者引流量大于200mL/h、引流装置内大量气体突然逸出或气体持续逸出，应立即通知医生。一侧全肺切除术后患者，应根据医嘱全夹闭或半夹闭胸腔引流管，并定时开放引流；气管明显向健侧移位者，在排除肺不张后，应遵医嘱缓缓放出适量的气体或液体，每次放液量宜少于100mL。

（5）功能锻炼：手术侧肢体功能锻炼，手术当天五指屈伸、握拳运动，术后第1天肘部屈伸运动，术后第2天梳头运动，术后第3天肩部上下运动，术后第4天开始摆臂膀运动，术后第5天开始向前、向后旋转运动，进行呼吸训练及肺康复训练。

（6）心理指导：手术后患者可能会出现不安、恐惧、焦虑等负面情绪。倾听患者的感受并给予理解和安慰，关心患者的情绪变化。

五、出院指导

1. 饮食指导：饮食原则无禁忌，可选择喜好的食物，保证足够及均衡的营养。

2. 活动与睡眠指导：适当运动，多休息，避免劳累，保证充足的睡眠。

3. 用药指导：疼痛患者按医嘱服用止痛药物，疼痛发生变化，及时到疼痛门诊就诊。

4. 专科指导：切口术后2周拆线，肺癌患者一般术后2年内每3个月复查一次，第3年开始每半年复查一次，第5年后可延长至每年复查一次，如有不适症状要随时就医。若咳痰、咯血、喘憋加重，或出现发热，应及时就诊。

5. 功能锻炼：手术侧上肢训练、扩胸运动、呼吸训练。

6. 心理指导：避免不良刺激，针对患者的心理问题进行解释、疏导。

六、护理健康教育路径

住院时间	入院阶段（入院第1日）	术前阶段（入院第2日至术前1天）	手术阶段（手术当日）	术后阶段（术后第1至3日）	出院阶段（术后第4日至出院日）
辅助检查	1. 完成血、尿标本采集 2. 肺功能、动脉血气分析、心电图、超声心动图检查 3. 影像学检查：正侧位胸片、胸部CT、腹部超声或CT、头部MRI或CT，必要时进行PET–CT或SPECT、纵隔镜、24小时动态心电图、痰细胞学、支气管内镜＋经皮肺穿刺活检等检查	继续完善相关检查			定期体检，定期复查胸部CT

住院时间	入院阶段（入院第1日）	术前阶段（入院第2日至术前1天）	手术阶段（手术当日）	术后阶段（术后第1至3日）	出院阶段（术后第4日至出院日）
病情观察	1. 间隔1~2小时巡视观察1次 2. 测量生命体征和体重 3. 询问病史 4. 入院评估	1. 间隔1~2小时巡视1次 2. 每日测量2次生命体征，关注患者心理变化，帮助缓解焦虑心理	1. 间0.5~1小时巡视观察生命体征及病情变化1次 2. 观察切口敷料有无渗血 3. 观察管路是否通畅及固定情况 4. 观察有无并发症 5. 观察用药后反应	1. 间隔1~2小时巡视观察1次 2. 测量生命体征 3. 观察用药后反应 4. 指导患者进行康复训练	1. 间隔2小时巡视观察1次 2. 指导患者进行康复训练
治疗处置	1. 药物过敏试验 2. 依据病情静脉输液 3. 口服给药 4. 雾化药物	1. 术区备皮 2. 备血（必要时）	1. 皮肤准备 2. 生命体征监测 3. 氧气吸入 4. 导尿 5. 依据病情静脉输液 6. 抗血栓治疗	1. 依据病情静脉输液 2. 会阴护理 3. 肺康复训练	肺康复训练
使用药物	抗炎药物、化痰药物、平喘药物、雾化药物	抗炎药物、化痰药物、平喘药物、雾化药物	抗炎药物、化痰药物、平喘药物、雾化药物	抗炎药物、化痰药物、平喘药物、雾化药物	
活动体位	1. 自由体位 2. 年老体弱及卧床患者定时更换体位	1. 自由体位 2. 年老体弱及卧床患者定时更换体位	1. 自由体位 2. 年老体弱及卧床患者定时更换体位	1. 自由体位 2. 年老体弱及卧床患者定时更换体位	1. 自由体位 2. 年老体弱及卧床患者定时更换体位 3. 嘱患者适当走动并放松心情，以利于恢复
饮食	普食	术前按手术要求禁食水	术后4小时饮水、术后6~8小时进食	普食	普食
健康宣教	1. 介绍病房环境、设施和设备 2. 入院护理评估 3. 辅助戒烟	1. 宣教、备皮等术前准备 2. 提醒患者术前禁食水 3. 指导患者进行呼吸功能锻炼	1. 告知保持尿管通畅及固定妥善 2. 告知保持切口敷料清洁干燥、引流管固定通畅 3. 指导患者进行功能锻炼 4. 向患者及家属宣教如何按摩受压部位	1. 告知拔除尿管后注意事项 2. 指导并监督患者进行术后功能锻炼	出院指导

> **知识精讲：胸腔闭式引流管突然脱落应如何处理？**
> **讲解：** 若引流管从胸腔滑脱，立即用手捏闭伤口处皮肤，消毒处理后用凡士林纱布封闭伤口，并协助医生进一步处理。

第八节　胸膜疾病患者的健康教育

一、胸腔积液

胸腔积液（pleural effusion）是以胸膜腔内病理性液体积聚为特征的一种常见临床症状。

（一）概述

胸膜腔为脏层和壁层胸膜之间的一个潜在间隙，正常人胸膜腔内有 5~15mL 液体，在呼吸运动时起润滑作用，胸膜腔内每天有 500~1000mL 的液体形成与吸收，任何原因导致胸膜腔内液体产生增多或吸收减少，即可产生胸腔积液。按其发生机制分为漏出性胸腔积液和渗出性胸腔积液两类。

1. 临床表现： 包括呼吸困难、胸痛、咳嗽、乏力和体重下降，还可能伴有其他症状，如发热、恶心、呕吐等。

2. 治疗原则： 胸腔积液治疗原则包括药物治疗和手术治疗。如果胸腔积液是由于感染引起的，应根据胸水检验结果及药物过敏试验选择有效的抗生素，减少炎症反应和液体积聚。同时应用利尿剂可以增加尿液排出，减少体内液体潴留，从而减少胸腔积液的形成和积聚。手术治疗可进行胸腔穿刺，对于中等量以上的胸腔积液应首先考虑胸腔闭式引流术，通过持续低负压吸引以彻底引流，排尽胸腔积液。对于肋间动脉等血管损伤引起的持续性出血，应尽快行胸腔镜或开胸手术，结扎血管。

（二）入院指导

1. 饮食指导： 应给予患者易消化、高蛋白、高热量、高维生素的饮食，例如多食新鲜蔬菜、水果、鱼类、禽类、乳制品、蛋类、全谷类、坚果食物，少食多餐以获得足够的维生素和矿物质。避免高盐高脂食物，以减少体内液体潴留，必要时可给予患者静脉营养支持，以增强抵抗力。

2. 活动与睡眠指导： 急性期和高热期要卧床休息，胸痛时采取患侧卧位，呼吸困难时采取半卧位；症状缓解后可适当活动，避免劳累或受凉；但应避免剧烈运动或重负荷的活动，以免加重病情或引发其他并发症，同时保证良好的作息和睡眠。

3. 用药指导： 根据患者治疗方案及医嘱给予抗炎药、利尿剂等。用药期间告知患者不良反应及配合要点，如有不良反应立即告知医生。

4. 专科指导：指导患者有效咳嗽，首先采取半卧位或者坐位，肩膀放松，双手交叉抱胸，用力吸入一口气后用力咳出，在患者咳嗽时家属可用手掌对患者后背进行拍打，拍打时拇指轻靠在食指的第一指间关节，其余四指微曲，拍打时稍用力，这样可以使黏附在支气管壁上的痰液脱落，随着咳嗽排出体外。有效咳嗽对肺功能的恢复有着重要的作用，同时还可以促进术中萎陷的肺复张。

5. 心理指导：向患者讲解药物的不良反应，消除顾虑，坚定信心，使其愉悦地接受配合治疗，耐心地解释患者突出的各种问题，消除不安情绪，以取得最佳配合，并做好家属工作，共同配合给予心理支持；医护人员应了解患者心理状态，及时给予不良情绪疏导，提供情绪支持，鼓励患者与家人和朋友交流，寻求心理咨询；避免患者可能会面临的情绪上的困扰和焦虑，消除不良情绪对治疗的影响。

（三）专科检查指导

1. X 线胸片：可判断有无胸腔积液，其诊断的敏感度与积液量、是否存在包裹或粘连有关。一般情况下，后前位 X 线胸片能检测到 200mL 以上的胸腔积液，而患侧卧位片可以检测到 50mL 以上的肋膈角积液。

2. 超声检查：对液态性密度最为敏感，能够发现深度约 0.5cm 的胸腔积液，同时还可以定位最佳的穿刺部位，所以将其作为明确是否有胸腔积液的首选检查。

3. CT 检查：能根据胸腔积液的密度不同提示判断为渗出液、血液或脓液，尚可显示纵隔、气管旁淋巴结、肺内肿块，以及胸膜间皮瘤及胸内转移性肿瘤。CT 检查胸膜病变有较高的敏感性与密度分辨率。

4. 胸膜活检：经皮胸膜活检对鉴别有无肿瘤及判定胸膜肉芽肿性病变有一定帮助。拟诊结核病时，活检标本除做病理检查外，尚可做结核菌培养。脓胸或有出血倾向者不宜做胸膜活检。必要时可经胸腔镜进行活检。

（四）围手术期指导

1. 术前指导

（1）饮食指导：术前 6 小时禁饮食、禁饮水，以免影响麻醉的进行或发生意外。

（2）活动与睡眠指导：避免劳累，保持睡眠充足。

（3）用药指导：高血压患者，根据医嘱术前晨起以少许水送服降压药物。

（4）专科指导：术前给予患者腋下及胸部备皮，指导患者戒烟；指导患者学习术后如何有效咳嗽，首先采取半卧位或者坐位，肩膀放松，双手交叉抱胸，用力吸入一口气后用力咳出，在患者咳嗽时家属可用手掌对患者后背进行拍打，拍打时拇指轻靠在食指的第一指间关节，其余四指微曲，拍打时稍用力，这样可以使黏附在支气管壁上的痰液脱落，随着咳嗽排出体外。

2. 术后指导

（1）饮食指导：患者术后回病房 4 小时，神志清醒后，口服温开水。术后 6~8 小时可以进食水果、蔬菜、鸡蛋等；术后 1~3 天进食蛋黄、牛奶、酸奶等制品；术后 4

天恢复正常饮食。

（2）活动与睡眠指导：半坐卧位或床头抬高 30°，有利于呼吸和引流。术后在身体好转的情况下，尽早下床活动，术后早期的下床活动不仅有利于患者肺功能的恢复，还可以降低下肢深静脉血栓形成的风险。

（3）用药指导：指导患者根据医嘱用药，注意药物相互作用，观察患者用药后有无不良反应。

（4）专科指导：妥善固定好胸管：手术侧上肢放于胸腔引流管上方；带引流管活动时，从手术侧下床翻身活动时，注意不要牵拉、扭曲、打折、压迫胸管；活动宜缓慢，水封瓶勿剧烈晃动；患者解大小便时，除气胸者，需用止血钳夹闭胸管，防止引流液逆流。保持有效引流：引流瓶放置应低于胸部的切口位置并挂于床边，防止人员碰撞，下床活动时，引流瓶保持在膝盖水平以下，不要打开或倾倒引流瓶，若引流管接头松脱，可用手捏紧引流管靠近身体一侧，立即呼叫护士；根据病情，定时变换体位，使引流充分通畅；每天定时行深呼吸训练或呼吸训练器训练，进行有效咳嗽，促进肺复张，防止肺部感染；手术后可进行手术侧手臂的功能锻炼，如上肢抬举训练、梳头、吃饭等。

（5）心理指导：医护人员应了解患者心理状态，及时给予不良情绪疏导，提供情绪支持，保证患者稳定情绪，积极配合治疗。

（五）出院指导

1. 饮食指导。给予高蛋白、高维生素、高热量、营养丰富的食物。控制盐的摄入量，少量多餐。尽量选择易于咀嚼的食物，采用蒸、炖等烹调方法，避免刺激性食物（如辣椒、咖啡等）的摄入，除主食外还需搭配适量的蔬菜、水果等，充分保证各类营养素的供给。

2. 药物管理。如有胸痛，可服用止痛剂，并采取减轻疼痛的合适卧位，如症状仍未缓解，应及时就诊。

3. 积极参加各种适宜的体育锻炼，做缓慢且调节气息的运动，如太极拳、太极剑、气功等，以增强体质，提高抗病能力。上班者仍然需要多休息，待复查后可以酌情开始工作，但是需注意劳逸结合，避免过度劳累；尽量避免重体力劳动，如提重物上楼等。同时坚持行呼吸功能训练。

4. 保证良好的作息和睡眠，心情愉悦，情绪稳定。

5. 定期随访。每 2 个月复查胸水 1 次，按医生安排定期复诊，注意病情变化。

（六）护理健康教育路径

住院时间	入院阶段 （入院第1日）	治疗阶段 （入院第2日）	稳定阶段 （入院第3日）	康复阶段 （入院第4日至 出院前1日）	出院阶段 （出院日）
辅助检查	1. 完成血、尿标本采集 2. 陪同患者做胸部CT、X线、心电图、超声等相关检查	1. 继续完善相关检查 2 完成胸腔穿刺术		1. 症状缓解，体温正常超过72小时 2. 病情稳定，炎症指标正常、影像学有改善 3. 是否有合并症和（或）并发症	预约门诊复诊
病情观察	1. 间隔1~2小时巡视观察1次 2. 测量生命体征和体重 3. 询问病史 4. 入院评估	1. 间隔1~2小时巡视观察1次 2. 测量生命体征 3. 观察用药后反应	1. 间隔1~2小时巡视观察1次 2. 测量生命体征 3. 观察有无并发症 4. 观察用药后反应	1. 间隔1~2小时巡视观察1次 2. 测量生命体征 3. 观察用药后反应 4. 指导患者进行康复训练	指导患者进行康复训练
治疗处置	1. 药物过敏试验 2. 依据病情静脉输液 3. 雾化药物	1. 依据病情静脉输液 2. 口服药物 3. 雾化药物	1. 依据病情静脉输液 2. 口服药物 3. 雾化药物	1. 依据病情静脉输液 2. 口服药物 3. 雾化药物	
使用药物	抗炎、化痰、止咳药物	抗炎、化痰、止咳药物	抗炎、化痰、止咳药物	抗炎、化痰、止咳药物	
活动体位	1. 自由体位 2. 年老体弱及卧床患者定时更换体位	1. 自由体位 2. 年老体弱及卧床患者定时更换体位	1. 自由体位 2. 年老体弱及卧床患者定时更换体位	1. 自由体位 2. 年老体弱及卧床患者定时更换体位	1. 自由体位 2. 年老体弱及卧床患者定时更换体位
饮食	普食	普食	普食	普食	普食
健康宣教	1. 入院介绍：病房环境、设施和设备等 2. 入院护理评估单、护理计划 3. 观察患者情况 4. 用药指导 5. 指导患者正确留取标本，协助患者完成实验室检查及其他辅助检查 6. 指导高热患者进行物理降温	1. 协助体位引流 2. 进行戒烟、戒酒的建议和教育	1. 观察患者一般情况及病情变化 2. 注意引流液色、质、量变化，协助指导体位引流 3. 恢复期生活和心理指导	1. 观察患者一般情况及病情变化 2. 注意引流液色、质、量变化，协助指导体位引流 3. 恢复期生活和心理指导	出院指导

知识精讲：胸腔积液的外观及可能病因。

讲解：

外观	病因
浆液样	结核、肿瘤、肺炎旁胸腔积液
淡血性	肿瘤、肺炎旁胸腔积液、结核
血性	自发性气胸、肿瘤、肺炎旁胸腔积液、结核、血管破裂
牛奶样	乳糜胸、假性乳糜胸
脓性	脓胸
浑浊	肺炎旁胸腔积液、肿瘤、结核
棕褐色	肺炎旁胸腔积液、其他良性疾病

二、气胸

（一）概述

气胸是指气体进入胸膜腔，造成积气状态。因空气进入胸膜腔会使胸膜腔内压力增高，进而压迫肺组织，使其塌陷，故又称肺萎陷。

气胸根据肺部是否存在基础病变分为自发性气胸和继发性气胸两种。①自发性气胸的病因尚不明确。②继发性气胸合并肺部基础病，常见有慢性阻塞性肺病、囊性肺纤维化病、原发或转移性的肺肿瘤，以及肺部感染等多种疾病，或有胸部外伤史。

1. 临床表现

（1）疼痛：通常会有胸痛、胸闷、转移性肩部疼痛等。痛的感觉刚开始是尖锐性疼痛再转成钝痛。

（2）呼吸困难及胸部紧缩感：会有呼吸不顺畅，有喘吸不到气的感觉，或是有胸部紧缩不适感。

（3）咳嗽：剧烈咳嗽。

（4）焦虑、躁动不安：由于身体不适、呼吸不顺畅，通常会感到焦虑害怕，甚至因为肺脏受到空气压迫导致气体交换不足，使氧气浓度不足而有躁动不安情形。

2. 治疗原则： 自发性气胸的治疗包括两个方面，排除胸膜腔气体和降低复发可能性。

（1）闭合性气胸：少量气胸，肺萎陷在30%以下，症状轻微者，可暂时观察，待其自行吸收，肺萎陷超过30%或症状较重者，应行胸腔穿刺抽气。

（2）开放性气胸：胸壁有穿入性的伤口，立即用厚实敷料搭封盖、包扎、进行清创缝合和胸腔闭式引流。

（3）张力性气胸：需要紧急排气者，插管部位一般选择患侧锁骨中线第二肋间或者腋前线第 4、5 肋间。

（二）入院指导

1. 饮食指导：加强营养，进食高热量、高蛋白质、高维生素、易消化少渣饮食。

2. 活动与睡眠指导：尽量卧床休息，避免剧烈运动及重体力劳动。

3. 用药指导：如患者口服肠溶阿司匹林等抗凝药物，应及时上报医生并停药。

4. 功能锻炼：缩唇呼吸。

5. 心理指导：保持心情舒畅，避免情绪激动。

（三）专科检查指导

1. X 线检查：表现为外凸弧形的细线条形阴影，称为气胸线。线外透亮度增高，无肺纹理，线内为压缩的肺组织。大量气胸时，肺组织受压呈圆球形阴影。

2. CT 检查：胸膜腔内出现极低密度的气体影，伴有萎缩的肺组织。

（四）术前指导

1. 饮食指导：养成良好的饮食习惯，多食含粗纤维的食物，如蔬菜、水果等，保持大便通畅，防止排便用力引起胸痛或伤口疼痛。

2. 活动与睡眠指导：不稳定气胸应绝对卧床休息，避免过多搬动，因半卧位有利于呼吸、咳嗽排痰及胸腔引流，如有胸腔引流管，患者翻身时，应注意防止引流管扭曲及脱落。

3. 用药指导：术前 5 天停用阿司匹林、双嘧达莫或华法林类药物，术前 3 天停用洋地黄类药物及利尿药。

4. 专科指导：教会患者正确的咳嗽排痰方法。

5. 功能锻炼：深呼吸训练。

6. 心理指导：保持心情舒畅，避免情绪激动。

（五）术后指导

1. 饮食指导：多食含粗纤维的食物，如蔬菜、水果等。

2. 活动与睡眠指导：应绝对卧床休息，避免用力和屏气动作，预防上呼吸道感染，避免剧烈咳嗽。

3. 用药指导：给予抗感染药、止痛药、止咳药、平喘药，注意用药后的反应。

4. 专科指导：

（1）保持胸腔闭式引流的密闭性：要确保患者的胸腔闭式引流瓶平面低于胸腔引流口平面至少 60cm，嘱咐患者活动时不要将引流瓶提得太高，更不能跨床。引流管不要过长，以防折叠。防止夹管时导致引流管破裂、漏气。

（2）保持胸腔闭式引流的通畅性：观察引流管的水柱波动情况。更换胸腔闭式引流瓶应注意无菌操作，预防感染。

5. 拔管指征： 胸腔闭式引流术后48~72小时，观察引流液少于50mL，无气体溢出，胸部 X 线摄片呈肺膨胀或无漏气，患者无呼吸困难或气促时，可考虑拔管。

6. 功能锻炼： 加强肺功能锻炼，促进肺复张。尽早坐起咳嗽、排痰、行雾化吸入，确保呼吸道通畅。做深呼吸运动，术后第 2 天即可进行吹气球等呼吸功能锻炼，以促进肺早日复张。

7. 心理指导： 支持安慰陪伴患者，对病情做出积极回应，给予患者心理安慰。

（六）出院指导

1. 保持情绪稳定，注意劳逸结合。

2. 痊愈后的 1 个月内，避免进行剧烈运动。

3. 养成良好的饮食习惯，可以多吃一些高蛋白及高维生素食物，保持大便通畅，避免发生便秘。不要吃辛辣刺激性食物，也不要吃过于油腻的食物及脂肪含量过高的食物，否则会加重气胸病情。

4. 一旦感到胸闷、突发性胸痛或气急则提示气胸复发的可能，应及时就医。

（七）护理健康教育路径

住院时间	入院阶段 （入院第 1 日）	手术阶段 （入院第 2 日）	出院阶段 （出院日）
辅助检查	1. 完成血、尿标本采集 2. 陪同患者做胸部 CT、心电图 3. 术前准备、宣教		复查胸片
病情观察	1. 间隔 1~2 小时巡视观察 1 次 2. 测量生命体征和体重 3. 询问病史 4. 入院评估	1. 每 15~30 分钟监测血压、脉搏、血氧饱和度 1 次，至病情平稳 2. 观察有无复张性肺水肿发生。注意观察患者呼吸状态，若发现患者呼吸急促、咳粉红色泡沫样痰应及时通知医生 3. 观察引流处皮肤有无皮下气肿	1. 指导患者进行康复训练 2. 术后 14 天拆线
治疗处置	1. 药物过敏试验 2. 依据病情静脉输液	1. 依据病情静脉输液 2. 雾化	1. 拔除胸腔闭式引流管 2. 切口换药
使用药物	抗炎、止痛药、止咳药物	抗炎、止痛药、止咳药物	
活动体位	自由体位	自由体位	自由体位
饮食	普食	普食	普食
健康宣教	1. 入院介绍：病房环境、设施和设备等 2. 入院护理评估单、护理计划 3. 观察患者情况 4. 用药指导 5. 术前宣教	1. 患者全麻清醒后每 2 小时指导其进行深呼吸、缩唇呼吸训练 1 次 2. 术后 1 天视患者身体状况离床活动 3. 指导患者无痛咳嗽	出院指导

知识精讲：

1. 张力性气胸的紧急处理操作步骤？

讲解：

（1）张力性气胸是可以迅速致死的急危重症。

（2）应紧急处理，立即减压，在患侧锁骨中线第二肋间引流。

（3）在院前急救中可以选用较大针头穿刺胸膜腔进行减压，连接外接单向活瓣装置。

（4）特殊情况可以选用乳胶手套或气球、塑料袋等连接在针柄部位，剪一个小口，使胸腔内高压气体排出，而外界空气不能进入胸腔内。

（5）在医院的患者可以尽快使用胸腔闭式引流，引流位置为患侧锁骨中线第二肋间。

（6）进一步处理应安置闭式胸腔引流，使用抗生素预防感染。闭式引流装置有与外界相通的排气孔，外接可适当调节恒定负压的吸引装置，以利加快气体排出，促使肺膨胀。

（7）漏气停止24小时后，X线检查证实肺已膨胀，方可拔除插管。持续漏气使肺部难以膨胀时需考虑开胸探查手术。

2. 观察引流管气体排出情况，漏气可分为几度？

讲解： 漏气可分为3度。患者用力咳嗽、屏气时，引流管内有气泡排出者为Ⅰ度；深呼吸、咳嗽时引流管内有气泡排出为Ⅱ度；平静呼吸时引流管内有气泡排出为Ⅲ度。

三、胸腔穿刺术

（一）概述

胸腔穿刺术是自胸膜腔内抽取积液或积气的操作，常用于检查胸腔积液的性质、抽液减压或穿刺胸膜腔内给药。

1. 胸腔穿刺术的适应证

（1）诊断性穿刺：胸部外伤后如果有血气胸，需进一步明确者；胸腔积液性质待定，需穿刺抽取积液进行实验室检查者，可确定胸腔内有无气体、液体，其量及性质，送化验及病理，以明确病因。

（2）治疗性穿刺：大量胸腔积液（或积血）影响呼吸、循环功能，且尚不具备条件施行胸腔引流术者，或气胸影响呼吸功能者，脓胸或恶性胸腔积液需胸腔内注入药物者。

2. 胸腔穿刺术的禁忌证： 病情危重、有严重出血倾向、大咯血、穿刺部位有炎症病灶、对麻醉药过敏、不能配合者。

（二）术前指导

1. 饮食指导：养成良好的饮食习惯，多食含粗纤维的食物，如蔬菜、水果等，保持大便通畅，防止排便用力引起胸痛或伤口疼痛。

2. 活动与睡眠指导：应卧床休息，避免过多搬动，因半卧位有利于呼吸、咳嗽排痰及胸腔引流，患者翻身时，应注意防止胸腔引流管扭曲及脱落。

3. 体位指导：术前练习穿刺体位，在操作过程中保持穿刺体位，不要随意活动，避免咳嗽或深呼吸，以免损伤胸膜或肺组织；坐在有靠背的椅子上并面向椅背，两前臂置于椅背上，前额伏于前臂上；如患者不能起床，可取半卧位，前臂上举抱于枕部，完全暴露胸部或背部。

4. 心理指导：全面评估患者，及时了解患者的心理状态，耐心细致地做好解释工作，向患者讲明胸腔穿刺目的、必要性及重要性，以及操作方法，以解除患者的思想顾虑和紧张情绪，同时让患者签知情同意书。

（三）术后指导

1. 饮食健康教育：加强营养，给高蛋白、高热量、高维生素、易消化的饮食，鼓励患者积极排痰。

2. 活动与睡眠指导：卧床休息，避免用力和屏气动作，预防上呼吸道感染，避免剧烈的咳嗽。

3. 用药指导：给予抗感染药物、止痛药、止咳药、平喘药，注意用药后的反应。

4. 专科指导

（1）导管固定：穿刺完毕后局部覆盖无菌纱布，胶布固定，保持穿刺部位敷料干燥；注意观察，如出现穿刺部位红、肿、热、痛，体温升高或液体溢出，伤口疼痛难忍等及时告知医务人员。

（2）胸腔引流管护理：留置胸腔引流管一枚，妥善固定，保持通畅，避免打折受压，防止引流管扭曲、脱出。记录抽液抽气的量、胸腔积液的颜色。

（3）拔管：待引流液减少、临床症状缓解后，拔除引流管，拔管时压迫穿刺点5min，消毒并用无菌敷料覆盖，注意观察穿刺部位有无渗血、渗液，如有污染及时更换，保持局部清洁干燥。

5. 功能锻炼：使用有效呼吸，如进行缓慢的腹式呼吸，并每天监督指导患者于餐前及睡前进行有效的咳嗽运动，鼓励患者积极排痰，保持呼吸道通畅，以利呼吸，多深呼吸，促进肺膨胀。

6. 心理指导

（1）情绪管理：帮助患者认识和表达自己的情绪，借助情感支持来应对可能出现的焦虑、恐惧和抑郁等情绪。

（2）鼓励积极思考：引导培养积极的思维方式，并鼓励患者乐观积极。

（3）鼓励自我管理：支持进行自我管理，如疼痛管理、饮食调整和药物管理等，主动管理自己的康复过程。

知识精讲：

1. **胸腔穿刺部位选择注意事项。**

讲解：

（1）胸腔穿刺抽液常用穿刺点：肩胛下角线或腋后线第 7~8 肋间、腋中线第 6~7 肋间、腋前线第 5 肋间。

（2）胸腔穿刺抽气常用穿刺点：锁骨中线第 2 肋间或腋中线第 4~5 肋间（适用于气胸患者）。

2. **穿刺抽液量第一次不能超过多少？**

讲解： 穿刺抽液不可过多过快，严防负压性肺水肿。

（1）诊断抽液量：一般为每次 50~100mL。

（2）减压抽液量：第一次不宜超过 600mL（第 8 版《内科学》为 700mL），以后每次不超过 1000mL。

（3）创伤性抽液量：血胸穿刺时，间断放出积血，随时观察血压，并加快输血输液速度，防止抽液过程中突发呼吸循环功能紊乱或休克。

3. **胸腔穿刺常见并发症？**

讲解：

（1）气胸及出血。

（2）胸膜反应及痛性晕厥。

（3）复张性肺水肿。

（4）低血压。

（5）胸腔内感染。

第六章　神经系统疾病患者的健康教育 ▷▷▷▷

第一节　周围神经系统疾病患者的健康教育

周围神经系统疾病是指原发于周围神经系统的构造或功能损害的一类疾病。其病因比较复杂，可能与营养代谢、药物及中毒、遗传、外伤或机械压迫等因素有关。周围神经系统疾病引起的感觉障碍表现为感觉缺失、感觉异常、疼痛，运动障碍包括运动神经刺激和麻痹症状。

一、三叉神经痛

（一）概述

三叉神经痛（trigeminal neuralgia）是原发性三叉神经痛的简称，是原因不明的一种三叉神经分布区域内短暂的、反复发作的剧痛。本病病因尚未完全明确，一般认为是各种原因引起的三叉神经脱髓鞘产生的伪突触传递或者异位冲动所致。

1. 临床表现

（1）多发生于中老年人，70%~80% 见于 40 岁以上人群，女性多于男性。

（2）三叉神经痛常局限于三叉神经 2 或 3 分布区，以上、下颌支较为常见。发作时表现为突发性面颊部、上下颌或者舌部明显剧烈的如同电击样、刀割样或者烧灼样剧痛。

（3）口角、鼻翼、颊部和舌部为敏感区，轻触即可诱发，称为扳机点或触发点。严重者因疼痛出现面肌反射性抽搐，并且口角牵向患侧，称为痛性抽搐。

（4）病程为周期性，发病可为数日、数周或者数月不等，每次发作持续数秒或者 1~2 分钟，突然发作突然停止，间歇期正常。神经系统查体一般无阳性体征。

2. 治疗原则： 首选药物治疗，治疗本病的关键是迅速有效地止痛，无效或失效时选用其他方法。卡马西平为首选治疗药物，有效率可以达到 70%~80%。

（二）入院指导

1. 指导患者住院期间合理休息，生活规律，尽量减少探视。

2. 患者疼痛剧烈时应严格遵医嘱用药，不得擅自停药或改药，以免影响疗效。

3. 注意头面部的保暖，避免局部受到冷刺激，以免诱发疼痛。

4. 可以适度娱乐，如听音乐、看书等，这样可以分散注意力，以减轻疼痛。

5.指导患者避免碰触面颊、鼻翼、口角等敏感区域，以免诱发疼痛。刷牙、洗脸动作要轻柔，必要时用漱口液漱口。

6.突然、反复发作的剧烈疼痛易使患者产生焦虑、抑郁等不良情绪，鼓励患者表达自身感受，给予心理支持。

（三）专科检查指导

1.神经电生理检查： 主要用于排除继发性三叉神经痛，通过电刺激三叉神经分支，观察眼轮匝肌和咀嚼肌的表面电活动。

2.MRI 检查： 排除器质性病变引起的三叉神经痛。体内有人工植入者，如心脏起搏器、人工心脏金属瓣膜、血管金属夹等；体内有铁磁性异物者，如颅内、体内有钢钉、钢板异物等；妊娠 3 个月以内者，均禁止进行此项检查。

（四）饮食指导

1.患者应多吃新鲜蔬菜、水果、谷类、鱼类和豆类，避免粗糙、干硬、辛辣刺激性食物等，严重者给予半流质饮食或流质饮食。

2.鼓励患者多饮温水，保证摄入足够的水分及热量。

（五）活动与睡眠指导

1.适当活动可以加速血液循环，提高机体氧合能力，增强心肺功能，同时还可以促进消化，预防便秘。另外，活动还有助于缓解心理压力，促进身心放松，有助于睡眠，并能减慢老化过程和慢性疾病的发生。

2.保持室内光线柔和，周围环境安静、清洁、整齐和安全，为患者创造一个舒适安静的休养环境，避免患者因周围环境刺激而产生焦虑，加重疼痛。指导患者在病区内适当活动，劳逸结合。

3.护士在协助患者休息的过程中，要全面评估影响患者睡眠的因素及患者个人的睡眠习惯，制定促进睡眠的措施，保证患者睡眠的时间和质量，以达到有效的休息。

4.睡前的一些习惯，如泡脚、喝牛奶、阅读报纸、听音乐等均有助于睡眠。要为患者创造一个适宜睡眠的环境，以利于疾病的恢复。

（六）用药指导

1.指导患者遵医嘱服药，不能自行调整药物、擅自改变剂量或停药。

2.观察用药后的效果及不良反应，如服用卡马西平导致口干、恶心、头晕、步态不稳、精神症状、皮疹、肝功能损害和白细胞减少；服用氯硝西泮可出现步态不稳、嗜睡；服用加巴喷丁可有嗜睡、头晕等不良反应。

3.服药 1~2 个月复查肝功能和血常规，出现皮疹、肝功能损害或白细胞减少需立即停药。有些症状可于数日后自行消失，而有些症状则需要立即停药，护士应严密观察、记录并及时报告医生。

（七）专科指导

疼痛的护理：观察患者疼痛的位置及性质，告知患者疼痛的诱因和减轻疼痛的技巧与方法，鼓励患者运用指导式想象、阅读杂志报纸、适当按摩疼痛部位、听音乐等分散注意力，放松精神、缓解疼痛。嘱患者生活规律，保证充分休息，尽可能减少刺激因素，如洗脸、刷牙、刮胡子、咀嚼等动作要轻柔。

（八）心理指导

患者发作时疼痛剧烈，咀嚼、打哈欠、刷牙、进食等都可能诱发发作，常不敢洗脸、刷牙、进食。患者面容憔悴、情绪低落时，应指导患者保持心情愉悦，生活规律，通过听音乐、阅读杂志等达到放松精神、减轻疼痛的目的。

（九）出院指导

1. 指导患者避免诱发因素，本病多在气候变化时发病，尤其好发于冬季，应注意保暖，避免着凉感冒。

2. 患者保证生活规律，睡眠充足，养成良好的生活习惯。嘱患者饮食宜清淡，多食蔬菜、水果，戒烟、戒酒，不吃刺激性食物。

3. 卡马西平等口服药物要严格遵医嘱服用，疼痛缓解或消失后需逐渐减量再停药。

4. 定期复诊，遵医嘱正确服药，如出现嗜睡、头晕、口干、恶心、肝功能受损、皮疹、共济失调、白细胞减少等不良反应应及时就医。

5. 积极锻炼身体，增强机体免疫力。

（十）护理健康教育路径

住院时间	入院第 1 日	入院第 2 日	入院第 3 日	入院第 4 日至出院前 1 日	出院日
辅助检查	1. 完成血、尿标本采集 2. CT、MRI、心电图、神经电生理、超声等检查	继续完善相关检查			
病情观察	1. 间隔 1~2 小时巡视观察 1 次 2. 测量生命体征和体重 3. 询问病史 4. 入院评估	1. 间隔 1~2 小时巡视观察 1 次 2. 每日测量 1 次生命体征 3. 观察用药后反应	1. 间隔 1~2 小时巡视观察 1 次 2. 每日测量 1 次生命体征 3. 观察有无并发症 4. 观察用药后反应	1. 间隔 1~2 小时巡视观察 1 次 2. 每日测量 1 次生命体征 3. 观察用药后反应	1. 间隔 1~2 小时巡视观察 1 次 2. 每日测量 1 次生命体征 3. 观察用药后反应
治疗处置	1. 依据病情静脉输液 2. 依据病情口服药物	1. 依据病情静脉输液 2. 依据病情口服药物	1. 依据病情静脉输液 2. 依据病情口服药物	1. 依据病情静脉输液 2. 依据病情口服药物	1. 依据病情静脉输液 2. 依据病情口服药物

续表

住院时间	入院第 1 日	入院第 2 日	入院第 3 日	入院第 4 日至出院前 1 日	出院日
使用药物	遵医嘱使用止痛、营养神经等药物	遵医嘱使用止痛、营养神经等药物	遵医嘱使用止痛、营养神经等药物	遵医嘱使用止痛、营养神经等药物	遵医嘱使用止痛、营养神经等药物
活动体位	自由体位	自由体位	自由体位	自由体位	自由体位
饮食	低盐低脂流质饮食	低盐低脂流质饮食	低盐低脂流质饮食	低盐低脂流质饮食	低盐低脂流质饮食
健康宣教	1. 入院环境、人员介绍 2. 疾病知识 3. 发作诱因 4. 休息、饮食	1. 用药注意事项、不良反应 2. 疾病知识 3. 发作诱因	1. 用药注意事项、不良反应 2. 疾病知识 3. 发作诱因 4. 心理护理	1. 用药注意事项、不良反应 2. 疾病知识 3. 发作诱因	出院指导

知识精讲：

1. 三叉神经的解剖生理。

讲解： 三叉神经是一种混合神经，有较小的运动根和较小的感觉根。运动支主要支配咀嚼肌，运动核受双侧皮质延髓束支配。感觉支起源于颞骨岩尖的半月神经节内的感觉神经元，周围支分为眼支、上颌支和下颌支，眼支参与角膜反射弧。

2. 三叉神经痛的治疗药物有哪些？

讲解：

（1）卡马西平为镇痛首选药物。初剂量为 0.1g/ 次，2 次 / 日，以后每日增加 0.1g，分 3 次服用，最大剂量为 1.0g/d，疼痛停止后维持治疗剂量 2 周左右，逐渐减量至最小有效维持量。不良反应有头晕、嗜睡、走路不稳、口干、恶心等，孕妇忌用。

（2）苯妥英钠，0.1g/ 次，3 次 / 日，餐后服用。如无效可增加剂量，每日增加 0.1g（最大量不超过 0.6g/d）。如产生中毒症状（如头晕、步态不稳、眼球震颤等）立即减量到中毒症状消失为止。

（3）氯硝西泮开始每日 1mg，逐渐增至每日 6~8mg，分次口服，亦有一定疗效。

（4）维生素 B 500μg，1 次 / 日，肌内注射，2 周为一疗程。

二、特发性面神经麻痹

（一）概述

特发性面神经麻痹（idiopathic facial palsy）是因茎乳孔内面神经非特异性炎症所导

致的周围性面瘫，亦称为面神经炎症或贝尔麻痹。面神经炎病因尚未明确。骨性面神经管只能容纳面神经通过，所以面神经一旦缺血、水肿必然会导致神经受压。受凉、感染、中耳炎等均可以引起发病。

1. 临床表现

（1）发病情况：任何年龄、任何季节均可发病，20~40 岁人群多见，男性多于女性。

（2）起病形式：通常急性发病，面神经麻痹症状常于数小时或者 1~3 天达高峰。

（3）临床症状和体征：主要为患侧面部额纹消失、表情肌瘫痪，不能皱额、蹙眉、睑裂闭合不全或者不能。体格检查，闭眼时双眼球向外上方转动，露出白色巩膜，称贝尔征，吹口哨、鼓腮漏气，食物残留在病侧齿龈等。

2. 治疗原则： 减轻面神经水肿，缓解面神经受压，改善局部血液循环，促进神经功能的恢复。

（二）入院指导

1. 评估患者有无受凉、感染等病史。评估患者面瘫的性质、范围、进食状况及有无口角流涎等情况。

2. 指导患者住院期间适当休息，作息规律，尽量减少探视。

3. 指导患者严格遵医嘱用药，不得擅自停药或更改剂量，以免影响疗效。

4. 指导患者注意头面部保暖，避免局部受到冷刺激而加重病情。

5. 本病发病后患者因面部瘫痪，导致自我形象紊乱，容易产生焦虑、抑郁等不良情绪，鼓励患者表达自身感受，给予心理支持。

6. 病情稳定后尽早进行面肌功能训练，促进疾病恢复。

（三）专科检查指导

面神经的传导检查：判定有无异常。

（四）饮食指导

患者宜选用营养丰富、清淡、易消化的食物，避免食用干硬、粗糙、辛辣食物，严重者给予流质饮食。有味觉障碍的患者，应注意饮食的温度，防止烫伤口腔黏膜。瘫痪侧有食物残留时应及时漱口或给予口腔护理，保持口腔清洁，防止口腔感染。

（五）活动与睡眠指导

1. 根据患者的年龄、身心发育特点和疾病情况选择适宜的活动方式。

2. 护士应帮助患者调整姿势和体位，减轻或消除各种原因造成的不适，协助患者得到有效休息。重症患者、老年人、儿童等存在沟通障碍时，护士应通过细心观察，及时发现并消除影响患者睡眠的因素。

3. 保持安全、安静、整洁和舒适的休息环境，为患者提供舒适的病床、合理的空间、适宜的光线、必要的遮挡，并保持适当的温度和湿度。

4.医务人员需做到走路轻、说话轻、关门轻、操作轻，以利于患者睡眠，促进疾病的恢复。

（六）用药指导

1.遵医嘱按时服药，告知患者药物的剂量、不良反应和禁忌证。严密观察患者用药后的反应，如有不适及时通知医生对症处置。

2.使用糖皮质激素治疗的患者，严格按医嘱执行，不随意增减药物，应注意药物的不良反应，观察有无胃肠道出血等征象，并及时测量血压。

3.使用激素类药物要注意补充钙离子、钾离子，定期复查。

4.避免在使用激素期间行创伤性大、刺激性强的治疗，以避免对患侧肌肉及神经造成损害，出现咽部感染时应遵医嘱口服抗生素治疗。

（七）专科指导

1.患者不能闭眼、瞬目，角膜长期暴露，易发生感染，可用眼罩、眼药水和眼药膏加以防护，预防眼部并发症的发生。

2.观察患者面部瘫痪的情况，如若出现口角流涎，应及时擦拭口水或佩戴海绵口罩，并及时更换。

3.急性期应注意休息、保暖，防止受凉，尤其患侧茎乳孔周围应予以保护，避免病情加重。

（八）功能锻炼

1.患者应尽早开始面肌的主动和被动运动，可对着镜子做皱眉、举额、闭眼、露齿、鼓腮及吹口哨等动作，每天数次，每次5~15分钟，并辅以面肌按摩，促进疾病的恢复。

2.急性期可在茎乳口附近热敷，或者使用红外线局部照射，以利于改善局部的血运循环，减轻神经水肿。

（九）心理指导

1.患者突然出现面部瘫痪，自身形象改变，不敢出现在公众场所，怕遇见熟人，容易导致急躁、焦虑情绪。观察患者有无心理异常，鼓励患者表达担心疾病预后的真实想法和对面部形象改变后的心理感受。

2.正确对待疾病，克服害羞心理和焦躁情绪；同时注意谈话时应避免任何伤害患者自尊的言行，态度和蔼可亲、语言柔和。

3.患者因口角歪斜而难为情，心理负担加重，护士应解释疾病的病程、治疗和预后，使患者积极配合治疗，树立战胜疾病的信心。

（十）出院指导

1. 自主神经功能失调、病毒感染等原因均可导致本病的发生，因此，应保持健康心态，生活规律，避免面部长时间受凉、吹冷风，预防感冒。

2. 保护角膜，防止角膜溃疡、感染，清淡饮食，预防口腔感染，保持口腔清洁，面瘫尚未完全恢复期间注意用口罩或围巾适当遮挡。

3. 病情稳定后遵医嘱针灸或理疗，掌握面肌功能训练方法，坚持每日数次面部按摩和运动。

4. 指导患者在常规功能训练的基础上，进行高压氧治疗等促进疾病恢复。

（十一）护理健康教育路径

住院时间	入院第 1 日	入院第 2 日	入院第 3 日	入院第 4 日至出院前 1 日	出院日
辅助检查	1. 完成血、尿标本采集 2. CT、面神经传导、心电图、超声等检查	继续完善相关检查		复查血液相关检查	
病情观察	1. 间隔 1~2 小时巡视观察 1 次 2. 测量生命体征和体重 3. 询问病史 4. 入院评估	1. 间隔 1~2 小时巡视观察 1 次 2. 每日测量 1 次生命体征 3. 观察用药后反应	1. 间隔 1~2 小时巡视观察 1 次 2. 每日测量 1 次生命体征 3. 观察用药后反应	1. 间隔 1~2 小时巡视观察 1 次 2. 每日测量 1 次生命体征 3. 观察用药后反应	1. 间隔 1~2 小时巡视观察 1 次 2. 测量 1 次生命体征 3. 观察用药后反应 4. 指导康复训练
治疗处置	1. 药物过敏试验 2. 依据病情静脉输液	1. 依据病情静脉输液 2. 依据病情口服药物	1. 依据病情静脉输液 2. 依据病情口服药物	1. 依据病情静脉输液 2. 依据病情口服药物	1. 依据病情静脉输液 2. 依据病情口服药物
使用药物	遵医嘱使用改善循环、抗病毒、营养神经等药物治疗	遵医嘱使用改善循环、抗病毒、营养神经等药物治疗	遵医嘱使用改善循环、抗病毒、营养神经等药物治疗	遵医嘱使用改善循环、抗病毒、营养神经等药物治疗	遵医嘱使用改善循环、抗病毒、营养神经等药物治疗
活动体位	自由体位	自由体位	自由体位	自由体位	自由体位
饮食	低盐低脂流质饮食	低盐低脂流质饮食	低盐低脂流质饮食	低盐低脂流质饮食	低盐低脂流质饮食
健康宣教	1. 入院环境、人员介绍 2. 疾病知识 3. 发作诱因 4. 休息、饮食	1. 用药注意事项、不良反应 2. 疾病知识 3. 发作诱因 4. 心理护理	1. 用药注意事项、不良反应 2. 疾病知识 3. 发作诱因 4. 心理护理	1. 用药注意事项、不良反应 2. 疾病知识 3. 发作诱因	出院指导

知识精讲：

1. 面神经炎的预后怎样？

讲解：

（1）80%的患者在 1~2 个月恢复，一周内味觉恢复者及年轻患者多预后较好。

（2）年老体弱伴有乳突疼痛且合并基础疾病，如糖尿病、高血压、动脉硬化者恢复较慢。

（3）完全性面瘫需要恢复较长时间，一般需要 2~8 个月甚至 1 年。

2. 维生素 B_1 的作用是什么？

讲解：

（1）维生素 B_1 为水溶性维生素，和所有 B 族中的维生素一样，多余的维生素 B_1 不会贮藏于体内，会完全排出体外，所以必须每天补充。维生素 B_1 在体内参与糖类的代谢。B 族维生素之间有协同作用，也就是说，一次摄取全部 B 族维生素要比分别摄取效果更好。

（2）维生素 B_1 被称为精神性维生素，这是因为维生素 B_1 对神经组织和精神状态有良好的影响，其主要用于维生素 B_1 缺乏的预防和治疗，如脚气病、周围神经炎及消化不良、妊娠或哺乳期、甲状腺功能亢进、烧伤、长期慢性感染、重体力劳动、吸收不良综合征伴肝胆疾病、小肠系统疾病及胃切除后维生素 B_1 的补充。

三、吉兰 – 巴雷综合征

（一）概述

吉兰 – 巴雷综合征（guillain barre syndrome，GBS）是一种自身免疫介导的周围神经病，主要损害脊神经根和周围神经，也常累及脑神经。本病包括急性炎性脱髓鞘性多发神经根神经病、急性运动轴索性神经病、急性运动感觉轴索性神经病、急性泛自主神经病和急性感觉神经病等亚型。本病病因尚不明确，约 70% 的患者发病前 8 周内有前驱感染史，多见于发病前 1~2 周，少数患者有手术史或疫苗接种史。空肠弯曲菌（CJ）感染最常见，约占 30%，腹泻为前驱症状的 GBS 患者 CJ 感染率高达 85%，常与急性运动轴索型神经病有关。此外，GBS 还可能与巨细胞病毒、EB 病毒、水痘 – 带状疱疹病毒有关。

1. 临床表现

（1）本病任何年龄组、任何季节均可发病。大部分患者发病前 1~3 周有上呼吸道感染或腹泻病史。

（2）发病形式。急性起病，病情多在 2 周左右达到高峰，也有少数患者在起病数天或 1~2 周肌无力达到高峰值，并且出现呼吸肌无力，威胁生命。

（3）运动障碍。表现为弛缓性肢体肌肉无力，多数患者肌无力从双下肢开始，数日内逐渐加重。腱反射明显减弱或消失，无锥体束征。反射改变较早，可以出现在肌无力症状之前，也是本病诊断的主要依据之一。

（4）脑神经受损。30%~53%的患者有脑神经麻痹。成人以双侧面神经麻痹常见，儿童以舌咽、迷走神经麻痹常见，可作为首发症状就诊，严重者可出现颈肌和呼吸肌无力。

（5）感觉障碍。约80%的患者有感觉障碍，表现为主观感觉异常，如肢体远端麻木、针刺感；客观感觉障碍，如手套、袜子样感觉障碍或过敏。

（6）自主神经系统功能障碍。2/3的患者有交感神经及副交感神经功能不全症状。

2.治疗原则

（1）一般治疗：有明显自主神经功能障碍者，应给予心电监护。保持呼吸道通畅，及时吸痰以防止误吸。若有呼吸肌受累，必要时可给予气管插管或气管切开，根据患者病情，给予鼻饲或静脉营养支持等。

（2）免疫治疗：尽早应用 IVIG（免疫球蛋白静脉注射）、PE（血浆置换）、糖皮质激素冲击疗法。

（3）营养神经：治疗中需要补充 B 族维生素（如维生素 B_1、维生素 B_{12}）。

（4）康复治疗：病情稳定后，应尽早进行神经功能康复训练，预防失用性肌萎缩和关节挛缩。

（二）入院指导

1.向患者讲解疾病的相关知识，如病因、主要症状、并发症及预后等。

2.指导患者及其家属保持稳定情绪和乐观心态，积极配合治疗。

3.指导患者卧床休息，减少活动。为患者创造一个整洁、舒适、安静的就医环境，提高患者就医体验。

4.指导患者病情稳定后尽早进行康复训练，促进机体恢复。

（三）专科检查指导

1.脑脊液检查：脑脊液蛋白、细胞分离是 GBS 的特征之一，多数患者发病数天内蛋白含量正常，2~4 周内蛋白会有不同程度升高。腰椎穿刺后，需去枕平卧 4~6 小时后方可起床活动。术后 3 天内不要洗澡，以免穿刺处皮肤发生感染。

2.神经电生理：主要根据运动神经传导测定，提示周围神经存在脱髓鞘性病变，在非嵌压部位会出现传导阻滞或异常波形离散，对诊断脱髓鞘病变非常有意义。

3.腓肠神经活检：可作为 GBS 辅助诊断方法。活检可见髓纤维脱髓鞘，部分还会出现吞噬细胞浸润，小血管周围可见炎症细胞浸润。腓肠神经活检后须进行切口处缝合，疼痛者可服止痛药物。一周内可以拆线，如果取的是小腿肌肉标本，患者下床活动时应避免牵拉伤口，使用拐杖等辅助工具协助行走，避免影响伤口愈合。

（四）饮食指导

1.指导患者进食高蛋白、高维生素、高热量且易消化软食，多食蔬菜、水果，补充足够的水分。

2. 患者禁食辛辣刺激性食品、海鲜等，戒除烟酒。因肌无力活动减少，且服用激素使骨质脱钙而疏松，宜多食含钙食物（如大豆、牛奶等），并适量补充钙剂。

3. 吞咽困难或气管切开、呼吸机辅助呼吸的患者给予留置胃管，鼻饲流食，保证机体营养的供给，维持水、电解质平衡。留置胃管时及餐后 30 分钟应抬高床头，防止患者误吸和吸入性肺炎的发生。

（五）活动与睡眠指导

1. 急性期卧床休息，让患者处于舒适卧位，做好基础护理，增加患者的舒适感，减轻不适。

2. 不能下床活动的患者，应正确指导其在床上擦浴、翻身等，勤换衣物，保持床单位整洁，保持肢体功能位，指导进行适当的关节活动。

3. 患者下床后可适当在病区内活动，患者要有人陪同，对患者及家属进行正确的康复指导。对活动不便的患者做好跌倒评估，预防跌倒坠床的发生。

（六）用药指导

1. 指导患者遵医嘱正确服药，告知药物的作用、不良反应、使用时间、方法及注意事项。

2. 告知患者使用糖皮质激素治疗，可能出现应激性溃疡导致消化道出血，要观察有无胃部疼痛不适或柏油样便。糖皮质激素治疗还可出现其他不良反应，如骨质疏松、电解质紊乱和消化系统并发症等，要注意观察有无低钾、低钙等症状，及时发现并处理。

3. 免疫球蛋白输注导致患者发热面红时，应将滴速减慢，这样可以减轻症状。某些镇静安眠类药物可产生呼吸抑制作用，应慎用以免掩盖病情或使病情加重。

4. 患者需应用激素、免疫球蛋白、抗生素、止咳、祛痰等药物治疗，护士应根据医嘱正确使用抗生素，密切观察药物疗效、不良反应等。

5. 根据病情及药物性质调节静脉给药速度，合理安排用药顺序，用药剂量要准确，同时密切观察体温、脉搏、呼吸及精神状态变化。

（七）专科指导

1. 疾病知识指导

（1）密切观察患者意识、瞳孔、呼吸、血压及肌力等情况。

（2）鼓励患者深呼吸有效咳嗽，出现呼吸困难者应抬高床头，及时清除呼吸道分泌物，必要时给予气管切开。

（3）观察患者有无消化道出血，如出现胃部不适、腹痛、柏油样便，立即通知医生。

2. 气道管理指导

（1）告知患者和家属气道管理的主要措施是保持呼吸道通畅、预防肺不张和肺部感染的发生。

（2）患者取半卧位，进行深呼吸和有效咳嗽。定时给患者翻身、拍背、体位引流，及时清除患者口、鼻腔分泌物，必要时给予吸痰。

（3）告知患者及家属气管插管和气管切开的指征和重要性，取得患者配合，使用呼吸机治疗时，告知家属不要随意调节呼吸机参数。

（4）对病变累及呼吸肌出现呼吸困难者，立即行气管插管，进行呼吸机辅助呼吸。呼吸机辅助呼吸是维持生命的重要手段。

（八）功能锻炼

1. 病情好转或恢复期的患者可适当进行运动，但需要在医护人员指导下进行肢体功能康复训练。评估患者患肢的活动能力，与患者共同制定康复计划。

2. 加强肢体功能锻炼和日常生活活动训练，减少并发症，促进康复。肢体被动和主动运动均应保持关节的功能位，防止足下垂，必要时可使用"T"字形木板固定双足。

3. 锻炼过程中应有家人陪同，防止跌倒、受伤。GBS 恢复过程长，需要数周或数月，家属应理解和关心患者，督促患者坚持运动锻炼。教会患者家属及其陪护人员进行锻炼的方法。

4. 感觉障碍患者应注意保护皮肤，防止烫伤、冻伤。卧床不能活动者可使用气垫床，定时翻身，防止压疮的发生，穿着弹力袜预防下肢静脉血栓及肺栓塞。

5. 指导患者积极锻炼，鼓励患者生活自理，以适应回归家庭和社会的需要。

6. 患者的功能锻炼应根据病情强度适中，循序渐进，持之以恒。被动运动幅度由大到小，由大关节到小关节，按摩应以轻柔缓慢的手法进行，还可配合针灸、理疗等，促进肢体功能恢复。

（九）心理指导

1. 本病发病急，病情进展迅速，恢复期较长，患者易产生焦虑、抑郁、恐惧等不良情绪，不利于疾病的恢复。

2. 护士应向患者讲解疾病的相关知识，了解患者的心理状况，关心帮助患者消除心理负担，使患者积极配合各项治疗，尽早进行功能锻炼。

3. 对于气管切开的患者，可以帮助其使用肢体语言或书写的方式表达个人需求。护理人员应做好疾病知识宣教，帮助患者树立战胜疾病的信心。

（十）出院指导

1. 指导患者及家属了解本病的相关知识，保持积极稳定的情绪和良好心态。合理膳食，加强营养，增强机体抵抗力，避免着凉、感冒，预防疾病的复发。

2. 指导患者积极进行肢体功能康复训练，减少并发症，促进疾病的恢复。康复训练过程中应有家人陪同，防止跌倒、受伤。GBS 恢复期较长，需要数周或数月，家属应理解关心患者，协助患者循序渐进地进行康复训练，不可操之过急。

3.掌握自我监测病情的方法，如告知患者消化道出血、营养失调、压疮、下肢静脉血栓形成的表现，以及预防窒息的方法，嘱患者出现不适时立即就医。

（十一）护理健康教育路径

住院时间	入院第1日	入院第2日	入院第3日	入院第4日至出院前1日	出院日
辅助检查	1.完成血、尿标本采集 2.CT、心电图、超声、肌电图等检查	继续完善相关检查			
病情观察	1.间隔1~2小时巡视观察1次 2.测量生命体征和体重 3.询问病史 4.入院评估 5.呼吸功能评估	1.间隔1~2小时巡视观察1次 2.每日测量1次生命体征 3.观察用药后反应 4.呼吸功能评估，气道管理	1.间隔1~2小时巡视观察1次 2.测量生命体征 3.观察有无并发症 4.观察用药后反应 5.呼吸功能评估，气道管理 6.肌力评估	1.间隔1~2小时巡视观察1次 2.测量1次生命体征 3.观察用药后反应 4.指导康复训练 5.呼吸功能评估，气道管理	1.间隔1~2小时巡视观察1次 2.测量1次生命体征 3.观察用药后反应 4.指导康复训练
治疗处置	依据病情： 1.氧气吸入 2.静脉输液 3.口服药物 4.留置胃管	依据病情： 1.氧气吸入 2.静脉输液 3.口服药物 4.腰椎穿刺术	依据病情： 1.氧气吸入 2.静脉输液 3.口服药物	依据病情： 1.氧气吸入 2.静脉输液 3.口服药物	依据病情： 1.氧气吸入 2.静脉输液 3.口服药物
使用药物	遵医嘱给予血浆置换，以及免疫球蛋白、糖皮质激素、营养神经药物	遵医嘱给予血浆置换，以及免疫球蛋白、糖皮质激素、营养神经药物	遵医嘱给予血浆置换，以及免疫球蛋白、糖皮质激素、营养神经药物	遵医嘱给予血浆置换，以及免疫球蛋白、糖皮质激素、营养神经药物	遵医嘱给予血浆置换，以及免疫球蛋白、糖皮质激素、营养神经药物
活动体位	1.自由体位 2.年老体弱及卧床患者定时更换体位	1.自由体位 2.年老体弱及卧床患者定时更换体位	1.自由体位 2.年老体弱及卧床患者定时更换体位	1.自由体位 2.年老体弱及卧床患者定时更换体位	1.自由体位 2.年老体弱及卧床患者定时更换体位
饮食	高热量高蛋白饮食 鼻饲饮食	高热量高蛋白饮食 鼻饲饮食	高热量高蛋白饮食 鼻饲饮食	高热量高蛋白饮食 鼻饲饮食	高热量高蛋白饮食 鼻饲饮食
健康宣教	1.入院环境介绍 2.人员介绍 3.预防跌倒、压疮宣教	1.鼻饲注意事项 2.腰椎穿刺术相关知识 3.疾病知识 4.生活护理	1.用药注意事项、不良反应 2.疾病知识 3.心理护理 4.气道管理	1.用药注意事项、不良反应 2.疾病知识 3.心理护理 4.气道管理	出院指导

知识精讲：

1. 腰椎穿刺的并发症有哪些？

讲解：

（1）低颅压综合征：侧卧位腰椎穿刺脑脊液压力在 60~80mmH$_2$O 以下，较为常见。患者坐起后头痛加剧，平卧或头低位时头痛减轻或缓解。

（2）脑疝形成：当颅内压增高时，腰椎穿刺放脑脊液过多过快可在穿刺时或术后数小时发生脑疝，造成意识障碍、呼吸骤停，甚至死亡。

（3）神经根痛：如针尖刺伤马尾神经，会引发暂时性神经根痛，一般不需特殊处理。

（4）其他：感染、出血等。

2. 吉兰－巴雷综合征患者如何进行康复训练？

讲解： 本病病程较长，患者需要循序渐进，坚持不懈地进行功能锻炼，不可操之过急。病情稳定后，指导患者进行早期的功能锻炼，同时让患者家属共同参与，有步骤、有计划地进行，以达到最佳康复效果。运动强度以患者不感到疲劳为宜，同时加强营养，增强机体的抵抗力，避免淋雨、疲劳，以免引起复发。

第二节　脑血管缺血性疾病患者的健康教育

脑血管疾病（cerebrovascular disease，CVD）是指由各种原因导致的脑血管性疾病的总称，包括缺血性卒中和出血性卒中，以突然发病、迅速出现局限性或弥散性脑功能缺损为共同临床特征，是危害中老年人身体健康和生命的主要疾病之一。本病的高发病率、高死亡率和高致残率给社会、家庭带来沉重负担。

一、短暂性脑缺血发作

（一）概述

短暂性脑缺血发作（transient ischemic attack，TIA）是由于局部脑组织或视网膜缺血引起的短暂性神经功能缺损，临床症状一般不超过 1 小时，最长不超过 24 小时，且无责任病灶的证据。血流动力学改变、微栓塞、脑血管狭窄或痉挛是主要病因。

1. 临床表现

（1）一般特点：TIA 好发于男性，女性较之偏少。发病年龄多为 50~70 岁，常伴有动脉粥样硬化、高血压、高血脂等高危因素。起病突然，迅速出现局部性神经功能缺失症状，一般不超过 24 小时，无后遗症。

（2）颈内动脉系统 TIA：临床表现与受累血管有关。大脑中动脉供血区 TIA 可导致缺血对侧肢体面瘫、单瘫并伴有对侧同向偏盲和偏身感觉障碍。大脑前动脉供血区 TIA

可导致对侧下肢无力和人格障碍等。

（3）椎基底动脉系统 TIA：可出现典型或者不典型的脑干缺血综合征，有单侧或者双侧口周、面部麻木，伴有或者单独出现对侧肢体感觉障碍、瘫痪。

2. 治疗原则：需积极治疗 TIA，它是脑卒中的危险因素。

（1）病因治疗：预防 TIA 复发的关键是积极查找病因，针对性地治疗心律失常，防止颈部过度活动，降低血糖和血脂，尽快消除并治疗可能存在的危险因素。

（2）药物治疗：抗血小板聚集，建议非心源性栓塞性 TIA 治疗使用该方法。脑卒中风险较高的患者，如 TIA 或小卒中发病 1 个月内，可用小剂量阿司匹林与氯吡格雷联合治疗。

（3）手术和介入治疗：常用方法有颈动脉内膜切除术（CEA）和动脉血管成形术（PTA）。如果单侧重度颈动脉狭窄大于 70%、有或者无症状，或药物治疗无效，可考虑用 CEA 或 PTA 进行治疗。

（二）入院指导

1. 了解患者发病前有无情绪激动或剧烈运动史，发作时有无平衡失调、眩晕、恶心、呕吐，有无时间和地点的定向障碍、意识障碍、记忆丧失，有无视觉、吞咽、运动功能障碍。

2. 指导患者卧床休息，尽量减少探视。为患者创造一个安静、安全、舒适的就医环境。

3. 指导患者严格遵医嘱用药，不得擅自停药或更改药物剂量，以免影响疗效。

4. 短暂性脑缺血发作多为一过性发病，告知患者疾病的危害性，嘱患者应给予重视，及时就医，消除安全隐患。

（三）专科检查指导

1. CT 检查：多无阳性体征显现。

2. MRI 检查：部分患者发病早期可以显示小片状一过性缺血灶。体内有人工植入者，如心脏起搏器、人工心脏金属瓣膜、血管金属夹等，体内有铁磁性异物者，如颅内体内有钢钉钢板者，妊娠 3 个月以内者，禁止做此项检查。

3. 彩色经颅多普勒（TCD）：该检查可以发现颈内动脉狭窄，并可以进行血流状况评估。

（四）饮食指导

1. 合理饮食，多食新鲜的蔬菜水果，少食辛辣刺激性食物。

2. 指导患者进食低盐、低脂、低糖，以及富含优质蛋白、粗纤维素的食物，多饮水，保持大便通畅。

3. 避免暴饮暴食，少量多餐利于机体消化，可以促进疾病恢复。

（五）活动与睡眠指导

1. 指导患者卧床休息，尽量减少活动，为其营造一个安静、安全的就医环境，避免不良因素的刺激。

2. 患者病情稳定后可进行适当的体育锻炼，如散步、打太极拳等，以促进心脏、脑部血液供应。

3. 指导患者发作时卧床休息，头部抬高 15°~20° 为宜。头部活动时动作要缓慢且幅度不宜过大。

4. 患者外出或沐浴时应有家人陪伴，穿防滑鞋。使用警示牌提示患者小心跌倒、防止坠床。卫生员清洁地面后要及时提示患者。

5. 呼叫器置于床头，告知患者出现头晕、肢体无力等症状及时通知医护人员。

（六）用药指导

1. 遵医嘱按时服药，告知患者药物的剂量、适应证、不良反应和禁忌证。

2. 严密观察患者用药后的反应，如有不适及时通知医生对症处置。

3. 服用降压或降糖药物应定时定量，不得擅自停药、增加或减少剂量。

4. 服用抗血小板聚集、抗凝类药物应注意观察有无皮肤、牙龈出血，以及血尿、黑便等情况。

（七）专科指导

1. 严密观察患者病情，关注症状和体征有无进展，以及发作的频率、间隔时间等。

2. 如果患者症状加重未能缓解，应按脑梗死进行处理。

3. 告知患者使用药物的名称、剂量、用法和不良反应等。

4. 指导患者发作时卧床休息，枕头过高影响头部的血液供应，以头部抬高 15°~20° 为宜，头部转动或仰头时应缓慢且幅度不宜太大。

5. 进行适当的活动，可以改善心脏功能，改善脑循环，增加脑部血流量。

（八）心理指导

指导患者保持乐观情绪，避免情绪激动，学会自我调整心情，消除恐惧、紧张、焦虑、抑郁等不良心理，树立战胜疾病的信心。

（九）出院指导

1. 出院后注意休息，创造安静、安全、舒适的居住环境。

2. 建立规律的作息时间，避免劳累。

3. 病情稳定后可以进行适当的体育锻炼，如散步、打太极拳等，以促进心脏、脑部血液供应。

4. 遵医嘱按时服药，观察有无不良反应，如出现皮肤黏膜、牙龈出血，以及血尿、黑便等情况应及时就医。

5. 定期完善相关检查，如血压、血糖、血脂等，预防疾病发生。

（十）护理健康教育路径

住院时间	入院第 1 日	入院第 2 日	入院第 3 日	入院第 4 日至出院前 1 日	出院日
辅助检查	1. 完成血、尿标本采集 2. CT、MRI、心电图、TCD、超声等检查	继续完善相关检查			
病情观察	1. 间隔 1~2 小时巡视观察 1 次 2. 测量生命体征和体重 3. 询问病史 4. 入院评估	1. 间隔 1~2 小时巡视观察 1 次 2. 每日测量 1 次生命体征 3. 观察用药后反应	1. 间隔 1~2 小时巡视观察 1 次 2. 测量生命体征 3. 观察有无并发症 4. 观察用药后反应	1. 间隔 1~2 小时巡视观察 1 次 2. 测量 1 次生命体征 3. 观察用药后反应	1. 间隔 1~2 小时巡视观察 1 次 2. 测量 1 次生命体征 3. 观察用药后反应
治疗处置	1. 遵医嘱用药 2. 依据病情静脉输液	1. 依据病情静脉输液 2. 依据病情口服药物	1. 依据病情静脉输液 2. 依据病情口服药物	1. 依据病情静脉输液 2. 依据病情口服药物	1. 依据病情静脉输液 2. 依据病情口服药物
使用药物	遵医嘱使用改善循环、脑保护、抗凝降纤药物，合并感染者使用抗生素	遵医嘱使用改善循环、脑保护、抗凝降纤药物，合并感染者使用抗生素	遵医嘱使用改善循环、脑保护、抗凝降纤药物，合并感染者使用抗生素	遵医嘱使用改善循环、脑保护、抗凝降纤药物，合并感染者使用抗生素	遵医嘱使用改善循环、脑保护、抗凝降纤药物，合并感染者使用抗生素
活动体位	1. 自由体位 2. 年老体弱及卧床患者定时更换体位	1. 自由体位 2. 年老体弱及卧床患者定时更换体位	1. 自由体位 2. 年老体弱及卧床患者定时更换体位	1. 自由体位 2. 年老体弱及卧床患者定时更换体位	1. 自由体位 2. 年老体弱及卧床患者定时更换体位
饮食	低盐低脂	低盐低脂	低盐低脂	低盐低脂	低盐低脂
健康宣教	1. 入院环境介绍 2. 人员介绍 3. 预防跌倒、压疮宣教 4. 辅助检查的注意事项	1. 用药注意事项、不良反应 2. 疾病知识 3. 心理护理	1. 用药注意事项、不良反应 2. 疾病知识 3. 心理护理	1. 用药注意事项、不良反应 2. 疾病知识 3. 心理护理	出院指导

知识精讲：

1. 怎样预防短暂性脑缺血发作？

讲解：

（1）建立规律的作息时间，劳逸结合，避免劳累。

（2）低盐低脂饮食，少食辛辣刺激性食物，戒烟戒酒，清淡饮食。

（3）控制血压、血糖、血脂，控制体重，避免肥胖。

（4）保持积极乐观情绪，戒骄戒躁。

2. CT 检查和头部 MRI 检查有什么区别？

讲解：

（1）头部 CT 检查是大部分脑血管病的首选辅助检查手段，一般脑梗死发病 24 小时内无影像学改变，24 小时后梗死区可呈低密度影。早期进行头 CT 检查，有助于早期脑出血与脑梗死的鉴别。

（2）头部 MRI 与头 CT 相比较，头部 MRI 可以发现小灶梗死及脑干、小脑梗死。然而对于急性出血性病变和钙化灶等，头部 MRI 不如 CT 有优势。

二、脑梗死

（一）概述

脑梗死又称缺血性卒中，是指各种原因所致脑部血液供应障碍，导致局部脑组织缺血、缺氧性坏死，而出现相应神经功能缺损的一类临床综合征。脑梗死是脑卒中最常见类型，占 70%~80%，包括脑血栓形成、脑栓塞、腔隙性脑梗死。血液供应障碍的原因有以下几个方面：

（1）血管病变：动脉粥样硬化和此基础上发生的血栓形成是最重要而常见的原因。

（2）血液成分改变：血管病变处内膜粗糙，使血液中的血小板容易吸附、沉积并释放更多的五羟色胺等化学物质。血液中的胆固醇、纤维蛋白原等含量增高，使血液黏度增高，血流缓慢，易于发生血栓。

（3）血流速度改变：血压的改变是影响局部血流量的重要因素。平均动脉压低于 9.3kPa（70mmHg）和高于 24kPa（180mmHg），血管自身存在病变，局部脑组织易发生血液循环障碍。

1. 临床表现

（1）脑血栓形成：动脉粥样硬化是脑血栓形成的常见原因，多见于中老年人，常在安静或睡眠中发病，部分患者有 TIA 前驱症状，如肢体麻木、无力等。颈内动脉闭塞常发生在颈内动脉分叉后，可出现单眼一过性黑蒙。远端大脑中动脉缺血，可以出现对侧偏瘫、偏身感觉障碍和（或）同向性偏盲等。大脑中动脉主干闭塞导致三偏症状，皮质支闭塞导致病灶对侧面部、上下肢瘫痪和感觉缺失。

（2）脑栓塞：可发生在任何年龄，以青壮年多见。多在活动中急骤发病，无前驱症状，局灶性神经体征在数秒至数分钟达到高峰。与脑血栓形成相比，脑栓塞容易复发和出血。

（3）腔隙性脑梗死：本病多见于中老年患者，男性多于女性，常伴有高血压病史，突然或逐渐起病，出现偏瘫或偏身感觉障碍等局灶症状。

2. 治疗原则：超早期治疗，"时间就是大脑"，力争发病后尽早选择最佳治疗方案，促进脑部血液循环，挽救局部缺血半暗带。发病小于 4.5 小时，符合溶栓指征，无溶栓禁忌证者，应尽快给予溶栓治疗。联合改善循环、减轻脑水肿、抗血小板、抗凝治疗，防止出血、减小梗死范围。采取针对性治疗方案的同时，进行支持、对症治疗和早期康复干预。

（二）入院指导

1. 脑梗死患者通常在安静或睡眠中发病，多伴有语言及运动功能障碍，患者心理负担较重，应注意心理护理，减轻患者焦虑情绪，帮助患者树立战胜疾病的信心。

2. 指导患者严格遵医嘱用药，不得擅自停药或更改剂量，以免影响疗效。

3. 脑梗死急性期应积极住院治疗，争分夺秒制定最佳治疗方案，促进疾病恢复。

4. 脑梗死发生后多伴有语言、肢体功能障碍，待生命体征平稳后，尽早进行康复训练。

（三）专科检查指导

1. CT 检查：早期多正常，24 小时后出现低密度灶。

2. MRI 检查：急性期脑梗死及伴有脑水肿，在 T_1 加权像上均为低信号，T_2 加权像上均为高信号。体内有人工植入者，如心脏起搏器、人工心脏金属瓣膜、血管金属夹等，体内有铁磁性异物者，如颅内、体内有钢钉钢板者，妊娠 3 个月以内者，禁止进行此项检查。

3. 全脑血管造影（DSA）检查：DSA 可清楚地显示脑血管狭窄的部位、程度，是血管成像的金标准。碘过敏者需经过脱敏治疗后进行，或使用不含碘的造影剂。有严重出血倾向或出血性疾病者，严重心、肝、肾功能不全者，脑疝晚期，脑干功能衰竭者不建议进行此项检查。

4. TCD 和颈动脉超声检查：可发现有血管高度狭窄或局部血流异常。

5. 心电图检查：应常规检查，作为诊断心肌梗死和心律失常的依据。

（四）饮食指导

1. 合理进食高蛋白、低盐、低脂、低热量的清淡食物，改变不良的饮食习惯，多食新鲜蔬菜、水果、谷类、鱼类和豆类，避免油炸、粗糙、干硬、辛辣等刺激性食物，避免食用动物内脏、动物油类，每日食盐摄入量不超过 6 克。

2. 进食困难者，进食时头偏向一侧，喂食速度应缓慢，进食中避免交谈，防止呛咳、窒息。吞咽困难患者应进食糊状食物，必要时遵医嘱给予鼻饲。

3. 增加粗纤维食物摄入，如芹菜、韭菜，适量增加进水量，顺时针按摩腹部，防止便秘，患者如数天未排便或排便不畅，可使用缓泻剂。

（五）活动与睡眠指导

1. 为患者提供安静、舒适的环境，使其保持平和、稳定的情绪，避免各种不良情绪影响。

2. 患者起床、坐起、低头等体位变化时动作要缓慢，转头不宜过猛过急，活动时需有人陪伴，防止意外伤害。

3. 康复锻炼一般在患者意识清楚、生命体征平稳、病情不再进展后 48 小时即可进行。

4. 康复训练所需时间较长，需要循序渐进，持之以恒。家属要关心体贴患者，给予生活照顾和精神支持，鼓励和支持患者锻炼。康复过程中加强安全防范，防止意外伤害。康复过程中如有疑问应及时询问医生或康复师。

5. 护理卧床患者时，应注意帮助患者勤翻身，给予瘫痪肢体适当按摩，防止下肢静脉血栓和压力性损伤的形成。

（六）用药指导

1. 遵医嘱按时服药，告知患者药物的剂量、适应证、不良反应和禁忌证。
2. 严密观察患者用药后的反应，如有不适及时通知医生对症处置。
3. 服用降压或降糖药物，应定时定量，不得擅自停药、增加或减少剂量。

（七）专科指导

1. 沟通障碍护理

（1）沟通方法指导：鼓励患者向家属或医护人员表达自己的需要，可以采取任何简单而有效的双向沟通方式，如借助表情、手势、图片等。运动性失语患者应让其回答"是""否"或点头、摇头示意，问题尽量简单。感觉性失语患者应与其一对一沟通，除去患者视野中不必要的物品，避免精神分散。与患者沟通时应给予足够的时间使其做出反应，说话速度要慢。

（2）语言康复训练：指导患者进行伸舌、卷舌、叩齿、鼓腮、吹气、咳嗽等活动。

2. 吞咽障碍护理

（1）饮食护理：选择食物应温度适宜、柔软，便于在口腔内移送和吞咽，防止误吸。选择既安全又有利于进食的体位，不能坐起的患者将床头摇起 30° 取仰卧位，头下垫枕，能坐起的患者应取坐位进食。不能吞咽的患者给予鼻饲饮食，加强留置胃管的护理，教会家属鼻饲方法及注意事项。

（2）防止窒息：进食前应注意休息，减少因疲劳造成的误吸风险。保持进餐环境的舒适、安静，减少进餐环境中分散注意力的干扰因素。患者不可用吸管饮水、饮茶，防止患者低头饮水体位增加误吸的危险，要保持水量在半杯以上。床旁配备负压吸引装置，及时清理呼吸道分泌物，保持呼吸道通畅。

（八）功能锻炼

1. 脑梗死患者康复训练开展得越早，功能康复的可能性越大，预后也就越好。在患者意识清楚，生命体征平稳，病情不再发展后 48 小时即可进行康复训练。注意在早期康复干预前，先要告知患者及家属早期康复的重要性及训练内容与开始的时间。

2. 早期康复护理的内容包括重视患侧刺激、保持良好的肢体功能位置、体位变换、床上运动训练。恢复期训练主要包括日常生活活动训练及运动训练（转移动作训练、坐位训练、站立训练、步行训练、平衡共济训练等）。综合康复训练为促进运动功能的恢复，指导患者合理选用按摩、针灸、理疗等辅助治疗。

3. 患者生命体征平稳后即可进行上肢关节活动训练，保持肢体功能位，防止发生肌肉萎缩或关节痉挛。一手固定肱骨近端，另一手固定腕关节在 90° 范围内活动，做肩关节的内旋、外旋被动运动，要注意保护关节。

4. 足下垂严重影响步行的能力，下肢关节必须早期进行康复训练，预防并发症。一手固定踝关节上方，另一手握住足跟向后下方牵拉，同时用右手前臂使足底向踝关节屈曲方向运动。

（九）心理指导

指导患者保持乐观情绪，避免情绪激动，让患者学会自我调整心情，消除恐惧、紧张、焦虑、抑郁等不良心理，树立战胜疾病的信心。

（十）出院指导

1. 患者需改变不良生活方式，适当运动，合理休息，多参加有益的社会活动，做力所能及的工作及家务。

2. 遵医嘱正确用药，如降压、降脂、降糖、抗凝药物等。

3. 定期复诊，动态了解血压、血脂、血糖和心脏功能，预防并发症，预防脑梗死复发。

4. 家属应关心体贴患者，鼓励和督促患者坚持锻炼，增强患者的自我照顾能力。

5. 气候变化时注意保暖，防止感冒。

6. 出现头晕、头痛、一侧肢体麻木无力、口齿不清或进食呛咳时及时就诊。

（十一）护理健康教育路径

住院时间	入院第 1 日	入院第 2 日	入院第 3 日	入院第 4 日至出院前 1 日	出院日
辅助检查	1. 完成血、尿标本采集 2. CT、MRI、心电图、超声等检查	继续完善相关检查		复查头 CT 及血液相关检查	

住院时间	入院第 1 日	入院第 2 日	入院第 3 日	入院第 4 日至出院前 1 日	出院日
病情观察	1. 间隔 1～2 小时巡视观察 1 次 2. 测量生命体征和体重 3. 询问病史 4. 入院评估	1. 间隔 1～2 小时巡视观察 1 次 2. 每日测量 1 次生命体征 3. 观察用药后反应	1. 间隔 1～2 小时巡视观察 1 次 2. 测量生命体征 3. 观察有无并发症 4. 观察用药后反应	1. 间隔 1～2 小时巡视观察 1 次 2. 测量 1 次生命体征 3. 观察用药后反应 4. 指导康复训练	1. 间隔 2 小时巡视观察 1 次 2. 测量 1 次生命体征 3. 观察用药后反应 4. 指导康复训练
治疗处置	1. 药物过敏试验 2. 静脉输液、溶栓治疗 3. 心电、血压、血氧饱和度监测 4. 氧气吸入 5. 留置胃管	依据病情： 1. 静脉输液 2. 口服药物 3. 氧气吸入	依据病情： 1. 静脉输液 2. 口服药物 3. 氧气吸入	依据病情： 1. 静脉输液 2. 口服药物 3. 氧气吸入	依据病情： 1. 静脉输液 2. 口服药物
使用药物	遵医嘱使用改善循环、脑保护、抗凝降纤、溶栓药物，合并感染者使用抗生素	遵医嘱使用改善循环、脑保护、抗凝降纤药物，合并感染者使用抗生素	遵医嘱使用改善循环、脑保护、抗凝降纤药物，合并感染者使用抗生素	遵医嘱使用改善循环、脑保护、抗凝降纤药物，合并感染者使用抗生素	遵医嘱使用改善循环、脑保护、抗凝降纤药物，合并感染者使用抗生素
活动体位	1. 自由体位 2. 年老体弱及卧床患者定时更换体位	1. 自由体位 2. 年老体弱及卧床患者定时更换体位	1. 自由体位 2. 年老体弱及卧床患者定时更换体位	1. 自由体位 2. 年老体弱及卧床患者定时更换体位	1. 自由体位 2. 年老体弱及卧床患者定时更换体位
饮食	低盐低脂 鼻饲饮食	低盐低脂 鼻饲饮食	低盐低脂 鼻饲饮食	低盐低脂 鼻饲饮食	低盐低脂 鼻饲饮食
健康宣教	1. 入院环境介绍 2. 人员介绍 3. 预防跌倒、压疮宣教	1. 溶栓后注意事项 2. 鼻饲注意事项 3. 疾病知识	1. 用药注意事项、不良反应 2. 康复训练 3. 心理护理	1. 用药注意事项、不良反应 2. 疾病知识 3. 康复指导	出院指导

知识精讲：

1. 脑梗死静脉溶栓的适应证。

讲解： 溶栓治疗的适应证为年龄 ≥ 18 岁且 ≤ 80 岁；有缺血性卒中导致的神经功能缺损症状；症状出现小于 4.5 小时，尿激酶治疗的时间窗可酌情延长至 6 小时，排除 TIA（其症状和体征绝大多数持续不足 1 小时），无意识障碍，但椎 - 基底动脉系统血栓形成因预后极差，即使患者昏迷也可考虑溶栓治疗；NIHSS 评分 5～25 分；治疗前收缩压低于 200mmHg 或舒张压低于 120mmHg；CT 排除颅内出血，且本次病损的低密度梗死灶尚未出现；无出血性疾病及出血体征。

2.使用抗凝、抗血小板聚集药物的注意事项有哪些?

讲解:

（1）使用抗凝、抗血小板聚集药物的时候，首先要采集血标本，检查血常规、凝血等。

（2）药物使用中严密观察患者病情变化，如有无牙龈、口腔黏膜、皮肤黏膜出血，有无血尿、便血等情况发生，一旦发现立即通知医生对症处置。

第三节　中枢神经系统脱髓鞘疾病患者的健康教育

中枢神经系统脱髓鞘疾病是指发生在脑和脊髓的以神经纤维髓鞘脱失为主要特征，神经元胞体及其轴索受累相对较轻的一组疾病，包括原发性和获得性两大类。

一、多发性硬化

（一）概述

多发性硬化（MS）是以中枢神经系统（CNS）白质脱髓鞘病变为特点，遗传易感个体与环境因素相互作用发生的自身免疫性疾病，是 CNS 脱髓鞘疾病中最常见的类型，临床上以时间多发性和空间多发性为主要特征。本病呈世界性分布，主要累及中青年，复发率和病残率均较高。目前认为 MS 是在复杂的遗传易感背景下，由于环境因素，如地域、气候及感染等的参与，引发的免疫异常，导致中枢神经系统炎性脱髓鞘改变。

1.临床表现

（1）发病年龄多在 20~40 岁，10 岁以下和 50 岁以上的患者较少见，男女患病之比约为 1：2。

（2）多发性硬化患者的大脑、脑干、小脑、脊髓可同时受累，其临床症状和体征多种多样。肢体无力最多见，约 50% 患者首发症状为一个或多个肢体无力。

（3）感觉异常，表现为肢体、躯干或面部针刺麻木感、蚁走感。

（4）眼部症状，多为急性起病的单眼视力下降，有时双眼同时受累。

（5）发作性症状，是指持续时间短暂，可被特殊因素诱发的感觉或运动功能异常。

（6）精神症状，部分患者有抑郁、易怒及脾气暴躁等，少数患者有欣快、兴奋，也可表现为表情淡漠、嗜睡。

（7）其他症状，膀胱功能障碍，常表现为尿急、尿频、尿失禁或尿潴留。

2.治疗原则：治疗包括急性发作期治疗、缓解期治疗和对症治疗。急性期治疗以减轻症状、降低残疾程度为主。大剂量甲泼尼龙冲击治疗是急性发作期的首选治疗方案。缓解期以减少复发、延缓残疾累积及提高生活质量为主。治疗药物包括免疫抑制剂，如硫唑嘌呤、环磷酰胺等，转移因子及免疫球蛋白、β 干扰素。对症治疗首选药物巴氯芬以缓解痛性痉挛，有疲乏感者，可选用金刚烷胺、莫达非尼等。

（二）入院指导

1. 向患者介绍疾病的相关知识，指导患者及家属了解病因、用药治疗与预后，避免过度紧张或者对病情不重视，保持情绪稳定。

2. 告知疾病的康复知识和自我护理方法，帮助分析和消除不良因素，积极配合治疗和康复。

3. 急性期患者应注意休息，缓解期注意生活规律，劳逸结合，鼓励患者做力所能及的事，如家务、适当的体育锻炼等。

4. 根据气候变化适当增减衣物，注意保暖，防止疾病复发。对有感觉障碍的患者，禁用热水袋等，防止烫伤。避免疲劳、感冒等可导致复发的因素。

（三）专科检查指导

1. 脑脊液检查： 急性期约60%的患者脑脊液单核细胞轻度增多，多数患者脑脊液蛋白含量正常，部分患者急性期脑脊液蛋白含量轻度增高。腰椎穿刺后，需去枕平卧4~6小时方可起床活动，3天内不要洗澡，以免穿刺处皮肤发生感染。

2. 电生理检查： 包括视觉诱发电位（VEP）、脑干听觉诱发电位（BAEP）和躯干体感诱发电位（SEP）。50%~90%多发性硬化患者均有一项或多项异常。检查前3天禁止服用安眠、镇静、止痛等药物，以免影响检查结果，检查时穿棉质衣裤，避免静电干扰。

3. 影像学检查： MRI为本病最有效的检查手段，主要表现为分布于白质的多个大小不一的片状长 T_1、长 T_2 信号。

（四）饮食指导

1. 给予高蛋白质、低脂、低糖、富含多种维生素、易消化、易吸收的清淡饮食，并维持足够的液体摄入（每天约2500mL）。

2. 蛋白质在三餐食物中的分配比例，早餐占30%，午餐占45%~50%，晚餐占20%~25%。

3. 饮食中还应含有足量的纤维素，纤维素有亲水性，能吸收水分，使食物残渣膨胀并形成润滑凝胶，在肠道内易推进，并能刺激肠蠕动，利于激发便意和排便反射，预防便秘或减轻便秘的症状。

（五）活动与睡眠指导

1. 为患者提供安全整洁的住院环境，将呼叫器置于患者床头伸手可及处，日常用品如餐具、水、便器、纸巾等定位放置于床旁，方便患者随时取用。

2. 保持患者活动范围内灯光明暗适宜，灯光太弱对视力障碍的患者不利，过强会造成对眼睛的刺激。指导患者在眼睛疲劳或复视时，尽量闭眼休息或双眼交替休息。

3. 走廊、卫生间、楼道设计扶手；病房、浴室地面保持平整，粘贴防滑标识；活动空间不留障碍物；夜间保持床在最低水平位并使用床挡；配备手杖、轮椅等必要的辅助用具，以增加活动时的安全性。

4.在睡眠前帮助患者完成个人卫生护理，避免衣服对患者身体的刺激和束缚，避免床褥对患者舒适的影响，选择合适的卧位，放松关节和肌肉，保证呼吸通畅，减轻各种躯体症状。避免光线直接照射患者眼部而影响睡眠。保证空气的清新和流动，及时清理病室中的血、尿、便、呕吐物等，避免异味对患者睡眠的影响。

（六）用药指导

1.糖皮质激素是多发性硬化急性发作和复发的主要治疗药物，有免疫调节和抗炎作用，可减轻水肿、改善轴索传导、缩短急性期和复发期的过程，常采用大剂量短程疗法。因用药过程中易出现钠潴留、低钾、低钙等电解质紊乱，需加强对血钾、血钠、血钙的监测。

2.β干扰素常见不良反应为流感样症状，可持续 24~48 小时，2~3 个月后通常不再发生，部分患者可出现注射部位红肿、疼痛，严重时可致肝损害、过敏反应等，应及时发现和报告医师处理。

（七）专科指导

1.指导复视、视力减退和偏盲患者使用适当的工具弥补视觉损害，向患者详细介绍住院环境，讲解呼叫系统并评估患者的运用能力。

2.将日常用物放于患者易于取放的地方，可将患者安置在可水平升降的床位，夜间保持床在最低水平位并加床挡。

3.根据患者的受教育情况，建议患者使用放大镜读报、阅读大字材料或听收音机。

（八）功能锻炼

1.给予患者肢体按摩和被动训练，讲解功能锻炼的重要性，定时更换体位，操作时动作要轻柔。

2.鼓励患者进行自主功能锻炼，帮助其进行被动肢体活动，并保持关节功能位。

3.恢复期鼓励患者并协助其进行渐进性活动，在床上慢慢坐起，下床时有人搀扶或使用助行器，避免跌倒的发生。

（九）心理指导

加强与患者的沟通，取得患者信赖，鼓励患者表达自身感受。满足患者的合理要求，医护人员主动帮助或协助照顾患者。给患者讲解疾病知识，并与家属做好沟通，尽可能让家属多参与患者的治疗康复，让患者参与制定护理计划，并鼓励患者自理。

（十）出院指导

1.急性期最常见的症状为疲劳，应保证足够的卧床休息，避免各种增加疲劳的因素；缓解期应建立规律的生活作息，坚持适当的运动锻炼，避免过度劳累；还应避免体温升高的因素，如不要使用热敷、沐浴时水温不宜过高；女性分娩后 3 个月左右容易复发，故女性患者在首次发作 2 年内应避孕。

2. 根据患者出现的症状给予专项指导，如吞咽障碍者应给予软食或糊状食物，预防误吸和窒息；视力障碍和平衡障碍的患者防止跌倒和受伤；尿失禁的患者应保持外阴部清洁、干燥，保持个人卫生；尿潴留或排尿困难者应监测残余尿量，观察尿液的颜色和性质，预防尿路感染；精神障碍和认知障碍者应有专人陪护。

3. 指导患者遵医嘱正确服药和定期门诊复查。详细讲解所用药物的名称、剂量、用法，教会患者及家属观察药物疗效与不良反应，如口服激素治疗时应遵医嘱用药，不可随意减量或突然停药。

4. 多发性硬化因病情复杂，反复发作且有进行性加重趋势，患者易丧失治疗信心，应嘱家属关心、体贴患者，细心观察，及时发现病情变化。出现发热、上腹不适、胃痛、黑便、全身倦怠无力及视力障碍加重时，应考虑可能发生感染、应激性溃疡或合并低血钾等，应及时就医。

（十一）护理健康教育路径

住院时间	入院第 1 日	入院第 2 日	入院第 3 日	入院第 4 日至出院前 1 日	出院日
辅助检查	1. 完成血、尿标本采集 2. MRI、电生理、心电图、超声等检查	腰椎穿刺			
病情观察	1. 间隔 1~2 小时巡视观察 1 次 2. 测量生命体征和体重 3. 询问病史 4. 入院评估	1. 间隔 1~2 小时巡视观察 1 次 2. 每日测量 1 次生命体征 3. 观察用药后反应	1. 间隔 1~2 小时巡视观察 1 次 2. 每日测量 1 次生命体征 3. 观察用药后反应	1. 间隔 1~2 小时巡视观察 1 次 2. 每日测量 1 次生命体征 3. 观察用药后反应	1. 间隔 1~2 小时巡视观察 1 次 2. 测量 1 次生命体征 3. 观察用药后反应
治疗处置	1. 依据病情静脉输液 2. 依据病情口服药物 3. 依据病情留置胃管	1. 依据病情静脉输液 2. 依据病情口服药物	1. 依据病情静脉输液 2. 依据病情口服药物	1. 依据病情静脉输液 2. 依据病情口服药物	1. 依据病情静脉输液 2. 依据病情口服药物
使用药物	遵医嘱使用激素、免疫抑制剂、免疫球蛋白等药物治疗	遵医嘱使用激素、免疫抑制剂、免疫球蛋白等药物治疗	遵医嘱使用激素、免疫抑制剂、免疫球蛋白等药物治疗	遵医嘱使用激素、免疫抑制剂、免疫球蛋白等药物治疗	遵医嘱使用激素、免疫抑制剂、免疫球蛋白等药物治疗
活动体位	自由体位	自由体位	自由体位	自由体位	自由体位

续表

住院时间	入院第1日	入院第2日	入院第3日	入院第4日至出院前1日	出院日
饮食	低盐低脂 鼻饲饮食	低盐低脂 鼻饲饮食	低盐低脂 鼻饲饮食	低盐低脂 鼻饲饮食	低盐低脂 鼻饲饮食
健康宣教	1. 入院环境介绍 2. 人员介绍 3. 预防跌倒、压疮宣教	1. 用药注意事项、不良反应 2. 疾病知识 3. 康复指导 4. 心理护理	1. 用药注意事项、不良反应 2. 疾病知识 3. 康复指导 4. 心理护理	1. 用药注意事项、不良反应 2. 疾病知识 3. 康复指导 4. 心理护理	出院指导

知识精讲：

1. 尿酸与多发性硬化。

讲解： 尿酸（UA）在多发性硬化中有重要作用，能动态监测MS的疾病活动。UA的前体肌苷对MS的治疗作用引起了越来越多的重视，将成为研究MS治疗的新方向，但治疗的机制仍需进一步研究。[引自：向亚运，秦新月．尿酸在多发性硬化中作用的研究进展．世界临床医学，2016，（10）16：109-110]

2. 多发性硬化急性发作期的基础治疗有哪些？

讲解：

（1）激素：推荐首选甲强龙，冲击期每日0.5~1.0g静脉滴注，连用3~5天，巩固期每日160~200mg静脉滴注，连用5~7天，减量维持期每日24~40mg口服，每周减量1次，减至每日4mg，1周后停药。经济困难者亦可选用地塞米松和泼尼松，整个疗程以不超过3个月为宜。大剂量激素应用期间应使用适量的抗生素和抑酸剂，整个激素治疗期间都应补充钾、钙制剂。

（2）大剂量静脉注射人免疫球蛋白（IVIG）：$0.1~0.4g/(kg \cdot d)$静脉滴注，连用3~5天。

（3）B族维生素：对有脑干、脊髓和视神经损害者使用维生素B_1和维生素B_{12}尤为重要。

（4）血浆置换疗法：急性起病或复发的多发性硬化患者，如果临床症状较重，甲强龙和IVIG冲击治疗效果不佳，可考虑使用血浆置换疗法。

二、急性播散性脑脊髓炎

（一）概述

急性播散性脑脊髓炎（acute disseminated encephalomyelitis，ADEM）是一种广泛累及脑、脊髓白质的急性炎症性脱髓鞘疾病，通常发生在感染、出疹或疫苗接种后，故又被称为感染后、出疹后、疫苗接种后脑脊髓炎。本病发病机制尚不清楚，目前认为是由于病毒感染或疫苗接种后，使患者周围淋巴细胞对髓鞘蛋白刺激的增殖性应答增强，从而诱发免疫介导的一种脱髓鞘性疾病。病前无特异性感染疾病和其他诱因者，为特发性ADEM。

1. 临床表现

（1）任何年龄均可发病，以青壮年多见，发病前1~2周多有发热、上呼吸道感染、腹泻等症状，或有疫苗接种史。受凉、过劳、外伤等常为发病诱因。

（2）起病形式为急性起病，多数患者在2~3天内，部分患者在1周内发展为完全性截瘫。上升性脊髓炎起病急，病情发展迅速，可出现吞咽困难、构音障碍、呼吸肌麻痹，甚至死亡。

（3）临床症状与体征为双下肢麻木、无力首发，典型表现为损害平面以下肢体瘫痪、感觉缺失和括约肌功能障碍。由于受累脊髓的肿胀和脊膜受牵拉，常出现背痛、病变节段束带感。

2. 治疗原则： 早期足量应用糖皮质激素是治疗急性播散性脑脊髓炎的主要方法，可减轻脑和脊髓的充血及水肿，抑制炎性脱髓鞘过程。目前主张静脉滴注甲泼尼龙或地塞米松冲击治疗。对糖皮质激素疗效不佳的患者，可考虑免疫球蛋白或血浆置换疗法。

（二）入院指导

1. 向患者介绍入院环境，并将患者安排在离护士站较近且安静的病房，餐具、水、呼叫器、便器放在患者的可及范围内。

2. 如果患者有精神症状，应给予必要约束或由家人、护理员24小时进行陪护。

3. 视力下降、视物模糊患者应有专人陪护，提供适当的照明。

4. 使用气垫床和带棉套的床挡，防止压疮及患者坠床。保持床单位清洁、平整、干燥、无尘渣，防止患者感觉障碍的部位受损。

5. 为患者讲解有关疾病的知识，同时做好心理护理，让患者对疾病有正确的认识并积极配合治疗。

6. 鼓励患者主动向医护人员表达自己的感受，如出现胸闷、气短、呼吸困难等异常情况及时通知医生。

（三）专科检查指导

1. 脑脊液检查： 脑脊液压力及细胞数可正常或轻度升高，单核细胞增多，急性坏死性出血性脑脊髓炎则以多核细胞为主，蛋白可轻中度增高，以IgG增高为主，可见寡克隆带。

2. 脑电图检查： 脑电波可见弥漫的 θ 波和 δ 波，亦可见棘波和棘慢复合波。

3. 影像学检查： CT扫描示白质内弥散性多灶性大片或斑片状低密度区，急性期呈明显增强效应。MRI中可见脑和脊髓灰质、白质内散在多发的T_1低信号、T_2高信号病灶。

（四）饮食指导

1. 给予高热量、高蛋白、高维生素饮食，多食含纤维素丰富的食物，鼓励多饮水，每日至少饮水 3000mL。

2.吞咽困难时,为患者准备易于吞咽的食物,如流质、半流质食物或软食。进食时应抬高床头,使患者呈半坐卧位或坐位,进食速度应缓慢,时间要充分,少食多餐,以防发生呛咳或误吸,必要时给予鼻饲饮食。

3.必要时给予患者静脉营养支持,保持静脉输液通畅。

(五)活动与睡眠指导

1.根据 Barthel 指数(自理能力)评分确定患者的日常活动能力,并根据自理程度给予相应的协助。

2.卧床及瘫痪患者应保持床单位整洁、干燥、无渣屑,以减少对皮肤的机械性刺激。瘫痪患者使用气垫床,抬高患肢并协助被动运动,骶尾部及足跟等部位给予减压贴保护,预防压力性损伤和下肢静脉血栓形成。

3.帮助患者建立舒适卧位,定时翻身、拍背,每天全身温水擦拭 1~2 次,促进肢体血液循环,增进睡眠。

4.睡前指导患者喝牛奶、阅读报纸、听音乐等,这些均有助于睡眠。

(六)用药指导

1.肾上腺皮质激素是目前治疗急性播散性脑脊髓炎的首选药物,其剂量及用法有严格要求,口服药必须按时按量服用,静脉滴注甲泼尼龙应掌握好输注速度,过快易引起心律失常。

2.患者长期使用肾上腺皮质激素会出现不良反应及并发症,如满月脸、向心性肥胖、骨质疏松、血糖升高,容易合并感染、心肌损害、水及电解质紊乱等,要向患者及家属做好健康教育。

3.指导患者正确服药,不得擅自调整剂量或私自停药。合理饮食,并注意保暖,预防感染。进行激素冲击疗法时要观察心电图的变化,如有异常应及时报告医生,给予相应的处理。

(七)专科指导

1.使用气垫床和带棉套的床挡,保持床单位清洁、平整,防止感觉障碍部位受损。给予温水擦背,每日 2 次,促进血液循环和感觉恢复,注意保护身体骨隆突部位,防止压疮的发生。

2.给予患者肢体功能位,防止肢体功能缺失,并根据患者感觉缺失的部位和程度,定时给予翻身,注意肢体保暖。

3.使用机械通气患者,做好呼吸机管路护理,防止管路长时间置于患者胸前导致皮肤损伤。

4.出现低蛋白血症、腹泻、水肿、贫血、糖尿病等并发症时,应密切监测患者的皮肤状况,保证皮肤的完整性。

（八）功能锻炼

1. 向患者讲解肢体活动的重要性，必要时做患侧肢体的被动训练。定时翻身，告知家属翻身的手法和技巧，并训练和鼓励患者进行自主活动，增强自理能力。

2. 为患者提供肢体活动的机会，进食、翻身、排尿等简单床上活动，在患者恢复期时尽量自理，对于颈髓受损的患者，应适当给予协助。

3. 高位截瘫患者应注意保持肢体功能位，尽量给予双下肢内旋，预防患侧肢体失用综合征的发生，并给予肢体被动功能锻炼，防止肌肉萎缩。

（九）心理指导

1. ADEM发病迅速、病程长、治疗费用高、容易复发，患者及家属易产生悲观情绪，应对患者及家属表示同情和理解。

2. 护理人员应给予患者安慰、鼓励、关心和体贴，减轻患者及家属的心理负担，使其对医护人员有信赖感，愿意配合各种治疗及护理。

3. 在护理过程中要对患者进行细心地观察和分析，耐心向患者讲解疾病的病因、病程进展，出现的症状体征、治疗目的、用药方法及预后，使患者及其家属正确对待疾病，保持乐观、积极的心态，树立战胜疾病的信心。

（十）出院指导

1. 指导患者规律生活起居，生活不能完全自理者，教会家属护理方法。

2. 鼓励患者学会自我护理，加强康复锻炼，提高患者的自理能力。

3. 根据病情，指导患者进行深呼吸、有效咳嗽，促进痰液排出，防止肺感染。

4. 患者需在床上大小便时，指导患者床上排便及便器的使用、养成定时排便的习惯，便秘者可适当运动和按摩下腹部，促进肠蠕动，预防肠胀气，保持大便通畅。

（十一）护理健康教育路径

住院时间	入院第1日	入院第2日	入院第3日	入院第4日至出院前1日	出院日
辅助检查	1. 完成血、尿标本采集 2. MRI、肌电图、心电图、超声等检查	腰椎穿刺			
病情观察	1. 间隔1~2小时巡视观察1次 2. 测量生命体征和体重 3. 询问病史 4. 入院评估	1. 间隔1~2小时巡视观察1次 2. 每日测量1次生命体征 3. 观察用药后反应	1. 间隔1~2小时巡视观察1次 2. 每日测量1次生命体征 3. 观察用药后反应	1. 间隔1~2小时巡视观察1次 2. 每日测量1次生命体征 3. 观察用药后反应	1. 间隔1~2小时巡视观察1次 2. 测量1次生命体征 3. 观察用药后反应 4. 指导康复训练

续表

住院时间	入院第1日	入院第2日	入院第3日	入院第4日至出院前1日	出院日
治疗处置	1. 依据病情静脉输液 2. 依据病情口服药物 3. 依据病情留置胃管	1. 依据病情静脉输液 2. 依据病情口服药物	1. 依据病情静脉输液 2. 依据病情口服药物	1. 依据病情静脉输液 2. 依据病情口服药物	1. 依据病情静脉输液 2. 依据病情口服药物
使用药物	遵医嘱使用激素、免疫球蛋白等药物治疗	遵医嘱使用激素、免疫球蛋白等药物治疗	遵医嘱使用激素、免疫球蛋白等药物治疗	遵医嘱使用激素、免疫球蛋白等药物治疗	遵医嘱使用激素、免疫球蛋白等药物治疗
活动体位	1. 自由体位 2. 年老体弱及卧床患者定时更换体位	1. 自由体位 2. 年老体弱及卧床患者定时更换体位	1. 自由体位 2. 年老体弱及卧床患者定时更换体位	1. 自由体位 2. 年老体弱及卧床患者定时更换体位	1. 自由体位 2. 年老体弱及卧床患者定时更换体位
饮食	低盐低脂鼻饲饮食	低盐低脂鼻饲饮食	低盐低脂鼻饲饮食	低盐低脂鼻饲饮食	低盐低脂鼻饲饮食
健康宣教	1. 入院环境介绍 2. 人员介绍 3. 预防跌倒、压疮宣教	1. 用药注意事项、不良反应 2. 疾病知识 3. 康复指导 4. 心理护理	1. 用药注意事项、不良反应 2. 疾病知识 3. 康复指导 4. 心理护理	1. 用药注意事项、不良反应 2. 疾病知识 3. 康复指导 4. 心理护理	出院指导

知识精讲：急性播散性脑脊髓炎患者如何应用免疫球蛋白治疗？

讲解：大剂量免疫球蛋白静脉输注用量为 0.4g/（kg·d），连用 3~5 天。免疫球蛋白的生物半衰期为 16~24 天，因此对有需要的患者可在 2~3 周后再次应用免疫球蛋白治疗。

第四节　神经系统变性疾病患者的健康教育

神经系统变性疾病是一组原因不明的慢性进行性损害中枢神经系统和周围神经系统的疾病。许多变性疾病是神经组织在衍化、发育、成熟、衰老等过程中发生于分子生物学水平的一系列复杂变化，进而表现为结构和功能等方面的障碍，目前对这一系列动态变化及其机制尚未完全认识。

一、帕金森病

（一）概述

帕金森病（PD）又称震颤麻痹，是一种常见的缓慢进展的中枢神经系统性疾病，主要是中脑黑质多巴胺（dopamine，DA）能神经元的变性死亡，引起纹状体 DA 含量显著性减少而致病，确切病因至今未明。

1. 临床表现

（1）震颤常为首发症状，多由一侧上肢远端（手指）开始，逐渐扩展到同侧下肢及对侧肢体，下颌、口唇、舌及头部通常最后受累。典型表现是静止性震颤，拇指与屈曲的食指间呈"搓丸样"动作，节律为 4~6Hz。

（2）肌强直表现为屈肌和伸肌同时受累，被动运动关节时始终保持增高的阻力，类似弯曲软铅管的感觉，故称"铅管样强直"。

（3）表现为随意动作减少，包括始动困难和运动迟缓。面部表情肌活动减少，呈现"面具脸"，手指做精细动作如扣纽扣、系鞋带等困难，书写时字越写越小，呈现"写字过小征"。

（4）姿势步态异常，站立时呈屈曲体姿，步态障碍甚为突出。

（5）其他症状，反复轻敲眉弓上缘可诱发眨眼不止（Myerson 征）。口、咽、腭肌运动障碍，讲话缓慢，语音低沉单调，流涎，严重时可有吞咽困难。

2. 治疗原则

（1）综合治疗：对于帕金森的运动症状和非运动症状采取全面综合治疗。主要包括药物、心理、康复、手术治疗及护理等。

（2）用药原则：提倡早期诊断、早期治疗，以达到有效改善症状，提高患者生活质量和工作能力的目标。应坚持"剂量滴定""用最小的剂量达到满意的效果"。

（二）入院指导

1. 询问患者既往身体情况，了解既往是否有脑炎、中毒、脑血管病、颅脑外伤和药物所致的继发性 PD，以及神经变性病所致的症状性 PD 病史。

2. 询问患者是否接受过正规、系统的药物治疗，用药种类，是否坚持用药，有无明显的毒副反应。

3. 了解患者的生活方式和饮食习惯等。为患者创造一个整洁、舒适的就诊环境，主动安慰、关心患者，消除紧张、焦虑感。

（三）专科检查指导

1. 磁共振波谱（MRS）测定脑内代谢物的浓度： 可以了解脑组织的代谢及神经元的功能改变，了解基底节区是否存在多巴胺神经元的破坏和缺失。临床研究中有学者认为，帕金森病患者脑黑质、纹状体，以及丘脑 NAA/Cr、Cho/Cr 等比值较正常人明显降低，对临床诊断具有一定意义。

2. 应用视觉诱发电位（VEP）： 可以发现本病视网膜突触上的多巴胺受体障碍。

3. 采用 PET（正电子发射断层显像装置）或 SPECT（单光子发射计算机断层显像装置）与特定的放射性核素检测： 可发现 PD 患者脑内多巴胺转运体（DAT）功能显著降低，且疾病早期即可发现。对 PD 的早期诊断、鉴别诊断及病情进展监测均有一定的价值。

（四）饮食指导

1. 增加饮食中的热量、蛋白质含量，少量多餐，增加纤维素与液体摄入，预防便秘。

2. 给予低盐、低脂、低胆固醇、适量优质蛋白的清淡饮食，多食蔬菜、水果和粗纤维食物，避免刺激性食物，戒烟、酒、槟榔等。

3. 为患者创造舒适、安静的进餐环境。患者若吞咽困难及无法控制唾液，应将食物事先切成小块或研磨，患者使用粗大把手的叉子或汤匙更易于进食，给予患者充分的进食时间。

4. 患者吞咽障碍严重时，在进食或饮水时有呛咳危险，易发生吸入性肺炎，可改为鼻饲饮食。

（五）活动与睡眠指导

1. 患者行动不便，病房门把手附近应增设扶手，加强患者开、关门的安全性。配置牢固且高度适中的座厕、沙发或椅子，以便患者容易坐下或站起。为患者配置助行器等辅助设备，呼叫器置于床旁，日常生活用品放在患者伸手可及处。

2. 定时巡视，主动了解患者需要，指导和鼓励患者增强自我照顾能力，做力所能及的事情，适当协助患者洗漱、进食、沐浴、如厕等。

3. 防止患者发生跌倒或自伤事件。端碗、持筷困难者尽量选择不易打碎的不锈钢餐具，避免使用玻璃和陶瓷制品。

（六）用药指导

1. PD 药物治疗均存在长期服药后疗效减退、不良反应明显的特点，应指导患者及家属认真记录用药情况（药名、剂量、用药时间），症状缓解时间、方式，不良反应时间、类型、次数，有无精神症状等，以便医师合理调整用药方案。

2. 做好患者的个体化用药指导，避免患者及家属盲目用药。

3. 向患者及家属进行药物知识宣教，嘱患者遵医嘱按时、按量、坚持服用药物，不能私自停药、减药、加药，并遵医嘱定期复查肝肾功能。

（七）专科指导

1. 帕金森病患者的咽部肌肉运动功能障碍，出现流涎、咳嗽、进食速度减慢，食物在口腔和喉部堆积，进食过快会引起噎塞、呛咳。

2. 患者出现呛咳时应尽早给予鼻饲饮食，防止吸入性肺炎，加强患者营养，保证水、电解质平衡。

（八）心理指导

1. 给予患者及家属心理疏导和心理支持，鼓励其正确面对 PD 的病情变化及形象改变，告知疾病相关的知识，减轻其心理障碍。

2. 鼓励患者多与他人交往，融入社会，详细告知用药、治疗的注意事项，以取得其配合，与患者及家属共同探讨合理的用药和护理措施。

3. 做好安全防护工作，取得家属合作，多关心体贴患者，鼓励其树立治疗信心，促进疾病恢复。

（九）出院指导

1. 鼓励患者进行适当的户外活动，以增强体质，包括做操、打太极拳、练气功等，这样有助于延缓疾病的进展。活动时应加强对患者的保护，防止意外伤害。

2. 如患者不能行走，应尽量让患者坐轮椅到户外呼吸新鲜空气，患者的房间也要经常通风，保持房间空气新鲜，减少感染。

3. 向患者进行药物知识宣教，叮嘱患者遵医嘱按时、按量坚持服用药物，不可私自停药、减药或加药，并遵医嘱定期检查肝肾功能。

（十）护理健康教育路径

住院时间	入院第 1 日	入院第 2 日	入院第 3 日	入院第 4 日至出院前 1 日	出院日
辅助检查	1. 完成血、尿标本采集 2. MRI、MRS 神经电生理、功能显像检测、心电图、超声等检查	继续完善相关检查			
病情观察	1. 间隔 1~2 小时巡视观察 1 次 2. 测量生命体征和体重 3. 询问病史 4. 入院评估	1. 间隔 1~2 小时巡视观察 1 次 2. 每日测量 1 次生命体征 3. 观察用药后反应	1. 间隔 1~2 小时巡视观察 1 次 2. 每日测量 1 次生命体征 3. 观察用药后反应	1. 间隔 1~2 小时巡视观察 1 次 2. 每日测量 1 次生命体征 3. 观察用药后反应	1. 间隔 1~2 小时巡视观察 1 次 2. 测量 1 次生命体征 3. 观察用药后反应
治疗处置	1. 依据病情静脉输液 2. 依据病情口服药物 3. 依据病情留置胃管	1. 依据病情静脉输液 2. 依据病情口服药物	1. 依据病情静脉输液 2. 依据病情口服药物	1. 依据病情静脉输液 2. 依据病情口服药物	1. 依据病情静脉输液 2. 依据病情口服药物
使用药物	遵医嘱使用抗胆碱药、金刚烷胺、多巴胺受体激动剂等药物治疗	遵医嘱使用抗胆碱药、金刚烷胺、多巴胺受体激动剂等药物治疗	遵医嘱使用抗胆碱药、金刚烷胺、多巴胺受体激动剂等药物治疗	遵医嘱使用抗胆碱药、金刚烷胺、多巴胺受体激动剂等药物治疗	遵医嘱使用抗胆碱药、金刚烷胺、多巴胺受体激动剂等药物治疗
活动体位	自由体位	自由体位	自由体位	自由体位	自由体位

续表

住院时间	入院第 1 日	入院第 2 日	入院第 3 日	入院第 4 日至出院前 1 日	出院日
饮食	低盐低脂 鼻饲饮食	低盐低脂 鼻饲饮食	低盐低脂 鼻饲饮食	低盐低脂 鼻饲饮食	低盐低脂 鼻饲饮食
健康宣教	1. 入院环境介绍 2. 人员介绍 3. 预防跌倒、压疮宣教	1. 用药注意事项、不良反应 2. 疾病知识 3. 康复指导 4. 心理护理	1. 用药注意事项、不良反应 2. 活动指导 3. 心理护理	1. 用药注意事项、不良反应 2. 疾病知识 3. 安全指导 4. 心理护理	出院指导

知识精讲：

1. 国际通用的帕金森病临床诊断标准是什么？

讲解：

（1）必须存在至少两个下列主证，静止性震颤、运动迟缓、肌强直和姿势性反射障碍，且至少要包括前两项其中之一。

（2）患者的帕金森病症状和体征不是由于脑外伤、脑血管疾病、脑肿瘤、病毒感染或其他已知的神经系统疾病，以及已知的药物和化学毒物所引起。

（3）患者必须没有下列体征：眼外肌麻痹、小脑征、直立性低血压（改变超过 30mmHg 以上）、锥体束损害及肌萎缩等。

（4）左旋多巴制剂试验有效。

2. 帕金森病的药物治疗。

讲解：

（1）抗胆碱能药物：对震颤和强直可有部分改善，适用于震颤突出且年龄较轻的患者，常用的有苯海索，用法，每日 1~2mg，每日 3 次。此外还有东莨菪碱、甲磺酸苯扎托品、环戊丙醇等。不良反应主要有视物模糊、口干、便秘及尿潴留等。因影响记忆，不宜用于老年患者，青光眼患者禁用。

（2）金刚烷胺药物：可促进多巴胺（DA）在神经末梢的释放。对少动、强直、震颤均有轻度改善作用，早期患者可单独或与苯海索合用。用法，每次 50~100mg，每日 3 次，用药 10 天起效，几周后疗效减退。不良反应主要有恶心、失眠、幻觉、脚踝水肿。

（3）多巴胺受体激动剂药物。

①麦角类，如溴隐亭 1.25mg，每日 1 次，一周后增至 2.5mg，每日 1 次，再一周后增至 2.5mg，每日 2 次，以后每周递增 2.5mg，直到 10~20mg/d 合适量。

②非麦角类，如吡贝地尔缓释片，初始剂量 50mg，每日 1 次，每周增加 50mg，有效剂量为 150mg/d，分 3 次口服，最大量不超过 250mg/d。

二、阿尔兹海默病

（一）概述

阿尔茨海默病（AD）是发生于老年和老年前期，以进行性认知功能障碍和行为损害为特征的中枢神经系统退行性病变。AD 的病因尚不明确，可能在多种因素（包括生物和社会心理因素）的作用下导致发病。从目前的研究来看，该病的危险因素包括年龄、家族史（ApoE4 基因型）、性别（女性患者更多）、高胆固醇血症、高同型半胱氨酸血症、糖尿病、心理应激、高血压、吸烟等。

1. 临床表现

（1）症状：AD 是一种隐袭发生、缓慢进展、以痴呆为主要症状的疾病。首发症状常为记忆力（尤其是近事记忆）减退，随后所有的皮质功能均可受损，引起定向力障碍、判断力障碍及注意力不集中，继而出现失语、失用、失写，情绪改变呈抑郁、淡漠、易激惹、多疑。

（2）体征：疾病早期神经系统检查无异常发现，疾病进展到一定时期，易引出抓握反射和吸吮反射，患者活动明显减少或缄默，可查及强直（肌张力增高）、运动减少等锥体外系受累的征象，晚期患者不能立行，四肢蜷曲，卧床不起。

2. 治疗原则：AD 患者认知功能进行性减退，针对 AD 患者神经递质改变的药物治疗，以及其他非药物治疗和护理能够减轻病情和延缓发展。

（1）非药物治疗：包括认知康复治疗、音乐治疗等。

（2）药物治疗：乙酰胆碱酯酶抑制剂（AChEI）是目前用于改善轻中度 AD 患者认知功能的主要药物。药物的使用原则是低剂量起始、缓慢增量、增量间隔时间稍长，尽量使用最小有效剂量，短期使用。

（3）支持治疗：重度患者自身生活能力严重减退，常导致营养不良、肺部感染、泌尿系感染等并发症，应加强支持治疗和对症治疗。

（二）入院指导

1. 询问患者的职业、工种，了解有无重金属接触史。长期接触铅、汞、锰、砷等重金属及有机溶剂可引起中毒性脑病的发生。

2. 了解患者的饮食习惯，有无酗酒、吸烟史，酗酒可致慢性酒精中毒而引起脑变性疾病。指导患者住院期间戒烟、戒酒。

3. 主动与患者进行交谈，了解患者有无记忆力下降，有无认知障碍，有无情感障碍和人格衰退。告知患者疾病相关知识，帮助患者树立战胜疾病的信心。

（三）专科检查指导

1. 脑电图检查：AD 的早期脑电图改变主要是波幅降低和 α 波节律减慢。少数患者早期就有脑电图 α 波明显减少，甚至完全消失，随病情进展，可逐渐出现较广泛的 θ 波活动，以额、顶叶明显，晚期则表现为弥漫性慢波。

2.影像学：CT 检查见脑萎缩、脑室扩大，头颅 MRI 检查显示双侧颞叶、海马萎缩。

3.神经心理学检查：对 AD 的认知评估领域包括记忆功能、语言功能、定向力、运用能力、注意力、知觉（视、听、感知）和执行功能 7 个领域。

（四）饮食指导

1.合理安排膳食，保持一日三餐定时、定量，建立规律的饮食习惯。

2.饮食以低盐、低脂肪、高蛋白、多维生素为主。多吃新鲜蔬菜、水果，不食辛辣刺激食物，禁烟酒、咖啡、浓茶等。

3.进食前协助患者洗手，允许患者用手拿食物。以进食软滑的食物为佳，避免导致窒息。吞咽困难者应缓慢进食，不可催促患者，对少数食欲亢进、暴饮暴食者，适当限制食量，进食时必须有人照看，并对患者家属进行预防患者误吸和误食的饮食安全指导。

4.对进食障碍、饮水呛咳的患者，及时给予鼻饲饮食，防止经口进食导致误吸、窒息、吸入性肺炎的发生。

5.给予营养支持，根据病情需要，遵医嘱给予静脉补充葡萄糖、电解质、脂肪乳等。评估营养状况，每周测量一次体重，了解患者吞咽困难的程度及每日进食情况，评估患者的营养状况有无改善。

（五）活动与睡眠指导

1.鼓励和引导患者参加朋友聚会等社交活动，适当进行散步等体育锻炼，有意识地进行下棋、游戏等文娱活动，尽可能地进行日常活动。

2.疾病晚期精神智力障碍明显时，应专人看护，照顾其生活起居，避免单独外出。

3.护士应积极采取措施，消除影响患者身体舒适度和睡眠的因素。睡前帮助患者完成个人卫生护理，避免衣服对患者身体的刺激和束缚，避免床褥对患者舒适度的影响，选择合适的卧位，放松关节和肌肉，促进睡眠。

（六）用药指导

1.告知患者和家属药物的作用、用法及服药注意事项，注意观察药物不良反应。

2.他克林能改善患者的认知功能，一般服药半年左右有效。该药有恶心、呕吐、消化不良等胃肠道反应，以及严重的肝脏毒性作用，应注意观察患者有无不适，每 2 周采血检测肝功能 1 次，观察有无肝功能受损。

3.安理申可选择性与乙酰胆碱酯酶（AChE）结合抑制其活性，一般服药 3 个月后起效，该药对肝脏毒副作用较小，应督促患者坚持每日服药。

（七）专科指导

1.记忆障碍患者日常生活自理能力下降，要避免大声训斥患者，耐心倾听和解释患者的疑问，协助患者完成洗脸、个人修饰、洗澡、如厕等日常活动。

2. 对语言障碍患者，注意交谈内容要正面、直接、简单，说话声音温和，语速缓慢，一次只说一件事，必要时可借助手势或图片、文字等方式进行有效沟通。

3. 对有精神、智力障碍的患者，应注意保证其安全，防止自伤和伤人。当患者有被害妄想时，千万不要与患者争论，可先转移其注意力，安慰患者使其保持情绪稳定，然后再进行解释。

（八）功能锻炼

1. 肢体功能障碍康复护理：在日常生活中，适当让患者做一些简单的家务，使他们在头脑中建立新的条件反射，以维持各种功能。对疾病早期患者要尽可能帮助其保持日常生活习惯和卫生习惯。对后期病情较重的患者，在限制其活动的同时，根据病情做好肢体的被动运动，保持肢体的正常功能，防止关节畸形和肌肉萎缩。

2. 语言障碍康复护理：语言障碍康复护理训练方法有多种，如口语对话、唇及口型运动、物品名称的命名、计算法、刺激大脑增强记忆法等。对不同原因引起的语言障碍采用不同的训练方式，从简单到复杂，循序渐进反复练习。

（九）心理指导

1. 尊重患者，对其发生的精神症状、性格改变及行为异常给予理解、宽容，用诚恳的态度对待患者。

2. 耐心听取患者的诉说，多与患者交谈，当出现妄想症状时，勿与其争辩，暂表同意，并转移其注意力，切忌伤害其感情及自尊心。观察患者言行变化，分析产生异常行为的原因后，有计划、有目的地与其交谈。鼓励患者培养兴趣与爱好，保持良好的心态。

3. 鼓励患者与家人和亲友多沟通交流，以减少其孤独感，同时嘱患者家属避免误解与指责患者的异常行为。针对个体情况进行有针对性的心理护理，如读书、看报、体育锻炼、参加集体活动等。

（十）出院指导

1. 指导患者多参加适宜的社交活动，尽可能生活自理，维持现有功能，延缓功能衰退。

2. 按医嘱正确服药，不得擅自减药、停药，以免影响疗效。

3. 定期门诊复查血压、血糖、血脂，以及检测肝、肾功能等。

4. 可充分利用社区服务机构、临时托老站、老人福利院等社会支持系统更好地照顾患者，提高患者的生活质量。

5. 患者平时随身携带信息卡片或系病情手环（有患者姓名、住址、联系电话等），外出时有人陪伴，防止走失。

（十一）护理健康教育路径

住院时间	入院第 1 日	入院第 2 日	入院第 3 日	入院第 4 日至出院前 1 日	出院日
辅助检查	1. 完成血、尿标本采集 2. 陪同患者做 CT、MRI、脑电图、心电图、超声等检查				
病情观察	1. 间隔 1~2 小时巡视观察 1 次 2. 测量生命体征和体重 3. 询问病史 4. 入院评估	1. 间隔 1~2 小时巡视观察 1 次 2. 每日测量 1 次生命体征 3. 观察用药后反应	1. 间隔 1~2 小时巡视观察 1 次 2. 每日测量 1 次生命体征 3. 观察用药后反应	1. 间隔 1~2 小时巡视观察 1 次 2. 每日测量 1 次生命体征 3. 观察用药后反应	1. 间隔 1~2 小时巡视观察 1 次 2. 测量 1 次生命体征 3. 观察用药后反应 4. 指导康复训练
治疗处置	1. 依据病情静脉输液 2. 依据病情口服药物	1. 依据病情静脉输液 2. 依据病情口服药物	1. 依据病情静脉输液 2. 依据病情口服药物	1. 依据病情静脉输液 2. 依据病情口服药物	1. 依据病情静脉输液 2. 依据病情口服药物
使用药物	遵医嘱使用乙酰胆碱酯酶抑制剂、抗精神病、抗抑郁、营养脑细胞等药物治疗	遵医嘱使用乙酰胆碱酯酶抑制剂、抗精神、抗抑郁、营养脑细胞等药物治疗	遵医嘱使用乙酰胆碱酯酶抑制剂、抗精神、抗抑郁、营养脑细胞等药物治疗	遵医嘱使用乙酰胆碱酯酶抑制剂、抗精神、抗抑郁、营养脑细胞等药物治疗	遵医嘱使用乙酰胆碱酯酶抑制剂、抗精神、抗抑郁、营养脑细胞等药物治疗
活动体位	自由体位	自由体位	自由体位	自由体位	自由体位
饮食	低盐低脂	低盐低脂	低盐低脂	低盐低脂	低盐低脂
健康宣教	1. 入院环境介绍 2. 人员介绍 3. 预防跌倒、压疮宣教	1. 用药注意事项、不良反应 2. 疾病知识 3. 康复指导 4. 心理护理	1. 用药注意事项、不良反应 2. 活动指导 3. 心理护理	1. 用药注意事项、不良反应 2. 疾病知识 3. 安全指导 4. 心理护理	出院指导

知识精讲：阿尔兹海默病根据病情发展分为哪三个阶段？

讲解：

1. 第一阶段（1~3 年）：为轻度痴呆期。表现为记忆力明显减退，近事遗忘突出，判断能力逐渐下降，患者不能对事件进行分析、思考、判断等。EEG（脑电图）检查正常，头颅 CT 检查正常，MRI 显示海马萎缩，PET、SPECT 显示两侧后顶叶代谢低下。

2. 第二阶段（2~10 年）：为中度痴呆期。表现为远、近记忆严重受损，简单结构视空间能力差，时间、地点定向障碍，在处理问题、辨别事物的相似点和差异点方面有严重损害。EEG 显示背景节律缓慢，头颅 CT、MRI 显示脑室扩大，脑沟增宽，PET、SPECT 显示双顶叶和额叶代谢低下。

3. 第三阶段（8~12年）：重度痴呆期。为全面痴呆状态和运动系统障碍，记忆力严重丧失，仅存片段记忆。智力严重衰退，个人生活不能自理，大小便失禁。运动系统障碍包括肢体强直和屈曲体位。EEG 显示弥漫性慢波，头颅 CT、MRI 显示脑室扩大，脑沟增宽，PET、SPECT 显示双顶叶和额叶代谢低下。

第五节　脊髓疾病患者的健康教育

脊髓疾病是指非生物源性致病因子，如外伤、压迫、血管、代谢、遗传、中毒和其他不明原因所致的脊髓灰质或白质的部分或系统病变。临床上可表现为肢体瘫痪，肌肉萎缩，感觉缺失、分离，以及伴或不伴膀胱、直肠功能障碍等症状。常见的脊髓疾病包括脊髓炎、脊髓压迫症、脊髓创伤、脊前动脉血栓形成、脊髓空洞症、运动神经元病、亚急联合变性（脊髓亚急性联合变性）、遗传性共济失调。

一、急性脊髓炎

（一）概述

急性脊髓炎是指各种感染引起自身免疫反应所致的急性横贯性脊髓炎性病变，又称急性横贯性脊髓炎，是临床上最常见的一种脊髓炎，以病损平面以下肢体瘫痪、传导束性感觉障碍和尿便障碍为特征。目前，本病病因不清，多数患者出现脊髓症状前 1~4 周有呼吸道感染、发热、腹泻等病毒感染症状。

1. 临床表现

（1）发病情况：本病见于任何年龄，青壮年常见。

（2）起病形式：急性起病，起病时有低热，病变部位神经根痛，肢体麻木无力和病变节段束带感。

（3）运动障碍：以胸髓受损害后引起的截瘫最常见。

（4）感觉障碍：损害平面以下肢体和躯干的各类感觉均有障碍，重者感觉完全消失。

（5）自主神经功能障碍：早期表现为排尿功能丧失，尿潴留，脊髓休克期膀胱容量可达 1000mL，呈无张力性神经源性膀胱，因膀胱充盈过度，可出现充盈性尿失禁。

2. 治疗原则

（1）治疗原则为减轻症状，预防并发症，加强功能训练，促进康复。

（2）药物治疗急性期以糖皮质激素为主，可减轻脊髓水肿，控制病情发展。常采用大剂量甲泼尼龙短程冲击疗法，500~1000mg 静滴，每天 1 次，连用 3~5 天，其后改用泼尼松口服，每天 40~60mg，以后逐渐减量后停用。B 族维生素有助于神经功能的恢复，可选用适当的抗生素预防感染。

（3）康复治疗早期适合进行被动活动、按摩、针灸等，部分肌力恢复时，鼓励患者进行主动活动。

（二）入院指导

1. 了解患者发病前数日或 1~2 周有无发热、全身不适或呼吸道感染症状，有无过劳、外伤或受凉等诱因。

2. 评估患者神经功能受损情况，检查患者有无运动、感觉、自主神经功能障碍。

3. 保持病室内温湿度适宜、安静舒适，易碎物品和危险品要远离患者活动区域。

4. 呼叫器及日常用品放置在患者床旁，方便患者使用。可以使用护栏防止发生坠床，患者活动时给予保护，必要时给予辅助行走工具，如三角拐杖等。

5. 避免感觉障碍肢体受到高温或过冷刺激，以免发生烫伤或冻伤。如需对肢体进行保暖，应在热水袋外包裹毛巾，使用时间不可过长，定时观察放置热水袋处皮肤情况，并定时给予更换位置。

（三）专科检查指导

1. 腰椎穿刺：测压力及有无梗阻现象，脑脊液常规、生化、细胞学、Lyme 抗体、寡克隆区带、免疫球蛋白合成率、墨汁染色、结核菌检查、梅毒抗体、囊虫补体结合试验等。

2. 脊髓磁共振：能早期显示脊髓病变的部位、性质和范围，是诊断急性脊髓炎的可靠方法。

3. 头颅磁共振：评价是否存在脊髓以外的颅内病灶。

4. 椎管造影：了解有无其他脊髓病变和排除压迫性脊髓病。

5. 视觉诱发电位和脑干诱发电位：了解视通路和脑干病变情况。

6. 肌电图和神经传导速度：为下运动神经元及周围神经病变提供诊断依据。

（四）饮食指导

1. 加强营养，多食瘦肉、鱼类、豆制品、新鲜蔬菜、水果等高蛋白、高纤维素的食物，供给足够的热量与水分，以刺激肠蠕动，减轻便秘和肠胀气。

2. 有吞咽障碍者进食时身边应有护理人员或家属看护，以免发生呛咳、窒息或呼吸骤停等。以半流食或软食为宜，进食速度要缓慢，不能进食者，应给予鼻饲饮食，保证营养供给，增强机体免疫力。

（五）活动与睡眠指导

1. 保持病室安静舒适，空气清新，温湿度适宜。急性期卧床休息，应预防压疮的发生。病情平稳期鼓励患者尽早活动及进行康复治疗，促进疾病恢复。

2. 创造良好的睡眠环境，控制病区的温度、湿度、空气、光线及声音，减少外界环境对患者感官的不良刺激。将影响睡眠的噪声降到最低限度，包括治疗及处置的声音、器械碰撞声、监护仪器报警声等。

（六）用药指导

1. 告知患者常用药物的用法、可能出现的不良反应和用药注意事项。

2. 糖皮质激素是急性脊髓炎的主要治疗药物，有免疫调节和抗炎作用，可减轻水肿，改善轴索传导，缩短急性期和复发期病程，常采用大剂量短程疗法，因易出现钠潴留、低钾、低钙等电解质紊乱，应加强对血钾、血钠、血钙的监测。

3. 使用糖皮质激素治疗过程中，多食高钾、低钠食物，如鲜玉米、桃子、橙子、香蕉等，同时注意含钙食物的摄取和补充维生素，以减轻激素的不良反应。

4. 告知患者注意服药的连续性及服用剂量的准确性，避免自行增加或减少剂量，尤其注意避免漏服药物。观察患者病变平面以下运动障碍和感觉障碍是否有所改善，病变平面是否有所下降。

（七）专科指导

1. 防止坠积性肺炎： 注意保暖，鼓励患者取坐位或半坐位，防止发生肺部感染。教会患者有效咳嗽的方法，定时更换体位，促进痰液排出。如痰液黏稠无法咳出，可给予雾化吸入稀释痰液，以利于痰液排出。若患者咳痰无力，应及时给予吸痰，防止痰液阻塞气道，吸痰时动作要轻柔，每次不超过 15 秒。

2. 防止泌尿系统感染： 患者留置导尿时应严格遵守无菌操作原则，定时夹闭尿管，尿袋固定高度应低于膀胱，以防止尿液回流引起泌尿系感染。尿失禁及留置导尿患者均应给予会阴护理，保持会阴清洁干燥。

3. 防止呼吸肌麻痹： 一旦出现呼吸肌麻痹，建议尽早采用机械辅助呼吸或气管切开。吞咽障碍患者可给予留置胃管，每日进行口腔护理，避免口腔内滋生细菌或发生溃疡。

（八）功能锻炼

1. 应在疾病早期摆放良肢位，进行被动锻炼和局部肢体按摩，改善肢体血液循环，同时防止肢体痉挛和关节挛缩。

2. 当肢体肌力部分恢复时，应鼓励患者进行主动锻炼，例如桥式运动，针灸、理疗也有助于肢体康复。

3. 根据患者病情及日常活动的依赖程度，与康复医师、患者、家属共同制定康复训练计划，提供适合的康复器械，同时鼓励患者进行早期康复训练。

（九）心理指导

1. 主动与患者及家属共同讨论病情，告知其疾病的病因、病程特点、病变常累及的部位，患者常出现的症状体征，治疗的目的、方法及预后，鼓励患者坚持功能锻炼和日常生活活动训练，促进疾病恢复。

2.患者因突然瘫痪、生活不能自理而感到沮丧，因担心自己能否重新站起来，能否回归社会，害怕自己成为家庭的负担，而产生不良情绪。护理人员应根据患者的心理反应给予心理疏导和心理支持，并向患者介绍治疗成功的病例，帮助患者消除不良情绪的困扰，树立战胜疾病的信心。

（十）出院指导

1.指导患者坚持活动和锻炼，克服依赖心理，逐步做一些力所能及的事情。

2.告知留置尿管的患者及家属相关护理知识，预防泌尿系感染的发生，并指导患者进行膀胱功能训练，尽早自行排尿。

3.指导患者规律生活，注意休息，避免感冒。

4.严格遵医嘱服药，定期门诊复查。

（十一）护理健康教育路径

住院时间	入院第 1 日	入院第 2 日	入院第 3 日	入院第 4 日至出院前 1 日	出院日
辅助检查	1.完成血、尿标本采集 2.脊髓、头部磁共振，椎管造影，视觉诱发电位和脑干诱发电位，心电图，超声等检查	腰椎穿刺			
病情观察	1.间隔 1~2 小时巡视观察 1 次 2.测量生命体征和体重 3.询问病史 4.入院评估	1.间隔 1~2 小时巡视观察 1 次 2.每日测量 1 次生命体征 3.观察用药后反应	1.间隔 1~2 小时巡视观察 1 次 2.每日测量 1 次生命体征 3.观察用药后反应	1.间隔 1~2 小时巡视观察 1 次 2.每日测量 1 次生命体征 3.观察用药后反应	1.间隔 1~2 小时巡视观察 1 次 2.测量 1 次生命体征 3.观察用药后反应 4.指导康复训练
治疗处置	1.依据病情静脉输液 2.依据病情口服药物 3.依据病情留置胃管	1.依据病情静脉输液 2.依据病情口服药物	1.依据病情静脉输液 2.依据病情口服药物	1.依据病情静脉输液 2.依据病情口服药物	1.依据病情静脉输液 2.依据病情口服药物
使用药物	遵医嘱使用激素、营养神经等药物治疗	遵医嘱使用激素、营养神经等药物治疗	遵医嘱使用激素、营养神经等药物治疗	遵医嘱使用激素、营养神经等药物治疗	遵医嘱使用激素、营养神经等药物治疗
活动体位	1.自由体位 2.年老体弱及卧床患者定时更换体位	1.自由体位 2.年老体弱及卧床患者定时更换体位	1.自由体位 2.年老体弱及卧床患者定时更换体位	1.自由体位 2.年老体弱及卧床患者定时更换体位	1.自由体位 2.年老体弱及卧床患者定时更换体位

住院时间	入院第 1 日	入院第 2 日	入院第 3 日	入院第 4 日至出院前 1 日	出院日
饮食	低盐低脂 鼻饲饮食	低盐低脂 鼻饲饮食	低盐低脂 鼻饲饮食	低盐低脂 鼻饲饮食	低盐低脂 鼻饲饮食
健康宣教	1. 入院环境介绍 2. 人员介绍 3. 预防跌倒、压疮宣教	1. 用药注意事项、不良反应 2. 疾病知识 3. 康复指导 4. 心理护理	1. 用药注意事项、不良反应 2. 活动指导 3. 心理护理	1. 用药注意事项、不良反应 2. 疾病知识 3. 安全指导 4. 心理护理	出院指导

知识精讲：急性脊髓炎患者如何保持呼吸道通畅？

讲解：

1. 脊髓高位损伤或出现呼吸困难时，给予低流量吸氧。

2. 呼吸道痰鸣音明显时，鼓励、指导患者有效咳痰。如咳痰无力，给予吸痰，清除痰液。每日按时给予雾化吸入，以稀释痰液，减轻或消除肺部感染，利于排痰，同时雾化后及时有效吸痰，减少痰液坠积、结痂。

3. 舌后坠者，给予口咽通气道固定后，进行吸痰，同时注意口腔清洁。

4. 患者出现呼吸困难且呼吸无效时，准备好气管插管、呼吸机，并及时通知医师。

二、脊髓空洞症

（一）概述

脊髓空洞症（syringomyelia）是由于各种先天或后天因素导致的进行性脊髓病脊髓空穴样膨胀，临床表现为病变节段分离性感觉障碍、节段性肌肉萎缩，以及传导束性运动、感觉及局部营养障碍。病变累及延髓者称为延髓空洞症。目前该病的病因并不完全清楚，推测其并非单一病因所致，是多种因素和机制引起的综合征。现有先天性发育异常、脑脊液动力学异常、脊髓血液循环异常这几种说法。

1. 临床表现

（1）本病多数于 20~30 岁起病，缓慢进展或在一定时间后保持稳定。起病隐匿，最初出现手部感觉异常。

（2）感觉障碍。表现为一侧手、臂的尺侧及上胸部，或两侧上肢、颈、上胸与背部呈披肩或短上衣样分布的分离性感觉障碍。

（3）运动及反射障碍。病变的相应节段肌肉萎缩，腱反射减弱或消失，此为空洞侵犯脊髓前角所致。当侧束受损则引起受损节段以下的痉挛性瘫痪，但双侧常不对称。

（4）营养障碍。脊髓侧角损害时皮肤增厚、角化、指甲变脆、皮肤溃疡、手指或足趾可发生畸形、手指末节或全部手指发生无痛性坏死。

（5）其他，常伴脊柱裂，脊柱后凸、侧凸，弓形足，漏斗胸等。空洞累及延髓，损害三叉神经脊束核时，出现面部"剥洋葱皮"样核性感觉障碍，还可出现舌肌萎缩、构音障碍及吞咽困难等。

2. 治疗原则

（1）对症治疗：可给予镇痛药、B 族维生素、ATP（腺苷三磷酸）、辅酶 A、肌苷等。痛觉消失者应防止外伤、烫伤或冻伤，防止关节挛缩。

（2）手术治疗：较大空洞伴椎管梗阻可行上颈段椎板切除减压术，合并颈枕区畸形及小脑扁桃体下疝可行枕骨下减压术。

（二）入院指导

1. 了解起病的原因和患病时间的长短。询问患者感觉、运动和自主神经功能障碍的异常程度，以判断疾病的病因与发展程度。

2. 了解患者既往生活情况和脊髓外伤情况，有无药物、毒物接触史，炎症及遗传性疾病等。

3. 告知患者疾病相关知识，确定是否存在疾病的诱发因素。指导患者进行早期康复训练，促进疾病恢复。

（三）专科检查指导

1. 腰椎穿刺：脑脊液多数正常，晚期严重病例偶见椎管阻塞，蛋白质增多。

2. 延迟脊髓 CT 扫描（DMCT）：在蛛网膜下隙注入水溶性阳性造影剂，延迟一定时间，如分别在注入造影剂后 6 小时、12 小时、18 小时和 24 小时再行脊髓 CT 检查，可显示出高密度的空洞影像。

3. 肌电图检查：显示神经源性肌损害。

4. MRI 检查：是诊断本病最准确的方法，可在纵、横断面上清楚显示出空洞的位置及大小。

（四）饮食指导

1. 脊髓空洞症患者需要补充高蛋白、高能量的饮食，以提供神经细胞和骨骼所必需的营养物质，增强患者的肌力、增长肌肉，患者可以多吃富含维生素、磷脂和微量元素的食物，采用少食多餐的饮食方法。

2. 指导患者合理膳食，提高机体抵抗力，保持尿便通畅，促进疾病康复。限制烟酒、浓茶、咖啡、辛辣刺激性食物等。

（五）活动与睡眠指导

1. 保持病室安静舒适，空气清新，温湿度适宜。急性期患者应卧床休息，预防压疮的发生，做好交接班。病情平稳期鼓励患者尽早活动及康复治疗，促进疾病恢复。

2. 创造良好的睡眠环境，控制病区的温度、湿度、空气、光线及声音，减少外界环境对患者感官的不良刺激。将影响睡眠的噪声降到最低限度，包括治疗及处置的声音、器械碰撞声、监护仪器报警声等。

（六）用药指导

1. 告知患者服用药物的作用、重要性及可能出现的不良反应，指导正确服药。

2. 指导患者严格遵医嘱用药，不得擅自减药或者停药，定期进行肝功能、肾功能检测。

（七）专科指导

1. 瘫痪肢体有运动和感觉障碍，局部血管神经营养差，皮肤长时间受压易发生压疮，应给患者定时变换体位，每 2 小时翻身 1 次，按摩受压部位，改善局部血液循环。

2. 保持床单位干燥平整，注意做好个人卫生，注意保暖，防止受寒。逐步锻炼日常生活技能，医护人员和家属要共同鼓励患者做一些力所能及的事情，如脱穿衣服、洗脸、吃饭等。

（八）功能锻炼

保持肢体功能位置，瘫痪肢体的手指关节应伸展、稍屈曲，手中可放一卷海绵，肘关节微屈，肩关节稍外展，避免关节内收，伸髋、伸膝关节，防止足下垂的发生。使踝关节稍背屈，以防止下肢外旋，可在外侧部放沙袋或其他自制支撑物。

（九）心理指导

1. 脊髓空洞症由于病因不明，目前尚无特效疗法，患者长期受疾病折磨，产生焦虑、恐惧心理，对治疗、生活缺乏信心，长期情绪低落不利于疾病的恢复，护理人员应主动向患者讲解疾病的相关知识，鼓励患者配合治疗，促进疾病的恢复。

2. 瘫痪给患者带来沉重的思想负担，需鼓励患者树立积极乐观精神，与医护人员和家庭成员配合，尽早进行瘫痪肢体功能锻炼，防止关节畸形和肌肉萎缩。

（十）出院指导

1. 鼓励患者采取良好的生活方式，保证充足的睡眠，进行适量锻炼。

2. 指导患者日常生活中注意保暖，预防感冒、胃肠炎的发生，患者自身免疫功能下降，着凉感冒会加重病情。

3. 做好肢体保护，预防肢体因感觉障碍导致冻伤或烫伤。

（十一）护理健康教育路径

住院时间	入院第1日	入院第2日	入院第3日	入院第4日至出院前1日	出院日
辅助检查	1. 完成血、尿标本采集 2. 延迟脊髓CT扫描、MRI、肌电图、心电图、超声等检查	腰椎穿刺			
病情观察	1. 间隔1~2小时巡视观察1次 2. 测量生命体征和体重 3. 询问病史 4. 入院评估	1. 间隔1~2小时巡视观察1次 2. 每日测量1次生命体征 3. 观察用药后反应	1. 间隔1~2小时巡视观察1次 2. 每日测量1次生命体征 3. 观察用药后反应	1. 间隔1~2小时巡视观察1次 2. 每日测量1次生命体征 3. 观察用药后反应	1. 间隔1~2小时巡视观察1次 2. 测量1次生命体征 3. 观察用药后反应 4. 指导康复训练
治疗处置	1. 依据病情静脉输液 2. 依据病情口服药物 3. 依据病情留置胃管	1. 依据病情静脉输液 2. 依据病情口服药物	1. 依据病情静脉输液 2. 依据病情口服药物	1. 依据病情静脉输液 2. 依据病情口服药物	1. 依据病情静脉输液 2. 依据病情口服药物
使用药物	遵医嘱使用镇痛、营养神经等药物治疗	遵医嘱使用镇痛、营养神经等药物治疗	遵医嘱使用镇痛、营养神经等药物治疗	遵医嘱使用镇痛、营养神经等药物治疗	遵医嘱使用镇痛、营养神经等药物治疗
活动体位	1. 自由体位 2. 年老体弱及卧床患者定时更换体位	1. 自由体位 2. 年老体弱及卧床患者定时更换体位	1. 自由体位 2. 年老体弱及卧床患者定时更换体位	1. 自由体位 2. 年老体弱及卧床患者定时更换体位	1. 自由体位 2. 年老体弱及卧床患者定时更换体位
饮食	高蛋白、高能量、高维生素饮食	高蛋白、高能量、高维生素饮食	高蛋白、高能量、高维生素饮食	高蛋白、高能量、高维生素饮食	高蛋白、高能量、高维生素饮食
健康宣教	1. 入院环境介绍 2. 人员介绍 3. 预防跌倒、压疮宣教	1. 用药注意事项、不良反应 2. 疾病知识 3. 康复指导 4. 心理护理	1. 用药注意事项、不良反应 2. 活动指导 3. 心理护理	1. 用药注意事项、不良反应 2. 安全指导 3. 心理护理	出院指导

知识精讲：日常生活活动能力训练的护理指导。

讲解：

1. 协助患者床上活动、就餐、洗漱、更衣、排泄、使用家庭用具等，训练前应协助患者排空大小便。如患者携带尿管、便器，应在训练前协助患者妥善固定好，训练后对患者整体情况进行观察，如有不适感及时与康复医师联系，调整训练内容。

2. 对手不能抓握的患者，需要配合必要的辅助工具，或进行食具改良来协助进食，如在餐饮具下面安装吸盘，以防止滑动，佩戴橡皮食具持物器等。

3. 对手功能受限的患者，刷牙、梳头时可用环套套在手上，将牙刷或梳子套在套内使用。

4. 拧毛巾时，可指导患者将毛巾中部套在水龙头上，然后将毛巾双端合拢，再将毛巾向一个方向转动，将水挤出。

5. 沐浴时应辅助患者借助长柄的海绵刷擦洗背部和远端肢体。

第六节　中枢神经系统感染性疾病患者的健康教育

中枢神经系统（CNS）感染即各种病原体，包括细菌、病毒、真菌、寄生虫、螺旋体、支原体、衣原体、立克次体、蛋白等，侵犯脑膜和（或）脑实质、脊髓和（或）脊膜，引起的炎症反应。目前，临床通常用病原体＋感染部位来诊断，如结核性脑膜炎、新型隐球菌性脑膜炎等。

一、单纯疱疹病毒性脑炎

（一）概述

单纯疱疹病毒性脑炎（HSE）是单纯疱疹病毒（HSV）感染引起的一种急性中枢神经系统（CNS）感染性疾病，又称为急性坏死性脑炎，是中枢神经系统最常见的病毒感染性疾病。HSE 的病因是脑实质感染 HSV。HSV 是一种嗜神经 DNA 病毒，人类大约 90% 的 HSE 由它引起的，感染人群多为成人。

1. 临床表现

（1）发热：患者发热的程度与持续时间个体间差异很大，这与导致感染的病原体，患者的体质、病程、治疗效果等有关。

（2）头痛：炎症刺激脑膜，或脑实质炎症导致脑水肿颅高压，可引起剧烈头痛。

（3）恶心呕吐：感染引起颅压增高，会导致恶心呕吐、食欲减退症状。

（4）癫痫：感染灶刺激引起大脑皮质异常放电，引起癫痫发作。

（5）认知功能下降及精神症状：感染损伤额叶、颞叶等部位，可出现认知功能下降、记忆力减退，以及幻觉、妄想等精神症状。

（6）意识障碍：感染直接破坏或由于颅高压，导致脑干、丘脑等上行激活系统损伤，可出现淡漠、嗜睡、昏睡及昏迷，严重者可导致脑疝，甚至死亡。

2. 治疗原则：本病应采取早期诊断、积极治疗的方法，这是降低患者病死率的关键。其中主要包括抗病毒治疗、免疫治疗、抗菌治疗，以及对症、支持治疗。

（二）入院指导

1. 询问患者是否有意识改变，观察患者意识障碍的类型，大多数患者出现不同程度的意识障碍，如意识模糊或谵妄，随着病情逐渐加重可出现嗜睡、昏睡、昏迷或去皮质状态。

2. 询问患者有无癫痫发作。让患者及家属具体描述患者抽搐时的整个过程，如当时的环境情况、发作时程、有无肢体抽搐及大致顺序等。HSE 患者癫痫发作时可出现伴有意识丧失、以双侧抽搐为主的全面性发作，或不伴意识丧失、以一侧肢体或面部发作为主的部分性发作。

3. 询问患者有无头痛、呕吐，观察瞳孔、血压、呼吸等变化，判断有无颅内高压或脑疝形成。检查患者的肌力、肌张力及视野，观察随意运动及步态情况。

（三）专科检查指导

1. 脑电图检查： 表现为弥漫性高波幅慢波，以单侧或双侧颞、额区异常更明显。

2. 影像学检查： 头 CT 显示局灶性低密度区，散布点状高密度（颞叶常见）；头 MRI 显示 T_1 加权像上为低信号，T_2 加权像上为高信号。

3. 脑脊液检查

（1）常规检查：压力正常或轻度增高，有核细胞数增多，以淋巴细胞为主，可有红细胞数增多，蛋白质轻中度增高，糖、氯化物正常。

（2）病原学检查：检测 HSV 特异性 IgG 和 IgM 抗体，检测脑脊液中的 HSV DNA。

（四）饮食指导

1. 给予易消化、高蛋白、富含维生素饮食，蛋白质分配在三餐中的比例要符合要求。

2. 有精神症状患者，可提供适当安全的进餐用具，协助进餐。

3. 有意识障碍的患者，病情多处于危重状态，此时的静息能量消耗（REE）一般占能量消耗（TEE）的 75%~100%，应在住院期间提供胃肠内营养支持（EN）。EN 可以改善患者的代谢反应、提高免疫力、减少炎症反应的发生、保证热量的摄入、缩短住院时间。

4. 与医师及营养师共同建立摄入目标，告知家属 EN 的重要性，选择适合患者的营养供给途径。

5. 营养液应结合患者的病情、营养状况及对营养液的耐受情况选择。多用匀浆、要素饮食，要素饮食应从低浓度小剂量开始，若无胃肠反应，每间隔 1~2 天调整 1 次。

（五）活动与睡眠指导

1. 急性期患者应卧床休息，可适当抬高床头 30°~45°，即半卧位，有明显颅内压增高的患者，应抬高床头 10°~15°，以减轻脑水肿、改善头部血液供应。

2. 有肢体瘫痪的患者每种体位不能超过 2 小时，应及时更换体位，并保持瘫痪肢体的良姿位。

3. 有精神症状的患者起居活动应有专人看护，避免患者自伤或伤及他人。

（六）用药指导

1. 使用抗病毒药物，应掌握其作用及不良反应，有针对性地对患者进行健康教育指导。药物中应首选阿昔洛韦，本药为一种鸟嘌呤衍生物，分子量小，容易通过血－脑屏障，能抑制细胞内正在复制的 DNA 病毒的合成，达到抗 HSV 的作用。不良反应有变态反应、恶心、呕吐、腹痛、下肢抽搐、舌及手足麻木感，血尿素氮、血清肌酐值升高，肝功能异常等，一般在减量或停止给药后缓解。

2. 干扰素是细胞病毒感染诱生的一组活性糖蛋白，具有广谱抗病毒活性作用，而对宿主细胞损害小；转移因子可使正常淋巴细胞致敏而活化为免疫淋巴细胞；在病毒引起变态反应性脑损害时才进行糖皮质激素大剂量冲击疗法。在这些药物的使用过程中，应密切观察药物的作用及可能出现的不良反应，发现问题及时与医师联系，采取相应措施。

（七）专科指导

1. 颅内高压的护理：护理人员应掌握颅内压增高可能出现的症状，准确判断并采取相应的急救措施，密切观察有无颅内压增高的表现及脑疝形成的征象，严格遵医嘱用药。

2. 精神异常的护理：精神症状的出现与额叶、颞叶等部位脑组织的损害有关，应做好对患者及家属的健康宣教，使他们知道患者的行为是一种病理状态，以获得更多的社会支持。如出现颞叶癫痫发作，应保证抗癫痫药物的正确使用，保证用药浓度，控制发作以减少患者的冲动行为，同时加强对患者的防护。发现有症状加重情况，应及时报告医生。

（八）功能锻炼

1. 肢体功能训练：伴有偏瘫的患者应将瘫痪肢体保持良好姿位，指导患者做各种关节的主动和被动活动，以防止关节挛缩，一般 2~3 次 / 日，15~20 分 / 次，活动时手法要轻柔、活动不能过快、手法不能粗暴，否则会拉伤肌肉、韧带和关节。

2. 语言功能训练：与家属共同制定语言训练计划，鼓励患者用手势、点头、摇头等方式来表达自己的需要和情感。

（九）心理指导

1. 护士应主动向患者及家属介绍疾病的相关知识，特别是对有精神症状的患者家属，以期获得更多的支持。

2. 及时巡视患者，态度和蔼，言语亲切，对木僵患者多给予鼓励，避免言语的不良刺激，以免加重患者的木僵状态，不在患者面前谈论不利于疾病恢复的事情。

（十）出院指导

1. 如在住院期间出现的症状已基本恢复，在医嘱休息结束后，患者要合理安排作息时间，生活有规律，保持良好的心理状态。如患者出院时仍有不同程度的活动障碍，要教会患者如何更换体位，保持床铺平整、清洁、干燥，在康复师的指导下进行肢体功能锻炼，配合针灸、理疗；有精神症状者，外出活动必须有家人陪同，并佩戴注明姓名、疾病名称、家庭住址及电话号码的卡片。

2. 养成良好的个人卫生习惯，教会无沐浴禁忌的患者如何保持个人卫生。

3. 在康复师指导下进行阅读、认物体名称等训练，从单音节开始，逐渐增加词汇。

4. 遵医嘱服药，定期随诊，指导维持用药量的调整和观察用药反应。

（十一）护理健康教育路径

住院时间	入院第1日	入院第2日	入院第3日	入院第4日至出院前1日	出院日
辅助检查	1. 完成血、尿标本采集 2. CT、MRI、脑电图、心电图、超声等检查	腰椎穿刺			
病情观察	1. 间隔1~2小时巡视观察1次 2. 测量生命体征和体重 3. 询问病史 4. 入院评估	1. 间隔1~2小时巡视观察1次 2. 每日测量1次生命体征 3. 观察用药后反应	1. 间隔1~2小时巡视观察1次 2. 每日测量1次生命体征 3. 观察用药后反应	1. 间隔1~2小时巡视观察1次 2. 每日测量1次生命体征 3. 观察用药后反应	1. 间隔1~2小时巡视观察1次 2. 测量1次生命体征 3. 观察用药后反应 4. 指导康复训练
治疗处置	1. 依据病情静脉输液 2. 依据病情口服药物 3. 依据病情留置胃管 4. 药物过敏试验	1. 依据病情静脉输液 2. 依据病情口服药物	1. 依据病情静脉输液 2. 依据病情口服药物	1. 依据病情静脉输液 2. 依据病情口服药物	1. 依据病情静脉输液 2. 依据病情口服药物
使用药物	遵医嘱使用抗炎、抗病毒、免疫药物等治疗	遵医嘱使用抗炎、抗病毒、免疫药物等治疗	遵医嘱使用抗炎、抗病毒、免疫药物等治疗	遵医嘱使用抗炎、抗病毒、免疫药物等治疗	遵医嘱使用抗炎、抗病毒、免疫药物等治疗
活动体位	自由体位	自由体位	自由体位	自由体位	自由体位
饮食	易消化、高蛋白、富含维生素饮食	易消化、高蛋白、富含维生素饮食	易消化、高蛋白、富含维生素饮食	易消化、高蛋白、富含维生素饮食	易消化、高蛋白、富含维生素饮食
健康宣教	1. 入院环境介绍 2. 人员介绍 3. 预防跌倒、压疮宣教	1. 用药注意事项、不良反应 2. 疾病知识 3. 康复指导 4. 心理护理	1. 用药注意事项、不良反应 2. 活动指导 3. 心理护理	1. 用药注意事项、不良反应 2. 安全指导 3. 心理护理	出院指导

> **知识精讲：抗病毒药物的使用。**
>
> **讲解：**
>
> 1. 阿昔洛韦：常用剂量为 15~30mg/（kg·d），分 3 次静脉滴注，或 500mg 静脉滴注，每 8 小时 1 次，连用 14~21 天。
>
> 2. 更昔洛韦：抗 HSV 的疗效是阿昔洛韦的 25~100 倍，具有更强更广谱的抗 HSV 作用和更低的毒性。对阿昔洛韦耐药并有 DNA 聚合酶改变的 HSV 突变株对更昔洛韦亦敏感。用量是 5~10mg/（kg·d），每 12 小时一次，静脉滴注，疗程 14~21 天。

二、病毒性脑膜炎

（一）概述

病毒性脑膜炎（viral meningitis）是一组由各种病毒感染引起的软脑膜弥漫性炎症。85%~95% 的病毒性脑膜炎由肠道病毒引起。其中包括脊髓灰质炎病毒、埃可病毒、柯萨奇病毒 A 和 B 等，还有流行性腮腺炎病毒、腺病毒和单纯疱疹病毒。

1. 临床表现

（1）急性或亚急性起病，任何年龄均可发生，以青少年常见。

（2）全身中毒症状，发热、畏光、肌肉酸痛、全身乏力，体温一般不超过 40℃。

（3）脑膜刺激征表现，剧烈的头痛（主要位于前额部或双颞侧）、呕吐、轻度颈项强直等。

（4）婴幼儿病程超过 1 周，可仅表现为发热、易激惹及淡漠，成人病程可持续 2 周或更长。

2. 治疗原则

（1）病毒性脑膜炎是一种可以恢复的自限性疾病，抗病毒治疗可以缩短病程及缓解症状。

（2）对症治疗，如头痛严重者可服用镇痛药，癫痫发作可用卡马西平或苯妥英钠等，颅内压升高时可适当给予脱水剂。

（3）若怀疑是由肠道病毒感染所引起，可使用的药物有抗微小核糖核酸药物普来可那利和免疫球蛋白。

（二）入院指导

1. 严密观察患者的意识状态与病情变化，包括瞳孔、意识、血压、呼吸等生命体征的变化，结合伴随症状，正确判断。

2. 准确识别因智力障碍引起的反应迟钝、表情痴呆，或因失语造成的不能应答，或因颅内压升高所致脑疝引发的嗜睡、昏睡、昏迷，应及时准确地反馈给医生，以利于患者得到恰当的救治。

3. 保持病室安静整洁，空气清新，室温 18~22℃，湿度 50%~60% 为宜。避免噪声加重患者因高热引起的躁动不安、头痛及精神方面的不适。降低室内光线亮度或给患者佩戴眼罩，减轻因光线刺激引起的燥热感。

（三）专科检查指导

1. 脑脊液检查，脑脊液压力正常或增高，白细胞计数正常或稍高，可达（10~100）×10⁹/L，早期以多形核细胞为主，8~48 小时后以淋巴细胞为主。

2. 病毒分离和组织培养是诊断本病唯一可靠的方法。

（四）饮食指导

1. 患者的饮食应以清淡为宜，给予细软、易消化、高热量、高维生素、高蛋白、低脂肪饮食。鼓励患者多饮水、多吃水果和蔬菜。

2. 意识障碍不能经口进食者给予鼻饲饮食，并计算患者每千克体重所需的热量，保证营养的供给。

（五）活动与睡眠指导

1. 急性期卧床休息，减少活动。做好患者的基础护理，使患者感到舒适，做好皮肤护理，降温后大量出汗应及时更换衣物。

2. 为患者创造一个舒适、安静的病房环境。睡前喝牛奶、阅读报纸、听音乐等均有助于睡眠。任何影响睡眠的不健康的睡前习惯，如处于饥饿状态、进食过多、饮水过多等都会影响睡眠质量。另外，睡前任何种类的身心强烈刺激，如剧烈活动，过度兴奋、悲伤、恐惧等也会影响睡眠。

（六）用药指导

1. 遵医嘱使用抗病毒药物，静脉给药时注意保持静脉通路通畅，告知患者及家属药物的不良反应，注意观察患者有无震颤、谵妄、皮疹、血尿等，定期检测肝肾功能。

2. 使用甘露醇等脱水降颅压药物时，应保证输液速度，并观察患者皮肤情况、药液有无外渗，准确记录出入量。

3. 使用抗癫痫、镇静药物时，要观察药效及药物不良反应，定期抽血，检测血药浓度。

4. 使用退热药物时，注意及时补充水分，观察血压情况，防止休克。

（七）专科指导

精神症状的护理。

1. 密切观察患者的行为，每天主动与其进行交流，观察情绪变化，注意患者有无暴力行为及自杀情况。减少环境刺激，避免引起患者恐惧。

2. 注意与患者的沟通交流和护理操作的技巧，减少不良语言和护理行为的刺激，避免患者发生意外。

3. 在与患者接触时保持安全距离，防止受到有暴力行为患者的伤害。

4. 在与患者交流时注意患者的表情变化，声音要低，语速减慢，避免使患者感到恐惧，这样可增加患者对护士的信任。

5. 运用顺应性语言劝解患者接受治疗、护理，当患者感到焦虑或拒绝时，除特殊情况外，可等患者情绪稳定后再处理。每天进行集中护理操作，避免反复操作引发患者的反感或激惹患者的情绪。

（八）功能锻炼

同单纯疱疹病毒性脑炎患者的功能锻炼。

（九）心理指导

1. 做好患者心理护理，向患者及家属讲解疾病的相关知识，鼓励患者配合医护人员完成治疗，树立战胜疾病的信心，减轻患者恐惧、焦虑、抑郁等不良情绪，促进疾病康复。

2. 有精神症状的患者，指导家属给予照顾，做好患者生活护理。注意与患者沟通交流的技巧，减少不良语言和护理行为对患者的刺激，避免意外事件的发生。

3. 当遇到患者有暴力行为倾向时，要保持沉着、冷静的态度，切勿大叫，以免使患者受到惊吓后产生恐惧，引发攻击行为而伤害他人。

4. 当患者烦躁不安或暴力行为不可控时，及时给予适当约束，及时帮助患者舒缓情绪，减轻或避免意外事件的发生。

（十）出院指导

1. 告知患者加强锻炼，增加营养，以提高战胜疾病的能力。

2. 注意休息，加强保暖，避免着凉感冒，定期到门诊复查。

3. 指导患者遵医嘱口服药物，不得擅自减量或者停药，以免影响疗效。

（十一）护理健康教育路径

住院时间	入院第 1 日	入院第 2 日	入院第 3 日	入院第 4 日至出院前 1 日	出院日
辅助检查	1. 完成血、尿标本采集 2. 病毒分离和组织培养，心电图、超声等检查	腰椎穿刺			

住院时间	入院第 1 日	入院第 2 日	入院第 3 日	入院第 4 日至出院前 1 日	出院日
病情观察	1. 间隔 1~2 小时巡视观察 1 次 2. 测量生命体征和体重 3. 询问病史 4. 入院评估	1. 间隔 1~2 小时巡视观察 1 次 2. 每日测量 1 次生命体征 3. 观察用药后反应	1. 间隔 1~2 小时巡视观察 1 次 2. 每日测量 1 次生命体征 3. 观察用药后反应	1. 间隔 1~2 小时巡视观察 1 次 2. 每日测量 1 次生命体征 3. 观察用药后反应	1. 间隔 1~2 小时巡视观察 1 次 2. 测量 1 次生命体征 3. 观察用药后反应 4. 指导康复训练
治疗处置	1. 依据病情静脉输液 2. 依据病情口服药物 3. 药物过敏试验	1. 依据病情静脉输液 2. 依据病情口服药物	1. 依据病情静脉输液 2. 依据病情口服药物	1. 依据病情静脉输液 2. 依据病情口服药物	1. 依据病情静脉输液 2. 依据病情口服药物
使用药物	遵医嘱使用抗炎、抗病毒等药物治疗	遵医嘱使用抗炎、抗病毒等药物治疗	遵医嘱使用抗炎、抗病毒等药物治疗	遵医嘱使用抗炎、抗病毒等药物治疗	遵医嘱使用抗炎、抗病毒等药物治疗
活动体位	自由体位	自由体位	自由体位	自由体位	自由体位
饮食	高热量、高维生素、高蛋白、低脂肪饮食	高热量、高维生素、高蛋白、低脂肪饮食	高热量、高维生素、高蛋白、低脂肪饮食	高热量、高维生素、高蛋白、低脂肪饮食	高热量、高维生素、高蛋白、低脂肪饮食
健康宣教	1. 入院环境、人员介绍 2. 预防跌倒、压疮宣教	1. 用药注意事项、不良反应 2. 疾病知识 3. 康复指导 4. 心理护理	1. 用药注意事项、不良反应 2. 活动指导 3. 心理护理	1. 用药注意事项、不良反应 2. 安全护理 3. 心理护理	出院指导

知识精讲：

1. 高热患者的护理。

讲解：

（1）注意观察患者发热的热型及相伴全身中毒症状的程度，根据体温变化及时给予相应护理。

（2）患者在寒战期应注意保暖，在高热期减少衣被，增加其散热。患者内衣应以棉织品为宜，不宜过紧，应勤洗勤换。

（3）在患者头、颈、腋窝、腹股沟等大血管处放置冰袋，给予物理降温，30分钟后重新测量体温，观察降温效果。当患者持续高热、物理降温无效时，可遵医嘱给予药物降温。给予药物降温的患者要观察其瞳孔、呼吸、血压、神志的变化。

（4）患者饮食应以清淡为宜，给予易消化、高热量、高维生素、高蛋白、低脂肪的食物。鼓励患者多饮水，多吃水果蔬菜。

（5）保持病室整洁、安静，空气清新，室温 18~22℃、湿度 50%~60% 为宜。做好基础护理，使患者感到舒适，以利于疾病恢复。

2. 应用甘露醇的护理要点。

讲解：

（1）选择较粗大的静脉给药，以保证药物能快速静滴（250mL 药液在 15~30 分钟内滴完），观察用药后患者的尿量和尿液颜色，准确记录 24 小时出入量。

（2）定时复查尿常规、血生化等，观察有无药物结晶阻塞肾小管所致的少尿、血尿、蛋白尿及血尿素氮升高等急性肾衰竭表现。

（3）观察有无脱水速度过快所导致的头痛、呕吐、意识障碍等低颅压综合征表现，并注意与高颅压鉴别。

第七节　神经－肌肉接头和肌肉疾病患者的健康教育

重症肌无力

（一）概述

重症肌无力（myasthenia gravis，MG）是一种神经－肌肉接头传递功能障碍的获得性自身免疫性疾病，主要由神经－肌肉接头突触后膜上的乙酰胆碱受体受损引起。多数患者起病隐匿，主要表现为部分或全身骨骼肌无力和病态疲劳，活动后症状加重，经休息和胆碱酯酶抑制剂治疗后症状减轻。本病的发病率为（8~20）/10 万，患病率为 50/10 万，我国南方高于北方，女性多于男性。

MG 主要与自身抗体介导的突触后膜乙酰胆碱受体损害有关，80% 的重症肌无力患者胸腺肥大，淋巴滤泡增生，10%~20% 的患者有胸腺瘤，胸腺切除后 70% 的患者临床症状可得到改善或痊愈，患者常合并其他自身免疫性疾病，如甲状腺功能亢进、甲状腺炎、系统性红斑狼疮、类风湿关节炎等。

1. 临床表现： 本病可见于任何年龄，少数患者有家族史。

（1）受累肌肉病态疲劳，肌肉连续收缩后出现严重无力甚至瘫痪，休息后减轻，肌无力下午或傍晚因劳累加重，晨起或休息后减轻，此种现象称之为"晨轻暮重"。

（2）首发症状多为一侧或双侧眼外肌无力，如上睑下垂、斜视、复视，重者眼球运动明显受限，瞳孔括约肌不受累。肌无力常从一组肌群开始，范围逐步扩大。面部肌肉和口咽肌受累时出现表情淡漠、苦笑面容、连续咀嚼无力、饮水呛咳、吞咽困难等，四肢肌肉受累以近端无力为主。

（3）重症肌无力危象是指呼吸肌受累时出现咳嗽无力甚至呼吸困难，需用呼吸机辅助通气，是致死的主要原因，口咽肌无力和呼吸肌乏力者易发生危象，大约 10% 的重症肌无力患者出现危象。

（4）胆碱酯酶抑制剂治疗有效，是重症肌无力的一个重要临床特征。

2. 治疗原则：重症肌无力发病机制明确，去除病原性自身抗体可改善临床症状。可使用药物治疗，如胆碱酯酶抑制剂、肾上腺糖皮质激素、免疫抑制剂、胸腺切除或胸腺放射治疗、血浆置换、大剂量静脉注射免疫球蛋白等。

（二）入院指导

1. 告知患者和家属疾病的原因、临床表现、治疗方法，得到其积极配合。

2. 患者需 24 小时有人陪护，无人陪同不能单独活动，防止跌倒摔伤。

3. 应用糖皮质激素治疗时指导患者按时、按量口服钙片和钾剂。

4. 密切观察患者的肌无力症状变化及有无呼吸肌受累，是否出现躁动不安、呼吸困难、心率加快等。

5. 患者害怕病情进展，鼓励其表达和宣泄不良情绪，及时给予心理护理。

（三）专科检查指导

1. 新斯的明试验：是诊断重症肌无力最简单的方法，新斯的明 0.5~1mg 肌内注射，20 分钟后肌无力症状明显减轻者为阳性。可同时注射阿托品 0.5mg，对抗新斯的明的毒蕈碱样反应，如瞳孔缩小、心动过缓、流涎、多汗、腹痛、腹泻和呕吐等。

2. 重复神经电刺激：为常用的具有确诊价值的检查方法，应在停用新斯的明 17 小时后进行，否则可出现假阴性。

3. 单纤维肌电图：通过特殊的单纤维针电极测量并判断同一运动单位内的肌纤维产生动作电位的时间是否延长，由此反映神经 – 肌肉接头处的功能，该病表现为动作电位间隔时间延长。

4. 乙酰胆碱抗体滴度检测：对重症肌无力的诊断具有特征性意义，85% 以上全身型重症肌无力患者的血清中乙酰胆碱抗体浓度明显升高。

5. 胸腺 CT、MRI：可发现胸腺增生或肥大。

6. 疲劳试验（Jolly 试验）：患者持续上视出现上睑下垂或两臂持续平举出现上臂下垂，休息后恢复则为阳性。

（四）饮食指导

1. 患者进食时身边应有人陪同，避免发生呛咳、窒息或心搏骤停等意外。

2. 进食低盐、高蛋白、高热量、高维生素、高钙、高钾饮食，以半流食或软食为宜。

3. 用药过程中会出现食欲增加，如食量过多、食用辛辣刺激食物，可能导致胃溃疡或胃黏膜糜烂出血，应合理饮食并禁食辛辣食品。

4. 用药期间可能引起水钠潴留、低钾血症，饮食中应限制钠盐摄入，给予补钾，可食用含钾高的香蕉、橘子等。

5. 患者吞咽能力差时，应在用药后 15~30 分钟进餐，药物生效后小口缓慢进食糊状饮食。

6. 不能进食或呛咳明显者给予鼻饲饮食，以免发生窒息或误吸。

（五）活动与睡眠指导

1. 保持病室环境安静舒适，室内空气清新，温湿度适宜，注意休息，鼓励患者进行力所能及的活动，劳逸结合。

2. 保证规律的作息和睡眠时间，避免劳累和过量运动。

3. 避免受凉，防止感冒，以免发生呼吸道感染诱发病情加重。

4. 指导患者进行深呼吸和咳嗽训练，不要过度疲劳。

5. 长期用药后患者皮肤薄脆，皮下瘀斑、瘀血，应为卧床患者做好基础护理及生活护理，保持皮肤清洁干燥，预防发生压疮。

（六）用药指导

1. 大量应用糖皮质激素可产生高血压、高血糖、低钾血症、水钠潴留、皮疹等不良反应，观察患者有无精神紊乱症状。

2. 用药过程中观察患者有无黑便、腹部不适，定时监测便常规，口服激素应饭后服药，以减少对胃肠道的刺激。鼻饲患者进食前抽吸胃液，如抽出咖啡色胃液立即送检，判断有无胃内出血。

3. 大量应用糖皮质激素冲击治疗时注意监测血糖、血钾，记录出入量，症状控制、病情稳定后，应严格遵医嘱逐渐减量，切忌减量过快或突然停药。

4. 停药、减药时观察患者有无头晕、晕厥倾向、腹痛、背痛、低热、食欲减退、恶心、呕吐、乏力、软弱等症状，判断是否出现停药后的糖皮质激素依赖综合征。

5. 皮质激素在人体的分泌具有规律性，上午 8~10 点为分泌高峰，随后逐渐下降，午夜 12 点为分泌低潮期，因此皮质激素应清晨 8 点顿服。

6. 抗胆碱酯酶药物、溴吡斯的明饭前 30 分钟给药，新斯的明应于饭前 15 分钟肌注，使患者进餐时间正是其药物疗效的高峰期。

7. 吗啡和镇静剂对呼吸有抑制作用，氨基糖苷类抗生素、抗心律失常药、肌松剂抑制乙酰胆碱的产生和释放。

（七）专科指导

肌无力危象的健康教育。

1. 密切观察患者肌无力症状的变化及有无呼吸肌受累。

2. 患者出现躁动不安、呼吸困难、心率加快、发绀，应立即给予吸氧，清理呼吸道分泌物，保持安静，降低患者的耗氧量，必要时应气管插管，使用人工呼吸机。

3. 进行气管切开护理，每日换药时应注意观察患者的伤口，及时清理呼吸道分泌物，保持呼吸道通畅，保持良好的肺内气体交换。

4. 使用人工呼吸机时，要有专人护理，密切观察患者意识、心率及血压变化，定期做血气分析。

5. 危象解除后，继续服用抗胆碱酯酶药物增强和巩固疗效，防止肌无力危象再次发生。

6. 应用血浆置换治疗时，注意患者是否发生低血压。

7. 对长期卧床的患者要做好基础护理和生活护理。

（八）心理指导

1. 给予患者心理护理，使患者保持心情愉悦，避免焦虑、紧张情绪，加强护患沟通，建立良好护患关系。

2. 很多患者害怕病情进展，要讲究语言艺术，尽量满足其合理要求，鼓励其表达和宣泄不良情绪，及时进行帮助和疏导。

3. 保持患者情绪稳定，护理过程要有耐心，关心患者，主动倾听患者需求，减少焦虑、抑郁情绪。

（九）出院指导

1. 指导患者和家属掌握疾病的相关知识，分析和消除出院后的不利因素，掌握自我护理方法，提高自我防护能力，树立长期治疗的信心。

2. 患者需每日正确服药，不可自行停用或漏服，注意药物的不良反应，定时复查，防止因服药过量或不足，造成重症肌无力危象发生。

3. 保证休息时间和充足的睡眠，避免过度劳累和剧烈运动，尽量少去公共场所，适时增减衣物，避免受凉发生呼吸道感染。

4. 育龄女性应避免妊娠、人工流产。

5. 外出时携带药物和治疗卡，病情加重及时就诊。

（十）护理健康教育路径

住院时间	入院第 1 日	入院第 2 日	入院第 3 日	入院第 4 日至出院前 1 日	出院日
辅助检查	1. 完成血、尿标本采集 2. 胸腺 CT、心电图、超声肌电图和神经传导等检查	继续完善相关检查			
病情观察	1. 间隔 1~2 小时巡视观察 1 次 2. 测量生命体征和体重 3. 询问病史 4. 入院评估 5. 观察瞳孔、意识、肌力、吞咽功能、呼吸状况等	1. 间隔 1~2 小时巡视观察 1 次 2. 每日测量 1 次生命体征 3. 观察用药后反应 4. 观察瞳孔、意识、肌力、吞咽功能、呼吸状况等	1. 间隔 1~2 小时巡视观察 1 次 2. 每日测量 1 次生命体征 3. 观察有无并发症 4. 观察用药后反应 5. 观察瞳孔、意识、肌力、吞咽功能、呼吸状况等	1. 间隔 1~2 小时巡视观察 1 次 2. 每日测量 1 次生命体征 3. 观察用药后反应 4. 指导康复训练	1. 间隔 1~2 小时巡视观察 1 次 2. 每日测量 1 次生命体征 3. 观察用药后反应 4. 指导康复训练

住院时间	入院第1日	入院第2日	入院第3日	入院第4日至出院前1日	出院日
治疗处置	1. 新斯的明试验 2. 依据病情静脉输液 3. 依据病情口服药物 4. 依据病情氧气吸入	1. 依据病情静脉输液 2. 依据病情口服药物 3. 依据病情氧气吸入	1. 依据病情静脉输液 2. 依据病情口服药物 3. 依据病情氧气吸入	1. 依据病情静脉输液 2. 依据病情口服药物 3. 依据病情氧气吸入	1. 依据病情静脉输液 2. 依据病情口服药物
使用药物	遵医嘱使用胆碱酯酶抑制剂、免疫抑制剂、丙种球蛋白、激素类药物	遵医嘱使用胆碱酯酶抑制剂、免疫抑制剂、丙种球蛋白、激素类药物	遵医嘱使用胆碱酯酶抑制剂、免疫抑制剂、丙种球蛋白、激素类药物	遵医嘱使用胆碱酯酶抑制剂、免疫抑制剂、丙种球蛋白、激素类药物	遵医嘱使用胆碱酯酶抑制剂、免疫抑制剂、丙种球蛋白、激素类药物
活动体位	1. 自由体位 2. 年老体弱及卧床患者定时更换体位	1. 自由体位 2. 年老体弱及卧床患者定时更换体位	1. 自由体位 2. 年老体弱及卧床患者定时更换体位	1. 自由体位 2. 年老体弱及卧床患者定时更换体位	1. 自由体位 2. 年老体弱及卧床患者定时更换体位
饮食	高热量、高维生素、高蛋白、低脂肪饮食	高热量、高维生素、高蛋白、低脂肪饮食	高热量、高维生素、高蛋白、低脂肪饮食	高热量、高维生素、高蛋白、低脂肪饮食	高热量、高维生素、高蛋白、低脂肪饮食
健康宣教	1. 入院环境介绍 2. 人员介绍 3. 预防跌倒、压疮宣教	1. 用药注意事项、不良反应 2. 疾病知识 3. 鼻饲饮食 4. 心理护理	1. 用药注意事项、不良反应 2. 活动指导 3. 心理护理	1. 用药注意事项、不良反应 2. 安全护理 3. 心理护理	出院指导

知识精讲：

1. 重症肌无力危象的三种类型。

讲解：

（1）肌无力危象为肌无力的症状加重导致，此时的胆碱酯酶抑制药往往药量不足，常由感冒引发，也可发生于应用神经－肌肉阻滞药（如链霉素）、大剂量皮质类固醇药物、胸腺放疗或手术后。表现为呼吸微弱、嘴唇及全身发绀、吞咽及咳痰困难，甚至不能出声等。

（2）胆碱能危象是由于胆碱酯酶抑制药过量，使ACh（乙酰胆碱）免于水解，在突触积聚过多，出现胆碱能毒性反应，肌无力加重、瞳孔缩小等。

（3）反拗性危象主要见于严重全身型患者，在服用胆碱酯酶抑制剂中由于全身情况，如伴发上呼吸道感染、手术后、分娩后等而突然出现药物不起作用。

2. 重症肌无力患者的药物选择。

讲解：

（1）胆碱酯酶抑制药：溴吡斯的明是最常用的胆碱酯酶抑制药。免疫抑制药物糖皮质激素是治疗 MG 的一线药物，可使 70%~80% 的 MG 患者症状得到显著改善。常用药物还有甲泼尼龙、醋酸泼尼松等。当存在激素使用禁忌或患者拒绝使用激素时，可单独使用非激素类免疫抑制药。当患者有其他基础疾病时，由于激素的不良反应较大，可在治疗初始与非激素类免疫抑制药联合使用。

（2）非激素类免疫抑制药：硫唑嘌呤、环孢素 A、他克莫司、环磷酰胺等。

第八节　癫痫患者的健康教育

一、癫痫

（一）概述

癫痫（epilepsy）是多种原因所致的脑部神经元高度同步化异常放电导致的临床综合征，临床表现有发作性、短暂性、重复性和刻板性的特点。因为异常放电神经元的位置不同及异常放电波及的范围差异，患者的发作形式不一，表现为感觉、运动、意识、精神、行为、自主神经功能障碍或兼而有之。

癫痫不是独立的疾病，而是一组疾病或综合征，病因非常复杂，根据病因学不同，可分为三大类：症状性癫痫由各种明确的中枢神经系统结构损伤或功能异常导致，如脑外伤、脑血管病、脑肿瘤、中枢神经系统感染等；特发性癫痫病因不明，可能与遗传因素密切相关；隐源性癫痫临床表现提示为症状性癫痫，现有的检查手段不能发现明确的病因，其占全部癫痫的 60%~70%。

癫痫临床表现多样，但具有如下共同特征：发作性，症状突然发生，持续一段时间后迅速恢复，间歇期正常；短暂性，发作持续时间非常短，通常为数秒或数分钟，一般不超过半小时，癫痫持续状态除外；重复性，第一次发作后，不同间隔时间后会有第二次或更多次的发作；刻板性，每次发作的临床表现几乎一致。

目前，癫痫治疗仍以药物为主，并应达到三个目的，控制发作或最大限度地减少发作次数，长期治疗无明显不良反应，使患者保持或恢复其原有的生理、心理和社会功能状态。

（二）入院指导

1. 告知家属避免探视，患者需要安静的休养环境，减少外界刺激及引起患者情绪激动的一切因素。

2. 患者需 24 小时有人陪护，无人陪同不能单独活动，防止跌倒摔伤。床旁备好纱布、压舌板等物品，防止发作时发生舌咬伤。

3. 嘱患者癫痫发作及时通知医护人员，准确记录癫痫发作时间、持续时间、意识状态等发作的详细过程。

4. 患者应按时进餐，避免饥饿，一次饮水量不超过 200mL，避免过多饮水。保持大便通畅，防止便秘。保证充足睡眠时间，按时服药，不可漏服或自行停药。

5. 给予患者心理护理，使患者保持心情愉悦，避免焦虑、紧张情绪，加强护患沟通，建立良好护患关系。

（三）专科检查指导

1. 脑电图（EEG）： 是诊断癫痫最重要的辅助检查方法，EEG 对发作性症状的诊断有很大价值，有助于明确癫痫的诊断及分型和确定特殊综合征。

2. 头部 CT、MRI： 可确定脑结构异常或病变，对癫痫及癫痫综合征的诊断和分类颇有帮助，有时可做出病因诊断，如颅内肿瘤、灰质异位等 MRI 较敏感，特别是冠状位和海马体积测量，能较好地显示海马病变。

3. 抗癫痫药物血药浓度监测： 有助于药物剂量的调整。

（四）饮食指导

1. 患者要规律饮食，按时进餐，避免饥饿和过饱，饮食应清淡无刺激、富含营养，多吃蔬菜水果，保持大便通畅，防止便秘。

2. 强直痉挛发作的患者，一次饮水量不超过 200mL，避免过多饮水。

3. 禁食辣椒、芥末等刺激性食物，禁饮可乐、咖啡等兴奋性饮料。

（五）活动与睡眠指导

1. 告知家属避免探视，保持病室环境安静，减少外界刺激及引起患者情绪激动的一切因素。

2. 保证规律的作息和睡眠时间，避免过度劳累和剧烈活动，减少精神和感觉刺激，避免强声和强光刺激。

3. 避免淋雨，防止感冒，避免过度换气，以防诱发癫痫。

4. 禁止进行攀高、游泳等发作时易受伤或危及生命的活动。

（六）用药指导

1. 用药前告知患者和家属药物治疗的目的，治疗目的为控制发作或最大限度减少发作次数，长期治疗无明显不良反应，保持或恢复原有的生理、心理及社会功能状态。

2. 详细讲解抗癫痫药物治疗的长期性，不能随意停服、漏服，如漏服一般可在下次服药时补上，但安定类半衰期短的药物不要两次同服。

3. 抗癫痫药物多数为碱性，饭后服药能减轻胃肠道反应。丙戊酸钠饭后吸收延缓，宜饭前服用。德巴金、卡马西平等缓释片不可研碎服用。

4. 用药前应进行肝肾功能和血尿常规的检测，用药后每月检测 1 次血尿常规，3 个月检测 1 次肝肾功能，至少持续半年。

5.增药可适当地快，减药一定要慢，换药应有 5~7 天的过渡期，停药应遵循缓慢和逐渐减量的原则，一般 1~1.5 年无发作方可停药。

（七）心理指导

1.给予患者心理护理，使患者保持心情愉悦，避免焦虑、紧张情绪，加强护患沟通，建立良好护患关系。

2.癫痫患者由于反复癫痫发作所致的脑损伤、长期服用抗癫痫药物、社会心理因素等易造成人格、智能障碍，护理人员要讲究语言艺术，尽量满足其合理要求，鼓励其表达和宣泄不良情绪，及时进行帮助和疏导。

3.保持良好心态，树立战胜疾病的信心。

（八）出院指导

1.告知患者和家属抗癫痫药物需长期服用，应遵医嘱进行增药、减药或停药，不可自行停用或漏服，每日固定时间服药。

2.保证规律的作息和充足的睡眠，避免过度劳累和剧烈运动，减少精神和感觉刺激，避免强声和强光刺激。

3.养成良好的生活习惯，按时就餐，避免过饥或过饱，不能过多饮水，禁食辣椒、芥末等刺激性食物，禁饮可乐、咖啡等兴奋性饮料。

4.不要选择高空作业、驾驶，以及经常外出或生活不规律的工作，外出时携带个人资料卡片。

5.外出需有人陪同，如有发作先兆，就近在安全地点平卧，上下齿间咬手帕，防止舌咬伤。

（九）护理健康教育路径

住院时间	入院第 1 日	入院第 2 日	入院第 3 日	入院第 4 日至出院前 1 日	出院日
辅助检查	1.完成血、尿标本采集 2.CT 或 MRI 心电图、脑电图、超声等检查	继续完善相关检查			
病情观察	1.按级别巡视 2.测量生命体征和体重 3.询问病史 4.入院评估 5.观察瞳孔、意识、肌力、吞咽功能、肢体活动情况 6.观察癫痫发作状况	1.按级别巡视 2.每日测量 1 次生命体征 3.观察用药后反应 4.观察瞳孔、意识、肌力、吞咽功能、肢体活动情况 5.观察癫痫发作状况	1.按级别巡视 2.每日测量 1 次生命体征 3.观察有无并发症 4.观察用药后反应 5.观察癫痫发作状况	1.按级别巡视 2.每日测量 1 次生命体征 3.观察用药后反应 4.观察癫痫发作状况 5.康复训练指导	1.按级别巡视 2.每日测量 1 次生命体征 3.观察用药后反应 4.康复训练指导

住院时间	入院第 1 日	入院第 2 日	入院第 3 日	入院第 4 日至出院前 1 日	出院日
治疗处置	1. 依据病情静脉输液 2. 依据病情口服药物 3. 依据病情氧气吸入 4. 癫痫大小发作处置	1. 依据病情静脉输液 2. 依据病情口服药物 3. 依据病情氧气吸入 4. 癫痫大小发作处置	1. 依据病情静脉输液 2. 依据病情口服药物 3. 依据病情氧气吸入 4. 癫痫大小发作处置	1. 依据病情静脉输液 2. 依据病情口服药物 3. 依据病情氧气吸入 4. 癫痫大小发作处置	1. 依据病情静脉输液 2. 依据病情口服药物 3. 癫痫大小发作处置
使用药物	遵医嘱使用抗癫痫药物	遵医嘱使用抗癫痫药物	遵医嘱使用抗癫痫药物	遵医嘱使用抗癫痫药物	遵医嘱使用抗癫痫药物
活动体位	1. 自由体位 2. 年老体弱及卧床患者定时更换体位	1. 自由体位 2. 年老体弱及卧床患者定时更换体位	1. 自由体位 2. 年老体弱及卧床患者定时更换体位	1. 自由体位 2. 年老体弱及卧床患者定时更换体位	1. 自由体位 2. 年老体弱及卧床患者定时更换体位
饮食	清淡无刺激、富含营养	清淡无刺激、富含营养	清淡无刺激、富含营养	清淡无刺激、富含营养	清淡无刺激、富含营养
健康宣教	1. 入院环境介绍 2. 人员介绍 3. 预防跌倒、压疮宣教	1. 用药注意事项、不良反应 2. 疾病知识 3. 心理护理	1. 用药注意事项、不良反应 2. 活动指导 3. 心理护理	1. 用药注意事项、不良反应 2. 安全护理 3. 心理护理	出院指导

知识精讲：抗癫痫药物的使用方法。

讲解：

1. 尽可能单药治疗，应从小剂量开始，渐增至能最大限度控制癫痫发作且无不良反应或不良反应很轻。

2. 合理联合用药，在最大程度不增加不良反应的前提下，得到最大限度的发作控制。

二、癫痫持续状态

（一）概述

癫痫持续状态（status epilepticus，SE）也称癫痫状态，一般认为癫痫持续状态指"癫痫连续发作之间意识尚未完全恢复又频繁再发，或癫痫发作持续 30 分钟以上未自行停止"。目前观点认为，如果患者出现全面强直痉挛性发作持续 5 分钟以上即有发生神经元损伤的可能，患者若发作持续时间超过 5 分钟就该考虑癫痫持续状态的诊断。癫痫持续状态是内科急症，不及时治疗可因高热、循环衰竭、电解质紊乱或神经元兴奋毒性损伤而导致永久性脑损害，致残率和死亡率很高，任何类型的癫痫都可出现癫痫持续状态，其中全面强直-阵挛发作最常见，危害性也最大。癫痫持续状态最常见的原因是不恰当地停用抗癫痫药物或脑卒中、脑炎、外伤、肿瘤及药物中毒等引起，个别患者原因不明，不规范的抗癫痫药物治疗、感染、精神因素、过度疲劳、孕产和饮酒等均可诱发癫痫持续状态。

1. 临床表现

（1）全面性发作持续状态：全面性强直-阵挛发作持续状态是临床最常见、最危险的癫痫持续状态类型，表现为强直-阵挛发作反复发生，意识障碍伴高热、代谢性酸中毒、低血糖、休克、电解质紊乱（低血钾、低血钙）和肌红蛋白尿等，发生脑、心、肝、肺等多脏器功能衰竭，自主神经和生命体征改变。

（2）部分性发作持续状态：单纯部分性发作持续状态临床表现以反复的局部颜面或躯体持续抽搐为特征，或持续的躯体局部感觉异常为特点，发作时意识清楚，脑电图上有相应脑区局限性放电，病情演变取决于病变性质，部分隐源性患者治愈后可能不再发生，某些非进行性器质性病变后期可伴有同侧肌阵挛Rasmussen（拉斯马森）综合征（部分性连续癫痫），早期出现肌阵挛及其他形式发作，伴进行性弥漫性神经系统损害表现。

2. 治疗原则：癫痫持续状态的治疗目的是保持稳定的生命体征和进行心肺功能支持，终止呈持续状态的癫痫发作，减少癫痫发作对脑部神经元的损害，寻找并尽可能根除病因及诱因，处理并发症。

（二）入院指导

1. 告知家属患者需要安静的休养环境，减少外界刺激，避免强光、强声刺激。

2. 患者需24小时有人陪护，切记不可离开患者，发作时采取措施时同时呼叫医护人员，床旁备好纱布、压舌板等物品，防止发作时发生舌咬伤。

3. 准确记录癫痫发作时间、持续时间、意识变化、眼球凝视和转头方向、抽搐部位等发作的详细过程。

4. 癫痫发作时不用力按压抽搐肢体，避免骨折和脱臼。

5. 床的两侧加床挡保护，防止患者坠床，不要随意取下床挡。

6. 不可随意调节抗癫痫药物滴速，保持静脉通路通畅，避免输液管打折、扭曲。

7. 患者发作时大量出汗、尿便失禁，应及时更换衣物，保持床单、衣物清洁干燥，做好生活护理。

（三）专科检查指导

1. 脑电图（EEG）：是诊断癫痫最重要的辅助检查方法，EEG对发作性症状的诊断有很大价值，有助于明确癫痫的诊断及分型和确定特殊综合征。

2. 头部CT、MRI：可确定脑结构异常或病变，对癫痫及癫痫综合征的诊断和分类颇有帮助，有时可做出病因诊断，如颅内肿瘤、灰质异位等MRI较敏感，特别是冠状位和海马体积测量，能较好地显示海马病变。

3. 抗癫痫药物血药浓度监测： 有助于药物剂量的调整。

（四）饮食指导

1. 癫痫发作频繁的患者，给予高热量、高蛋白、高维生素、易消化饮食，避免饥饿和过饱，多吃蔬菜水果，保持大便通畅，防止便秘。

2. 昏迷患者给予鼻饲饮食，每日饮水量 1500mL 左右。

3. 给予营养支持，监测与营养相关的实验室指标，如血钾、血钠、血糖、白蛋白、脂蛋白等。

4. 禁食刺激性食物，不大量食用甜食，禁饮可乐、咖啡等兴奋性饮料。

（五）活动与睡眠指导

1. 告知家属避免探视，保持病室环境安静，减少外界刺激及引起患者情绪激动的一切因素。

2. 家属不可离开患者，随时注意观察患者发作情况。

3. 保证规律的作息和睡眠时间，减少精神和感觉刺激，避免强声和强光的刺激，集中进行各项操作处置。

（六）用药指导

1. 癫痫持续状态是一种需要立刻积极治疗的急症，抗癫痫用药治疗一般首选静脉给药，新生儿和儿童可选直肠内给药。不应胃肠给药，因为吸收不稳定，血药浓度波动较大。

2. 根据患者的用药史、发作的持续时间和类型选择抗癫痫药物。

3. 癫痫持续状态和大发作时，使用地西泮静脉推注速度宜慢不宜快，注意监测生命体征。

4. 观察用药后癫痫持续状态停止的时间，了解用药效果，及时观察患者意识障碍程度。如用药后效果不佳，需加大剂量或更换药物。

5. 地西泮的脂溶性很强，可快速进入脑内和分布到身体的脂肪组织，在静脉推注 20 分钟后血药浓度可降到最大浓度的 20%，常发生用药抑制后癫痫再次发作。

6. 静脉注射苯妥英钠可致血压下降和心律失常，需密切监测，使用卡马西平的患者 20% 可发生白细胞减少，应定期进行血常规检查。

7. 给药的前、中、后注意患者的呼吸频率、深浅、方式及血氧饱和度，如出现呼吸困难及时给予对症处理。

8. 癫痫发作致脑缺血、缺氧，造成脑水肿、颅内压升高，对症使用甘露醇降颅压。

（七）专科指导

1. 疾病知识指导

（1）告知患者和家属疾病的相关知识，使其了解疾病的病因、治疗、护理方法和观察要点、诱发因素等。

（2）患者癫痫发作时家属要及时通知医护人员，并准确记录癫痫发作时间、持续时间、意识状态等发作的详细过程。

（3）及时和家属沟通使其了解疾病的发展、转归和预后，以及并发症的治疗和护理措施。

（4）床头抬高30°，做好生活护理和基础护理，做好癫痫发作的防御措施。

2. 并发症护理

（1）监测呼吸、心率、血压、血氧饱和度，出现异常及时通知医生。

（2）给予吸氧，保证脑氧供应，及时吸痰，保持呼吸道通畅，必要时气管插管辅助呼吸机。

（3）维持水、电解质平衡，进行静脉补液。

（4）应用抗生素，预防和治疗肺部感染。

（5）高热患者给予使用冰袋、擦浴等物理降温方法，患者持续高热且物理降温方法无效时，给予药物降温，以达到减轻脑代谢和脑损伤的目的。

（6）给予皮肤护理，防止压疮发生，加强口腔护理，避免口腔感染，注意会阴护理，防止泌尿系统感染。

（八）心理指导

1. 患者因癫痫长期反复发作，并伴随舌咬伤、跌伤等意外，易产生焦虑、抑郁、恐惧情绪，应加强护患沟通，建立良好护患关系，帮助其建立正确对待疾病的态度。

2. 癫痫患者由于反复癫痫发作所致的脑损伤、长期服用抗癫痫药物、社会心理因素等易造成人格、智能障碍，要讲究语言艺术，尽量满足其合理要求，鼓励其表达和宣泄不良情绪，及时进行帮助和疏导。

3. 加强心理护理，使患者保持情绪稳定，树立战胜疾病的信心，缓解焦虑、紧张情绪。

（九）出院指导

1. 告知患者和家属抗癫痫药物需长期服药，应遵医嘱进行增药、减药或停药，不可自行停用或漏服，每日固定时间服药。

2. 保证规律的作息和充足的睡眠，避免过度劳累和剧烈活动，减少精神和感觉刺激，避免强声和强光刺激。

3. 养成良好的生活习惯，按时就餐，避免过饥或过饱，不能过多饮水，禁食辣椒、芥末等刺激性食物，禁饮可乐、咖啡等兴奋性饮料。

4. 不要选择高空作业、驾驶及经常外出或生活不规律的工作，外出时携带个人资料卡片。

5. 癫痫患者外出需有人陪同，如有发作先兆，就近在安全地点平卧，上下齿间咬手帕，防止舌咬伤。

（十）护理健康教育路径

住院时间	入院第 1 日	入院第 2 日	入院第 3 日	入院第 4 日至出院前 1 日	出院日
辅助检查	1. 完成血、尿标本采集 2. CT 或 MRI 心电图、脑电图、超声等检查	继续完善相关检查			
病情观察	1. 按级别巡视 2. 测量生命体征和体重 3. 询问病史 4. 入院评估 5. 观察瞳孔、意识、肌力、吞咽功能、肢体活动情况 6. 观察癫痫发作状况	1. 按级别巡视 2. 每日测量 1 次生命体征 3. 观察用药后反应 4. 观察瞳孔、意识、肌力、吞咽功能、肢体活动情况 5. 观察癫痫发作状况	1. 按级别巡视 2. 测量生命体征 3. 观察有无并发症 4. 观察用药后反应 5. 观察癫痫发作状况	1. 按级别巡视 2. 测量生命体征 3. 观察用药后反应 4. 观察癫痫发作状况 5. 康复训练指导	1. 按级别巡视 2. 测量生命体征 3. 观察用药后反应 4. 康复训练指导
治疗处置	1. 依据病情静脉输液 2. 依据病情口服药物 3. 依据病情氧气吸入 4. 癫痫大小发作处置	1. 依据病情静脉输液 2. 依据病情口服药物 3. 依据病情氧气吸入 4. 癫痫大小发作处置	1. 依据病情静脉输液 2. 依据病情口服药物 3. 依据病情氧气吸入 4. 癫痫大小发作处置	1. 依据病情静脉输液 2. 依据病情口服药物 3. 依据病情氧气吸入 4. 癫痫大小发作处置	1. 依据病情静脉输液 2. 依据病情口服药物 3. 癫痫大小发作处置
使用药物	遵医嘱使用抗癫痫药物	遵医嘱使用抗癫痫药物	遵医嘱使用抗癫痫药物	遵医嘱使用抗癫痫药物	遵医嘱使用抗癫痫药物
活动体位	1. 自由体位 2. 年老体弱及卧床患者定时更换体位	1. 自由体位 2. 年老体弱及卧床患者定时更换体位	1. 自由体位 2. 年老体弱及卧床患者定时更换体位	1. 自由体位 2. 年老体弱及卧床患者定时更换体位	1. 自由体位 2. 年老体弱及卧床患者定时更换体位
饮食	清淡无刺激、富含营养	清淡无刺激、富含营养	清淡无刺激、富含营养	清淡无刺激、富含营养	清淡无刺激、富含营养
健康宣教	1. 入院环境介绍 2. 人员介绍 3. 预防跌倒、压疮宣教	1. 用药注意事项、不良反应 2. 疾病知识 3. 鼻饲饮食 4. 心理护理	1. 用药注意事项、不良反应 2. 活动指导 3. 心理护理	1. 用药注意事项、不良反应 2. 安全护理 3. 心理护理	出院指导

知识精讲：如何区别癫痫大发作和癫痫小发作？

讲解： 癫痫大发作是常见的一种癫痫发作，患者表现为意识丧失，继而突然全身肌肉强直，上肢伸直或屈曲，手握拳，下肢伸直，头转向一侧或后仰，眼球向上凝视。呼吸肌强直致呼吸暂停，面唇发绀，唇、舌或口腔黏膜有咬伤。这一状态约持续 20 秒，然后进入阵挛期，患者全身肌肉呈节律性抽搐，频率开始较快，随之逐渐减慢，最后一次痉挛后抽搐停止。发病时还可伴尿失禁、全身大汗。发病持续约 1 分钟。

癫痫小发作为失神性小发作，患者会出现短暂的意识丧失，终止之前的行为活动，面色苍白，不抽搐，不跌倒，手中所持物跌落等，发作时间较短，一般不会超过 30 秒。

第九节　脑血管出血性疾病患者的健康教育

一、脑出血

（一）概述

脑出血（ICH）是指原发性非外伤性的脑实质出血，也称自发性脑出血，占急性脑血管病的 20%～30%。

高血压是脑出血最常见的原因，多发生于大脑半球、脑干和小脑位置，内囊区出血是临床中脑出血致残率和致死率最高的。其他原因可能包括外界环境、职业因素等。外界环境因素包括自然环境、社会环境、气候和地理位置等，其中社会环境包括社会经济水平和饮食文化等。

1. 临床表现

（1）头痛、呕吐是脑出血最常见的症状，多因颅内压过高引起。

（2）出血量过多可引起患者意识障碍。

（3）肢体运动障碍是血肿压迫运动中枢，导致患者肢体肌力下降、肢体运动障碍。

（4）语言功能障碍是血肿压迫语言中枢，导致患者出现不同程度的语言功能障碍，表现为运动性失语、感觉性失语、混合性失语。

2. 治疗原则

（1）外科手术仍为首选方法。根据出血量及出血部位选择不同的手术方式。手术方式有开颅清除血肿术、脑出血钻孔引流术、脑室钻孔引流术等。

（2）药物治疗。根据患者病情，常应用止血药、降颅压药、脱水药、神经营养药、必要时应用抗生素预防感染。

（3）进行术后康复治疗，从而提高患者的生活质量。

（二）入院指导

1. 饮食指导：指导择期手术患者进食高热量、高蛋白、高维生素、高纤维素、易消化食物，保持大便通畅。急诊手术患者或意识障碍患者根据情况，术后 48 小时给予鼻饲饮食。

2. 活动与睡眠指导：择期手术患者应保证休息与饮食营养的摄入。急危重症及术后患者，保持病房安静，避免强光、声的刺激，保证充足睡眠。

3. 用药指导

（1）指导患者正确服用药物。

（2）应用脱水剂，常用药物有 20% 甘露醇、呋塞米、甘油果糖，使用高渗药物时注意防止药液外渗。

4. 专科指导：脑出血部位不同产生的神经压迫症状不同，根据患者情况给予相应指导。

5. 心理指导：择期手术患者，向患者宣教疾病相关知识，缓解患者紧张、恐惧心理，增强患者对手术治疗疾病的信心。急危重症患者，安抚其情绪，鼓励患者积极治疗，战胜病痛。

（三）专科检查指导

1. CT：作为首选检查，如呈高密度影，有很高的诊断价值，随血肿液化吸收，逐渐减低至等密度，最后呈低密度灶。

2. 脑脊液检查：血性脑脊液有肯定的诊断价值。

3. 脑血管造影或数字减影血管造影：可了解血管病变的性质及有无动脉瘤、血管畸形。一般在考虑血肿清除时使用。

（四）围手术期指导

1. 术前指导

（1）饮食指导：手术患者进食高热量、高蛋白食物，保持营养摄入，多进食高纤维素易消化饮食，保持大便通畅。告知患者术前禁食 8 小时，禁饮 4 小时。

（2）活动与睡眠指导：指导运动障碍患者增强安全防护意识，必要时约束保护。患者意识不清时，指导家属留院陪护，遵医嘱按时服用药物。

（3）专科指导：告知患者术前一天要采血做交叉配血、备血，以备术中使用。抗生素皮试，以备术前、术中、术后用药。术前护士给予术区备皮，患者需修剪指甲、更换病服，取下活动性义齿，取下随身首饰。指导患者练习床上使用便器。女性患者如果在月经期内或临近经期手术要提前告知医生。准备好头部 CT、MRI 等以便带入手术室。

（4）心理指导：患者对病情恐惧，易产生不良的心理反应，应该针对患者个体情况进行心理护理，讲述专业知识，指导患者正确认识疾病，通过心理护理消除患者的紧张情绪，从而积极配合手术和麻醉。

2. 术后指导

（1）饮食指导：麻醉清醒后 6 小时，患者如无吞咽障碍和呕吐遵医嘱可以进食，逐渐过渡到高热量、高蛋白、富含纤维素、易消化饮食。

（2）活动与睡眠指导：患者全麻醉术后未醒时给予去枕平卧位，头偏向一侧，防止呕吐引起误吸；全麻清醒后 6 小时将床头抬高 15°~30°，以利静脉回流，减轻脑水肿。

（3）用药指导：术后遵医嘱按时、按量口服抗癫痫、降压等药物，不得自行减量或停药。

（4）专科指导：保持引流管通畅，避免扭曲、脱落。注意观察引流液的颜色、性状和量。

（5）功能锻炼：要采用有效的沟通方式与有语言障碍的患者进行交流，并对其进行语言功能训练。有肢体活动障碍的患者，加强肢体功能锻炼，保持肢体功能位，防止肌肉萎缩、肌力下降。

（6）心理指导：护士应加强对术后患者的心理疏导，耐心细致地与患者进行沟通交流，并给予专业康复指导，帮助患者建立信心，积极配合治疗。

（五）出院指导

1. 饮食指导：多食用清淡食物，少吃油腻、辛辣食物，以免加重心脑血管负担。

2. 活动和睡眠指导：可以进行合理锻炼，同时要保持情绪稳定，避免由于情绪过激而造成脑血管破裂出血。

3. 用药指导：有癫痫发作患者，遵医嘱按时服用抗癫痫药物。如果血压偏高，遵医嘱按时服用降压药，并监测好血压。

4. 专科指导：有癫痫发作患者，外出携带疾病证明材料，要有人陪同，遵医嘱复查肝功能、头部 CT 等，定期随访，有不适症状随时就医。

5. 功能锻炼：要制定康复训练计划，外出活动要有人陪同。

6. 心理指导：由于病情影响，患者的情绪低落，指导家属护理时更应该观察患者的情绪变化，缓解患者的抑郁情绪。

（六）护理健康教育路径

住院时间	入院阶段（入院第 1 日）	术前阶段（入院第 2 日至术前 1 日）	手术阶段（手术当日）	术后阶段（术后第 1 至 3 日）	出院阶段（术后第 4 日至出院日）
辅助检查	1. 完成血、尿标本采集 2. CT 等检查	继续完善相关检查			复查头部 CT
病情观察	1. 按护理级别巡视观察 2. 测量生命体征和体重 3. 询问病史 4. 入院评估	1. 按护理级别巡视观察 2. 每日测量 1 次生命体征	1. 按护理级别巡视观察 2. 测量生命体征 3. 注意观察引流管是否通畅，以及引流液的颜色、性状等 4. 观察有无并发症 5. 观察用药后反应	1. 按护理级别巡视观察 2. 测量生命体征 3. 注意观察引流管是否通畅，以及引流液的颜色、性状等 4. 观察有无并发症 5. 观察用药后反应	1. 按护理级别巡视观察 2. 测量生命体征
治疗处置	1. 药物过敏试验 2. 依据病情静脉输液	1. 术前备血 2. 皮肤准备	1. 生命体征监测 2. 氧气吸入 3. 导尿	1. 依据病情静脉输液 2. 会阴护理	依据病情静脉输液

住院时间	入院阶段（入院第1日）	术前阶段（入院第2日至术前1日）	手术阶段（手术当日）	术后阶段（术后第1至3日）	出院阶段（术后第4日至出院日）
使用药物	1.疼痛患者遵医嘱给予解痉镇痛药 2.癫痫患者遵医嘱给予抗癫痫药物	1.感染患者遵医嘱给予抗生素 2.有癫痫发作可能的患者，遵医嘱给予抗癫痫类药物	遵医嘱给予抗生素、止血药、镇痛药和神经营养药物、抗癫痫类药物	遵医嘱给予抗生素、止血药、镇痛药和神经营养药物、抗癫痫类药物	遵医嘱给予抗生素、抗癫痫类药物
活动体位	1.疼痛患者卧床休息 2.病区自由活动	1.有感染患者卧床休息 2.病区自由活动	术后去枕平卧6小时后改平卧位	床上翻身	病区内活动
饮食	普食	术前1日晚禁食8小时，禁水4小时	禁食禁水，后根据患者情况进流食	流食或半流食	普食
健康宣教	1.入院环境介绍 2.人员介绍 3.预防跌倒、压疮、意外损伤宣教	有视力视野障碍的患者要注意意外损伤的发生，指导患者及家属增强安全意识	1.告知保持引流管和尿管通畅 2.告知保持切口敷料清洁干燥 3.向家属宣教如何按摩受压部位	告知引流管和尿管注意事项	出院指导

知识精讲：

1.脑出血如何预防？

讲解：

（1）注意控制血压，血压稳定是预防脑出血的关键。

（2）饮食健康，进食低脂低盐饮食，减少对血管的刺激。

（3）合理运动，增强血管活性与弹性。

（4）保持大便通畅，防止便秘。

2.脑出血患者应该注意什么？

讲解：

（1）脑出血患者应该加强休息，促进康复。

（2）可自主进食患者多摄入高热量、高蛋白、高维生素食物。

（3）避免脑出血诱因，注意控制血压、情绪等，便秘时遵医嘱适当使用缓泻剂，避免便秘时用力排便引发脑出血。

3.脑出血手术后有哪些注意事项？

讲解：

（1）严密观测血压，血压稳定是预防再出血的关键。

（2）观察患者意识变化，瞳孔反射及大小变化。

（3）观察患者四肢肌力情况。

（4）监测患者出入量是否平衡，及时反映病情变化。

二、颅内动脉瘤

（一）概述

颅内动脉瘤（intracranial aneurysm）是多种原因造成的脑动脉血管壁上的囊性膨出，多因动脉壁局部薄弱或血流冲击而形成，极易破裂出血，是自发蛛网膜下腔出血最常见的原因。目前认为本病主要与以下因素有关：①先天性因素。②感染因素。③动脉硬化。④其他因素，如创伤、肿瘤、遗传、颅内合并动静脉畸形。

1. 临床表现

（1）局灶症状，主要取决于动脉瘤部位、比邻解剖结构及动脉瘤大小，小的动脉瘤可无症状，较大的动脉瘤压迫邻近结构可出现相应的局灶症状，如动眼神经麻痹，患者会表现为病侧眼睑下垂、瞳孔散大，直接和间接对光反射消失。大脑中动脉瘤出血形成血肿压迫时，患者可出现偏瘫和（或）失语。巨型动脉瘤压迫视神经通路，患者会有视力、视野障碍。

（2）动脉瘤破裂出血症状多突然发生，可有劳累、情绪激动、用力排便等诱因，也可能无明显诱因或在睡眠中发生。一旦动脉瘤破裂出血，血液流至蛛网膜下隙，患者会出现剧烈头痛、呕吐、意识障碍、脑膜刺激征等症状，严重者可因急性颅内压增高而引发枕骨大孔疝，导致呼吸骤停。

（3）流至蛛网膜下隙内的血液可诱发脑血管痉挛，多发生在出血后 3~15 日。而局部血管痉挛只发生在动脉瘤附近，患者症状可不明显。广泛脑血管痉挛可致脑梗死，患者会出现意识障碍、偏瘫、失语，甚至死亡。

2. 治疗原则

（1）非手术治疗：主要是防止出血或再出血，控制脑血管痉挛。患者应绝对卧床休息，抬高床头 30°，控制血压，降低颅压。经颅多普勒超声监测脑血流变化，发现脑血管痉挛时，应早期使用钙通道阻断剂等扩血管药物治疗。使用氨基己酸抑制纤溶酶的形成，可预防再次出血。

（2）手术治疗：开颅动脉瘤颈夹闭术可彻底消除动脉瘤。高龄、病情危重、不接受或者不能耐受手术者，可采用血管内介入治疗。相对而言，血管内介入治疗颅内动脉瘤创伤小、恢复快，但是经济费用较高。

（二）入院指导

1. 活动与睡眠指导： 尽量保持病房安静，尽量减少探视，避免强光、声的刺激，保证充足的睡眠，减少诱发头痛的因素；注意保暖，放松心情，避免情绪紧张。

2. 专科指导： 对躁动者应防止发生坠床或动脉瘤破裂出血的危险等，遵医嘱给予镇静药和使用约束带进行保护。

3. 用药指导

（1）应用钙离子拮抗剂，如尼莫地平，防止脑血管痉挛，改善微循环，使用药物时需要避光、控制速度，观察患者有无头晕、头痛、胃肠不适、面色潮红、血压下降、心率减慢、胸闷等不良反应。

（2）应用脱水剂，常用药物有20%甘露醇、呋塞米、甘油果糖。使用20%甘露醇静脉滴注时速度宜快，严密观察尿量，防止药物外渗。

（3）保持血压稳定，使用降压药物，通常使血压下降10%即可。用药期间注意观察病情及血压变化，避免血压降低造成脑缺血。

（4）控制及预防癫痫发作，遵医嘱静脉点滴丙戊酸钠，或口服德巴金500mg，2次/日。

4. 心理指导： 动脉瘤患者通常以突然剧烈头痛、意识障碍入院治疗，注意给予患者心理护理，以减轻患者焦虑情绪。

（三）专科检查指导

1. 数字减影脑血管造影： 是确诊颅内动脉瘤的金标准，对判明动脉瘤的准确位置、形态、内径、数目、血管痉挛程度和确定手术方案都十分重要。脑血管造影前患者需要检查凝血功能，心、肾、肝功能情况。有严重血管硬化、血管迂曲伴有斑块形成的患者，因为其术中和术后都有发生脑梗死的危险，需要早期提供既往病史。另外，脑血管造影术前需要备皮。

2. CT血管造影： 检查经济、快速、无创，受病情因素限制少，急性蛛网膜下腔出血怀疑有颅内动脉瘤时，可作为早期检查的可靠方法。

（四）围手术期指导

1. 术前指导

（1）饮食指导：嘱患者进食富含纤维素的食物，保持大便通畅，适当给予缓泻剂，禁止灌肠。防止因着凉而引起患者用力咳嗽或打喷嚏，以免增加腹压及反射性地增加颅内压而引起颅内动脉瘤再次破裂出血。

（2）活动与睡眠指导：待手术患者应安置于安静、舒适的病室，减少探视、禁止喧哗。绝对卧床休息，床头抬高不得超过30°，术前8小时需禁食、4小时禁饮。护士取物、关门动作要轻，护理操作应稳，避免一切不良因素的刺激，保持情绪稳定。意识不清、躁动不安的患者应专人看护，加强床边防护，可遵医嘱给予镇静剂。

（3）用药指导：正确应用脱水剂、降压药及抗纤维蛋白溶解药物和抗脑血管痉挛药，观察其疗效及不良反应。

（4）专科指导：常规做好备血、备皮、药物过敏试验，遵医嘱术前禁食水、留置尿管、术前用药等。另外，介入手术前1~2日要让患者练习床上排便。

（5）心理指导：由于动脉瘤发病急、病情重，患者需绝对卧床完全依赖家属照料，又要面临手术的选择和准备，容易出现焦躁不安、恐惧、绝望、悲观等负面情绪。护士应充分理解患者，掌握沟通技巧，策略地讲解疾病的相关知识、自我调整心态的必要性和配合治疗护理的益处。护士通过安慰、关爱、疏导和支持患者，以及娴熟的护理操作，取得患者信任，使其正视疾病。

2. 术后指导

（1）活动与睡眠指导：安排患者在安静、光线柔和、空气新鲜的病室，减少外界因素的刺激，绝对卧床休息。患者去枕平卧 6 小时，全麻清醒后，血压平稳者，抬高床头 15°~30°，以利颅内静脉回流。清醒患者应避免情绪激动，保持乐观心态，可适当给予烦躁患者约束，必要时遵医嘱给予镇静剂，有癫痫发作者遵医嘱按时给予抗癫痫药物。

（2）用药指导：①遵医嘱用药，保持血压平稳，术后血压应控制在患者基础血压略高水平，血压过高，可造成血管破裂再出血，而血压过低，可导致脑供血不足、脑梗死。②应用抗脑血管痉挛的药物，动脉瘤破裂围手术期脑血管痉挛发生率为 21%~62%，且持续 2 周左右，遵医嘱应用高血压、高灌注、高血液稀释（3H）疗法，可有效解除脑血管痉挛，增加脑血流量，改善微循环和脑代谢，保护脑组织，降低颅内再出血和脑梗死的发生率。

（3）专科指导：①颅内引流管的护理。妥善固定引流管，防止脱管，保持引流通畅，避免受压、扭曲、折叠或阻塞，定时由近端向远端挤压，密切观察引流液的颜色、性质及量，并准确记录。②密切观察患者意识、瞳孔及生命体征的变化，如有异常及时通知医生。③介入手术后患者需平卧 24 小时，穿刺肢体伸直，禁止蜷曲。监测双侧足背动脉搏动、患肢皮肤的温度及血运是否正常，观察穿刺部位敷料情况，如有无渗血、出血，穿刺点局部有无血肿形成，发现渗血或出血情况及时通知医生。每 2 小时观察 1 次，使用监护 24 小时。

（五）出院指导

1. 饮食指导：合理饮食，多食蔬菜、水果，保持大便通畅。

2. 用药指导：遵医嘱按时、按量服用降压药物、抗癫痫药物，不可随意减量或停药。

3. 专科指导：动脉瘤栓塞术后，定期复查脑血管造影，出现动脉瘤破裂出血表现，如头痛、呕吐、意识障碍和偏瘫等，及时就医。

4. 功能锻炼：进行功能锻炼时要注意安全，不要单独外出或锁门洗澡，以免发生意外时错过最佳抢救时间。

5. 心理指导：养成良好的生活习惯，指导患者注意休息，避免情绪激动和剧烈运动。

（六）护理健康教育路径

住院时间	入院阶段 （入院第 1 日）	术前阶段（入院 第 2 日至术前 1 日）	手术阶段 （手术当日）	术后阶段（术后 第 1 至 3 日）	出院阶段（术后 第 4 日至出院日）
辅助检查	1. 完成血、尿标本采集 2. 心电图、超声等检查	继续完善相关检查			复查 CT，观察患者有无再出血

住院时间	入院阶段（入院第1日）	术前阶段（入院第2日至术前1日）	手术阶段（手术当日）	术后阶段（术后第1至3日）	出院阶段（术后第4日至出院日）
病情观察	1. 按护理级别巡视观察 2. 测量生命体征和体重 3. 询问病史 4. 入院评估	1. 按护理级别巡视观察 2. 每日测量1次生命体征	1. 按护理级别巡视观察 2. 生命体征观察 3. 术区敷料有无渗血，如介入手术则需观察穿刺部位有无血肿，足背动脉搏动情况，肢体活动等 4. 观察有无并发症 5. 观察用药后反应	1. 按护理级别巡视观察 2. 生命体征观察	1. 按护理级别巡视观察 2. 生命体征观察
治疗处置	1. 药物过敏试验 2. 依据病情静脉输液	1. 术前备血 2. 皮肤准备	1. 生命体征监测 2. 氧气吸入 3. 导尿	1. 依据病情静脉输液 2. 会阴护理	
使用药物	有出血危险的患者遵医嘱给予止血药，躁动患者遵医嘱给予镇静药	感染患者遵医嘱给予抗生素	遵医嘱给予抗血小板聚集药物，以及止血、镇痛和营养药物	遵医嘱给予抗血管痉挛药物	
活动体位	有出血危险的患者应绝对卧床休息	1. 有感染的患者卧床休息 2. 病区自由活动	术后去枕平卧6小时后床头抬高15°~30°	床上翻身	病区内活动
饮食	普食	术前1日晚禁食8小时，禁水4小时	禁食禁水，后根据患者情况进流食	流食或半流食	普食
健康宣教	1. 入院环境介绍 2. 人员介绍 3. 预防跌倒、压疮宣教	指导术后右下肢制动等情况	1. 告知保持引流管和尿管通畅 2. 告知保持术区敷料清洁干燥，以及观察有无渗血等情况 3. 向家属宣教如何按摩受压部位	1. 告知引流管和尿管注意事项 2. 用药指导 3. 术后饮食、活动指导	出院指导

知识精讲：

1. 介入治疗相对于传统的外科手术有哪些优点？

讲解：

（1）无须开刀，术后恢复快，介入治疗采用微创治疗方式，仅在大腿根部处有一个2~3mm的穿刺创口。

（2）损伤小、恢复快、效果好，对身体的伤害不大，可以较大程度地保护正常器官。

（3）对于治疗难度大的恶性肿瘤，介入治疗能尽量把药物局限在病变部位，从而减少对身体和其他器官的损伤及不良反应，且部分肿瘤在介入治疗后相当于外科切除。

（4）介入治疗只需要局部麻醉，不良反应小，因此更加适合年老、体弱的患者。手术成功率高，死亡率低。

正因为以上诸多优点，许多介入治疗方法成为某些疾病（例如：肝癌、肺癌、腰椎间盘突出症、动脉瘤、血管畸形、子宫肌瘤等）的最主要的治疗方法之一。

2.使用尼莫地平进行静脉治疗时需要注意什么？

讲解： 尼莫地平用于预防和治疗颅内动脉瘤蛛网膜下腔出血后脑血管痉挛引起的缺血性神经损伤。它不仅可以防止脑血管痉挛，而且还可以调控血压。少数患者会有头晕、头痛、胃肠不适、面色潮红、血压下降、心率减慢、胸闷等症状，要预防输注速度过快引发低血压。另外，它对血管有较强的刺激，容易造成静脉炎，所以在输注过程中要观察穿刺点周围皮肤有无红、肿、热、痛，沿静脉走向有无条索状发红、变硬，如有需及时通知护士，并更换注射部位。

3.脑血管造影术术后的注意事项有哪些？

讲解： 脑血管造影术术后，应在股动脉穿刺处加压包扎制动8小时，置1千克沙袋压迫12~24小时，绝对卧床24小时，观察穿刺处局部有无出血及血肿，并观察动脉穿刺远端的末梢血液循环情况，如皮肤色泽和温度，每15分钟测量双侧足背动脉搏动1次，持续2小时。严密观察患者病情变化，如神志、瞳孔、生命体征、感觉、运动、语言等。鼓励患者每天饮水1500mL以上，以促进造影剂的排泄。

4.颅内动脉瘤介入术患者出院后应如何服用药物及有哪些注意事项？

讲解： 颅内动脉瘤介入术后患者应常规服用抗凝药物，如阿司匹林和硫酸氢氯吡格雷片，部分有癫痫病史的患者，还需要服用抗癫痫药物，且对有癫痫病史的患者，要坚持抗癫痫治疗，按时服药，不能随意停药。术后有效的抗凝治疗可防止血栓形成，对预后非常重要，常用的阿司匹林等抗凝药对胃有刺激性，一般安排在早餐后顿服。对一些影响抗凝治疗的因素，如含乙醇的饮料、复合维生素和维生素K等要避免服用。抗凝药有引起出血的危险，注意观察有无牙龈出血、皮肤有无出血点及瘀斑等，并且要定期复查出凝血时间。

第十节　颅内肿瘤患者的健康教育

颅内肿瘤（intracranial tumor）是发生于颅腔内的神经系统肿瘤，可分为原发性颅内肿瘤和继发性颅内肿瘤。颅内肿瘤依生物学行为分为两类：良性颅内肿瘤和恶性颅内肿瘤。颅内肿瘤的好发年龄涵盖各个年龄段，总体男性患病率略高于女性。

一、脑膜瘤

（一）概述

脑膜瘤（meningiomas）是神经系统中的常见肿瘤之一，发病率居颅内肿瘤第二位，仅次于脑胶质瘤，为颅内最常见良性肿瘤，可见于颅内任何部位，幕上较幕下为多见。脑膜瘤的病因尚不完全清楚，目前认为，颅脑外伤和放射性照射可能是引起脑膜瘤形成的主要因素。

1. 临床表现

（1）头痛：颅高压和肿瘤压迫会引起头痛，多表现为发作性头痛。

（2）呕吐：常出现在剧烈头痛时，易在早上发生，颅后窝肿瘤常出现喷射性呕吐。

（3）视力障碍：主要为视盘水肿和视力减退。

（4）眩晕：主要是颅内高压引起，以后颅窝肿瘤多见。

（5）癫痫：大约30%的患者会出现癫痫，多为全身性癫痫。

（6）精神及意识障碍：颅高压、脑水肿及肿瘤刺激均可引起不同程度的精神症状，意识障碍为晚期症状。

（7）其他：肿瘤生长部位不同，会引起不同程度的神经功能压迫症状，如语言及运动障碍等。

2. 治疗原则

（1）外科手术：仍为首选方法，能做到全切的肿瘤应尽早进行根治性手术。

（2）立体定向放射外科治疗：包括 γ 刀、X 刀和质子刀，适用于术后肿瘤残留或复发、颅底和海绵窦内肿瘤。肿瘤直径 ≤ 3cm 为宜。

（3）栓塞疗法：包括物理性栓塞和化学性栓塞。通过阻塞肿瘤供血动脉和促使血栓形成减少肿瘤血供。

（4）放射治疗：可作为血供丰富的脑膜瘤手术前的辅助治疗。

（5）药物治疗：可用于复发、不能手术的脑膜瘤。

（二）入院指导

1. 饮食指导： 指导患者进食高热量、高蛋白、高维生素、高纤维素的易消化饮食，保持大便通畅。

2. 活动与睡眠指导： 保持病房安静，减少探视，避免强光、声的刺激，保证充足的睡眠。有功能障碍的患者离床活动要有专人陪同，防止意外损伤的发生。

3. 用药指导

（1）有癫痫发作的患者严格遵医嘱用药，口服德巴金 500mg，2 次 / 日，不得擅自停药或改药。定期检查肝功能及监测血药浓度。

（2）应用脱水剂，常用药物有 20% 甘露醇、呋塞米、甘油果糖。使用 20% 甘露醇静脉滴注时速度宜快，防止药物外渗。

4. 专科指导： 由于肿瘤生长部位不同，产生的神经压迫症状也不同。根据患者情况给予相应指导。

（1）语言障碍患者，耐心和患者沟通，可借助手写等方式交流。

（2）功能障碍患者，指导家属保持患者功能位，加强主动、被动锻炼。

（3）癫痫发作患者，加强安全护理，离床活动要有专人陪同，按时服用抗癫痫药物。

5. 心理指导： 向患者宣教疾病相关知识，缓解患者紧张、恐惧心理，增强患者对手术治疗疾病的信心。

（三）专科检查指导

1. X 线平片： 除高颅压表现外，可有肿瘤钙化、肿瘤局部颅骨增生或破坏、肿瘤板障静脉增粗和增多。

2. 头颅 CT：CT 仍可作为诊断本病的主要方法，典型表现有： ①肿瘤呈圆形或分叶状或扁平状，边界清晰。②肿瘤密度均匀呈等或偏高密度。③肿瘤增强后密度均匀增高。④肿瘤内钙化多均匀，也可不规则。⑤肿瘤局部颅骨可增生或被破坏。⑥约半数患者肿瘤附近有不增强的低密度带。

3. MRI 检查： 作为本病的主要诊断方法，可准确地显示肿瘤生长范围及与血管的关系。头颅增强核磁检查前需禁食 4~6 小时，检查后多饮水加速造影剂的排泄。提前告知患者去除身上的金属物品。

4. 血管造影： 非所有病例都需造影，需要诊断肿瘤血供时可以采用。检查后多饮水加速造影剂的排泄。

（四）围手术期指导

1. 术前指导

（1）饮食指导：指导患者进食高热量、高蛋白、高维生素、高纤维素的易消化饮食，保持大便通畅。告知患者术前禁食 8 小时、禁饮 4 小时。

（2）活动与睡眠指导：有视力障碍、精神症状、癫痫的患者要注意意外损伤的发生，指导患者增强安全防护意识，指导家属留院陪护，遵医嘱按时服用镇静类及抗癫痫药物，必要时采取安全防护措施。有运动、感觉障碍的患者，指导患者及家属防范跌倒、坠床、压力性损伤、烫伤等风险，指导家属留院陪护，用床挡保护患者，必要时采用约束带保护。

（3）专科指导：告知患者术前一天要采血做交叉配血、备血，以备术中使用。抗生素皮试，以备术前、术中、术后用药。术前护士给予术区备皮，患者需修剪指甲、更换病服，取下活动性义齿，取下随身首饰。指导患者练习床上使用便器。女性患者如果在月经期内或临近经期手术要提前告知医生。准备好 CT、MRI 结果以便带入手术室。

（4）心理指导：患者由于对疾病知识的缺乏和对愈后的未知性，易产生不良的心理反应，如焦虑、恐惧、抑郁或情绪激动等。应该针对患者个体情况进行心理护理，根据患者文化程度、社会关系等情况进行疾病相关知识的宣教，运用让痊愈患者现身说法等方法减少患者的思想顾虑，通过心理护理消除患者紧张情绪，从而使其积极配合手术和麻醉。

2. 术后指导

（1）饮食指导：麻醉清醒后 6 小时，无吞咽障碍和呕吐的患者遵医嘱可进食少量流质饮食。术后早期胃肠功能还未完全恢复时，尽量少进食牛奶、豆类、糖类食物，以防止产气过多，引起腹胀，然后逐渐过渡到高热量、高蛋白、富含纤维、易消化饮食。

（2）活动与睡眠指导：患者全麻醉术后未醒时给予去枕平卧位，头偏向一侧，防止呕吐引起误吸；全麻清醒后 6 小时将床头抬高 15°~30°，以利静脉回流，减轻脑水肿；较大脑膜瘤切除术后，应禁止患侧卧位，以防脑组织移位及脑水肿。

（3）用药指导：有癫痫病史的患者，术后遵医嘱按时、按量口服抗癫痫药物，不得自行减量或停药，定期检查肝功能和监测血药浓度。

（4）专科指导：保持引流管通畅，避免扭曲、脱落，注意观察引流液的颜色、性状和量。有脑室引流管的患者，要严格掌握引流管的高度，平卧位时引流液出口距离外耳道水平 10~15cm，侧卧位时引流液出口距离正中矢状线水平 15~18cm，不可过高或过低。

（5）功能锻炼：要采用有效的沟通方式与有语言障碍的患者交流，并进行语言功能训练，从单音节开始到简单词组、单句训练。有肢体活动障碍的患者，加强肢体功能锻炼，保持肢体功能位，离床活动需有专人陪护，防止发生意外。

（6）心理指导：手术后患者在一定程度上有暂时的解脱感，但有些患者由于有不同程度的语言、运动障碍，导致担心后期康复情况，出现悲观、焦虑等情绪。护士应加强对术后患者的心理疏导，耐心细致地与患者进行沟通交流，并给予专业的康复指导，帮助患者建立信心，积极配合治疗。

（五）出院指导

1. 饮食指导：进食高蛋白、高热量、高维生素饮食，保持大便通畅。

2. 活动和睡眠指导：告知患者要注意休息，避免疲劳，保持充足睡眠。

3. 用药指导：有癫痫发作患者，遵医嘱按时服用抗癫痫药物，定期复查肝功能。

4. 专科指导：有癫痫发作患者，外出携带疾病证明材料，需有人陪同，禁止骑车、开车、游泳、高空作业等。术后 6 个月复查肝功能、头部 CT 等，了解有无复发，定期随访，有不适症状随时就医。

5. 功能锻炼：有吞咽功能障碍患者要进行吞咽功能训练，进食稍黏稠饮食防止呛咳。有肢体功能障碍患者，制定康复训练计划，鼓励患者做主动和被动运动，外出活动要有人陪同。

6. 心理指导：鼓励患者保持乐观积极情绪，主动参与社交活动并建立良好的人际关系，树立康复的信心。

（六）护理健康教育路径

住院时间	入院阶段 （入院第1日）	术前阶段（入院 第2日至术前1日）	手术阶段 （手术当日）	术后阶段（术后 第1至3日）	出院阶段（术后 第4日至出院日）
辅助检查	1. 完成血、尿标本采集 2. 心电图、MRI等检查	继续完善相关检查		复查头部CT	
病情观察	1. 按护理级别巡视观察 2. 测量生命体征和体重 3. 询问病史 4. 入院评估	1. 按护理级别巡视观察 2. 每日测量1次生命体征	1. 按护理级别巡视观察 2. 测量生命体征 3. 注意观察引流管是否通畅，以及引流液的颜色、性状等 4. 观察有无并发症 5. 观察用药后反应	1. 按护理级别巡视观察 2. 测量生命体征 3. 注意观察引流管是否通畅，以及引流液的颜色、性状等 4. 观察有无并发症 5. 观察用药后反应	1. 按护理级别巡视观察 2. 测量生命体征
治疗处置	1. 药物过敏试验 2. 依据病情静脉输液	1. 术前备血 2. 皮肤准备	1. 生命体征监测 2. 氧气吸入 3. 导尿	1. 依据病情静脉输液 2. 会阴护理	依据病情静脉输液
使用药物	1. 疼痛患者遵医嘱给予解痉镇痛药 2. 癫痫患者遵医嘱给予抗癫痫药物	1. 感染患者遵医嘱给予抗生素 2. 有癫痫发作可能的患者，遵医嘱给予抗癫痫类药物	遵医嘱给予抗生素、止血、镇痛和神经营养药物，抗癫痫类药物	遵医嘱给予抗生素、止血、镇痛和神经营养药物，抗癫痫类药物	遵医嘱给予抗生素、抗癫痫类药物
活动体位	1. 疼痛患者卧床休息 2. 病区自由活动	1. 有感染的患者卧床休息 2. 病区自由活动	术后去枕平卧6小时后改平卧位	床上翻身	病区内活动
饮食	普食	术前1日晚禁食8小时，禁水4小时	禁食禁水，后根据患者情况进流食	流食或半流食	普食
健康宣教	1. 入院环境介绍 2. 人员介绍 3. 预防跌倒、压疮、意外损伤宣教	有视力视野障碍的患者要注意意外损伤的发生，指导家属及患者增强安全意识	1. 告知保持引流管和尿管通畅 2. 告知保持切口敷料清洁干燥 3. 向家属宣教如何按摩受压部位	告知引流管和尿管注意事项	出院指导

知识精讲：

1. 脑膜瘤患者术前有哪些注意事项？

讲解： 脑膜瘤多为良性肿瘤，由于肿瘤生长缓慢、生长部位不同，所引起的神经压迫症状也不尽相同。脑膜瘤患者要戒烟戒酒，饮食清淡，低盐低脂，糖分的摄入也需适量。手术前要根据医嘱按时服药，有精神症状及视力障碍、感觉运动障碍的患者要注意意外损伤的发生。保持血压正常，血糖正常，不要过度劳累，运动需适量。

2. 脑膜瘤患者手术后如何护理管路?

讲解: 脑膜瘤手术后常需留置引流管，引流管未拔除前需严格卧床。要保持引流管通畅，翻身时避免打折、扭曲。引流袋要妥善固定，引流袋应低于引流口平面，不可让引流液逆流。注意观察引流液的性状、颜色、质量。如果引流液量大且颜色鲜红，要立即通知医生。如果引流管不慎脱出，不要自行还纳，要及时通知医生处理。引流管拔出后要注意引流口处敷料是否完好及有无渗出，如果渗出较多应及时通知医生换药。

3. 脑膜瘤的预后怎么样?

讲解: 很多因素可影响脑膜瘤患者预后，如肿瘤的病理分型、切除的完整程度、肿瘤的侵袭性等。虽然大部分脑膜瘤存在临床治愈可能，但是脑膜瘤复发也较常见。非典型性和恶性脑膜瘤的 5 年复发率为 38% 和 78%。良性脑膜瘤亦可存在肿瘤复发的可能。总体来说，良性脑膜瘤的预后良好，恶性脑膜瘤预后不良。

二、垂体腺瘤

（一）概述

垂体腺瘤（pituitary adenoma）是常见的良性肿瘤，人口发病率一般为 1/10 万，有的报告达 7/10 万。发病率女性 70/100 万人，男性 28/100 万人。在颅内肿瘤中仅次于胶质瘤和脑膜瘤，约占颅内肿瘤的 10%。垂体腺瘤的形成病因尚不清楚。目前关于垂体腺瘤的发病机制主要集中在两个方面：①垂体学说：垂体基因突变理论。②下丘脑学说：垂体细胞增殖理论。

1. 临床表现

（1）头痛：约有 2/3 患者有头痛症状，主要位于眶后、前额和双颞部，程度较轻，为间歇性发作。多系肿瘤直接刺激或鞍内压增高，引起垂体硬膜囊及鞍膈受压所致。

（2）视力、视野障碍：垂体腺瘤压迫视神经交叉，60%～80% 的肿瘤可压迫视通路的不同部位，导致不同的视功能障碍。

（3）其他神经和脑损害：如果肿瘤向前方伸展至额叶，会引起精神症状、癫痫、嗅觉障碍，向后长入脚间池、斜坡，继而压迫脑干，可出现肢体偏瘫和交叉性麻痹、昏迷等。向后上发展压迫垂体柄和下丘脑，可以出现尿崩症和下丘脑功能障碍。向下突入蝶窦、鼻腔和鼻咽部出现鼻出血、脑脊液漏，发生颅内感染。向侧方侵袭海绵窦，可引起Ⅲ、Ⅳ、Ⅴ、Ⅵ脑神经麻痹。

（4）功能性垂体腺瘤表现：①催乳素腺瘤：女性表现为闭经、泌乳、不育；男性表现为性欲减退、阳痿、乳房发育。②生长激素腺瘤：青春期表现为巨人症、成年后表现为肢端肥大。③库欣病：表现为高皮质醇血症。可产生向心性肥胖，出现紫纹、类固醇性糖尿病、高血压。④促甲状腺激素腺瘤：患者有甲亢的症状和特征。⑤促性腺激素腺瘤：早期可无症状，晚期有性功能减低。

2. 治疗原则

（1）手术治疗：手术切除肿瘤目前是治疗垂体瘤的主要手段。主要有经颅手术、经额颞入路垂体腺瘤切除术、经蝶手术、经口鼻蝶窦入路垂体腺瘤切除术。

（2）放射疗法：可作为手术治疗和药物治疗的辅助治疗。适用于手术不彻底或可能复发的垂体腺瘤及原发腺癌或转移病例。

（3）药物治疗：减少分泌性肿瘤过高的激素水平，有溴隐亭、生长抑素、雌激素等，用药量大，疗效不是很理想。

（二）入院指导

1. 饮食指导：指导患者进食高热量、高蛋白、高维生素、高纤维素的易消化饮食，保持大便通畅。

2. 活动与睡眠指导：保持病房安静，减少探视，避免强光、声的刺激，保证充足的睡眠。

3. 用药指导

（1）皮质醇低下的患者需要遵医嘱口服泼尼松，不可擅自停药或改量。

（2）催乳素型垂体腺瘤患者口服溴隐亭，要遵医嘱用量，不可擅自改量。

4. 专科指导：由于肿瘤会引起体内多种激素水平的变化，同时有占位效应，根据患者情况给予相应指导。

（1）血压、血糖升高的患者，定时测量血压、血糖情况，遵医嘱应用降压、降糖类药物，服药期间避免发生跌倒、坠床。

（2）有尿崩的患者，要注意观察尿色及尿量，遵医嘱按时服用加压素。

（3）有头痛的患者，指导其采取放松疗法缓解疼痛，必要时应用止痛药。

（4）有视力障碍的患者，加强安全指导，离床活动要有专人陪同，避免意外损伤的发生。

5. 心理指导：向患者宣教疾病相关知识，缓解患者紧张、恐惧心理，增强其对手术治疗疾病的信心。

（三）专科检查指导

1. X 线平片：可以了解鞍区骨质变化、鞍上钙化等情况，同时可显示蝶窦的解剖，对考虑经蝶入路有帮助。

2. 头颅 CT：是诊断垂体腺瘤的重要影像技术，采用高分辨率的 CT 增强作为蝶鞍区冠状位扫描及矢状位重建和轴位检查，了解蝶鞍区骨质的改变。

3. MRI 检查：目前是垂体肿瘤首选的影像检查方法，对垂体腺瘤早期诊断有很大意义。MRI 对垂体微腺瘤的诊断及更好地显示肿瘤是否侵及周围结构有重要意义。头颅增强核磁和 CT 检查前需禁食 4~6 小时，检查后多饮水，加速造影剂的排泄。提前告知患者去除身上的金属物品。

4. 脑血管造影：用于鉴别动脉瘤及了解肿瘤与周围血管的关系。

（四）围手术期指导

1. 术前指导

（1）饮食指导：指导患者进食高热量、高蛋白、高维生素、高纤维素的易消化饮食，保持大便通畅。告知患者术前禁食 8 小时、禁饮 4 小时。

（2）活动与睡眠指导：有视力障碍的患者要注意意外损伤的发生，指导患者增强安全防护意识，指导家属留院陪护，必要时采取安全防护措施。保证患者充足睡眠。

（3）专科指导：告知患者术前一天要采血做交叉配血、备血，以备术中使用。抗生素皮试，以备术前、术中、术后用药。术前护士给予患者术区备皮，经鼻入路患者术前一日给予修剪鼻毛，填塞鼻孔练习张口呼吸，氯霉素眼药水滴鼻、复方氯己定含漱液漱口，术日早晨给予鼻腔冲洗。患者需修剪指甲、更换病服，取下活动性义齿，取下随身首饰。指导患者练习床上使用便器。女性患者如果在月经期内或临近经期手术要提前告知医生。准备好 CT 片、MRI 片等以便带入手术室。

（4）心理指导：由于患者受激素水平影响，面容、身体各项机能有所改变，易产生自卑、焦虑、恐惧、抑郁等情绪，针对患者个体情况进行心理护理，通过心理护理消除患者的紧张情绪，从而积极配合手术和麻醉。

2. 术后指导

（1）饮食指导：麻醉清醒后 6 小时，无呕吐的患者遵医嘱可进食少量流质饮食。术后早期胃肠功能还未完全恢复时，尽量少进食牛奶、豆类、糖类食物，防止产气过多，引起腹胀，然后逐渐过渡到高热量、高蛋白、富含纤维素、易消化饮食。保持二便通畅，避免用力排便引起脑脊液漏。

（2）活动与睡眠指导：患者全麻醉术后未醒时给予去枕平卧位，头偏向一侧，防止呕吐引起误吸，全麻清醒后 6 小时将床头抬高 15°~30°，如有脑脊液鼻漏，应严格卧床。

（3）专科指导：①脑脊液鼻漏患者的指导：经蝶入路手术患者术后易发生脑脊液鼻漏。注意观察漏出脑脊液的性质、颜色及量。患者绝对卧床，视脑脊液鼻漏情况给予抬高头部 15°~30°，借助脑组织重力作用压迫漏口，减少脑脊液流出。流出的脑脊液以盐水棉球擦洗，不可冲洗鼻腔，防止逆行感染。指导患者注意保暖，避免咳嗽、打喷嚏、擤鼻，防止气流冲击而加重漏口损伤。避免用力排便，以免使颅压升高，加重漏口损伤。预防感染，口腔护理每日 2 次，餐后用复方氯己定含漱液漱口，保持口腔清洁。②尿崩患者的指导：由于手术对垂体后叶及垂体柄的牵拉影响，术后会出现一过性尿崩，需监测患者每小时的尿量，观察尿色，准确记录出入量，合理进行经口及静脉补液，尽量保持出入量平衡。由于尿崩会造成水、电解质紊乱，要监测电解质情况，及时给予适量补充。③加强安全护理指导：对有视力障碍的患者，将物品尽量放置在患者视力好的一侧，方便其拿取。病房要避免有障碍物，防止患者碰伤。保持病区地面清洁干燥、无水迹。患者外出活动或检查要有家属陪伴，防止意外损伤的发生。

（4）心理指导：护士应根据患者病情特点，有针对性地进行心理疏导，例如生长激素型垂体腺瘤患者一般比较关注面容及肢体的恢复情况，育龄期女性会关注生育情况等，要耐心细致地与患者进行沟通交流，并给予专业的康复指导，帮助患者建立信心，积极配合治疗。

（五）出院指导

1. 饮食指导：食用高蛋白、高热量、高维生素饮食，保持大便通畅。血糖高的患者给予糖尿病患者饮食。

2. 活动和睡眠指导：告知患者要注意休息，避免疲劳，保持充足睡眠。视力障碍者，外出活动要有人陪同。

3. 用药指导：服用泼尼松的患者要遵医嘱用药，逐渐减量，定期复查激素水平，不可擅自停药或改量。

4. 专科指导：出院后第 6 周复查内分泌情况，3~4 个月后复查 MRI、视力、视野，出现脑脊液鼻漏及时就医。

5. 心理指导：应鼓励患者保持乐观积极情绪，主动参与社交活动并建立良好的人际关系，树立患者康复的信心。

（六）护理健康教育路径

住院时间	入院阶段（入院第 1 日）	术前阶段（入院第 2 日至术前 1 日）	手术阶段（手术当日）	术后阶段（术后第 1 至 3 日）	出院阶段（术后第 4 日至出院日）
辅助检查	1. 完成血、尿标本采集 2. 心电图、CT 等检查	继续完善相关检查			复查头部 CT
病情观察	1. 间隔 2 小时巡视观察 1 次 2. 测量生命体征和体重 3. 询问病史 4. 入院评估	1. 间隔 2 小时巡视观察 1 次 2. 每日测量 1 次生命体征	1. 间隔 0.5~1 小时巡视观察 1 次 2. 测量生命体征 3. 观察切口敷料有无渗血 4. 观察有无并发症 5. 观察用药后反应	间隔 2 小时巡视观察 1 次	间隔 2 小时巡视观察 1 次
治疗处置	1. 药物过敏试验 2. 依据病情静脉输液	1. 术前备血 2. 皮肤准备	1. 生命体征监测 2. 氧气吸入 3. 导尿	1. 依据病情静脉输液 2. 口腔护理 3. 会阴护理	

住院时间	入院阶段（入院第1日）	术前阶段（入院第2日至术前1日）	手术阶段（手术当日）	术后阶段（术后第1至3日）	出院阶段（术后第4日至出院日）
使用药物	疼痛患者遵医嘱给予镇痛药	感染患者遵医嘱给予抗生素	遵医嘱给予抗生素、地塞米松、镇痛和营养药	遵医嘱给予抗生素	
活动体位	1. 有感染患者卧床休息 2. 病区自由活动	1. 有感染患者卧床休息 2. 病区自由活动	术后去枕平卧6小时后改平卧位	床上翻身	病区内活动
饮食	普食	术前1日晚禁食8小时，禁水4小时	禁食禁水，后根据患者情况进流食	流食或半流食	普食
健康宣教	1. 入院环境介绍 2. 人员介绍 3. 预防跌倒、压疮宣教	告知有视力障碍的患者要注意意外损伤的发生	1. 告知患者预防脑脊液、鼻漏，以及尿崩发生时的处理措施 2. 告知保持尿管通畅 3. 向家属宣教如何按摩受压部位	告知脑脊液、鼻漏患者及尿崩患者相关注意事项	出院指导

知识精讲：

1. 垂体腺瘤患者为什么采血检查多？

讲解： 垂体腺瘤患者术前常规采血项目包括血常规、血型、肝肾功能、血糖、凝血功能等。正常垂体细胞分泌多种激素，包括催乳素、促肾上腺皮质激素、促甲状腺激素、生长激素、促性腺激素等，术前对垂体激素的测定，对治疗前后对比有重要参考意义。所以垂体腺瘤的患者，术前会常规完善垂体激素检查，采血检查的项目就比较多。

2. 垂体腺瘤患者术前有哪些注意事项？

讲解： 垂体腺瘤多为良性肿瘤，手术切除即可治愈。垂体腺瘤患者要戒烟戒酒，饮食清淡，低盐低脂饮食。手术前要根据医嘱按时服药，有视力障碍的患者要注意意外损伤的发生。经鼻入路手术患者要保持口鼻腔清洁，避免感冒。保持血压正常，血糖正常，不要过度劳累，运动需适量。

3. 垂体腺瘤患者术后饮食注意事项。

讲解： 垂体腺瘤术后患者宜进软食、流食。过分坚硬的食物咀嚼时会牵拉伤口，可少量多次进餐。尽量少进食牛奶、豆类、糖类食物，防止产气过多，引起腹胀。逐渐过渡到高热量、高蛋白、富含纤维素、易消化饮食。根据电解质检查结果调整食物摄入。如果低钠，可以适当摄入偏咸的食物。如果高钠，则要大量饮水，促进钠的排出。如果低钾，可以多摄入含钾高的食物，比如橘子、香蕉等，避免饮浓茶、咖啡、可乐等利尿的食物，以免加重尿崩。

4. 何为垂体瘤卒中？

讲解： 垂体瘤卒中，是指垂体瘤内突然发生出血、梗死或坏死，鞍区内压力增高，压迫鞍旁，从而引起的一组临床综合征。垂体瘤卒中具有起病急，常伴有剧烈头痛、呕吐，视力、视野改变，眼运动神经麻痹、蝶鞍扩大等表现，称为垂体腺瘤急性综合征，也是垂体卒中最为常见的原因。

第十一节　椎管内肿瘤患者的健康教育

一、脊膜瘤

（一）概述

脊膜瘤（spinal meningioma）是常见的椎管内、脊髓外肿瘤，是源于覆盖在脊髓外周的蛛网膜或硬脊膜的良性肿瘤。脊膜瘤一般生长缓慢，病程较长，90% 的脊膜瘤为单发，呈局限性生长，大多发生于胸段，也可见于椎管的所有节段，脊膜瘤的发病率位居椎管内肿瘤第 2 位，约占所有椎管内肿瘤的 25%，全切除肿瘤后预后良好。

1. 临床表现

（1）行动不便，一侧或双侧上下肢体麻木、无力，行走时步态不稳，有踩棉花样感觉。

（2）可伴有颈部疼痛或不适、活动受限，括约肌功能紊乱等。

2. 治疗原则： 全麻下行手术治疗，切除肿瘤。

（二）入院指导

1. 饮食指导： 择期手术患者指导进食高热量、高蛋白、高维生素、高纤维素的易消化饮食，保持大便通畅。急诊手术患者或意识障碍患者根据其情况，手术 48 小时后给予鼻饲饮食。

2. 活动与睡眠指导： 择期手术患者保证休息与饮食营养的摄入。急危重症及术后患者，保持病房安静，避免强光、声的刺激，保证充足睡眠。

3. 用药指导： 指导患者正确服用药物。

4. 专科指导： 肿瘤会不同程度地造成神经压迫症状，应指导患者进行运动功能恢复及排便功能训练。

5. 心理指导： 向择期手术患者宣教疾病相关知识，缓解患者紧张、恐惧心理，增强患者对手术治疗疾病的信心。急危重症患者，安抚其情绪，鼓励患者积极治疗战胜病痛。

（三）专科检查指导

核磁共振扫描（MRI）：是诊断本病最重要的影像学手段，可清晰地显示肿瘤的大小、形态、范围及与周围组织的关系。头颅增强核磁和 CT 检查前需禁食 4~6 小时，检查后多饮水加速造影剂的排泄，提前告知患者去除身上的金属物品。

（四）围手术期指导

1. 术前指导

（1）饮食指导：手术患者进食高热量、高蛋白饮食，保持营养摄入，多进食高纤维素的易消化饮食，保持大便通畅。告知患者术前禁食 8 小时、禁饮 4 小时。

（2）活动与睡眠指导：运动障碍患者，指导其增强安全防护意识，必要时约束保护。患者意识不清时，指导家属留院陪护，遵医嘱按时服用药物。

（3）专科指导：告知患者术前一天要采血做交叉配血、备血，以备术中使用。抗生素皮试，以备术前、术中、术后用药。术前护士给予术区备皮，患者需修剪指甲、更换病服，取下活动性义齿，取下随身首饰。指导患者练习在床上使用便器。女性患者如果在月经期内或临近经期手术要提前告知医生。准备好 CT 片、MRI 片等以便带入手术室。

（4）心理指导：患者对病情恐惧，应指导其正确认识疾病，通过心理护理消除患者的紧张情绪。

2. 术后指导

（1）饮食指导：麻醉清醒后 6 小时，无吞咽障碍和呕吐的患者遵医嘱可进少量流质饮食，逐渐过渡到高热量、高蛋白、富含纤维素、易消化饮食，加快病情康复。

（2）活动与睡眠指导：术后全麻醉未醒者给予去枕平卧位，头偏向一侧，防止呕吐引起误吸。

（3）用药指导：术后遵医嘱按时、按量口服抗癫痫、抗凝药物等，不得自行减量或停药。

（4）专科指导：保持引流管通畅，避免扭曲、脱落。注意观察引流液的颜色、性状和量。

（5）功能锻炼：病情稳定后，尽早下床锻炼，恢复肢体功能。

（6）心理指导：护士应加强对术后患者的心理疏导，耐心细致地与患者进行沟通交流。

（五）出院指导

1. 饮食指导： 多食用清淡的食物，少吃油腻、辛辣的食物，保持大便通畅。

2. 活动和睡眠指导： 应该进行合理锻炼，保持充足睡眠。

3. 专科指导： 术后 6 个月复查核磁，了解有无复发，定期随访，有不适症状随时就医。

4. 功能锻炼： 制定康复训练计划，鼓励做主动和被动运动，外出活动要有人陪同。

5. 心理指导：由于病情影响，患者的情绪低落，嘱患者家属在护理时更应该观察患者的情绪变化，缓解其抑郁情绪。

（六）护理健康教育路径

住院时间	入院阶段（入院第 1 日）	术前阶段（入院第 2 日至术前 1 日）	手术阶段（手术当日）	术后阶段（术后第 1 至 3 日）	出院阶段（术后第 4 日至出院日）
辅助检查	1. 完成血、尿标本采集 2. CT、心电图、超声等检查	继续完善相关检查			检查 MRI，复查 CT
病情观察	1. 按护理级别巡视观察 2. 测量生命体征和体重 3. 询问病史 4. 入院评估	1. 按护理级别巡视观察 2. 每日测量 1 次生命体征	1. 按护理级别巡视观察 2. 观察生命体征 3. 观察切口敷料有无渗血 4. 观察有无并发症 5. 观察用药后反应	1. 按护理级别巡视观察 2. 观察生命体征 3. 观察切口敷料有无渗血 4. 观察有无并发症 5. 观察用药后反应	1. 按护理级别巡视观察 2. 观察生命体征 3. 观察自行排尿情况
治疗处置	1. 药物过敏试验 2. 依据病情静脉输液	1. 术前备血 2. 皮肤准备	1. 生命体征监测 2. 氧气吸入 3. 导尿	1. 依据病情静脉输液 2. 会阴护理	
使用药物	疼痛患者遵医嘱给予解痉镇痛药	感染患者遵医嘱给予抗生素	遵医嘱给予抗生素，止血、镇痛和神经营养药	遵医嘱给予抗生素	
活动体位	1. 有感染的患者卧床休息 2. 病区自由活动	1. 有感染的患者卧床休息 2. 病区自由活动	术后去枕平卧 6 小时后改平卧位	床上翻身	病区内活动
饮食	普食	术前 1 日晚禁食 8 小时，禁水 4 小时	禁食禁水，后根据患者情况进流食	流食或半流食	普食
健康宣教	1. 入院环境介绍 2. 人员介绍 3. 预防跌倒、压疮宣教	指导术后深呼吸咳嗽的方法	1. 告知保持引流管和尿管通畅 2. 告知保持切口敷料清洁干燥 3. 向家属宣教如何按摩受压部位	告知引流管和尿管注意事项	出院指导

知识精讲：

1. 脊膜瘤患者术后应该注意什么？

讲解：脊膜瘤患者如有引流管，需要加强引流管护理，注意引流管是否通畅，观察引流液的量、颜色、性状等。如出现大量鲜红色液体，应及时通知医生处理。注意观察引流管是否弯折，术区敷料是否干燥，有无渗液。引流管发生脱落时，应及时按响呼叫器，及时通知医生。注意感觉平面是否有上升，如有不适立即通知医生。

2.脊膜瘤患者治疗出院后应注意什么？

讲解：

（1）脊膜瘤多数为良性肿瘤，患者应抱有积极心态治疗，加强康复训练，制定合理的康复计划。

（2）出院后6个月复查，定期随访，有不良症状及时就医。

二、髓内肿瘤

（一）概述

髓内肿瘤（intramedullary tumor）又称脊髓髓内肿瘤（intramedullary spinal cord tumor，ISCT），是指起源于脊髓内组织的肿瘤，可分为原发性髓内肿瘤和转移性髓内肿瘤。髓内肿瘤占椎管内肿瘤的15%~25%，高峰发病年龄为31~40岁，男性多于女性，好发于颈、胸段脊髓。本病病因尚不清楚，可能是遗传、物理、化学、生物等因素单独或相互作用的结果。

1.临床表现

（1）根性痛是脊髓肿瘤早期最常见的症状。主要表现为神经根痛，疼痛部位与肿瘤所在平面的神经分布一致，咳嗽、打喷嚏和用力排便时加重。部分患者可出现夜间痛和平卧痛。

（2）运动障碍，颈髓髓内肿瘤先出现上肢下运动神经元损伤（肢体无力、肌肉萎缩、深反射减弱或消失），下肢上运动神经元损伤（肌张力增高、出现病理反射）。胸髓髓内肿瘤可能有痉挛性截瘫和膀胱功能障碍。

（3）邻近结构症状，髓内肿瘤继发脊髓空洞、上颈髓髓内肿瘤向上生长、上颈及延髓囊肿，这些均可造成后组颅神经麻痹，出现声音嘶哑、吞咽困难、咽反射消失、软腭无力、胸锁乳突肌或舌肌萎缩等，甚至引起眼震和共济失调等小脑体征。

（4）脑积水发生率为1%~10%，与恶性星形细胞瘤或室管膜瘤细胞播散至蛛网膜下腔或脑室系统而阻塞了脑脊液循环，导致脑脊液蛋白量增高而阻碍脑脊液回吸收有关。

（5）蛛网膜下腔出血多为肿瘤出血所致。

2.治疗原则：髓内肿瘤50%以上是良性或低度恶性肿瘤，对此部分肿瘤的手术全切率可高达90%以上。髓内肿瘤应争取早期诊断、早期治疗、早期手术，术中电生理监护是防止损伤的关键。良性肿瘤全切后可痊愈，肿瘤次全切除术后患者仍可能获得长期无症状生存。

（二）入院指导

1. 饮食指导： 饮食须遵照医生的决定，不得随便更改。

2. 用药指导： 应用营养神经类药物，有助于患者神经功能的保护。疼痛的患者，遵医嘱给予止痛药，以减轻患者不适感。

3. 专科指导： 评估肌力、肢体感觉及有无疼痛。

4. 心理指导： 髓内肿瘤患者通常出现疼痛、躯体运动障碍，应注意给予患者心理护理，减轻患者焦虑情绪。

（三）专科检查指导

脊髓 MRI（磁共振成像）：为髓内肿瘤首选的诊断方法，可显示脊髓内部的病理解剖及脊髓与邻近软组织、骨结构的关系，明确髓内肿瘤的部位和范围等直接征象，以及脊髓增粗、水肿、出血、蛛网膜下腔狭窄、中央管扩张、脊髓空洞形成、肿瘤头尾侧囊肿形成、肿瘤囊变等间接征象。脊髓 MRI 检查前无须禁食，需要将体外的金属异物去除，以免产生图像不佳等情况，且检查过程中要配合医生指令，需要憋气、呼吸时积极配合。

（四）围手术期指导

1. 术前指导

（1）活动指导：脊柱骨质受累严重者，卧硬板床，保持头、颈、躯干在同一水平面上，教会患者轴线翻身方法，密切观察肢体活动情况。

（2）专科指导：①评估患者的病情、心理状况；评估患者的生命体征、饮食、睡眠、排便、用药情况、既往史等；了解女性患者是否在月经期内；了解患者对疾病和手术的认知程度；给予术前护理查体。②备皮，范围是以病变处为中心上下 5 个椎体的皮肤；术晨禁食水，给予交叉配血、备血，准备术前用药；告知晚间沐浴后更换清洁病服。③排泄异常的护理，尿潴留者应留置导尿管，嘱患者多饮水，防止泌尿系统感染。如有大便秘结，应口服缓泻剂，经常食入粗纤维食物。对顽固性便秘者，必要时给予灌肠，以及时排出大便。

（3）心理指导：椎管内肿瘤患者多数症状较重，导致患者心理压力大，情绪低落，焦躁不安，给予心理护理时，要注意语言沟通的技巧，充分理解患者的痛苦，给予患者更多的关心与帮助。

2. 术后指导

（1）活动指导：高颈位手术者取半卧位；脊髓手术者取侧卧位；术后要卧硬板床，以保持脊柱功能位，伤口处用盐袋压迫；搬动患者时保持脊髓水平位，避免过伸、过屈，以免加重损伤。

（2）专科指导：①观察患者生命体征及肢体活动情况，高颈位手术患者麻醉清醒后观察其四肢活动，还要重点关注呼吸变化。胸椎手术患者观察其下肢肌力，出现腹胀或排泄困难时可置肛管排气。②引流管护理，引流管固定稳妥，保持通畅，观察引流液的颜色、性质及量，翻身时动作轻柔，避免牵、拉、硬拽，避免引流管打折。③压力性损伤的预防，保持皮肤清洁、干燥，避免潮湿、摩擦及排泄物的刺激，必要时给予皮肤保护剂，按时协助患者翻身叩背，指导患者使用减压用具，保持肢体功能位置。④排泄护理，脊髓手术后患者可能出现不同程度排尿困难，要保持外阴和导尿管清洁，按时消毒，定时夹闭导尿管，锻炼膀胱括约肌功能，鼓励患者多饮水，告知患者多食粗纤维食物，排便时不要用力，必要时使用缓泻剂。

（五）出院指导

1. 饮食指导：进食高蛋白、高热量、高维生素饮食，保持大便通畅。

2. 活动指导：按时翻身，保持皮肤和床单位的清洁、干燥，感觉障碍的肢体要防止烫伤。

3. 专科指导：排泄的护理。对尿失禁患者可采用外部集尿器代替留置导尿，避免泌尿系统感染，男女均可使用，每 12 小时清洗更换 1 次，定期阳光下晾晒或紫外线消毒，嘱患者定期复查，按医嘱服药。

4. 功能锻炼：瘫痪肢体保持功能位，加强肢体功能锻炼，预防关节畸形、足下垂、失用性综合征等。

（六）护理健康教育路径

住院时间	入院阶段（入院第1日）	术前阶段（入院第2日至术前1日）	手术阶段（手术当日）	术后阶段（术后第1至3日）	出院阶段（术后第4日至出院日）
辅助检查	1.完成血、尿标本采集 2.心电图、超声等检查	继续完善相关检查			复查核磁共振
病情观察	1.按护理级别巡视观察 2.测量生命体征和体重 3.询问病史 4.入院评估	1.按护理级别巡视观察 2.每日测量1次生命体征	1.按护理级别巡视观察 2.测量生命体征 3.观察术区敷料有无渗血，引流管是否固定良好通畅 4.观察用药后反应	1.按护理级别巡视观察 2.测量生命体征 3.观察术区敷料有无渗血，引流管是否固定良好通畅 4.观察用药后反应	1.按护理级别巡视观察 2.测量生命体征
治疗处置	1.药物过敏试验 2.依据病情静脉输液	1.术前备血 2.皮肤准备	1.生命体征监测 2.氧气吸入 3.导尿	1.依据病情静脉输液 2.会阴护理	
使用药物	1.疼痛患者遵医嘱给予止痛药 2.有出血危险的患者遵医嘱给予止血药	感染患者遵医嘱给予抗生素	遵医嘱给予营养神经类药物、止痛药等	遵医嘱给予营养神经类药物	
活动体位	有出血危险的患者应绝对卧床休息	1.有感染的患者卧床休息 2.病区自由活动	术后去枕平卧6小时后床头抬高15°～30°	床上轴线翻身	病区内活动

住院时间	入院阶段（入院第1日）	术前阶段（入院第2日至术前1日）	手术阶段（手术当日）	术后阶段（术后第1至3日）	出院阶段（术后第4日至出院日）
饮食	普食	术前1日晚禁食8小时，禁水4小时	禁食禁水，后根据患者情况进流食	流食或半流食	普食
健康宣教	1. 入院环境介绍 2. 人员介绍 3. 预防跌倒、压疮宣教	指导术后患者轴线翻身	1. 告知保持引流管和尿管通畅 2. 告知保持术区敷料清洁干燥，以及观察有无渗血等情况 3. 向家属宣教如何按摩受压部位	告知引流管和尿管注意事项	出院指导

知识精讲：

1. 行椎管手术后，如何进行行轴线翻身？需要观察什么？

讲解： 所有行椎管手术后的患者必须轴线翻身，且动作轻柔。颈段手术后由于要保持颈部的稳定性，还需要佩戴颈托。翻身时注意保持颈部处于中立位，避免颈部过度扭动，且需要注意观察患者的呼吸情况。患者每2小时翻身1次，翻身时保持头、颈、躯干呈一条直线，轴线翻身，动作轻稳，切勿扭转，保持脊柱稳定，防止脊髓损伤，翻身后保持肢体处于功能位置，使患者舒适，预防压力性损伤和肢体挛缩。

2. 椎管内肿瘤的患者出院后应注意什么？

讲解：

（1）颈椎手术患者术后3个月内继续佩戴颈托保护颈部，避免颈部屈伸和旋转运动。

（2）保持颈托清洁，松紧适中，内垫小毛巾或软布确保舒适，防止造成皮肤压力性损伤；始终保持颈部中立位，平视前方，卧位时去枕平卧或仅垫小薄枕，保持颈椎正常曲度；禁止做低头、仰头、旋转动作；避免长时间看电视、电脑、书、报等，防止颈部过度疲劳；避免用高枕，保持颈部功能位，有利于康复，特殊情况遵医嘱。若颈部出现剧烈疼痛或吞咽困难、有梗阻感，应及时到医院复查，其可能为植骨块或内固定松动、移位、脱落。

（3）继续加强功能锻炼，保持正常肌力，加大关节活动度，持之以恒，促进颈部肌肉的血液循环，防止颈背肌失用性萎缩。

（4）腰部手术后前3个月以休息为主，继续坚持康复训练，注意应卧硬板床，佩戴腰围保护腰部4~6周。可从事一般性的日常家务，但要避免久坐、弯腰、抬重物等重体力劳动，尤其注意大小便时使用坐便器，不要久蹲，起身时手拉扶手，腰部不可用力；若出现腰部疼痛、下肢痛等异常不适及时到医院复诊。

（5）手术6个月后可恢复正常工作，工作中注意不能长时间屈颈，保持颈椎正常曲度，防止复发。

（6）营养神经药物需要应用1~3个月。

第十二节　神经系统先天和后天性异常病变患者的健康教育

一、脑积水

（一）概述

脑积水（hydrocephalus）是指由各种原因引起的脑脊液分泌过多、循环受阻或吸收障碍导致脑脊液在颅内过多积聚。脑积水的发病原因有很多，较为常见的有颅脑外伤、颅内炎症、颅内肿物、感染及先天性因素。

1.临床表现： 典型临床症状有头痛、呕吐、视物不清、视盘水肿、偶有复视、头晕及癫痫发作。婴幼儿期的脑积水患儿通常表现为头围增大明显，前囟饱满，张力增高，头大脸小，头部叩诊呈破壶音，眼球下移呈落日状，抬头困难，下肢运动减少，偶有癫痫发作。

2.治疗原则

（1）颅高压性脑积水进而引起视力急剧减退或丧失的患者，应紧急处理，行脑脊液分流术，若无分流条件，可在病房重症监护室内行脑室穿刺，持续外引流。在脑积水患者病情允许的情况下，可选择脑室分流术或切除颅内原发病变，从而解除脑积水。

（2）正常颅压性脑积水是因为脑脊液循环受阻，脑脊液聚积于脑室系统，多以侧脑室腹腔分流术为首选。

（二）入院指导

1.饮食指导： 清醒患者应进食高热量、高蛋白、高维生素、高纤维素的易消化饮食，意识障碍者禁食，48小时后可给予鼻饲流食。注意饮食卫生，防止腹泻。

2.活动与睡眠指导： 急性期患者需绝对卧床休息，提高睡眠质量，禁止站立、端坐、洗头、沐浴、如厕等动作，待血压平稳后可将床头抬高15°~30°。

3.用药指导： 首选抑制脑积水分泌的药物，如乙酰唑胺，但对磺胺类药物过敏者禁用。长期应用需同时加服钾盐和镁盐制剂，防止低钾血症及肾脏并发症。在使用利尿剂的过程中，应嘱患者遵医嘱服药，并定期检查电解质的水平，以避免出现钾、钠、镁等离子紊乱的不良反应。观察患者有无合并感染，如患者合并感染，可以使用抗生素。

4. 心理指导：多与患者及家属沟通，消除其恐惧心理，避免因情绪激动而引起颅内压增高，取得患者及家属的理解和配合。

（三）专科检查指导

1. CT：是检查脑积水的重要手段，它可明确脑室扩大和皮质萎缩的程度及引起脑积水的病因，同时也是观察术后分流效果及是否出现并发症的重要手段。CT 检查前应该取下身上的所有金属物，比如发卡、耳环、项链、眼镜及帽子等，避免其影响检查结果。在做头部 CT 时如果不是增强 CT 可以饭后检查，如果是增强 CT 要空腹检查。

2. MRI：可全方位观察较小的颅内病变且效果优于 CT，同时通过 MRI 可观察脑脊液的动力学变化，对脑积水进行评价。核磁共振是强磁场，因此人体内不能有铁质金属，包括含铁的异物、关节、避孕环，均不能参加核磁共振。对于有心脏起搏器、脑起搏器、脑部安装电极的人，强磁场会使身体内的设备失灵，或者发生功能障碍，因此需要尽量避免进行 MRI 检查，如果确实需要，可以暂时关闭这些设备，从而完成检查。

（四）围手术期指导

1. 术前指导

（1）饮食指导：加强营养，告知患者均衡饮食，多食用水果蔬菜，增加肉、蛋、奶的食用，并保证充足的水分摄入，以保证大便通畅，同时增加机体的抵抗力以适应手术。指导患者于手术前一天晚 10 点后禁食，12 点后禁水，防止麻醉插管时发生呕吐导致窒息。

（2）活动与睡眠指导：保证术前一晚充足睡眠，必要时可给予镇静药物。睡眠差易引起血压、心率的变化，进而影响手术和麻醉。

（3）用药指导：遵医嘱完成抗生素试敏及术前备血工作。做好基础护理工作，防止合并症的发生。

（4）专科指导：做好术前的准备工作，根据手术要求做好皮肤及用物准备，指导患者练习床上大小便，教会患者床上肢体活动、轴线翻身的方法。

（5）心理指导：向患者提供本病成功的治疗案例，以缓解患者紧张、恐惧心理，增强其对手术治疗疾病的信心。

2. 术后指导

（1）饮食指导：术后当日禁食水，由静脉供给营养。术后第 1 日进流食，如稀饭、米汤等，少量多餐，术后第 2 日进半流食，如汤面、鸡蛋羹等，后逐渐改为少渣饮食、普食。饮食可根据患者口味调配，以清爽可口少辛辣为宜，忌饮浓茶、咖啡等。昏迷患者术后 48 小时内给予鼻饲流食，以高蛋白、高热量、高维生素饮食为主。

（2）活动与睡眠指导：麻醉清醒前应保持去枕平卧位，将头偏向一侧，防止分泌物、呕吐物误吸引起窒息。麻醉清醒后可取平卧或侧卧位，将床头抬高 15°~20°，有利于颅内静脉回流，减轻术后脑水肿。

（3）用药指导：遵医嘱正确给予抗癫痫药物。

（4）专科指导：观察手术伤口有无渗血、渗液，发现异常及时报告医生给予处理。

观察患者有无过度引流症状（颅内低压），姿势性头痛者平卧降低头部高度可以缓解。

（5）功能锻炼：轻症患者应尽早恢复活动，注意劳逸结合。为瘫痪患者制定肢体功能锻炼计划，尤其注意要充分发挥不全瘫痪部位或肢体的代偿功能，为日后生活自理做准备，静止状态时保持瘫痪肢体位于功能位，防止畸形造成日后生活障碍。

（6）心理指导：加强与患者及家属的沟通，了解其心理需求，耐心回答患者提出的问题并向其讲解疾病相关知识。

（五）出院指导

1. 饮食指导： 加强饮食，多食健脑、促进神经功能恢复的食品。

2. 活动与睡眠指导： 有癫痫发作史的患者不能单独外出、登高、游泳、驾车。

3. 用药指导： 应按医嘱定时、定量服药，随身携带疾病卡，并教会患者家属癫痫发作时的紧急处理方法。

4. 专科指导： 如原有症状加重，如头痛、头晕、呕吐、抽搐、手术切口发炎积液时应及时就诊。手术3~6个月后进行影像学复查。

5. 功能锻炼： 脑损伤后造成的语言、运动或智力障碍，伤后1~2年内有部分恢复的可能，应提高患者自信心，协助患者制定康复计划，进行功能训练，以提高生活自理能力及社会适应能力。

6. 心理指导： 对有自觉症状（如头痛、头晕、耳鸣、记忆力减退、注意力分散等）的患者，应鼓励其保持乐观积极的情绪，主动参与社交活动并建立良好的人际关系，树立康复的信心。

（六）护理健康教育路径

住院时间	入院阶段 （入院第1日）	术前阶段（入院 第2日至术前1日）	手术阶段 （手术当日）	术后阶段 （术后第1至 3日）	出院阶段 （术后第4日 至出院日）
辅助检查	1. 完成血、尿标本采集 2. CT和MRI等检查	继续完善相关检查			复查CT
病情观察	1. 按护理级别巡视观察 2. 测量生命体征 3. 询问病史 4. 入院评估	1. 按护理级别巡视观察 2. 生命体征监测	1. 密切观察生命体征 2. 观察术区敷料有无渗血渗液 3. 观察有无并发症	按护理级别巡视观察	按护理级别巡视观察
治疗处置	1. 药物过敏试验 2. 依据病情静脉输液	术前备血，备皮	1. 生命体征监测 2. 氧气吸入 3. 导尿	1. 依据病情静脉输液 2. 基础护理	制定康复计划
使用药物	疼痛患者遵医嘱给予解痉镇痛药	感染患者遵医嘱给予抗生素	遵医嘱给予抗生素，止血、镇痛和营养药物	遵医嘱给予抗癫痫治疗	

住院时间	入院阶段 （入院第 1 日）	术前阶段（入院 第 2 日至术前 1 日）	手术阶段 （手术当日）	术后阶段 （术后第 1 至 3 日）	出院阶段 （术后第 4 日 至出院日）
活动体位	1. 急性期绝对卧床休息 2. 血压平稳后床头抬高15°~30°	绝对卧床休息	1. 术后去枕平卧，头偏向一侧 2. 清醒后取平卧位，床头抬高15°~30°	床上翻身	肢体功能锻炼
饮食	普食	术前 1 日晚 10 点后禁食，12 点后禁水	禁食，禁水	流食或半流食	普食
健康宣教	1. 入院环境介绍 2. 人员介绍 3. 预防坠床、压疮宣教	指导患者练习床上大小便和床上肢体活动、轴位翻身的方法	1. 告知保持引流管和尿管通畅 2. 告知保持切口敷料清洁干燥 3. 向家属宣教如何按摩受压部位	告知引流管和尿管注意事项	出院指导

二、小脑扁桃体下疝畸形伴脊髓空洞症

（一）概述

小脑扁桃体下疝伴有脊髓空洞症是一种先天的发育异常性疾病。患者由于小脑扁桃体下疝，使第四脑室出口发生梗阻，从而引起脑脊液循环障碍，继发了脊髓空洞症。这是一种缓慢进展性疾病，随着病情的进展，脊髓空洞症越来越严重，患者的症状也就越来越明显。

1. 临床表现

（1）感觉障碍：主要表现为脊髓空洞所在脊髓节段的神经支配状况异常，如自发性疼痛及痛温觉消失，深感觉状况正常。

（2）运动障碍：主要表现为肌肉萎缩、肌张力下降、肌纤维束颤抖，症状严重后会出现肌张力亢进。

（3）自主神经损害：主要表现为霍纳综合征，临床症状为相应支配区域皮肤少汗、增厚、过度角化，容易形成瘢痕，患者晚期可能会有大小便失禁。

（4）其他：小脑扁桃体下疝伴随脊髓空洞症，患者可能会出现头颈部疼痛、小脑共济失调、头晕眩晕、声音嘶哑、吞咽困难等。

2. 治疗原则

（1）若病情较轻，暂时没有临床症状，随时观察即可。

（2）若病情加重，则要根据下疝程度和后颅窝狭小程度，及时进行小脑扁桃体切除和骨性减压。若小脑扁桃体脊髓空洞特别严重，要及时采取脊髓空洞分流术进行治疗。

（二）入院指导

1. 饮食指导： 饮食须严格遵守医嘱。

2. 用药指导： 常用药物有 B 族维生素，如维生素 B_1、维生素 B_{12}；肌苷；镇痛剂，包括阿司匹林和吗啡等药物。当药物治疗难以达到理想效果时，患者就需要及时就医，可以在医生指导下进行手术治疗。

3. 心理指导： 患者通常会因突然丧失部分运动和感觉功能而出现恐惧感，应给予患者及家属心理护理，缓解患者紧张、恐惧心理，增强患者战胜疾病的信心。

（三）专科检查指导

1. 脑脊液检查： 常无特征性改变，较大空洞可引起椎管部分梗阻和脑脊液蛋白含量增高。

2. X 线： 可发现骨骼畸形，如脊柱侧突、隐性脊柱裂、颈枕区畸形和 Charcot 关节病（神经源性关节病）等。患者需要去除透照部位表面衣物上的不透 X 线的物件，尤其是金属、首饰等。对于育龄期的女性特别是备孕阶段的女性，如果必须接受 X 线检查，检查前一定要先排除早孕。

3. 延迟脊髓 CT 扫描（DMCT）： 即在蛛网膜下腔注入水溶性造影剂，在注射后 6 小时、12 小时、18 小时、24 小时后分别进行脊髓 CT 检查，可清晰显示出高密度的空洞影像。CT 检查前应该取下所有金属物，比如发卡、耳环、项链、眼镜及帽子等，避免影响检查结果。

4. MRI： 是确诊本病的首选方法，可清晰显示空洞的位置、大小、范围及是否合并 Arnold-Chiari 畸形等，有助于选择手术适应证和设计手术方案。核磁共振是强磁场，因此人体内不能有铁质金属，铁的异物、关节、避孕环，均不能参加核磁共振。对于有心脏起搏器、脑起搏器、脑部安装电极的人，强磁场会使身体内的设备失灵，或者发生功能障碍，因此需要尽量避免进行 MRI 检查，如果确实需要，可以暂时关闭这些设备，从而完成检查。

（四）围手术期指导

1. 术前指导

（1）饮食指导：指导患者多食蔬菜、水果及富含纤维的食物，保持大便通畅；术前禁烟禁酒，防止呼吸道分泌物过多。

（2）睡眠与活动指导：指导患者卧硬板床，保持脊柱始终呈直线，翻身时应两人以上配合行轴线翻身，动作一致，防止加重损伤。告知陪护人员未经允许不得随意搬动患者。

（3）专科指导：告知患者及家属手术后可能出现肺部感染、尿潴留、泌尿系统感染、便秘、压疮等早期并发症，以及肌肉萎缩、骨关节僵直等远期并发症，并说明各种并发症的预防方法，使患者及家属术后主动配合治疗和护理。

（4）功能锻炼：术后患者需卧床休息4周，因此，术前2~3天要指导患者练习床上排大小便、配合轴线翻身及功能锻炼等。

（5）心理指导：患者对疾病的认识和承受能力有差异，应针对患者的心理特点制定出相应的护理措施，向患者讲解疾病相关知识及手术的必要性，在建立良好护患关系的基础上给予患者诚挚的安慰和鼓励，避免患者的恐慌焦虑情绪，保持良好的心理状态，积极配合术前准备。

2. 术后指导

（1）饮食指导：手术后患者处于高分解代谢状态，早期通常需要营养支持。指导家属给予高营养、高热量、高蛋白饮食，以促进组织修复。应增加摄入纤维含量高的食物，如土豆、韭菜、胡萝卜等，注意摄取足够的水分，每天饮水2500~3000mL，防止便秘发生。

（2）睡眠与活动指导：术后患者卧硬板床，一般取平卧或侧卧位，绝对禁止术区脊柱弯曲或摆动。脊髓手术后的患者翻身时应挺直腰背部以绷紧背肌和腹肌再翻动，使其形成天然的内脊柱固定作用，禁止上身和下身在翻动时发生扭转。

（3）专科指导：部分患者可因手术中脊髓受到干扰而出现"脊髓休克"，如未及时发现可延误救治。告知家属"脊髓休克"的表现，一旦发现立即报告医护人员。术后易发生麻痹性肠梗阻，可能持续数天到数周，早期需用胃肠减压减轻腹胀，指导患者及家属注意观察并保持引流管通畅，如发现异常情况及时报告。

（4）功能锻炼：可通过文字、图片等方式指导患者在床上做早期功能锻炼。进行肢体功能锻炼时，患侧和健侧应同时进行。被动运动主要用于四肢关节，在被动运动时应给予按摩，每天2~3次，每次15~20分钟。肌力部分恢复时鼓励患者做主动运动，对患者进行日常生活训练，如进食、洗漱、穿脱衣服等，也可根据受损部位不同，安排不同项目的生存技能训练。

（5）心理指导：加强与患者及家属的沟通，了解其心理需求，耐心回答患者提出的问题并向其讲解疾病相关知识。

（五）出院指导

1. 饮食指导：指导家属给予高营养、高热量、高蛋白饮食，以促进组织修复。

2. 功能锻炼：出院前确认患者的自理能力，指导家属掌握帮助患者进行功能锻炼的方法，如四肢各关节的锻炼、腹肌锻炼、主动排尿训练等。告知患者及家属术后早期（术后3个月内）以被动锻炼为主，按摩肌肉，伸屈膝踝关节，防止关节僵直，并教会家属被动锻炼的方法。中期（术后3~6个月）以主动锻炼为主，被动锻炼为辅，鼓励患者主动屈伸关节，制定活动量。后期（即手术12个月之后）残余症状再恢复相当缓慢，应重点提高日常生活能力，鼓励患者做力所能及的事情，学会使用拐杖、轮椅，使残存的各方面功能得以最大限度地发挥。

3. 心理指导：鼓励患者保持乐观积极情绪，主动参与社交活动并建立良好的人际关系，树立康复信心。

（六）护理健康教育路径

住院时间	入院阶段（入院第1日）	术前阶段（入院第2日至术前1日）	手术阶段（手术当日）	术后阶段（术后第1至3日）	出院阶段（术后第4至出院日）
辅助检查	1. 完成血、尿标本采集 2. CT 和 MRI 等检查	继续完善相关检查，如脑脊液检查			复查 CT
病情观察	1. 按护理级别巡视观察 2. 测量生命体征 3. 询问病史 4. 入院评估	1. 按护理级别巡视观察 2. 生命体征监测	1. 密切观察生命体征、肢体活动情况 2. 观察术区敷料有无渗血渗液 3. 观察有无并发症	按护理级别巡视观察	按护理级别巡视观察
治疗处置	1. 药物过敏试验 2. 依据病情静脉输液	术前备血，备皮	1. 生命体征监测 2. 氧气吸入 3. 术晨导尿	1. 生命体征监测 2. 基础护理	制定康复计划
使用药物	疼痛患者遵医嘱给予解痉镇痛药	感染患者遵医嘱给予抗生素	遵医嘱给予抗生素，止血、镇痛和营养药		
活动体位	急性期绝对卧床休息，轴线翻身	绝对卧床休息，轴线翻身	1. 术后去枕平卧，头偏向一侧 2. 清醒后取平卧位，床头抬高 15°~20°	床上翻身	肢体功能锻炼
饮食	普食	术前 1 日晚 10 点后禁食，12 点后禁水	禁食禁水，后根据患者情况进流食	流食或半流食	普食
健康宣教	1. 入院环境介绍 2. 人员介绍 3. 预防坠床、压疮宣教	指导患者练习床上大小便和床上肢体活动、轴位翻身的方法	1. 告知保持引流管和尿管通畅 2. 告知保持切口敷料清洁干燥 3. 向家属宣教如何按摩受压部位	告知引流管和尿管注意事项	出院指导

知识精讲：

1. 腰椎穿刺抽取脑脊液术后的注意事项有哪些？

讲解：

（1）卧床休息：腰椎穿刺以后应当去枕平卧 4~6 个小时，严格卧床，禁止随意进行活动，避免穿刺以后出现头痛。

（2）注意皮肤清洁：加强穿刺部位护理，不要过早洗澡，防止穿刺部位出现感染。

（3）注意患者变化：穿刺后密切观察患者的变化，如意识、呼吸、血压等，如出现严重呕吐、呼吸困难等，应及时进行救治。

2. 脊髓休克的临床表现有哪些？

讲解： 脊髓休克患者的典型症状是出现反射活动暂时丧失，甚至出现全身瘫痪。患者还可能无法正常排尿、排便和排汗，也可见血压降低、呼吸困难、体温降低、心动过缓等表现。

第十三节　颅脑损伤患者的健康教育

颅脑损伤（craniocerebral injury）是常见的外科疾病，发生率在全身各部位的损伤中居第二位，仅次于四肢损伤，死亡率及致残率高居身体各个部位损伤之首。其是颅骨受到暴力作用下所导致的颅骨结构上的改变，严重者伴有神经损伤，妥善正确的处理可降低死亡率及致残率。

一、颅骨骨折

（一）概述

颅骨骨折（skull fracture）是指受暴力作用所致的颅骨结构改变，其严重程度不是在骨折的本身，而是在于颅内血肿和脑、神经、血管损伤而危及生命。按照骨折的部位不同，分为颅盖骨折、颅底骨折，按照骨折的形态分类，分为线性骨折、凹陷性骨折，按照骨折与外界是否相通，分为开放性骨折、闭合性骨折。

1. 临床表现

（1）脑脊液漏：脑脊液的鼻漏、耳漏。

（2）迟发性局部瘀血：熊猫眼征、Battle 征（乳突瘀斑）。

（3）相应的颅神经损伤：嗅神经、视神经、面神经、听神经、第Ⅸ～Ⅻ对脑神经。

2. 治疗原则： 防止感染为主。发生脑脊液漏，不可堵塞，采取头部高位，头部偏向患侧。对经久不愈，长期漏液达到 4 周以上或者反复发生脑膜炎及大量溢液者，实施手术。

（二）入院指导

1. 饮食指导： 指导患者进流食或禁食。

2. 活动与睡眠指导： 保持病房安静，减少探视，避免强光、声的刺激，保证充足的睡眠。有功能障碍的患者离床活动要有专人陪同，防止意外损伤的发生。

3. 用药指导： 在医生的指导下正确使用抗生素，观察患者的体温变化。按照医嘱正确使用破伤风抗毒素，在注射破伤风抗毒素之前应正确做好药敏试验，过敏者采用脱敏注射，并密切观察有无过敏症状。

4. 专科指导： 注意观察患者意识状态，观察脑脊液流出的性状、颜色、量等，禁止用棉球堵鼻漏、耳漏。卧床休息，半卧位，头偏向患侧。

5. 心理指导：向患者宣教疾病相关知识，缓解患者紧张、恐惧心理，增强患者对手术治疗疾病的信心。

（三）专科检查指导

1. CT 检查：用于脑损伤患者的监测，伤后 6 小时以内的 CT 检查如果为阴性结果，不能排除颅内血肿可能，多次 CT 复查有利于早期发现迟发性血肿。

2. 颅内压监测：用于一部分重度脑损伤有意识障碍的患者，对于脑挫裂伤合并脑水肿者，可较早发现颅内压增高，及时采取措施，将颅内压控制在一定范围内。据统计，颅内压在 5.3kPa（530mmH$_2$O）以下时，压力高低与治疗结果无明显相关性，若达到或超过此压力时，则病死率显著升高。作为手术指征的参考，颅内压呈进行性升高表现，有颅内血肿可能，提示需手术治疗；颅内压稳定在 2.7kPa（270mmH$_2$O）以下时，提示无须手术治疗。经各种积极治疗颅内压仍持续在 5.3kPa（530mmH$_2$O）或更高，提示预后会极差。

（四）围手术期指导

1. 术前指导

（1）饮食指导：为患者进行正确宣教，术前 12 小时禁食，4 小时禁饮，防止术中呕吐。

（2）活动与睡眠指导：多与患者沟通，消除患者紧张情绪，让患者术前保证良好睡眠。

（3）专科指导：做好术前备皮、备血准备及术前药物过敏试验。

（4）心理指导：向患者讲解相关疾病知识及手术治疗方案，以其他成功手术案例鼓励患者，消除其紧张情绪。

2. 术后指导

（1）饮食指导：麻醉清醒后 6 小时，无吞咽障碍和呕吐的患者遵医嘱可进食少量流质饮食。术后早期胃肠功能还未完全恢复时，尽量少进食牛奶、豆类、糖类食物，防止产气过多引起腹胀，逐渐过渡到高热量、高蛋白、富含纤维素、易消化饮食。

（2）活动与睡眠指导：取半坐卧位，头偏向患侧，目的是借助重力作用使脑组织移向颅底，使脑膜逐渐形成粘连而封闭脑膜破口，待脑脊液漏停止 3~5 日后可改平卧位。如果脑脊液外漏多，取平卧位，头稍抬高，以防颅内压过低。

（3）专科指导：清洁、消毒鼻前庭或外耳道，每日 2 次，避免棉球过湿导致液体逆流至颅内，在外耳道口或鼻前庭疏松放置干棉球，棉球渗湿及时更换，并记录 24 小时浸湿的棉球数，以此估计漏出液量。禁忌堵塞、冲洗、滴药入鼻腔和耳道，脑脊液鼻漏者，严禁经鼻腔置管（胃管、吸痰管、鼻导管），禁忌行腰椎穿刺。避免用力咳嗽、打喷嚏和擤鼻涕；避免挖耳、抠鼻；避免屏气排便，以免鼻窦或乳突气房内的空气被压入颅内，引起气颅或颅内感染。

（4）心理指导：向患者介绍病情并介绍治疗方法及注意事项，取得患者配合，满足其心理需要，消除紧张情绪。

（五）出院指导

1. 饮食指导：嘱患者以高蛋白、高维生素、低脂肪、易消化饮食为主。

2. 活动与睡眠指导：注重劳逸结合，保证睡眠，可以进行适当的户外活动，颅骨缺损患者需要戴好帽子外出，并有家属陪护，防止意外发生。

3. 专科指导：告知颅骨有缺损的患者修补的时间在术后半年以后。颅骨骨折达到骨性愈合是需要一定时间的，一般成年人 2~5 年，儿童则需要 1 年。

（六）护理健康教育路径

住院时间	入院阶段（入院第 1 日）	术前阶段（入院第 2 日至术前 1 日）	手术阶段（手术当日）	术后阶段（术后第 1 至 3 日）	出院阶段（术后第 4 日至出院日）
辅助检查	1. 完成血、尿标本采集 2. 心电图、超声等检查	继续完善相关检查			复查 CT
病情观察	1. 按护理级别巡视观察 2. 测量生命体征和体重 3. 询问病史 4. 入院评估	1. 按护理级别巡视观察 2. 每日测量 1 次生命体征	1. 按护理级别巡视观察 2. 测量生命体征 3. 观察切口敷料有无渗血 4. 观察有无并发症 5. 观察用药后反应	1. 按护理级别巡视观察 2. 测量生命体征 3. 观察切口敷料有无渗血 4. 观察有无并发症 5. 观察用药后反应	1. 间隔 2 小时巡视观察 1 次 2. 观察脑脊液是否继续流出
治疗处置	1. 药物过敏试验 2. 依据病情静脉输液	1. 术前备血 2. 皮肤准备	1. 生命体征监测 2. 氧气吸入	依据病情静脉输液	
使用药物	给予破伤风抗毒素	感染患者遵医嘱给予抗生素	遵医嘱给予抗生素，止血、镇痛和营养药	遵医嘱给予抗生素	
活动体位	有感染患者卧床休息	有感染患者卧床休息	术后半卧位，头偏向一侧	床上翻身	病区内活动
饮食	普食	术前 1 日晚禁食 12 小时，禁水 4 小时	禁食、禁水	流食或半流食	普食
健康宣教	1. 入院环境介绍 2. 人员介绍 3. 预防跌倒、压疮宣教	指导术后深呼吸咳嗽及判断脑脊液流出的方法	1 告知判断脑脊液流出及处理的方法 2. 告知保持切口敷料清洁干燥 3. 向家属宣教如何按摩受压部位	告知突然头痛、频繁呕吐发生时的注意事项	出院指导

知识精讲：颅骨骨折术后重点观察什么？

讲解：

1.观察有无颅内高压症状，如头痛、呕吐、意识障碍加重等症状，以确定有无颅内积气、颅内出血发生的可能。

2.观察伤口情况，注意体温变化，观察有无脑脊液漏及脑脊液的颜色、性状、量，是否有颅内感染的可能。如果体温持续升高，伴头痛、颈后部疼痛、僵硬，血白细胞升高，腰椎穿刺时脑脊液浑浊，则说明有颅内感染，要遵医嘱使用抗生素，并开窗通风、减少探视，发热时可采用温水擦浴、用冰袋敷大血管处等方法退热，及时更换汗湿的衣服和床单被套。

二、颅内血肿

（一）概述

颅内血肿（intracranial hematomas）是颅脑损伤中常见、严重、可逆性的继发性病变，发生率占闭合性颅脑损伤的10%和重型颅脑损伤的40%~50%，由于血肿直接压迫脑组织，引起局部脑功能障碍及颅内压增高，如不能及时诊断处理，多因进行性颅内压增高，形成脑疝而危及生命。

1.临床表现

（1）进行性意识障碍为颅内血肿的主要症状。

（2）颅内压增高及脑疝表现。

（3）脑内血肿会进行性加重意识障碍。

2.治疗原则

（1）硬脑膜外血肿：①非手术治疗：凡伤后无明显意识障碍，病情稳定，CT所示幕上血肿量小于40mL，幕下血肿量小于10mL，中线结构移位小于1.0m者，可在密切观察病情的前提下，采用脱水降颅内压等非手术治疗。治疗期间一旦出现颅内压进行性升高、局灶性脑损害、脑疝早期症状，应紧急手术。②手术治疗：急性硬脑膜外血肿原则上一经确诊应立即手术，可根据CT所见采用骨瓣或骨窗开颅，清除血肿，妥善止血。要求24~48小时内手术，目前多主张采用CT定位钻孔加尿激酶溶解血肿吸引流术，此法简单易行，对脑组织损伤小，但有时清除积血不彻底，必要时行开颅血肿清除术加去骨瓣减压术。血肿清除后，如硬脑膜张力高或疑有硬脑膜下血肿时，应切开硬脑膜探查。对少数病情危急，来不及做CT等检查者，应直接手术钻孔探查，再扩大成骨窗清除血肿。

（2）硬脑膜下血肿：急性和亚急性硬脑膜下血肿的治疗原则与硬脑膜外血肿相仿。慢性硬脑膜下血肿若已经形成完整包膜且有明显症状，可采用颅骨钻孔引流术，术后在包膜内放置引流管继续引流，利于脑组织膨出和消灭无效腔，必要时冲洗。

（3）脑内血肿：治疗与脑膜下血肿相同，多采用骨或骨窗开颅。对少数脑深部血肿者，如颅内压增高显著，病情进行性加重，也应考虑手术。

（二）入院指导

1. 饮食指导：指导患者禁食。

2. 活动与睡眠指导：保持病房安静，减少探视，避免强光、声的刺激，保证充足的睡眠。有功能障碍的患者离床活动要有专人陪同，防止意外损伤的发生。

3. 用药指导：给予患者止血、降压、抗感染等治疗。

4. 专科指导：密切观察患者意识状态，判断生命体征变化。

5. 心理指导：向患者宣教疾病相关知识，缓解患者紧张、恐惧心理，增强患者对手术治疗疾病的信心。

（三）专科检查指导

CT 检查有助于明确诊断。硬脑膜外血肿表现为颅骨内板与硬脑膜之间的双凸镜形或弓形高密度影，CT 检查还可了解脑室受压和中线结构移位的程度及并存的脑挫裂伤、脑水肿等情况，应及早应用于疑有颅内血肿患者的检查。

硬脑膜下血肿：①急性或亚急性硬脑膜下血肿：表现为脑表面新月形高密度、混杂密度或等密度影，多伴有脑挫裂伤和脑受压。②慢性硬脑膜下血肿：CT 可见脑表面新月形或半月形低密度或等密度影。脑内血肿表现为脑挫裂伤区附近或脑深部白质内类圆形或不规则高密度影，周围有低密度水肿区。

（四）围手术期指导

1. 术前指导

（1）饮食指导：为患者进行正确宣教，术前 12 小时禁食，4 小时禁饮，防止术中呕吐。

（2）活动与睡眠指导：多与患者沟通，消除患者紧张情绪，让患者术前保证良好睡眠。

（3）用药指导：颅脑损伤急性期治疗原则为脱水、抑制脑水肿及改善受损的神经细胞，从而改善病情。

（4）专科指导：做好术前备皮、备血，术前行药物过敏试验。

（5）心理指导：向患者讲解相关疾病知识及手术治疗方案，以其他成功手术案例鼓励患者，消除患者紧张情绪。

2. 术后指导

（1）饮食指导：麻醉清醒后 6 小时，无吞咽障碍和呕吐的患者遵医嘱可进食少量流质饮食。术后早期胃肠功能还未完全恢复时，尽量少进食牛奶、豆类、糖类食物，防止产气过多，引起腹胀，逐渐过渡到高热量、高蛋白、富含纤维素、易消化饮食。

（2）专科指导：①颅内血肿会挤压脑组织，造成脑损伤，影响脑功能，患者容易出现心率减慢、血压和体温升高等表现，严重时甚至出现呼吸改变。颅内压短时间内迅速升高提示颅内出血风险大。对此，术中、术后需密切观察患者生命体征的细微变化，发现异常及时处理。②意识障碍。患者的意识状态是颅内出血症状的最可靠信号，血肿所致的不同程度脑损伤会造成不同程度的意识障碍。对此，术后要密切判断患者的意识状态，例如询问患者姓名、年龄以判断其意识状态与术前有无差别等。③瞳孔观察。瞳孔改变对于判断意识障碍者、语言障碍者是否出现颅内出血具有重要意义，观察双侧瞳孔形状、大小及对光反射情况。如脑疝早期中脑受压，瞳孔对光反射减弱甚至消失，出现进行性散大等，以此观察患者颅内血肿情况。锥体束征，一侧肢体肌力减退或进行性加重提示颅内血肿可能，可联合其他观察指标一并诊断。患者术后长时间未苏醒存在颅内血肿可能，需引起注意并及时复查 CT。

（3）心理指导：向患者介绍病情并介绍治疗方法及注意事项，以取得患者配合，满足其心理、身体上的安全需要，消除患者紧张情绪。

（五）出院指导

1. 饮食指导：清淡、低盐、低脂、适量蛋白、高维生素、高纤维饮食，多食用蔬菜及水果，避免辛辣食物，戒酒，保证大便通畅，忌高糖饮食。

2. 活动与睡眠指导：保证充足睡眠，劳逸结合，避免过度劳累和过度用脑。保证肢体被动运动，避免肢体萎缩。

（六）护理健康教育路径

住院时间	入院阶段 （入院第 1 日）	术前阶段（入院第 2 日至术前 1 日）	手术阶段 （手术当日）	术后阶段 （术后第 1 至 3 日）	出院阶段 （术后第 4 日至出院日）
辅助检查	1. 完成血、尿标本采集 2. 心电图、超声等检查	继续完善相关检查			复查 CT
病情观察	1. 按护理级别巡视观察 2. 测量生命体征和体重 3. 询问病史 4. 入院评估	1. 按护理级别巡视观察 2. 每日测量 1 次生命体征	1. 按护理级别巡视观察 2. 测量生命体征 3. 观察切口敷料有无渗血 4. 观察有无并发症 5. 观察用药后反应	1. 按护理级别巡视观察 2. 测量生命体征 3. 观察切口敷料有无渗血 4. 观察有无并发症 5. 观察用药后反应	1. 按护理级别巡视观察 2. 观察脑脊液是否继续流出
治疗处置	1. 药物过敏试验 2. 依据病情静脉输液	1. 术前备血 2. 皮肤准备	1. 生命体征监测 2. 氧气吸入	依据病情静脉输液	
使用药物	给予甘露醇等脱水药		遵医嘱给予抗生素，止血、镇痛和营养药	遵医嘱给予脱水药	

住院时间	入院阶段（入院第 1 日）	术前阶段（入院第 2 日至术前 1 日）	手术阶段（手术当日）	术后阶段（术后第 1 至 3 日）	出院阶段（术后第 4 日至出院日）
活动体位	有感染的患者卧床休息	有感染的患者卧床休息	术后仰卧位，头偏向一侧	床上翻身	病区内活动
饮食	急性期宜高蛋白、高热量、高维生素饮食	术前 1 日晚禁食 12 小时，禁水 4 小时	禁食禁水，后根据患者情况进流食	流食或半流食	低盐低脂、适量蛋白、高维生素饮食
健康宣教	1. 入院环境介绍 2. 人员介绍 3. 预防跌倒、压疮宣教			告知突然头痛、频繁呕吐发生时的注意事项	出院指导

知识链接：怎么判断意识障碍的轻重程度？

讲解： 根据格拉斯哥昏迷评分法（GCS），13~15 分为轻型，9~12 分为中型，小于 9 分为重型。GCS 评分是指根据患者的睁眼、语言及运动三个方面来评估，三项分值汇总即为患者的评分。

睁眼反应	计分	言语反应	计分	运动反应	计分
自动睁眼	4	回答正确	5	遵嘱运动	6
呼唤睁眼	3	回答错误	4	刺痛定位	5
刺痛睁眼	2	语无伦次	3	刺痛躲避	4
不睁眼	1	只能发声	2	刺痛肢曲	3
不能发声	1	刺痛伸直	2		
不能活动	1				

第七章　消化系统疾病患者的健康教育 ▷▷▷▷

第一节　食管疾病患者的健康教育

食管是人体消化系统中的一个重要器官，位于口腔和胃之间。食管病是指发生在食管上的各种疾病，包括一些先天性和后天性畸形等。这些疾病会严重影响人们的饮食和健康，需要及时治疗。

一、胃食管反流病

（一）概述

胃食管反流病（GERD）指胃、十二指肠内容物反流入食管甚至咽、喉等处而产生的胃灼热、反酸等症状，以及引起咽喉、气道等食管邻近组织的损害。

胃食管反流病是由多种因素造成的消化道动力障碍性疾病，食管手术和胃部疾病导致胃排空延迟可诱发本病。

1. 临床表现

（1）食管症状：典型症状为胃灼热和反流，这也是本病最常见症状，常在餐后1小时出现，卧位、弯腰、提重物或腹压增高时可加重，部分患者的反流症状可在夜间入睡时发生，非典型症状有胸痛、吞咽困难。胸痛严重时可为剧烈刺痛，发生在胸骨后，剑突下或上腹部，部分患者出现吞咽困难，呈间歇性发作，进食固体或液体食物均可发生。

（2）食管外症状：由反流物刺激所引起，部分患者出现咽部异物感，咳嗽，喉痛，有的患者出现肺部表现，如呛咳、支气管炎、哮喘，严重者可发生吸入性肺炎，出现肺间质纤维化。

2. 治疗原则

（1）一般治疗：改变生活方式及饮食习惯。

（2）药物治疗：常使用促胃动力药、抑酸药及黏膜保护剂。

（3）手术治疗：抗反流手术治疗。

（二）入院指导

1. 饮食指导：避免摄入过多引起反流和胃酸过量分泌的高脂食物。

2. 活动与睡眠指导：指导患者卧位时，要将床头抬高15~20cm。告知家属患者需要安静的休养环境，保持病房安静、舒适，减少外界刺激。患者需要家属陪护，如厕时有人陪同。

3.专科指导： 床的两侧加床挡保护，防止患者坠床。指导患者保持床单、衣物清洁干燥，做好生活护理。评估患者疼痛的部位、性质及程度。嘱患者卧床休息，协助患者采取有利于减轻疼痛的体位，必要时遵医嘱给予镇痛。告知患者引起胃食管反流病的病因，帮助寻找并及时去除致病因素，控制疾病的发展。

4.心理指导： 关心患者，了解患者焦虑的情绪，指导患者提高心理防御机制，使其主动参与治疗。

（三）专科检查指导

1.内镜及活组织检查： 是诊断反流性食管炎最准确的方法，并能判断反流性食管炎的严重程度和有无并发症。内镜及活组织检查前2日应清淡低渣饮食，检查前需要禁食8小时，禁水2小时。

2.24小时食管pH监测： 为诊断胃食管反流病的重要检查方法，有助于明确在生理活动状态下有无过多的胃食管反流。监测前3日停用抑酸药与促胃动力药。

3.食管滴酸试验： 在滴酸过程中，出现胸骨后疼痛或胃灼热感的患者为阳性，且多在滴酸最初15分钟内出现。滴酸试验前要禁食12小时。

4.食管钡餐X线检查： 早期和轻症的反流性食管炎患者吞钡后见食管下段轻度狭窄，形态可变，该诊断的敏感性不高，适用于不愿接受或不能耐受内镜检查者。

5.食管测压： 能帮助评估食管功能，尤其是治疗困难者。方法为测定食管下端括约肌（LES）的长度和部位、LES压、LES松弛压、食管体部压力及食管上括约肌压力等。LES静息压为10~30mmHg，如小于6mmHg易导致反流。

（四）饮食指导

1.为患者制定饮食计划，指导患者饮食要规律，少食多餐，避免暴饮暴食。

2.应避免进食使LES压降低的食物，如巧克力、咖啡、浓茶等，以高蛋白、低脂肪、无刺激、易消化饮食为宜，少食多餐。

3.避免饭后剧烈运动，避免睡前2小时进食，白天进食后亦不宜立即卧床，睡眠时将床头抬高15°~20°，以改善平卧位食管的排空功能。

（五）活动与睡眠指导

1.保持病房内光线柔和，为患者创造一个安静、舒适的环境。

2.指导患者进餐后不宜平卧，休息时须抬高床头或垫高肩部，改变睡姿，如睡觉时将两臂上举或将其枕于头下。

（六）用药指导

1.指导患者严格按医嘱规定的剂量、用法服药，了解药物的主要不良反应。

2.应用抑酸药的患者，治愈后逐渐减少剂量直至停药或者改用缓和的其他制剂再逐渐停药。

3.自备铝碳酸镁片、硫糖铝等碱性药物，出现不适症状时服用。出现胸骨后灼热感、胸痛、吞咽不适等症状加重时应及时就诊。

4.某些药物可降低 LES 的压力，使抗反流屏障失效，如茶碱类药物、抗胆碱能药物、地西泮及钙通道阻断剂等，应用时应加以注意。

（七）专科指导

如出现呕血或黑便，提示有消化道出血，告知患者绝对卧床休息，取平卧位，保证脑部供氧。呕血时头偏向一侧，防止窒息。对仅有黑便，无呕血的患者，可选用温凉、清淡、无刺激流质饮食。出血停止后改为无渣半流质饮食。

（八）心理护理

1.指导患者保持乐观情绪，学会自我调整心情，保持平和的心态对待疾病，分散注意力，消除恐惧、紧张、焦虑、抑郁等不良情绪，树立战胜疾病的信心。

2.应向患者及家属介绍 GERD 的有关知识，指导其了解并避免导致 LES 压降低的各种因素。同时改变生活方式或生活习惯，使患者保持积极乐观的心态。

（九）出院指导

1.饮食指导：避免摄入过多易引起反流和胃酸过量分泌的高脂肪食物，鼓励患者咀嚼口香糖，增加唾液分泌，中和反流物。

2.活动与睡眠指导：指导患者改变生活方式或生活习惯。适当控制体重，减少由于腹部脂肪过多引起的腹压增高；避免重体力劳动和高强度体育锻炼等。

3.用药指导：遵医嘱按时按量服药，勿擅自减量或漏服。

4.专科指导：向患者及家属介绍 GERD 的相关知识，指导患者及家属了解并避免导致 LES 压降低的各种因素。

5.心理指导：指导患者保持良好心态，积极配合治疗。

6.定期复查：告知患者出现胸骨后灼热感、胸痛、吞咽不适等症状加重时，应及时就诊。

（十）护理健康教育路径

住院时间	入院阶段 （入院第 1 日）	治疗阶段 （入院第 2 至 3 日）	出院阶段 （入院第 4 日至出院日）
辅助检查	1.完成血、尿标本采集 2.陪同患者做心电图、超声等检查	继续完善内镜相关检查	

住院时间	入院阶段 （入院第1日）	治疗阶段 （入院第2至3日）	出院阶段 （入院第4日至出院日）
病情观察	1. 入院评估 2. 测量生命体征和体重 3. 询问病史 4. 每2小时巡视1次病房	1. 每2小时巡视病房1次 2. 每日测量2次生命体征	1. 每2小时巡视病房1次 2. 每日测量1次生命体征 3. 观察有无并发症
治疗处置	1. 依据病情静脉输液 2. 口服药物	内镜检查前准备	1. 依据病情静脉输液 2. 口服药物
使用药物	1. 促进胃动力药 2. 抑酸药 3. 黏膜保护剂	1. 促进胃动力药 2. 抑酸药 3. 黏膜保护剂	1. 促进胃动力药 2. 抑酸药 3. 黏膜保护剂
活动体位	卧床休息时须抬高床头或垫高肩部，避免饭后立即卧床而导致食物反流		
饮食	1. 制订饮食计划 2. 指导患者饮食要规律，少食多餐，避免暴饮暴食；鼓励低脂饮食；避免进食浓茶、巧克力、咖啡等	胃镜检查者术前禁食8小时，禁水2小时	戒烟酒，避免油腻辛辣刺激性食物，减少胃酸分泌，保护食管黏膜
健康宣教	1. 入院环境介绍 2. 人员介绍 3. 安全指导	告知患者胃镜检查的方法及配合的注意事项	出院指导

知识精讲：

1. 胃食管反流病和反流性食管炎是否具有相关性？

讲解： 胃食管反流病是指各种原因导致的胃、十二指肠内容物反流入食管的一种临床上常见的疾病，根据内镜检查结果可分两种类型，即黏膜无明显病变的非糜烂性胃食管反流病和有明显糜烂、溃疡的反流性食管炎，所以胃食管反流病包含了反流性食管炎，反流性食管炎是胃食管反流病的分型之一。

2. 常用24小时食管pH值监测指标有哪些？

讲解： 监测指标包括24小时食管内pH<4的总百分时间（正常值<4%）、pH<4的反流次数（正常<66次）、持续5分钟以上的反流次数，以及最长反流时间（正常值<18分钟）等。注意为避免假阳性和假阴性，检查前3日应停用抑酸药与促胃肠动力药。

3. 使用抑酸药有哪些注意事项？

讲解： 抑酸药主要分为两类，即H_2受体拮抗剂和质子泵抑制剂（PPI）。H_2受体拮抗剂主要通过抑制基础胃酸分泌而发挥作用，可有效降低24小时胃酸分泌，在一定程度上能够改善反流引起的临床症状，但其不能抑制进食所引起的胃酸分泌。此类药物可通过血脑屏障，偶有精神异常等不良反应，而且，此类药物如长期应用还会导致药物的耐受，故其仅适用于轻、中症的患者及维持治疗。与 H_2 受体拮抗剂相比，质子泵抑制剂具有抑酸作用持久的优势，其主要通过作用于壁细胞分泌胃酸的关键酶而发挥作用。由于其在食物刺激胃壁细胞处于活性状态时可获得最大的抑酸效应，因此，在餐前 15~30 分钟服用可以更好地控制胃酸分泌。其不良反应较少，应用安全，偶有腹胀、恶心、便秘等不良反应，孕妇、哺乳期妇女及严重肝功能损害者应禁用。

二、食管癌

（一）概述

食管癌是发生在食管上皮组织的恶性肿瘤，由食管鳞状上皮或腺上皮异常增生所形成。好发于食管中下段，是一种常见的消化道肿瘤。食管癌的发病原因尚未完全明确，与亚硝酸胺类化合物、真菌因素、病毒感染、长期吸烟饮酒、不良饮食习惯相关，并且有一定的遗传易感性。

1. 临床表现

（1）典型症状。吞咽食欲哽噎感、停滞感，胸骨后或上腹部疼痛不适，多伴有咽下痛、食管内异物感。

（2）进行性加重的吞咽困难，食管出血、穿孔，体重下降、乏力、贫血和营养不良。

（3）转移症状。侵犯喉返神经时声音嘶哑，侵犯主动脉使其溃烂破裂时可引起大量呕血，侵犯气管，形成食管气管瘘，侵犯食管外组织，可出现持续背痛或胸痛等。这些常为晚期症状。

2. 治疗原则

（1）外科治疗：外科治疗包括开放性手术切除、淋巴结清扫及微创食管切除术。目前对于早、中期食管癌已经开展的微创食管癌切除术式包括纯胸腔镜肿瘤切除术、经右胸辅助胸腔镜手术、胸腔镜辅助小切口手术、胸腹腔镜联合手术等。

（2）非外科治疗：非外科治疗包括以下几种。

①同步放化疗。②手术联合新辅助放化疗。③生物治疗和靶向治疗。生物治疗特别适用于多发病灶或有广泛转移的恶性肿瘤，基因靶向治疗适用于不宜进行手术的中晚期肿瘤患者。④内镜下治疗。主要包括内镜下切除和消融治疗。

（二）入院指导

1. 饮食指导：根据吞咽困难程度，为患者制定个性化饮食方案。能经口进食的患者，指导高热量、高蛋白、高维生素的流质或半流质饮食。

2. 活动与睡眠指导：嘱患者卧床休息，协助采取有利于减轻疼痛的体位，必要时遵医嘱给予镇痛治疗。告知家属患者需要安静的休养环境，保持病房安静、舒适，减少外界刺激，保证充足睡眠。患者需要家属陪护，如厕时要有人陪同。

3. 专科指导：床的两侧加床挡保护，防止患者坠床。指导患者保持床单、衣物清洁干燥，做好生活护理。告知患者或家属引起食管癌的病因，帮助寻找并及时去除致病因素，控制疾病的发展。

4. 心理指导：关心患者，了解患者焦虑的情绪，指导患者提高心理防御机制，使其主动参与治疗。

（三）专科检查指导

1. 内镜检查：直视并活检取材是诊断食管癌的主要方法。检查前 2 日需要清淡低渣饮食，检查前禁食 8 小时，禁水 2 小时。

2. 细胞学检查：采集脱落细胞标本直接涂片是诊断早期食管癌的可靠方法。

3. X 线检查：食管吞钡检查，用于观察食管黏膜形态、食管壁蠕动张力，有无充盈缺损、梗阻等现象。服用影响胃肠道功能及高密度药物的患者，检查前需停药至少 1 天。检查前一天开始少吃产气的食物，进食半流质、低渣饮食，20:00 以后禁食；检查当日晨起后禁饮、禁食（包括药物）；胃潴留患者应在检查前一天晚上留置胃管给予引流；行全消化道钡餐检查的患者应于检查前行相关的肠道准备，如连续 2 天进食无渣饮食、口服缓泻剂等。

4. CT 检查：食管 CT 检查适用于中晚期食管癌患者，可了解食管旁脏器有无侵犯，腹部淋巴结肿大与否，明确肿瘤侵犯范围，以及脏器转移情况。

（四）围手术期指导

1. 术前指导

（1）饮食指导：术前禁食 12 小时。

（2）活动与睡眠指导：适量活动，以不引起不适为宜。保持良好的病房环境，保证良好的睡眠。

（3）用药指导：遵医嘱应用化疗药物，术前化疗周期一般为 2~3 个疗程，严密观察化疗药物的不良反应，经常更换注射部位，防止发生静脉炎。如服用阿司匹林、抗血小板凝聚药物者，视病情术前停药 7~10 天，术前 30 分钟常规肌注地西泮。

（4）专科指导：做好口腔清洁，以增进食欲，预防感染。营养支持，增强机体抵抗力和对介入治疗的耐受性。

（5）功能锻炼：指导患者练习床上大小便。

（6）心理指导：首先使患者了解介入治疗的重要性和提高其生存质量的意义。帮助患者消除恐惧、紧张心理，以积极主动、战胜疾病的心态接受治疗。

2. 术后指导

（1）饮食指导：鼓励患者多饮水，心肾功能障碍的患者遵医嘱适量饮水，使支架扩张到最佳状态。术后 1 周以流食为主，以后可酌情进半流食或软食，并将食物仔细咀嚼，少许慢慢咽下，切勿"狼吞虎咽"式进食，以免引起阻塞。要注意饮食的合理搭配，要富有营养，易消化。忌干燥、粗糙、黏性、硬性食物，防止食物卡在支架上。应禁食冰冷食物，以防支架变形脱落。

（2）活动与睡眠指导：术后卧床休息3天，利于黏膜修复和支架与食管相融，避免并发症。保持病房安静，为患者提供舒适的睡眠环境。

（3）用药指导：指导患者遵医嘱继续应用化疗药物。

（4）专科指导：密切观察患者血压、全身情况，以及是否有胸痛、发热、咳嗽、呕血、黑便等。

（5）心理指导：指导患者保持稳定情绪，避免焦虑。

（五）出院指导

1. 饮食指导： 指导患者遵循饮食原则，逐渐恢复正常饮食，提高营养。避免进食含硝酸盐较高的食物，不宜进食过冷过热的食物，进食不宜过快，不得暴饮暴食。

2. 活动与睡眠指导： 指导患者建立良好的作息规律，适当活动，提高抵抗力。

3. 用药指导： 遵医嘱严格正规地进行放化疗。

4. 专科指导： 术后初期每3个月复查一次，1年后每半年复查一次，至少复查5年。注意保暖，预防感冒。

5. 心理指导： 指导患者保持良好心态，积极配合治疗。

（六）护理健康教育路径

住院时间	入院阶段 （入院第1日）	治疗阶段 （入院第2至3日）	出院阶段 （入院第4日至出院日）
辅助检查	1. 完成血、尿标本采集， 2. 陪同患者做心电图、超声、幽门螺杆菌等检查	继续完善内镜相关检查	继续完善相关检查
病情观察	1. 入院评估 2. 测量生命体征和体重 3. 询问病史 4. 每2小时巡视1次病房	1. 每2小时巡视病房1次 2. 每日测量2次生命体征	1. 每2小时巡视病房1次 2. 每日测量1次生命体征 3. 观察并发症
治疗处置	依据病情静脉输液	依据病情静脉输液	依据病情静脉输液
使用药物	1. 抑酸药 2. 黏膜保护剂 3. 化疗药物	1. 抑酸药 2. 黏膜保护剂 3. 化疗药物	1. 抑酸药 2. 黏膜保护剂 3. 化疗药物
活动体位	卧床休息，采取舒适体位	睡眠时床头抬高15°～30°	进食前保持直立体位，睡眠时床头抬高15°～30°

续表

住院时间	入院阶段 （入院第 1 日）	治疗阶段 （入院第 2 至 3 日）	出院阶段 （入院第 4 日至出院日）
饮食	根据病情制订饮食计划	1. 放置食管支架前禁食 12 小时 2. 术后鼓励患者多饮水，使支架扩张到最佳状态 3. 术后卧床休息 3 天，利于黏膜修复和支架与食管相融，避免并发症	1. 指导患者 1 周内以流食为主，以后可酌情进半流食或软食，并将食物仔细咀嚼，少许慢慢咽下，切勿"狼吞虎咽" 2. 忌干燥、粗糙、黏性、硬性食物 3. 应禁食冰冷食物，以防支架变形脱落 4. 要注意饮食的合理搭配，饮食要富有营养，易消化
健康宣教	1. 入院环境介绍 2. 人员介绍 3. 一般评估和专科评估	告知患者食管支架的放置方法及配合的注意事项	出院指导

知识精讲：

　　1. 支架置放术后患者的体位要求。

　　讲解：支架置放后很容易造成胃内容物的反流，引起严重的反流性食管炎，继之发生食管溃疡并发出血及吸入性肺炎，所以嘱患者在进食前要保持相当时间的直立体位（30 分钟左右），睡眠时床头抬高 15°~30°，以防反流。

　　2. 内镜介入治疗并发症的观察。

　　讲解：内镜介入治疗的主要并发症有食管出血、穿孔及感染。遵医嘱术后常规给予静脉输液、抑酸、止血药物。应用抗生素治疗 2~3 天，术后 3 天密切观察患者生命体征变化、全身情况，以及有无胸痛、发热、咳嗽、呕血及便血等并发症表现。

第二节　胃疾病患者的健康教育

　　发生在胃部的器质性或功能性疾病统称为胃部疾病。临床上常见的有急性胃炎、慢性胃炎、消化性溃疡、胃癌等。主要症状为上腹痛、烧心、恶心、呕吐、嗳气、反酸、食欲减退、呕血、便血等。

一、急性胃炎

（一）概述

　　胃炎（gastritis）是指多种不同病因引起的胃黏膜炎症反应，常伴有上皮损伤和细胞再生，是最常见的消化系统疾病之一。按临床发病的缓急和病程长短，临床上可分为急性和慢性胃炎。

急性胃炎是由各种有害因素引起的胃黏膜炎症，主要表现为糜烂和出血。病因有药物因素、应激因素、急性感染、胆汁和胰液反流、酗酒等。

1. 临床表现

（1）因酗酒、刺激性食物引起者，多有上腹部不适、疼痛、食欲减退、恶心、呕吐等。

（2）由细菌和毒素导致者，常于进食数小时或24小时内发病，多伴有腹泻、发热，重者可出现脱水、酸中毒，甚至休克。

（3）药物及应激状态引起者常以消化道出血为主要表现，患者多有呕血和黑便，伴有上腹隐痛、烧灼感，以及腹胀、恶心、呕吐。出血也可呈间歇发作，出血量大者可发生低血容量性休克。

（4）急性腐蚀性胃炎可有上腹部剧烈疼痛，咽下困难，严重者可出现食管狭窄和穿孔。

2. 治疗原则

（1）积极治疗原发病，去除病因。

（2）消化道大出血者需进行止血治疗。

（3）由药物引起者应立即停止用药，给予抑制胃酸分泌、保护胃黏膜治疗。

（4）酗酒者应戒酒。

（二）入院指导

1. 饮食指导： 消化道出血者立即给予止血治疗，告知患者禁食水。呕吐的患者，待呕吐停止，指导患者选择温凉的流食。

2. 活动与睡眠指导： 告知家属患者需要安静的休养环境，保持病房安静、舒适，减少外界刺激，保证充足的睡眠。患者需要家属陪护，如厕时要有人陪同。

3. 专科指导： 床的两侧加床挡保护，防止患者坠床。指导患者保持床单、衣物清洁干燥，做好生活护理。评估患者疼痛的部位、性质及程度。嘱患者卧床休息，协助患者采取有利于减轻疼痛的体位。有恶心呕吐的患者，协助患者头偏向一侧，防止呕吐时误吸。观察呕吐物的颜色、性质、量，并遵医嘱给予患者止吐药物。

4. 心理指导： 关心患者，了解患者焦虑的情绪，安慰患者，消除患者紧张情绪。指导患者提高心理防御机制，使其主动参与治疗。

（三）专科检查指导

1. 胃镜检查： 一般在大出血24~48小时进行。胃镜下可见黏膜下多发性糜烂、溃疡。胃镜及胃黏膜活组织检查前需要禁食8小时，禁水2小时。

2. 便常规检查： 如有胃部出血，大便呈黑色，大便隐血阳性。便常规检查标本留取的正确方法：干便1勺，稀便3勺。

（四）饮食指导

1.急性期病情较重，应禁食，输液补充水和电解质。

2.病情较轻者，可饮用糖盐水。

3.患者呕吐停止后可选用少渣温凉流食或半流质饮食，注意少量多餐，这样有利于黏膜修复。

4.尽量少摄入产气及其他含脂肪多的食物，如牛奶及其他奶制品、蔗糖、过甜的食物及肉类。嘱患者建立良好的饮食习惯，规律进食。

（五）活动与睡眠指导

1.卧床休息，减少活动，避免劳累，急性出血患者应绝对卧床休息。

2.为患者创造整洁舒适的环境，定期通风，保持空气新鲜，温湿度适宜，促进患者睡眠。

（六）用药指导

1.遵医嘱给予抑酸剂、保护胃黏膜药物。观察药物的作用、不良反应，注意药物服用时的注意事项，如抑制胃酸的药物多于饭前服用。

2.应用抗生素类药物前，询问患者有无过敏史，抗生素类药物多于饭后服用，应严密观察患者用药后的反应。

3.腹泻患者应用止泻药时应注意观察排便次数，观察粪便的颜色、性状及量。

4.胃黏膜保护剂因药物不同，服用方法也不同。铝碳酸镁片，多在餐后 1~2 小时嚼服，硫糖铝片在餐前 1 小时及睡前嚼服。

5.应用解痉镇痛药，如山莨菪碱或阿托品，应观察患者使用后是否出现口干等不良反应，青光眼及前列腺肥大者禁用。

6.根据患者病情和药物调节滴注速度，合理安排所用药物。

（七）专科指导

1.高热的指导：体温 39℃以上者，应行物理降温，如头置冰袋或用冰水冷敷，温水擦浴。遵医嘱给予解热药。畏寒患者应注意保暖。患者退热时大量出汗，应及时给予保暖，防止湿冷受寒而感冒。

2.消化道出血的急救与指导

（1）患者出现呕血，立即去枕平卧，头偏向一侧，绝对卧床，禁食，及时备好吸引器。

（2）立即通知值班医师或主管医师。迅速建立静脉通路，备血，加快输液速度。

（3）测量血压、脉搏、体温，每隔 15~30 分钟监测 1 次，并做好记录。

（4）给予吸氧，保持呼吸道通畅，同时注意保暖。

（5）密切观察病情变化，注意呕吐物及粪便的颜色、性质、量。清理呕吐物，指导患者更换衣服，采取舒适体位，避免不良刺激。遵医嘱给予止血药及扩容药。正确记录24小时出入量，必要时留置导尿。

（6）做好患者的心理指导，消除紧张、焦虑情绪。如经内科治疗出血不止，应考虑手术治疗，并做好术前准备。

3.腹痛的指导

（1）询问患者腹痛发生的时间、部位、性质、程度，是否有发热、腹泻、呕吐等伴随症状和体征。

（2）指导患者使用局部热敷、按摩等缓解腹痛症状的方法，安慰、陪伴患者以使其精神放松，消除紧张、恐惧心理，保持情绪稳定，以增强患者对疼痛的耐受性。

（3）非药物镇痛方法，可以采用分散注意力法，如数数、谈话、深呼吸等。

（4）行为疗法，如放松技术、冥想、音乐疗法等。

（八）心理指导

1.患者因反复呕血产生紧张、焦虑、恐惧心理，护理人员应给予解释和安慰。告知患者通过有效治疗，出血会很快停止。

2.心理疏导。耐心解答患者的疑问，帮助患者树立信心、稳定情绪，这样有利于症状的缓解。

3.应用放松技术。利用深呼吸、转移注意力等放松技术，减少呕吐的发生。

（九）出院指导

1.饮食指导：指导患者规律饮食，避免摄入过冷、过热、过辣等刺激性食物，以及浓茶、咖啡等饮料。告知患者及家属，去除引起急性胃炎的病因和诱因。

2.活动与睡眠指导：嘱患者合理安排工作和休息时间，注意劳逸结合，避免精神过度紧张、焦虑、抑郁，积极配合治疗。

3.用药指导：如为药物引起本病，应向患者及家属讲明病因，告诫禁用此药。疾病需要必须使用时，应遵医嘱配合服用制酸药及胃黏膜保护药。

4.专科指导：注意保暖，预防感冒。向患者及家属讲解引起急性胃炎的相关病因，指导患者如何防止诱发因素。

5.心理指导：指导患者保持乐观情绪，避免精神过度紧张、焦虑、抑郁。

6.定期复诊：注意病情变化，早发现早治疗。

（十）护理健康教育路径

住院时间	入院阶段 （入院第1日）	治疗阶段 （入院第2至3日）	出院阶段 （入院第4日至出院日）
辅助检查	1.完成血、尿标本采集 2.陪同患者做心电图、超声、幽门螺杆菌等检查	继续完善内镜相关检查	继续完善相关检查

续表

住院时间	入院阶段 （入院第 1 日）	治疗阶段 （入院第 2 至 3 日）	出院阶段 （入院第 4 日至出院日）
病情观察	1. 入院评估 2. 测量生命体征和体重 3. 询问病史 4. 每 2 小时巡视 1 次病房	1. 每 2 小时巡视病房 1 次 2. 每日测量 2 次生命体征	1. 每 2 小时巡视病房 1 次 2. 每日测量 1 次生命体征
治疗处置	1. 依据病情静脉输液 2. 依据病情口服药物治疗	1. 依据病情静脉输液 2. 依据病情口服药物治疗	1. 依据病情静脉输液 2. 依据病情口服药物治疗
使用药物	1. 抑酸药 2. 黏膜保护剂 3. 止血药	1. 抑酸药 2. 黏膜保护剂 3. 止血药	1. 抑酸药 2. 黏膜保护剂 3. 止血药
活动体位	卧床休息，采取舒适体位，适当活动，劳逸结合	卧床休息，采取舒适体位，适当活动，劳逸结合	卧床休息，采取舒适体位，适当活动，劳逸结合
饮食	根据病情制订饮食计划	胃镜检查术前禁食 8 小时，禁水 2 小时	1. 急性发作时可给予少渣、半流质饮食，恢复期患者指导其服用富含营养、易消化的食物，避免食用辛辣、生冷等刺激性食物，以及浓茶、咖啡等饮料 2. 嗜酒患者嘱其戒酒 3. 指导患者加强饮食卫生并养成良好的饮食习惯 4. 胃酸缺乏者可酌情食用酸性食物，如山楂、食醋等 5. 嘱患者饮食要有规律性
健康宣教	1. 入院环境介绍 2. 人员介绍 3. 一般评估和专科评估	告知患者胃镜检查的方法及配合的注意事项	出院指导

知识精讲：

1. **急性胃炎的分型有哪些?**

讲解： ①急性腐蚀性胃炎。②急性单纯性胃炎。③急性糜烂出血性胃炎。其中急性糜烂出血性胃炎的临床意义最大且发生率最高，其以黏膜糜烂、出血为主要表现，临床最常见。

2. **哪些食物含有丰富的铁元素?**

讲解： 家畜瘦肉、鸡肉、鱼肉，以及猪肝、猪腰等动物内脏，含铁元素丰富。

二、慢性胃炎

（一）概述

慢性胃炎（chronic gastritis）是由各种病因引起的胃黏膜慢性炎症。

病因有物理因素，长期食用刺激性食物，导致胃黏膜损伤；化学因素，长期大量服用非甾体药物；生物因素，幽门螺杆菌感染；免疫因素，与自身免疫特点有关。

1. 临床表现：本病病程迁延，大多数患者无明显症状，而部分患者有消化不良表现，如上腹部不适，以进餐后为甚，可有隐痛、嗳气、反酸、烧灼感。慢性胃炎患者可以明显表现出厌食和体重减轻，也可伴贫血、食欲不振、恶心、呕吐等，少数患者可有消化道出血症状，一般为少量出血。

2. 治疗原则

（1）对症处理，根据病因给予对症处理。避免刺激性食物、戒烟酒；因服用非甾体抗炎药引发者，应停药；因胆汁反流引发者，可用氢氧化铝凝胶吸附；有胃动力学改变者，可用多潘立酮。

（2）根除幽门螺杆菌感染。

（3）自身免疫性胃炎的治疗，目前无特殊方法，有恶性贫血者可肌注维生素 B_{12}。

（4）胃黏膜异型增生的治疗，异型增生应采用预防性内镜下胃黏膜切除术。

（二）入院指导

1. 饮食指导：告知消化道出血患者禁食水。呕吐的患者，待呕吐停止，指导其选择温凉的流食。患者病情好转后指导其选择高蛋白、高维生素、高热量饮食，贫血患者选择含铁丰富的食物。

2. 活动与睡眠指导：告知家属患者需要安静的休养环境，保持病房安静、舒适，减少外界刺激，保证充足的睡眠。患者需要家属陪护，如厕时要有人陪同。

3. 专科指导：床的两侧加床挡保护，防止患者坠床。指导患者保持床单、衣物清洁干燥，做好生活护理。评估患者疼痛的部位、性质及程度。嘱患者卧床休息，协助患者采取有利于减轻疼痛的体位。协助有恶心呕吐的患者将头偏向一侧，防止误吸。观察呕吐物的颜色、性质、量，并遵医嘱给予止吐药物。

4. 心理指导：关心患者，了解患者焦虑的情绪，安慰患者，消除患者紧张情绪。指导患者提高心理防御机制，使其主动参与治疗。

（三）专科检查指导

1. 胃镜及胃黏膜活组织检查：是最可靠的诊断方法。检查前需要禁食 8 小时，禁水 2 小时。

2. 幽门螺杆菌检测：有侵入性（快速尿素酶测定、组织学检查）和非侵入性（碳 –13 或碳 –14 尿素呼气试验）两种方法。幽门螺杆菌碳 –14 尿素呼气试验前指导患者空腹或者饭后禁食 2 小时，孕期、哺乳期女性及 14 岁以下儿童不可行该检测。服药时不可以使用热水，要选择少量矿泉水送服。服用奥美拉唑的患者需要停药 2 周。

3. 胃液分析：患自身免疫性胃炎时，胃酸分泌缺乏；患多灶萎缩性胃炎时，胃酸分泌正常或偏低。

（四）饮食指导

1. 鼓励患者少量多餐，予高蛋白、高热量、高维生素、易消化食物，避免摄入刺激性食物，戒烟酒。对贫血和营养不良者，应增加富含蛋白质和血红素铁的食物。

2. 注意饮食的酸碱平衡。当胃酸分泌过多时，可饮牛奶、豆浆中和胃酸；当胃酸分泌减少时，可用浓缩的肉汤、鸡汤刺激胃液的分泌，帮助消化；避免摄入引起腹部胀气和含纤维素较多的食物，如豆类。

3. 萎缩性胃炎患者宜饮酸奶，因酸奶可使已受伤的胃黏膜得到修复。

4. 口服抗生素治疗某些炎症性疾病时，可饮用酸奶，使抗菌药物引起的肠道菌群失调现象得到改善。

（五）活动与睡眠指导

1. 生活规律，劳逸结合，注意腹部保暖以缓解疼痛。

2. 保持病室环境安静舒适，促进患者良好的睡眠。

（六）用药健康指导

1. 尽量避免使用对黏膜有刺激的药物，必须使用时应同时服用制酸剂和胃黏膜保护剂，注意药物的不良反应。

2. 遵医嘱行根除幽门螺杆菌感染治疗时，注意观察药物的疗效及不良反应。

3. H_2 受体拮抗剂宜在进餐时与食物同服或睡前服用。

4. 胶体铋剂在酸性环境下起作用，故宜餐前半小时服用。

5. 服用抗菌药物阿莫西林前应询问患者有无青霉素过敏史，使用过程中注意有无迟发性变态反应，如皮疹

6. 甲硝唑易引起恶心、呕吐等胃肠道反应，应在餐后半小时服用。

（七）专科指导

1. 患者出现呕血和黑便的情况，应告知其禁食水，立即通知医生，密切观察出血的量、颜色、性质，防止低血容量性休克。

2. 告知患者卧床休息，改变体位时要缓慢，以免直立性低血压导致跌倒。

（八）心理指导

向患者讲解疾病的病因及防治知识，减轻焦虑，提供安全舒适的环境，减少对患者的不良刺激。帮助患者树立信心，指导患者如何保持合理的生活规律。

（九）出院指导

1. 饮食指导：指导患者选择营养丰富易于消化的食物，定时定量，少量多餐，不暴饮暴食。饮食以细软食为主，避免过硬、过辣、过咸、过热、过分粗糙、刺激性强的

食物，以及浓茶、咖啡等饮料的摄入。加强饮食卫生和饮食营养，养成有规律的饮食习惯。嗜酒者应戒酒。

2. 活动与睡眠指导：合理安排工作和休息时间，注意劳逸结合，避免精神过度紧张、焦虑、抑郁，积极配合治疗。

3. 用药指导：遵医嘱按时按量服药，教会患者服药方法和如何观察药物的不良反应。

4. 专科指导：向患者及家属讲解引起胃炎的病因，指导患者如何防止诱发因素。注意病情变化，早发现、早治疗。

5. 心理指导：指导患者保持乐观情绪，避免精神过度紧张、焦虑、抑郁。

（十）护理健康教育路径

住院时间	入院阶段 （入院第 1 日）	治疗阶段 （入院第 2 至 3 日）	出院阶段 （入院第 4 日至出院日）
辅助检查	1. 完成血、尿标本采集 2. 陪同患者做心电图、超声、幽门螺杆菌等检查	继续完善内镜相关检查	继续完善相关检查
病情观察	1. 入院评估 2. 测量生命体征和体重 3. 询问病史 4. 每 2 小时巡视 1 次病房	1. 每 2 小时巡视病房 1 次 2. 每日测量 2 次生命体征	1. 每 2 小时巡视病房 1 次 2. 每日测量 1 次生命体征
治疗处置	1. 依据病情静脉输液 2. 依据病情口服药物	1. 依据病情静脉输液 2. 依据病情口服药物	1. 依据病情静脉输液 2. 依据病情口服药物
使用药物	1. 抑酸药 2. 黏膜保护剂	1. 抑酸药 2. 黏膜保护剂	1. 抑酸药 2. 黏膜保护剂
活动体位	卧床休息时采取舒适体位，适当活动，劳逸结合	卧床休息时采取舒适体位，适当活动，劳逸结合	卧床休息时采取舒适体位，适当活动，劳逸结合
饮食	根据病情制订饮食计划	胃镜检查术前按手术要求禁食禁水	1. 急性发作时可给予少渣、半流质饮食，恢复期患者指导其服用富含营养、易消化的食物，避免食用辛辣、生冷等刺激性食物，以及浓茶、咖啡等饮料 2. 嗜酒患者嘱其戒酒。 3. 指导患者加强饮食卫生并养成良好的饮食习惯 4. 胃酸缺乏者可酌情食用酸性食物，如山楂、食醋等 5. 嘱患者饮食要有规律性
健康宣教	1. 入院环境介绍 2. 人员介绍 3. 一般评估和专科评估 4. 安全指导	告知患者胃镜检查及幽门螺杆菌检查的方法及配合的注意事项	出院指导

知识精讲：

1. 胃镜下如何判断慢性胃炎分型？

讲解：

（1）浅表性胃炎：黏膜充血、水肿，呈花瓣状红白相间的改变，可有局限性糜烂和出血点。

（2）萎缩性胃炎：黏膜可呈淡红色、灰黄色或者灰绿色，重度萎缩的黏膜呈灰白色，皱褶变细、平坦，黏膜下血管透见。

（3）慢性糜烂性胃炎：又称疣状胃炎，主要表现为胃黏膜出现多个疣状、膨大皱褶状或丘疹样隆起，直径5~10mm，顶端可见黏膜缺损或脐样凹陷，中心有糜烂，隆起周围多无红晕，以胃窦部多见。

2. 怎样根除幽门螺杆菌感染？

讲解：目前多采用的治疗方案为一种胶体铋剂、一种质子泵抑制剂加两种抗菌药物，如常用枸橼酸铋钾（CBS），每次240mg，每天2次，与阿莫西林（每次500~1000mg，每天2次）、甲硝唑（每次200mg，每天4次），PPI类药物如艾司奥美拉唑每日2次，每次1片，4药联用，2周为1个疗程。

3. 服用胶体铋剂的不良反应有哪些？

讲解：服CBS过程中可使牙齿、舌头变黑，可用吸管吸入药物来预防。部分患者服药后出现便秘、粪便变黑，停药后可自行消失。少数患者可有恶心、一过性血清转氨酶升高等，极少数患者会出现肾衰竭。

三、消化性溃疡

（一）概述

消化性溃疡（PU）是指发生在胃和十二指肠的溃疡，主要包括胃溃疡（GU）和十二指肠溃疡（DU）。因溃疡的形成与胃酸及胃蛋白酶的消化作用有关，故称为消化性溃疡。临床上DU比GU多见。病因有胃酸和胃蛋白酶消化作用、幽门螺杆菌感染、长期大量服用非甾体药物、胃黏膜屏障受损、其他因素（吸烟、遗传、应激）等。

1. 临床表现

（1）慢性过程：病史长达数年至数十年。

（2）周期性发作：发作期数周或数月，缓解期长短不一，呈季节性。

（3）节律性疼痛：为隐痛、钝痛、胀痛、灼痛，甚至剧痛，或呈饥饿样不适感，疼痛节律与进食有关。

（4）其他：可有反酸、嗳气、胃灼热、恶心、呕吐、食欲减退等消化不良症状，也可有失眠、脉缓、多汗等自主神经功能失调的表现。

2. 治疗原则

（1）一般对症处理：消除症状，促进溃疡愈合，防止复发。

（2）药物治疗：根除幽门螺杆菌感染、抑制胃酸分泌、保护胃黏膜药物。

（3）外科手术治疗：胃大部切除术、迷走神经切断术。

（二）入院指导

1. 饮食指导： 指导患者进软食，避免进坚硬、辛辣等刺激饮食。

2. 活动与睡眠指导： 告知家属患者需要安静的休养环境，减少外界刺激。患者需24小时有人陪护，如厕时要有人陪同。

3. 专科指导： 床的两侧加床挡保护，防止患者坠床。指导患者及时更换衣物，保持床单、衣物清洁干燥，做好生活护理。评估患者疼痛的部位、性质及程度。嘱患者卧床休息，协助采取有利于减轻疼痛的体位，必要时遵医嘱给予镇痛剂；有恶心呕吐的患者，协助其头部偏向一侧，防止误吸。观察呕吐物的颜色、性质、量，并遵医嘱给予止吐药物。告知患者引起消化性溃疡的病因，帮助患者寻找并及时去除致病因素，控制疾病的发展。

4. 心理指导： 安慰患者，消除患者紧张情绪，分散患者注意力，减少精神刺激，指导患者提高心理防御机制，使其主动参与治疗和护理。

（三）专科检查指导

1. 胃液分析检测。

2. 粪便常规检查。便隐血试验阳性，提示溃疡活动期。

3. 碳 −14 尿素呼吸试验。幽门螺杆菌碳 −14 尿素呼气试验前指导患者空腹或者饭后禁食 2 小时，孕期、哺乳期妇女及 14 岁以下儿童不可以行该检查。服药时不可以使用热水，要选择少量矿泉水送服。服用奥美拉唑的患者需要停药 2 周。

4. 内镜检查。内镜检查前需要禁食 8 小时，禁水 2 小时。

（四）用药指导

1. 尽量避免使用对黏膜有刺激的药物，必须使用时应同时服用制酸剂和胃黏膜保护剂，注意药物的不良反应。

2. 使用生长抑素及其类似物，要观察有无恶心、呕吐。

3. 遵医嘱行根除幽门螺杆菌感染治疗时，注意观察药物的疗效及不良反应。

4. H_2 受体拮抗剂宜在进餐时与食物同服或睡前服用。

5. 胃黏膜保护剂。硫糖铝在饭后 2~3 小时给药，可与胆碱药同服，可有口干、便秘、恶心等不良反应。

6. 胶体铋剂在酸性环境下起作用，故宜餐前半小时服用，服药期间粪便可呈黑色。

7. 服用阿莫西林前应询问患者有无青霉素过敏史，使用过程中注意有无迟发性变态反应，如皮疹。

8.抗酸药物避免与奶制品同时服用，质子泵抑制剂可引起头晕，应嘱患者服药后避免开车或做其他需注意力高度集中的事情。

（五）围手术期指导

1. 术前指导

（1）饮食指导：术前一天进流质饮食，术前 12 小时禁食禁饮。

（2）活动与睡眠：提供舒适的病房环境，指导患者放松、卧床休息，保证其睡眠。

（3）用药指导：遵医嘱术前给患者补充营养，纠正贫血，纠正水、电解质和酸碱平衡紊乱，糖尿病患者控制血糖。

（4）专科指导：向患者讲解留置胃管的重要性，告知留置胃管的注意事项及抽胃液的方法。

（5）功能锻炼：教患者练习床上排便、排尿的方法；指导患者深呼吸、有效咳嗽及翻身的方法。

（6）心理指导：向患者介绍手术的相关知识及配合事项，耐心做好解释工作，使患者能够积极主动配合，避免紧张焦虑等情绪。讲述吸烟的危害，督促患者戒烟，以避免术后咳嗽而影响伤口的愈合。

2. 术后指导

（1）饮食指导：术后需要禁食禁饮，至肠鸣音恢复和肛门排气后，夹闭胃管试验饮水，如无腹胀、腹痛，可拔出胃管，饮少量水。次日进少量流质饮食，每次 50~80mL。第 3 日增至每次 100~150mL，每日 4~5 次，若无腹胀、腹痛等不良反应，第 4 日进半流质，不食牛奶等，注意少量多餐。

（2）活动与睡眠：指导患者采取去枕平卧位，血压平稳后取半卧位。鼓励患者床上翻身活动，早期下床活动。一般术后第 1 日可坐起，第 2 日可床边活动，第 3 日可室内活动。保持环境安静，保证充足睡眠。

（3）用药指导：术后输液，及时补充水、电解质和营养素，促进伤口愈合。妥善固定胃管，防止滑脱、移动、扭曲和受压，保持通畅；控制输入营养液的温度、浓度和速度；滴注过程中观察有无恶心、呕吐、腹痛、腹泻等。

（4）专科指导：妥善固定胃肠减压管，指导患者勿折叠、扭曲、压迫管道，及时倾倒胃液，保持有效负压。观察并记录胃液的性状、颜色和量。胃肠功能恢复后（肛门排气后）即可拔管；妥善固定腹腔引流管，指导患者保持引流袋位置低于引流口平面；严密观察患者生命体征变化，术后每小时测血压、脉搏、呼吸一次，至病情稳定，并观察患者神志、体温、呼吸、伤口敷料、腹部症状体征等。鼓励患者深呼吸，协助咳嗽排痰，必要时予超声雾化吸入，预防肺部并发症的发生。

（5）心理指导：指导患者保持稳定的情绪，给予患者安慰，使患者能够积极配合治疗与护理。

（六）出院指导

1. 饮食指导： 合理饮食，规律进食，少量多餐，不暴饮暴食。

2. 活动与睡眠指导： 保持良好的心理状态，合理安排工作和休息时间，注意劳逸结合，积极配合治疗。

3. 用药指导： 遵医嘱按时按量服药，教会患者服药方法及观察药物的不良反应。

4. 专科指导： 向患者及家属讲解引起消化性溃疡的有关病因，指导患者如何防止诱发因素，并告知患者养成排便后观察粪便的习惯。

5. 心理指导： 指导患者保持乐观情绪，避免精神过度紧张、焦虑、抑郁。

6. 定期复诊： 注意病情变化，异常情况早发现早治疗。

（七）护理健康教育路径

住院时间	入院阶段 （入院第 1 日）	术前阶段 （入院第 2 日至术前 1 日）	手术阶段 （手术当日）	术后阶段 （术后第 1 至 3 日）	出院阶段 （术后第 4 日至出院日）
辅助检查	1. 完成血、尿标本采集 2. 陪同患者做心电图、超声、幽门螺杆菌检测等检查	继续完善相关检查			
病情观察	1. 间隔 1~2 小时巡视观察 1 次 2. 测量生命体征、身高和体重 3. 询问病史及护理评估 4. 帮助患者寻找病因，避免诱发因素	1. 间隔 1~2 小时巡视观察 1 次 2. 每日测量 2 次生命体征 3. 关注患者心理变化，帮助缓解焦虑心理	1. 间隔 0.5~1 小时巡视观察生命体征及病情变化 1 次 2. 观察管路是否通畅及固定情况 3. 观察伤口敷料及腹部情况 4. 患者有恶心、呕吐等不适症状时，协助患者头部偏向一侧，防止呕吐物引起窒息	1. 间隔 1~2 小时巡视观察 1 次 2. 观察生命体征及病情变化 3. 观察管路是否通畅及固定情况 4. 观察用药后反应	1. 间隔 2 小时巡视观察 1 次 2. 观察有无并发症
治疗处置	依据病情静脉输液	1. 胃肠道准备 2. 呼吸道准备 3. 个人卫生及物品准备	1. 生命体征监测 2. 氧气吸入 3. 胃肠减压 4. 依据病情静脉输液	依据病情静脉输液	依据病情静脉输液
使用药物	胃黏膜保护剂、H_2 受体拮抗剂、抗菌药物	胃黏膜保护剂、H_2 受体拮抗剂、抗菌药，补充营养、纠正水及电解质平衡药物	胃黏膜保护剂、H_2 受体拮抗剂、抗菌药物，补充营养、纠正水及电解质平衡药物	胃黏膜保护剂、H_2 受体拮抗剂、抗菌药物，补充营养、纠正水及电解质平衡药物	胃黏膜保护剂、H_2 受体拮抗剂、抗菌药物

住院时间	入院阶段 （入院第1日）	术前阶段 （入院第2日至 术前1日）	手术阶段 （手术当日）	术后阶段 （术后第1至 3日）	出院阶段 （术后第4日 至出院日）
活动体位	卧床休息，保证睡眠，劳逸结合	保证充足睡眠	去枕平卧位，血压平稳后取半卧位，鼓励患者床上翻身活动	早期下床活动，术后第1日可坐起，第2日可床边活动，第3日可室内活动	适当活动
饮食	清淡易消化饮食，避免辛辣刺激食物	术前按手术要求禁食禁水	禁食禁水	肛门排气后，拔除胃管，改为流质饮食	过渡到半流质饮食
健康宣教	1.入院宣教 2.安全宣教	1.指导患者练习床上排尿、排便 2.指导患者练习有效的咳嗽	1.妥善固定胃管，防止滑脱、移动、扭曲和受压 2.妥善固定腹腔引流管，指导患者保持引流袋位置处于低位	鼓励患者有效咳嗽	出院指导

知识精讲：

1.十二指肠溃疡和胃溃疡的腹痛特点是什么？

讲解： 十二指肠溃疡呈饥饿痛，进食或服用抗酸剂后缓解，即疼痛－进食－缓解，约半数患者于午夜出现疼痛，称"午夜痛"。胃溃疡的疼痛多在餐后1小时内出现，后逐渐缓解，直至下次进餐后再出现上述节律，即进食－疼痛－缓解。

2.消化性溃疡的并发症有哪些？

讲解：

（1）出血：是消化性溃疡最常见的并发症，大约50％的上消化道大出血是消化性溃疡所致。出血引起的临床表现取决于出血的速度和量。轻者仅表现为黑便、呕血，重者可出现周围循环衰竭甚至低血容量性休克，应积极抢救。

（2）穿孔：溃疡病灶向深部发展穿透浆膜层则并发穿孔。溃疡穿孔在临床上可分为急性、亚急性和慢性3种类型，以急性最为常见。急性穿孔引起突发的剧烈腹痛，多自上腹开始迅速蔓延至全腹，表现为腹肌强直，有明显压痛和反跳痛，肝浊音区消失，肠鸣音减弱或消失，部分患者出现休克。

（3）幽门梗阻：主要由DU或幽门管溃疡引起。梗阻为暂时性，随炎症好转而缓解。幽门梗阻使胃排空延迟，患者可感上腹饱胀不适，疼痛于餐后加重，且有反复大量呕吐，呕吐物为酸腐味的宿食，大量呕吐后疼痛可暂缓解。体检时可见胃型和胃蠕动波、清晨空腹时检查胃内有振水音、抽出胃液量大于200mL是幽门梗阻的特征性表现。

（4）癌变。

3. 消化性溃疡术后出血怎么处理？

讲解： 患者的胃管内吸出血性液体，则应严密观察颜色、出血速度及量。若为暗红色，量少，且色泽越来越淡，应视为正常，系残留在胃内的血液。若色鲜、量多则常为胃出血，要严密观察患者面色、神态、表情、脉搏和血压。应立即静脉补液，并做好输血的准备，扩充血容量；安慰患者，解除患者的恐惧心理；及时按医嘱使用止血剂或经胃管灌注稀释的去甲肾上腺素液。经上述处理如仍出血不止，应做好术前准备实施手术止血。

四、胃癌

（一）概述

胃癌是指发生在胃黏膜上皮的恶性肿瘤，是我国最常见的恶性肿瘤之一，组织学上以腺癌为主，好发年龄大于 50 岁，男女发病率之比为 2 ：1。

本病的发生与胃癌家族史、幽门螺杆菌感染、环境与饮食、癌前变化（包括癌前疾病和癌前病变）、感染有关。

1. 临床表现

（1）早期胃癌：多数无明显症状，初发症状多为上腹不适，与消化不良和胃炎相似。

（2）进展期胃癌：上腹痛为最早出现的症状，伴有上腹饱胀、嗳气、反酸、呕吐、食欲减退、乏力、消化道出血等症状。

（3）中晚期癌：上腹持续疼痛，患者有明显消瘦、贫血、乏力。癌肿扩散转移后可出现肝大、黄疸、腹水等相应转移症状，可在上腹部扪及肿块，有压痛。常见的并发症为出血、贲门或幽门梗阻及穿孔。

2. 治疗原则

（1）手术治疗：是唯一根除胃癌的手段。

（2）化学治疗。

（3）内镜下治疗：胃癌早期，可采用内镜下黏膜剥离术。

（4）支持治疗：预防、减轻患者痛苦，改善生活质量，延长生存期。

（二）入院指导

1. 饮食指导： 进食高蛋白、高维生素、高热量、易消化、无刺激性的少渣饮食。

2. 活动与睡眠指导： 告知家属患者需要安静的休养环境，保持病房安静，温湿度适宜，减少刺激。患者需 24 小时有人陪护，如厕时要有家属陪同。

3. 专科指导： 床的两侧加床挡保护，防止患者坠床。指导患者及时更换衣物，保持床单、衣物清洁干燥，做好生活护理。评估患者疼痛的部位、性质及程度。协助患者采取有利于减轻疼痛的体位，必要时遵医嘱给予镇痛治疗。有恶心呕吐的患者，协助患者取正常体位，防止误吸。观察呕吐物的颜色、性质、量，并遵医嘱给予止吐药物。

4. 心理护理：关心患者，了解患者紧张、恐惧的情绪，安慰患者，指导患者提高心理防御机制，使其主动参与治疗与护理。

（三）专科检查指导

1. 胃液分析。

2. 影像学检查。CT、MRI、PET、上消化道造影。体内有人工起搏器、金属支架、铁磁性异物者，以及妊娠早期者禁行 MRI 检查。行 CT 检查时勿携带任何金属类物品。

3. 胃镜或超声内镜检查。黏膜活检是目前最直接最有效诊断胃癌的方法。内镜检查前需要禁食 8 小时，禁水 2 小时。

（四）用药指导

遵医嘱给予化疗治疗，以抑制和杀伤癌细胞，监测化疗药物的效果，观察化疗药物的不良反应。

（五）围手术期指导

1. 术前指导

（1）饮食指导：调整饮食，注意少食多餐，进食高蛋白、高维生素、高热量、易消化、无刺激性的少渣饮食，术前 12 小时禁食，4 小时禁水。

（2）活动与睡眠指导：指导患者卧床休息，保持病室环境安静，为患者提供良好的睡眠环境，患者如有焦虑情绪、失眠，遵医嘱应用镇静、催眠药物，保证其睡眠。

（3）用药指导：高血压患者，遵医嘱术晨以少许水送服降压药物，以确保手术按预期进行。

（4）专科指导

①呼吸道准备；指导患者戒烟。吸烟易增加气管内的分泌物，刺激呼吸道而引起咳嗽，不利于术后切口及深部组织的恢复。

②指导患者描述疼痛的方法，告知减轻疼痛的措施，消除患者"使用止痛药造成成瘾性"的认知误区。

③择期手术患者术前留置胃管抽空胃内容物。

（5）功能锻炼：指导患者练习床上大小便。

（6）心理指导：讲解疾病的相关知识及患者配合的事项，减轻患者焦虑，保持情绪稳定，注意休息。告知患者术前 1 日剪短指甲，术晨更换清洁病服，取下活动义齿、手表、眼镜、发卡，妥善保管个人贵重物品，拭去指甲油等化妆品，佩戴腕带。

2. 术后指导

（1）饮食指导：患者肛门排气后拔除胃管，拔管当日可少量饮水，每次 4~5 汤匙，一日 1~2 次；第 2 天给半量流质，每次 50~80mL；第 3 天给全量流质，每次

100~150mL；拔管后第 4 天，可改半流质。术后 1 个月内，指导患者少食多餐，并禁食生、酸、辣、油炸食物，不饮浓茶和酒等。体位护理：取平卧位，待麻醉作用消失后改半卧位。每隔 60 分钟测血压、脉搏 1 次。

（2）活动与睡眠：鼓励患者早活动，体质虚弱者除外。术后第 1 日可从床上坐起做轻微活动，第 2 日在他人协助下离床站立或床边活动，第 3 日可在室内活动。保持病房安静舒适，提高患者睡眠质量。

（3）用药指导：指导患者遵医嘱严格按时按量服药，避免漏服药物。告知患者使用中心静脉置管输液可减少药物对血管的刺激。

（4）专科指导

①保持胃肠减压管的通畅，抽尽胃内容物，以减轻腹胀，有利于吻合口的愈合。告知患者保持引流管通畅，避免牵拉、打折引流管，防止引流管脱出。术后待肛门排气后，方可拔除胃管。禁食期间应经常漱口，保持口腔清洁，防止因唾液减少引起细菌迅速繁殖而发生口腔炎。

②并发症。急性大出血患者取平卧位，暂禁食，每半小时测血压、脉搏 1 次，记录呕血量及便血量，观察大便颜色的改变及患者的神志变化，并记录每小时的尿量。失血量多或仍在继续出血者，应立即报告医生，尽快安排手术。

③十二指肠残端破裂多发生于毕 II 式胃大部切除术后 3~6 天，患者突然出现右上腹剧痛、发热，腹膜刺激征阳性，腹穿有胆汁样液体，B 超显示大量液性暗区。一旦确诊，通知医生，立即手术。遵医嘱给予胃肠减压引流、保护伤口周围皮肤、静脉营养、空肠造瘘、抗生素控制治疗。

④胃排空障碍患者呈上腹持续性饱胀、钝痛，呕吐含食物和胆汁的胃液。遵医嘱给予患者禁食、胃肠减压、静脉营养支持。

⑤术后梗阻患者进食后上腹胀痛，呕吐食物，多无胆汁。遵医嘱给予禁食、胃肠减压、静脉营养支持、维持水及电解质平衡；2 周治疗无效给予手术解除梗阻。

⑥胃肠吻合口破裂或瘘的患者呈高热、脉速等全身中毒症状，腹腔引流管引流出含肠内容物的浑浊液体；如发生较晚，多形成局部脓肿或腹外瘘。遵医嘱给予禁食、胃肠减压、肠外营养。弥漫性腹膜炎者需立即做好急诊手术准备。

（5）心理指导：关心鼓励患者，向患者说明疾病恢复的计划，增强其自信心。

（六）出院指导

1. 饮食指导：提倡多食富含维生素 C 的新鲜水果、蔬菜，避免高盐饮食，少进食咸菜、烟熏和腌制食品；选择高蛋白、高热量饮食，变换食物的色香味，以增进食欲。不能进食者，给予肠外营养。

2. 活动与睡眠指导：指导患者规律生活，保证充足的睡眠，根据病情和体力，适量活动，增强机体抵抗力。

3. 用药指导：指导患者合理使用镇痛药，发挥自身积极的应对能力。

4. 专科指导：应做好口腔、皮肤黏膜的清洁，防止继发性感染。

5. 心理指导：指导患者保持乐观态度和良好的心理状态，以积极的心态面对疾病。教会患者及家属如何早期识别并发症，及时就诊。

（七）护理健康教育路径

住院时间	入院阶段 （入院第 1 日）	术前阶段 （入院第 2 日至 术前 1 日）	手术阶段 （手术当日）	术后阶段 （术后第 1 至 3 日）	出院阶段 （术后第 4 日 至出院日）
辅助检查	1. 完成血、尿标本采集 2. 陪同患者完成心电图、CT、X 线等检查	继续完善相关检查			
病情观察	1. 2 小时巡视病房 1 次 2. 测量生命体征、身高和体重 3. 询问病史 4. 对症护理	1. 2 小时巡视病房 1 次 2. 每日测量 2 次生命体征 3. 关注患者心理变化，帮助缓解焦虑心理	1. 间隔 0.5~1 小时巡视观察生命体征及病情变化 1 次 2. 观察患者切口敷料有无渗血及疼痛、肿胀、末梢血运、感知情况 3. 观察管路是否通畅及固定情况 4. 观察有无并发症 5. 患者有恶心、呕吐等不适症状时，协助患者头部偏向一侧，防止呕吐物引起窒息	1. 间隔 1~2 小时巡视观察 1 次 2. 观察切口敷料有无渗血迹 3. 观察排气情况 4. 观察用药后反应	间隔 2 小时巡视观察 1 次
治疗处置	1. 药物过敏试验 2. 依据病情静脉输液	1. 胃肠道准备 2. 呼吸道准备 3. 个人卫生及物品准备	1. 皮肤准备 2. 生命体征监测 3. 氧气吸入 4. 导尿 5. 依据病情静脉输液	1. 依据病情静脉输液 2. 口腔护理 3. 会阴护理	依据病情静脉输液
使用药物	遵医嘱给予抗炎、镇痛、补液药物	遵医嘱给予抗炎、镇痛、补液药物	遵医嘱给予抗炎、镇痛和补液治疗	遵医嘱给予消肿、镇痛和补液治疗	
活动体位	卧床休息	卧床休息	术后去枕平卧 6 小时后改平卧位或半卧位	指导患者床上、床下活动	病区内活动
饮食	暂禁食	术前晚禁食 12 小时	禁食禁水直到胃管拔出	胃管拔出，饮食由流质饮食开始	半流质饮食
健康宣教	1. 入院环境介绍 2. 人员介绍 3. 安全指导	1. 指导术后功能锻炼的方法及练习床上大小便 2. 讲解手术相关注意事项，减轻患者焦虑	1. 告知保持胃管、尿管通畅及固定妥善 2. 告知保持切口敷料清洁干燥 3. 介绍减轻伤口疼痛的方法及手术后的体位与活动要求	1. 告知拔除尿管、胃管后注意事项 2. 指导并监督患者术后进行功能锻炼	出院指导

知识精讲：

1. 胃癌高危人群有哪些？

讲解：

（1）有明显萎缩性胃炎伴不典型增生、肠上皮化生、胃溃疡、胃腺瘤病史者，或做胃次全切除术 5 年以上者。

（2）有慢性胃炎病史，近期症状加重，经治疗不缓解者。

（3）无慢性胃炎病史，近期有上腹部饱胀、不适、嗳气，或出血、黑便者。

（4）原因不明的消瘦、贫血、乏力、食欲缺乏，而又排除肝炎等疾病者。

（5）直系亲属中有明确胃癌病史者。

2. PET 检查的注意事项有哪些？

讲解：

（1）空腹血糖在 10mmol/L 以下。

（2）一周内没做过胃肠钡餐透视。

（3）检查前一天正常进晚餐。

（4）检查前一天半夜十二点到检查结束只允许饮水。

（5）糖尿病患者不能打胰岛素、吃降糖药。

第三节 肠道疾病患者的健康教育

肠道是消化管道最重要的一段，包括小肠和大肠。小肠是消化管道最长的一段，也是进行消化吸收的重要部分。大肠的功能是吸收水分，分泌黏液，使食物残渣形成粪便排出体外。肠道疾病一直困扰着人们，肠癌的发生率也呈逐年上升趋势。

一、溃疡性结肠炎

（一）概述

炎症性肠病（IBD）是一类多病因引起、异常免疫介导的慢性肠道炎症，有终生复发倾向。溃疡性结肠炎（UC）和克罗恩病（CD）均以肠道炎症病变为主，故合称炎症性肠病。本病病因包括免疫因素、感染因素、遗传因素和精神心理因素。

1. 临床表现

（1）消化系统表现

①腹泻：是溃疡性结肠炎的常见症状。可伴有黏液便或脓血便。少数患者可交替出现腹泻与便秘。大便次数轻者每日 3~4 次，重者每日十余次甚至更多，一般每次排便量不多。

②腹痛：下腹部或左下腹部轻、中度腹痛，有腹痛 – 便意 – 便后缓解的规律。

③里急后重：因直肠炎症刺激所致，常有骶部不适。

④其他：有上腹饱胀不适、嗳气、恶心、呕吐等。

（2）全身症状：中重度患者活动期有低热至重中度发热。重症时出现消瘦、贫血、低蛋白血症、水与电解质失衡等。

（3）肠外表现：口腔黏膜溃疡、关节炎、结节性红斑、虹膜睫状体炎等。

2. 治疗原则：控制急性发作、维持缓解、防治并发症、尽早控制病情、减少复发。

（1）一般治疗：强调休息、饮食和营养。

（2）药物治疗：氨基水杨酸类制剂、糖皮质激素、免疫抑制剂。

（3）灌肠治疗。

（4）手术治疗。

（二）入院指导

1. 活动与睡眠指导：告知家属患者需要安静的休养环境，保持病房安静，限制探视，减少外界刺激，保证充足的睡眠。患者需 24 小时有人陪护，如厕时要有家属陪同。

2. 专科指导：床的两侧加床挡保护，防止患者坠床。指导患者及时更换衣物，保持床单、衣物清洁干燥，做好生活护理。评估患者疼痛的部位、性质及程度。嘱患者卧床休息，协助患者采取有利于减轻疼痛的体位，必要时遵医嘱给予镇痛；告知腹泻患者保持肛周皮肤清洁、干燥，避免肛周皮肤损伤。

3. 心理指导：了解患者紧张、恐惧的情绪，给予心理护理，指导患者提高心理防御机制，使其主动参与治疗与护理。

（三）专科检查指导

1. 血常规检查：可有贫血、白细胞计数增高及血沉增快。

2. 粪便常规检查：黏液脓血便，显微镜检查有红细胞、白细胞及脓细胞。

3. 免疫学检查：IgG、IgM 可稍有增加。

4. 结肠镜检查：是最有价值的诊断方法，重症患者做此检查应谨防结肠穿孔。

（1）结肠镜检查饮食指导：术前 2 日进食少渣饮食，术前 1 日进食无渣饮食，对长期便秘的患者检查前可口服缓泻药或通便灌肠，以提高检查当日清洁肠道的效果；根据医生开具的泻药进行肠道准备，服用泻药时保持适当的速度，避免过急导致呕吐，观察患者排便情况，肠道准备要求排出清水样、无粪渣；如有慢性心肺疾病、糖尿病、不完全性肠梗阻患者及年老和衰弱者，遵医嘱服用泻药；高血压患者血压控制良好方可检查；肠镜检查存在一定的风险和并发症，如肠腔出血、穿孔、感染、皮下气肿、瘘、腹腔出血等，检查前需签结肠镜诊疗知情同意书。

（2）结肠镜术前用药指导：高血压、糖尿病患者手术当日可通过药物控制血压、血糖达到或接近正常水平。摘除息肉前 1~2 周避免应用抗血小板聚集的药物，如阿司匹林、氯吡格雷；长期服用抗抑郁药患者可继续服用抗抑郁药；长期便秘者可于检查前 1~2 日口服缓泻药或通便灌肠，排出干结的宿便。复方聚乙二醇电解质散的服用方法。

第一次服药：检查前日晚饭后禁食，可以饮水，晚饭后 2 小时（18~20 点）1 盒复方聚乙二醇电解质散与 1000mL 水混合均匀后服用。第二次服药：检查当日，检查前 4~6 小时，2 盒复方聚乙二醇电解质散与 2000mL 水混合均匀，每隔 10~15 分钟服用一次，每次 250mL，直至服用完或排出水样清便。

5. X 线钡剂灌肠检查：是溃疡性结肠炎诊断的主要手段。饮食准备与肠道准备同上，有严重心肺功能障碍、消化道出血急性期、肠道梗阻者，禁忌检查。

（四）饮食指导

1. 急性发作期应进食流质或半流质饮食；病情严重者应禁食，使肠道得到休息，以利于减轻炎症、控制症状。

2. 保持室内空气新鲜，提供良好的进餐环境，避免不良刺激以增加食欲。

3. 合理选择饮食，摄入高热量、适量蛋白、低脂肪、多种维生素、清淡易消化饮食。

4. 避免食用生冷、刺激性强、易产生过敏反应的食物。服用牛奶会导致腹泻加重者，应避免服用牛奶及乳制品。

（五）活动与睡眠指导

急性发作期卧床休息。鼓励轻中度溃疡性结肠炎患者在体力许可的情况下，参加适当的活动，避免劳累，劳逸结合。

（六）用药指导

1. 告知患者及家属坚持用药的重要性，说明药物的具体服用方法及不良反应。

2. 嘱患者坚持治疗，勿随意更换药物、减量或停药。服药期间要定期复查血常规。

3. 告知患者及家属勿擅自使用解痉剂，以免诱发结肠扩张。

4. 教会患者家属识别药物的不良反应。服用柳氮磺胺吡啶（SASP）时，可出现恶心、呕吐、皮疹、白细胞减少、溶血反应及再生障碍性贫血等，应餐后服药，多饮水；服用糖皮质激素者，要注意激素不良反应，不可随意减量、停药，防止反跳现象发生；应用硫唑嘌呤或硫嘌呤可出现骨髓抑制的表现，需注意监测白细胞计数。

5. 出现异常情况，如疲乏、头痛、发热、手足发麻、排尿不畅等症状应及时就诊。

（七）专科指导

1. 观察大便的次数、颜色、性状及量。准确记录出入量，观察腹痛变化。如毒血症明显、高热伴腹胀、腹部压痛、肠鸣音减弱或消失，或出现腹膜刺激征，提示有并发症。遵医嘱给药，指导患者采用舒适体位，使用放松技巧。

2. 物理降温，可用冰袋冰敷、温水擦浴等，必要时给予退热剂。

3. 保护肛门及周围皮肤的清洁、干燥；手纸应柔软、动作要轻柔；排便后可用温开水清洗肛门及周围皮肤，必要时局部可涂抹紫草油或鞣酸软膏以保护皮肤。

4.选择个性化的灌肠时间,行保留灌肠治疗前,指导患者应排尽尿、便。取左侧卧位,抬高臀部 10cm 左右,使药液不易溢出,灌肠速度应缓慢。

(八) 心理指导

1.指导患者正确认识疾病,树立信心。

2.指导患者保持心情平和,情绪波动是本病加重的诱因,注意患者心理状态变化,护士应及时给予患者心理疏导和心理支持。

3.病情允许时,鼓励患者参加适当的活动以分散注意力,避免精神过度紧张、焦虑。

(九) 出院指导

1.饮食指导:注意饮食,腹痛、腹泻者宜食少渣、易消化、低脂肪、高蛋白质饮食;尽量避免可疑不耐受的食物,如鱼、虾、蟹、鳖、牛奶、花生等;忌食辣椒及生冷食品,戒除烟酒。

2.活动与睡眠指导:劳逸结合,避免劳累,适当进行体育锻炼以增强体质。

3.用药指导:指导患者出院后坚持服药治疗,不可随意自行更改药物,特别是激素类药物,使用解痉剂时严密观察不良反应。

4.专科指导:注意保暖,防止感冒。有肠道感染时应及早治疗。

5.心理指导:保持心情舒畅,避免焦虑、压力过大。

(十) 护理健康教育路径

住院时间	入院阶段 (入院第 1 日)	治疗阶段 (入院第 2 至 3 日)	出院阶段 (入院第 4 日至出院日)
辅助检查	1. 完成血、尿标本采集 2. 陪同患者完成心电图、CT 等检查	完善纤维结肠镜检查	
病情观察	1. 2 小时巡视病房 1 次 2. 测量生命体征、身高和体重 3. 询问病史,观察腹泻的次数和量及有无发热并对症护理	1. 2 小时巡视病房 1 次 2. 每日测量 2 次生命体征 3. 关注患者心理变化,帮助缓解焦虑心理	间隔 2 小时巡视 1 次
治疗处置	1. 依据病情静脉输液 2. 药物试敏	1. 依据病情静脉输液 2. 结肠镜检查 3. 灌肠治疗	1. 依据病情静脉输液 2. 依据病情灌肠治疗
使用药物	遵医嘱给予抗炎、解痉、静脉营养,以及激素类药物	遵医嘱给予抗炎、解痉、激素类静脉营养药物	遵医嘱给予抗炎、解痉、激素类及静脉营养药物
活动体位	卧床休息	卧床休息	逐渐在病区内活动
饮食	暂禁食	肠镜检查前禁食水	高热量、高蛋白、低脂、低纤维膳食
健康宣教	1. 入院环境介绍 2. 人员介绍 3. 安全指导	1. 讲解肠镜的注意事项及配合方法 2. 告知灌肠的注意事项 3. 指导患者的活动与休息 4. 用药指导	出院指导

知识精讲：

1.常用的灌肠药物有哪些？

讲解：灌肠治疗适用于轻型而病变局限于直肠、左侧结肠的患者。

常用氢化可的松100mg溶于0.25%普鲁卡因溶液100mL或林格液100mL保留灌肠，每日1次，疗程1~2个月。亦可用琥珀酸钠氢化可的松100mg及地塞米松5mg，加生理盐水100mL保留灌肠。此外，可用SASP1~2g灌肠及中药灌肠。灌肠能使药物直达病处，又可避免上消化道酸碱度和酶对药物的影响，保持药物性能，使药物吸收更为完善，并能延长药物作用时间，从而使黏膜修复、溃疡愈合而达到治愈的目的。灌肠是治疗溃疡性结肠炎的常用方法，以保留灌肠法最常用。

2.灌肠的注意事项有哪些？

讲解：

（1）提供整洁安静舒适的环境，注意病室的温湿度，灌肠时关好门窗并用屏风遮挡，注意保暖以免患者受凉。

（2）灌肠前应嘱患者先行排便，保持肠道清洁。

（3）根据病变位置选择合适体位，病变在直肠、乙状结肠、降结肠者取左侧卧位；病变在横结肠、升结肠者取右侧卧位。

（4）抬高臀部10cm。选择合适型号的灌肠包，用液状石蜡润滑肛管前端后插管，动作要轻，插入肛门内20~25cm，灌入量适中，压力要低，灌肠液面距肛门不超过30cm，保留2~4小时，其间每15分钟更换体位1次。

（5）灌药时嘱患者放松腹肌，可做深呼吸，如患者出现便意，嘱其大口呼气，放松腹肌，降低腹内压，解除肠道痉挛。

（6）保留灌肠完毕后要卧床休息。

（7）注意肛周护理。每次大便后以软纸轻轻揩拭，用温开水清洗，可每日用1：5000高锰酸钾溶液坐浴1次，以保护肛周黏膜。

二、克罗恩病

（一）概述

克罗恩病（CD）以肠道炎症病变为主，病因有免疫因素、感染因素、遗传因素等。

1.临床表现

（1）肠道症状：腹痛、呕吐、腹泻或便秘交替出现，腹部包块，肠梗阻，瘘管。

（2）全身症状：发热、消瘦、贫血、低蛋白血症。

（3）肛门周围病变。

（4）肠外表现：关节、皮肤、眼、口腔等肠外损害。

2. 治疗原则

（1）一般治疗：强调休息、饮食和营养，腹痛、腹泻者酌情使用抗胆碱药物或止泻药。

（2）药物治疗：氨基水杨酸类制剂、糖皮质激素、免疫抑制剂。

（3）灌肠治疗。

（4）手术治疗。

（二）入院指导

1. 活动与睡眠指导： 告知家属患者需要安静的休养环境，保持病房安静，限制探视，减少外界刺激，保证充足的睡眠。患者需 24 小时有人陪护，如厕时要有家属陪同。

2. 专科指导： 床的两侧加床挡保护，防止患者坠床。指导患者及时更换衣物，保持床单、衣物清洁干燥，做好生活护理。评估患者疼痛的部位、性质及程度。嘱患者卧床休息，协助患者采取有利于减轻疼痛的体位，必要时遵医嘱给予镇痛。腹泻的患者，告知患者保持肛周皮肤清洁、干燥，避免肛周皮肤损伤。

3. 心理指导： 了解患者紧张、恐惧的情绪，给予心理护理，指导患者提高心理防御机制，使其主动参与治疗与护理。

（三）专科检查指导

X 线钡剂灌肠检查是克罗恩病诊断的主要手段。饮食准备与肠道准备同上，有严重心肺功能障碍、消化道出血急性期、肠道梗阻者，禁忌检查。

（四）饮食指导

1. 急性发作期应进食流质或半流质饮食；病情严重者应禁食，使肠道得到休息，以利于减轻炎症、控制症状。

2. 保持室内空气新鲜，提供良好的进餐环境，避免不良刺激以增加食欲。

3. 合理选择饮食，摄入高热量、适量蛋白、低脂肪、多种维生素、清淡易消化饮食。

4. 避免食用生冷、刺激性强、易产生过敏反应的食物。服用牛奶会导致腹泻加重者，应避免服用牛奶及乳制品。

（五）活动与睡眠

急性发作期卧床休息。鼓励轻中度克罗恩病患者在体力许可的情况下，参加适当的活动，避免劳累，劳逸结合。

（六）用药指导

1. 告知患者及家属坚持用药的重要性，说明药物的具体服用方法及不良反应。

2. 嘱患者坚持治疗，勿随意更换药物、减量或停药。服药期间要定期复查血常规。

3. 告知患者及家属勿擅自使用解痉剂，以免诱发结肠扩张。

4. 教会患者家属识别药物的不良反应。服用柳氮磺胺吡啶（SASP）时，可出现恶心、呕吐、皮疹、白细胞减少、溶血反应及再生障碍性贫血等，应餐后服药，多饮水；服用糖皮质激素者，要注意激素不良反应，不可随意减量、停药，防止反跳现象发生；应用硫唑嘌呤或硫嘌呤可出现骨髓抑制的表现，需注意监测白细胞计数。

5. 出现异常情况，如疲乏、头痛、发热、手足发麻、排尿不畅等症状应及时就诊。

（七）专科指导

1. 观察大便的次数、颜色、性状及量。准确记录出入量，观察腹痛变化。如毒血症明显、高热伴腹胀、腹部压痛、肠鸣音减弱或消失，或出现腹膜刺激征，提示有并发症。遵医嘱给药，指导患者采用舒适体位，使用放松技巧。

2. 物理降温，可用冰袋冰敷、温水擦浴等，必要时给予退热剂。

3. 保护肛门及周围皮肤的清洁、干燥；手纸应柔软、动作要轻柔；排便后可用温开水清洗肛门及周围皮肤，必要时局部可涂抹紫草油或鞣酸软膏以保护皮肤。

4. 选择个性化的灌肠时间，行保留灌肠治疗前，指导患者应排尽尿、便。取左侧卧位，抬高臀部 10cm 左右，使药液不易溢出，灌肠速度应缓慢。

（八）心理指导

1. 指导患者正确认识疾病，树立信心。

2. 指导患者保持心情平和，情绪波动是本病加重的诱因，注意患者心理状态变化，护士应及时给予患者心理疏导和心理支持。

3. 病情允许时，鼓励患者参加适当的活动以分散注意力，避免精神过度紧张、焦虑。

（九）出院指导

1. 饮食指导：注意饮食，腹痛、腹泻者宜食少渣、易消化、低脂肪、高蛋白质饮食；尽量避免可疑不耐受的食物，如鱼、虾、蟹、鳖、牛奶、花生等；忌食辣椒及生冷食品，戒除烟酒。

2. 活动与睡眠指导：劳逸结合，避免劳累，适当进行体育锻炼以增强体质。

3. 用药指导：指导患者出院后坚持服药治疗，不可随意自行更改药物，特别是激素类药物，使用解痉剂时严密观察不良反应。

4. 专科指导：注意保暖，防止感冒。有肠道感染时应及早治疗。

5. 心理指导：保持心情舒畅，避免焦虑、压力过大。

（十）护理健康教育路径

住院时间	入院阶段 （入院第 1 日）	治疗阶段 （入院第 2 至 3 日）	出院阶段 （入院第 4 日至出院日）
辅助检查	1. 完成血、尿标本采集 2. 陪同患者完成心电图、CT 等检查	完善纤维结肠镜检查	
病情观察	1. 2 小时巡视病房 1 次 2. 测量生命体征、身高和体重 3. 询问病史，观察腹泻的次数和量及有无发热并对症护理	1. 2 小时巡视病房 1 次 2. 每日测量 2 次生命体征 3. 关注患者心理变化，帮助缓解焦虑心理	间隔 2 小时巡视 1 次
治疗处置	1. 依据病情静脉输液 2. 药物试敏	1. 依据病情静脉输液 2. 结肠镜检查 3. 依据病情灌肠治疗	1. 依据病情静脉输液 2. 依据病情灌肠治疗
使用药物	遵医嘱给予抗炎、解痉、静脉营养，以及激素类药物	遵医嘱给予抗炎、解痉、激素类、静脉营养药物	遵医嘱给予抗炎、解痉、激素类、静脉营养药物
活动体位	卧床休息	卧床休息	逐渐在病区内活动
饮食	暂禁食	肠镜检查前禁食水	高热量、高蛋白、低脂、低纤维膳食
健康宣教	1. 入院环境介绍 2. 人员介绍 3. 安全指导	1. 讲解肠镜的注意事项及配合方法 2. 告知灌肠的注意事项 3. 指导患者的活动与休息 4. 用药指导	出院指导

知识精讲：克罗恩病患者不适宜的饮食有哪些?

讲解：

1. 粗糙食物：由于患者消化道存在不同程度的损伤，粗糙的饮食不利于消化及吸收，还会导致继发的腹泻加重消化道黏膜损伤。

2. 海鲜和牛奶：海鲜和牛奶含有大量蛋白质，这些蛋白质作为抗原可诱导变态反应，容易导致克罗恩病的复发或病情加重。

3. 刺激性食物：辛辣等刺激性的食物会直接损伤消化道黏膜，同时还会刺激肠蠕动和黏膜分泌，诱发或加重腹泻，加重病情。

4. 油腻食物：进食油腻食物会导致患者消化及吸收不良，患者不能耐受。

三、肠易激综合征

（一）概述

肠易激综合征（IBS）是一组持续或间歇发作，以腹痛或腹部不适为主，排便习惯和（或）大便性状改变为临床表现。经检查排除可引起这些症状的器质性疾病。根据主要症状分为肠易激综合征腹泻型、肠易激综合征便秘型、混合型肠易激综合征。

本病的病因有胃肠道动力紊乱、内脏感觉异常、精神心理障碍、肠道感染。

1. 临床表现

（1）腹痛：为主要症状，以下腹和左下腹多见，伴大便次数或形状异常。

（2）腹泻：持续性或间歇性腹泻，夜间不会出现，粪便多呈稀糊状，含大量黏液，部分患者可因进食复发。

（3）便秘：排便困难，粪便干结，量少。

（4）腹胀：可有排便不净感，白天较重。

（5）全身症状：紧张、焦虑、头痛、尿频、尿急等症状。

2. 治疗原则：根据患者的具体情况采用个性化方案，去除诱因，减轻症状，对症处理。常用调整饮食法、心理行为疗法、药物疗法等。

（二）入院指导

1. 活动与睡眠指导：告知家属患者需要安静的休养环境，保持病房安静，限制探视，减少外界刺激，保证充足的睡眠。患者需 24 小时有人陪护，如厕时要有家属陪同。

2. 专科指导：床的两侧加床挡保护，防止患者坠床。指导患者及时更换衣物，保持床单、衣物清洁干燥，做好生活护理。评估腹部不适的部位、性状、时间等，了解腹泻的次数、性状、量、色、诱因及便秘的情况。指导患者卧床休息，采取减轻疼痛的方法。腹泻的患者，告知保持肛周皮肤清洁、干燥，避免肛周皮肤损伤。

3. 心理指导：了解患者紧张、恐惧的情绪，鼓励患者积极表达自己的情绪，指导患者提高心理防御机制，使其主动参与治疗与护理。

（三）专科检查指导

1. 结肠镜检查

（1）结肠镜检查饮食指导：术前 2 日进食少渣饮食，术前 1 日进食无渣饮食，对长期便秘的患者检查前可口服缓泻药或通便灌肠，以提高检查当日清洁肠道的效果；根据医生开具的泻药进行肠道准备，服用泻药时保持适当的速度，避免过急导致呕吐，观察患者排便情况，肠道准备要求排出清水样、无粪渣；如有慢性心肺疾病、糖尿病、不完全性肠梗阻患者及年老和衰弱者，遵医嘱服用泻药；高血压患者血压控制良好方可检查；肠镜检查存在一定的风险和并发症，如肠腔出血、穿孔、感染、皮下气肿、瘘、腹腔出血等，检查前需签结肠镜诊疗知情同意书。

（2）结肠镜术前用药指导：高血压、糖尿病患者手术当日可通过药物控制血压、血糖达到或接近正常水平。摘除息肉前 1~2 周避免应用抗血小板聚集的药物，如阿司匹林、氯吡格雷；长期服用抗抑郁药患者可继续服用抗抑郁药；长期便秘者可于检查前 1~2 日口服缓泻药或通便灌肠，排出干结的宿便。复方聚乙二醇电解质散的服用方法。第一次服药：检查前日晚饭后禁食，可以饮水，晚饭后 2 小时（18~20 点）1 盒复方聚乙二醇电解质散与 1000mL 水混合均匀后服用。第二次服药：检查当日，检查前 4~6小时，2 盒复方聚乙二醇电解质散与 2000mL 水混合均匀，每隔 10~15 分钟服用一次，每次 250mL，直至服用完或排出水样清便。

2. X 线钡剂灌肠：可见肠管痉挛征象。饮食准备与肠道准备同上，胃潴留患者留置胃管引流，检查后告知患者钡剂一般 3 天能完全排出，在此期间粪便呈白色或陶土色。

3. 结肠腔内压力测定：肌电检查可提示压力波及肌电波异常变化，对直肠气囊充气的耐受性差。

（四）饮食指导

1. 少吃多餐，以免胃胀气和腹泻。
2. 进食速度慢，以防吞入更多空气。
3. 充分咀嚼，让唾液中的酶拥有更多时间消化食物并刺激胃液分泌。
4. 大量补充水分，腹泻时可起到补充体液的作用。
5. 避免进食产气食物，如牛奶、大豆等。
6. 便秘患者选择高纤维素饮食，腹泻患者选择低纤维素饮食。
7. 增加有益菌，以乳酸菌和双歧杆菌家族的益生菌及嗜热链球菌的功效最为明显。
8. 均衡饮食，选择含脂肪和糖较低的食物。

（五）活动与睡眠指导

指导患者卧床休息，减少活动，注意腹部保暖，避免受寒。

（六）用药指导

1. 胃肠解痉药：抗胆碱能药物最常用，短期对症治疗可缓解腹痛。减少肠内产气，减轻餐后腹痛。使用钙通道阻断剂，如硝苯地平、匹维溴铵等。

2. 胃肠道动力相关性药物：多潘立酮、西沙必利等。

3. 泻药：一般避免使用，但对严重便秘者可短期使用，首选乳果糖，尤其适用于老年人。

4. 精神类药物：对具有明显精神症状的患者，适当予以镇静剂、抗抑郁药、抗焦虑药。

5. 肠道益生菌：可纠正肠道菌群失调，对腹泻、腹胀有一定疗效。

6. 其他：替加色罗对便秘型肠易激综合征有效，阿洛司琼对腹泻为主的肠易激综合征有效。

（七）专科指导

1. 观察患者大便的次数、颜色、性状及量。
2. 通过人为干预，改变患者的排便的习惯。
3. 保护肛门及周围皮肤的清洁干燥，告知患者排便后可用温开水清洗肛门及周围皮肤。

4. 勤换内裤，必要时肛周局部可涂抹紫草油或鞣酸软膏以保护皮肤。

5. 便秘者可使用开塞露。

（八）心理指导

1. 给予患者更多的关怀，尽可能提供方便，使患者对新的环境产生信任感和归属感。

2. 耐心细致地向患者讲解病情，使他们对所患疾病有深刻的认识，避免产生恐惧，消除紧张情绪，使患者信任医护人员，这样有利于病情缓解。

3. 注意患者心理状态变化，告知患者及时宣泄不良情绪，给予患者心理疏导和支持。

4. 病情允许时，可参加适当的活动分散注意力，避免精神过度紧张、焦虑。

（九）出院指导

1. 饮食指导：纠正不良的饮食习惯，戒除烟酒，作息规律，睡前温水泡足，不饮咖啡、茶等可使人兴奋的饮料。

2. 活动与睡眠指导：指导患者保持良好的精神状态，注意休息，适当运动（如散步、慢跑等），以增强体质，保证足够的睡眠时间，保持心情舒畅。

3. 用药指导：指导患者遵医嘱按时按量服药，勿减量或漏服。

4. 心理护理：保持心情舒畅，避免焦虑、压力过大。

（十）护理健康教育路径

住院时间	入院阶段 （入院第 1 日）	治疗阶段 （入院第 2 至 3 日）	出院阶段 （入院第 4 日至出院日）
辅助检查	1. 完成血、尿标本采集 2. 陪同患者完成心电图、CT 等检查	完善纤维结肠镜检查	
病情观察	1. 2 小时巡视病房观察 1 次 2. 测量生命体征、身高和体重 3. 询问病史，以及排便的次数、量和性质	1. 2 小时巡视病房 1 次 2. 每日测量 2 次生命体征 3. 关注患者心理变化，帮助缓解焦虑心理	间隔 2 小时巡视 1 次
治疗处置	1. 依据病情静脉输液治疗 2. 依据病情给予口服药治疗	1. 依据病情静脉输液治疗 2. 结肠镜检查 3. 依据病情给予口服药治疗	1. 依据病情静脉输液治疗 2. 依据病情给予口服药治疗
使用药物	遵医嘱给予解痉、止泻药物，便秘者给予乳果糖及调节肠道菌群药物	遵医嘱给予解痉、止泻药物，便秘者给予乳果糖及调节肠道菌群药物	遵医嘱给予解痉、止泻药物，便秘者给予乳果糖及调节肠道菌群药物
活动体位	卧床休息，减少活动	卧床休息，减少活动	逐渐在病区内活动

续表

住院时间	入院阶段 （入院第 1 日）	治疗阶段 （入院第 2 至 3 日）	出院阶段 （入院第 4 日至出院日）
饮食	1. 腹泻患者：避免食用产气食物，选择低纤维饮食 2. 便秘患者：选择高纤维饮食	肠镜检查前禁食水	
健康宣教	1. 入院环境介绍 2. 人员介绍 3. 安全指导 4. 对症指导	1. 讲解肠镜的注意事项及配合方法 2. 告知钡餐的注意事项 3. 指导患者的活动与休息 4. 用药指导	出院指导

知识精讲：肠易激综合征的诊断标准。

讲解： 肠易激综合征的诊断标准以症状学为依据，诊断建立在排除器质性疾病的基础上，推荐采用目前国际公认的肠易激综合征罗马Ⅲ诊断标准，即反复发作的腹痛或不适（不适意味着感觉不舒服而非疼痛），最近 3 个月内每个月至少有 3 天出现症状，合并以下 2 条或多条：①排便后症状缓解。②发作时伴有排便频率改变。③发作时伴有大便性状（外观）改变。诊断前症状出现至少 6 个月，近 3 个月符合以上标准。

四、肠梗阻

（一）概述

肠梗阻系指肠内容物在肠道中不能顺利通过和运行。当肠内容物通过受阻时，产生腹胀、腹痛、恶心、呕吐及排便障碍等一系列症状，严重者可导致肠壁血液供应障碍，继而发生肠坏死。肠梗阻病情发展迅速，可危及生命。

1. 临床表现

（1）腹痛：单纯性机械性肠梗阻表现为阵发性腹部绞痛；如为绞窄性肠梗阻，腹痛间歇期缩短，呈持续性剧烈腹痛；麻痹性肠梗阻腹痛特点为全腹持续性胀痛。

（2）呕吐：与肠梗阻的部位、类型有关。高位肠梗阻呕吐出现早且频繁，呕吐物为胃液、十二指肠内容物及胆汁等；低位肠梗阻呕吐出现迟而量少，呕吐物为带臭味粪样物；绞窄性肠梗阻呕吐物为血性或棕褐色液体；麻痹性肠梗阻呕吐多呈溢出性。

（3）腹胀：其程度与梗阻部位有关，高位梗阻腹胀轻，低位梗阻腹胀明显。麻痹性肠梗阻表现为均匀性全腹胀。

（4）肛门排气、排便停止：完全性肠梗阻发生后，患者多停止排气、排便。在完全梗阻早期，尤其是高位梗阻，可因梗阻部位以下肠内尚有粪便和气体残存，仍可自行或灌肠后排出粪便。不完全性肠梗阻可有多次少量排气、排便。绞窄性肠梗阻如肠套叠、肠系膜血管或血栓形成可排出血性黏液样便。

（5）全身体征：单纯性肠梗阻早期可无全身表现，严重肠梗阻者可有脱水、代谢性酸中毒体征，甚至体温升高、呼吸浅快、脉搏细速、血压下降等中毒和休克征象。

2. 治疗原则：纠正因梗阻引起的全身性生理紊乱，解除梗阻。

（二）入院指导

1. 饮食指导：梗阻期间绝对禁食水，待肠蠕动恢复后可进少量流质饮食（不含豆浆和牛奶）。

2. 活动与睡眠指导：告知患者卧床休息，降低机体消耗。指导患者半卧位，有利于减轻腹部张力、腹胀，改善呼吸。

3. 专科指导：保持病室环境安静整洁，限制探视，减少外界刺激。患者需 24 小时陪护。床的两侧加床挡保护，防止患者坠床。嘱患者及时更换衣物，保持床单、衣物清洁干燥，做好生活护理。

4. 心理指导：关心患者，了解患者紧张、恐惧的情绪，向患者讲解疾病的相关知识，指导患者提高心理防御机制，使其主动参与治疗与护理。

（三）专科检查指导

1. X 线检查：肠梗阻发生 4~6 小时后，腹部立位或侧卧透视或摄片可见多个气液平面及胀气肠袢；空肠梗阻时，空肠黏膜的环状皱襞可显示鱼肋骨刺状改变；肠扭转时可见孤立、突出的胀大肠袢。

2. 血常规检查：血红蛋白、血细胞比容及尿比重升高，绞窄性肠梗阻多有白细胞计数及中性粒细胞比例的升高。

3. 血气分析及血生化检查：血气分析、血清电解质、血尿素氮及肌酐检查出现异常或紊乱。

4. 其他检查：呕吐物和粪便检查见大量红细胞或隐血试验阳性时提示肠管有血运障碍。

（四）用药指导

1. 根据病情、疼痛性质和程度选择性给予患者镇痛药物。

2. 对诊断明确的单纯性肠梗阻，可以皮下注射阿托品解痉，禁止使用吗啡。

3. 使用抗生素之前，询问患者有无过敏史及近期饮酒史。

4. 纠正水、电解质平衡紊乱和酸碱平衡失调。

（五）围手术期指导

1. 术前指导

（1）饮食指导：肠梗阻患者应禁食、禁饮。

（2）活动与睡眠指导：提供舒适的病房环境，指导患者放松的方法，卧床休息，保证睡眠。

（3）用药指导：术前给患者静脉补液，维持水、电解质平衡。予营养状况差的患者白蛋白、静脉营养液、输血等。

（4）专科指导：给予患者胃肠减压，告知患者胃肠减压的重要性。

（5）功能锻炼：指导患者练习床上排便、排尿的方法，指导患者深呼吸、有效咳嗽，劝患者戒烟。

（6）心理指导：向患者介绍手术的相关知识及配合事项，耐心做好患者的心理护理，使其能够积极配合治疗，避免紧张焦虑的情绪。

2. 术后指导

（1）饮食指导：术后禁食，待肠道功能恢复后，患者无腹胀、腹痛，可进温开水，无不适之后开始进流质饮食，逐渐恢复正常饮食。行肠切除吻合术后，尤其是大肠手术后，进食时间应适当推迟。

（2）活动与睡眠指导：全麻患者未清醒前，去枕平卧，硬膜外麻醉患者一般去枕平卧6小时，如生命体征平稳，给予半坐卧位。肠梗阻手术后，尤其是粘连性肠梗阻患者需早期活动，如病情平稳，术后24小时开始床上活动，争取尽早下床活动。

（3）专科指导：密切观察患者生命体征的变化，有无腹痛、腹胀、呕吐及肛门排气等；保持伤口敷料干燥，注意伤口渗血情况，及时更换敷料。应妥善固定胃管及腹腔引流管，保持引流管通畅，避免受压、折叠、扭曲或滑脱。注意观察并记录引流液的颜色、性状及量，若有异常及时报告。胃肠减压在肛门排气、肠蠕动恢复后即可拔除。

（4）并发症指导：患者发生术后出血，立即通知医生，给予相关治疗与处置。绞窄性肠梗阻患者术后常规使用抗生素。应警惕腹腔内或切口感染及肠瘘。切口裂开一般发生于术后一周左右，故对年老体弱、营养不良、低蛋白血症及缝合时发现腹壁张力过高的患者，手术时采用减张缝合，术后腹带加压包扎，及时处理咳嗽、腹胀、排便困难等引起腹压增高的因素，并预防切口感染。

（5）心理指导：指导患者保持稳定的情绪，鼓励患者积极配合治疗。

（六）出院指导

1. 饮食指导：注意饮食宜少量多餐，进食营养丰富、高蛋白、高维生素、易消化吸收的食物，避免暴饮暴食，饭后忌剧烈活动，戒烟酒。

2. 活动与睡眠指导：指导患者保持情绪稳定，生活要有规律，保证充足睡眠。在体力允许的条件下做一些轻体力活动，术后避免做增加腹压的剧烈运动，并根据病情选取适宜工作量。

3. 专科指导：指导老年便秘者通过调整饮食、腹部按摩等方法保持大便通畅，上述方法无效者可适当口服缓泻剂，避免用力排便，若出现腹痛、腹胀、呕吐、停止排便等不适及时就诊。伤口结痂脱落后允许淋浴，但勿用力擦洗切口处。

4. 心理指导：指导患者保持稳定的情绪，避免压力过大，回家后做好自我防护。

（七）护理健康教育路径

住院时间	入院阶段（入院第 1 日）	术前阶段（入院第 2 日至手术前 1 日）	手术阶段（手术当日）	术后阶段（术后第 1 至 3 日）	出院阶段（术后第 4 日至出院日）
辅助检查	完成血、尿标本采集	陪同患者做心电图、胸部 CT、腹部超声等检查			
病情观察	1. 2 小时巡视病房 1 次 2. 测量生命体征、身高和体重 3. 询问病史，以及排便的次数、量和性质	1. 2 小时巡视病房 1 次 2. 每日测量 2 次生命体征 3. 关注患者心理变化，帮助缓解焦虑心理	术晨测量生命体征	1. 每 2 小时巡视患者 1 次 2. 观察术后排便情况 3. 并发症的观察	
治疗处置	1. 静脉输液治疗、抗感染 2. 胃肠减压 3. 协助清洁皮肤	1. 静脉输液治疗、抗感染 2. 术前肠道清洁 3. 备血	1. 皮肤准备 2. 平车护送手术室 3. 术后生命体征监测、氧气吸入 4. 口腔护理 5. 会阴护理 6. 引流管护理		
使用药物	给予抗炎药，以及纠正水、电解质平衡等补液治疗	给予抗炎药，以及纠正水、电解质平衡等补液治疗	术后遵医嘱给予止痛药	遵医嘱给予抗炎药物	
活动体位	1. 卧床休息，可低半坐卧位，减轻腹肌紧张，有利于呼吸 2. 呕吐时侧卧位，避免发生误吸	可低半坐卧位，减轻腹肌紧张，有利于呼吸	1. 术后去枕平卧 6 小时 2. 半坐卧位	半坐卧位，术后早期活动	
饮食	禁食禁水	禁食禁水	禁食禁水	1. 禁食禁水 2. 拔出胃管后进流食	
健康宣教	1. 入院环境介绍 2. 人员介绍 3. 安全指导 4. 对症指导	1. 指导患者练习深呼吸，有效咳嗽 2. 练习床上大小便	1. 告知患者有恶心等不适时应侧卧位 2. 保持敷料清洁干燥 3. 保持引流管通畅，勿牵拉打折	告知患者早期活动的意义，以取得患者及家属配合	出院指导

知识精讲：

1. 肠梗阻分哪几类？

讲解：

（1）按肠梗阻的原因分类

①机械性肠梗阻：最常见，是指肠壁本身及肠腔内外的各种器质性病变造成

的肠腔狭窄或闭塞，致使肠内容物通过受阻。

②动力性肠梗阻：又称运动障碍性肠梗阻，是因肠壁肌肉活动紊乱，导致肠内容物不能运行，而非肠腔内外有机械性因素引起的肠梗阻，因此也称为假性肠梗阻。肠壁本身并无解剖上的病变，动力性肠梗阻又可分为麻痹性肠梗阻和痉挛性肠梗阻两大类。

③缺血性肠梗阻：是指肠系膜血管病变引起肠壁缺血，继而引起蠕动障碍造成肠梗阻，多见于肠系膜血管血栓形成或栓塞。

（2）按肠壁血液运行情况分类

①单纯性肠梗阻：仅有肠腔狭窄而无血液运行障碍，常由肠管内堵塞或肠外肿块压迫所致。

②绞窄性肠梗阻：肠腔阻塞，肠壁因血管被压迫而引起缺血坏死，多因肠扭转、肠套叠、肠粘连等引起。

（3）按梗阻发生的部位分类

①小肠梗阻：又分为高位小肠梗阻（主要指发生在十二指肠或空肠的梗阻）、低位肠梗阻（指远端回肠的梗阻）。

②结肠梗阻：多发生于左侧结肠，以乙状结肠或乙状结肠与直肠交界处为多见。

（4）按梗阻的程度分类：分为完全性肠梗阻和不完全性肠梗阻。

（5）按起病的缓急分类：分为急性肠梗阻和慢性肠梗阻。

2.胃肠减压患者的护理。

讲解：

（1）胃肠减压期间应禁食、禁饮，一般应停服药物。

（2）保持有效的负压吸引，胃管与负压器连接紧密，不漏气，胃肠减压器保持一定的负压状态。

（3）妥善固定，保持引流管通畅，胃管固定牢固，防止移位或脱出，记录胃管留置长度，交接班复查，躁动患者应有预防措施。

（4）观察引流物颜色、性质和量，记录24小时引流液总量。

（5）准确记录胃液的颜色，正常胃液无色，因混有反流胆汁呈草绿色或黄色，有陈旧性出血为咖啡色。一般胃肠手术后24小时内，胃液多呈暗红色，2~3天后逐渐减少。若有鲜红色液体吸出，说明术后有出血，记录引流量，如多于100mL/h应停止胃肠减压，通知医生。

（6）加强口腔护理，预防口腔和呼吸道感染，必要时给予雾化吸入，以保持口腔和呼吸道的湿润及通畅。

（7）保持胃肠减压器低位，防止胃液逆流。

（8）长期留置胃管者，每月更换胃管一次，从另一侧鼻孔插入。

3. 如何指导患者进行正确有效的咳嗽？

讲解：

（1）协助患者取坐位或卧位，头略向前倾，双手在胸前环抱一个软枕。

（2）先进行深而慢的呼吸5~6次，深吸气并憋气3~5秒，然后缩唇（吹口哨样），缓慢地经口将肺内气体呼出，然后再深吸一口气憋气3~5秒，进行2~3次短促有力的咳嗽。

（3）咳嗽的时候双肩放松，用手按压上腹部，以增加腹压，从而把痰咳出。

（4）咳痰后及时漱口。

五、肠结核

（一）概述

肠结核是结核分枝杆菌引起的肠道慢性特异性感染。结核分枝杆菌侵犯肠道，主要经口感染。本病一般见于中青年人，女性稍多于男性。90%以上肠结核由人型结核分枝杆菌引起，少数可由牛型结核分枝杆菌引起，结核病的发病是人体和结核菌相互作用的结果。

1. 临床表现

（1）腹痛：多位于右下腹或脐周，伴有腹胀，肠鸣音亢进，进餐时诱发疼痛伴便意，排便后可缓解。

（2）腹泻与便秘：腹泻是溃疡型肠结核的主要临床表现之一，患者粪便呈糊状，不含有黏液和脓血，有时可与便秘交替，增生性肠结核以便秘为主要表现。

（3）腹部包块：常位于右下腹，伴有轻度或中度压痛。腹部包块主要见于增生型肠结核，也可见于溃疡型肠结核合并局限性腹膜炎。

（4）全身症状：多见于溃疡型肠结核，表现为不同热型的长期发热，伴有盗汗，患者有营养不良的表现及肠外结核特别是活动性肺结核的临床表现。

2. 治疗原则：消除症状，改善全身情况，促进病灶愈合，防止并发症。

（二）入院指导

1. 活动与睡眠指导：指导患者卧床休息，降低机体消耗。保持病室环境安静整洁，限制探视，减少外界刺激，保证充足睡眠。

2. 专科指导：患者需24小时有人陪护，床两侧加床挡保护，防止患者坠床。嘱患者及时更换衣物，保持床单、衣物清洁干燥，做好生活护理。评估腹痛的频次、时间和程度，指导患者采取减轻疼痛的方法。腹泻患者，告知保持肛周皮肤清洁、干燥，避免肛周皮肤损伤。

3. 心理指导：关心患者，了解患者紧张、恐惧的情绪，指导提高心理防御机制，使其主动参与治疗与护理。给予心理支持，鼓励患者积极表达自己的情绪。

（三）专科检查指导

1. 结肠镜检查

（1）结肠镜检查饮食指导：术前 2 日进食少渣饮食，术前 1 日进食无渣饮食，对长期便秘的患者检查前可口服缓泻药或通便灌肠，以提高检查当日清洁肠道的效果；根据医生开具的泻药进行肠道准备，服用泻药时保持适当的速度，避免过急导致呕吐，观察患者排便情况，肠道准备要求排出清水样、无粪渣；如有慢性心肺疾病、糖尿病、不完全性肠梗阻、年老及衰弱患者，遵医嘱服用泻药；高血压患者血压控制良好方可检查；肠镜检查存在一定的风险和并发症，如肠腔出血、穿孔、感染、皮下气肿、瘘、腹腔出血等，检查前需签结肠镜诊疗知情同意书。

（2）用药指导：高血压、糖尿病患者手术当日可通过药物控制血压、血糖达到或接近正常水平。摘除息肉前 1~2 周避免应用抗血小板聚集的药物，如阿司匹林、氯吡格雷；长期服用抗抑郁药患者可继续服用抗抑郁药；长期便秘者可于检查前 1~2 日口服缓泻药或通便灌肠，排出干结的宿便。

2. X 线钡剂灌肠： 可见肠管痉挛征象。饮食准备与肠道准备同上，胃潴留患者留置胃管引流，检查后告知患者钡剂一般 3 天能完全排出，在此期间粪便呈白色或陶土色。

3. 结核抗体测定： 采用酶联免疫吸附试验进行血清或体液结核抗体测定，阳性有助于诊断。

（四）饮食指导

1. 告知患者营养对治疗肠结核的重要性，由于结核病是慢性消耗性疾病，只有保证营养的供给，提高机体抵抗力，才能促进疾病的痊愈。

2. 与患者及家属共同制定饮食计划。

3. 应进食高热量、高蛋白、高维生素且易消化的食物。

4. 腹泻明显的患者应少食乳制品、富含脂肪和粗纤维的食物，以免加快肠蠕动。

5. 每周测量患者体重，并观察有关指标，如电解质、血红蛋白等，以评价其营养状况。

（五）活动与睡眠指导

指导患者卧床休息，减少活动，避免劳累，待病情好转后可逐步增加活动量。

（六）用药指导

1. 根据病情、疼痛性质和程度选择性地给予药物镇痛，这是解除胃肠道疾病疼痛的重要措施。

2. 一般疼痛发生前用药较疼痛剧烈时用药效果好且剂量偏小，用药后加强观察，防止发生不良反应、耐药性和依赖性。阿托品有加快心率、咽干、面色潮红等不良反应，哌替啶、吗啡有依赖性，吗啡抑制呼吸中枢，疼痛减轻或缓解后应及时停药。

3. 观察抗结核药物的不良反应，使用链霉素、异烟肼、利福平等药物时，注意有无耳鸣、头晕、恶心、呕吐等中毒症状及过敏反应。

（七）专科指导

1. 腹痛患者指导

（1）一般护理，急性起病、腹痛明显者应卧床休息，保持环境安静、舒适，温湿度适宜。根据疼痛的性质、程度，选择禁食、流质、半流质饮食。

（2）对症护理，排便后用温水清洗肛周，保持肛周皮肤清洁干燥，涂凡士林或抗生素软膏保护肛周皮肤。给予液体、电解质、营养物质输入。全身毒血症状严重、盗汗多者及时更换衣服，保持床铺清洁、干燥，加强口腔护理。

（3）告知患者有关缓解腹痛的知识，指导其用鼻深吸气，然后张口慢慢呼气，如此有节奏地反复进行。通过回忆一些趣事等转移注意力、疼痛减轻。

2. 腹泻患者指导

（1）热敷减弱肠道运动，减少排便次数，有利于腹痛等症状的减轻。

（2）慢性轻症者可适当活动，饮食以少渣、易消化食物为主，避免生冷、多纤维、刺激性食物。急性腹泻患者根据病情和医嘱，给予饮食护理，如禁食或进流质、半流质、软食。排便频繁时，因粪便的刺激，可使肛周皮肤损伤，引起糜烂及感染，排便后应用温水清洗肛周，保持肛周皮肤清洁、干燥。

3. 体温过高患者指导

（1）保持病室环境整洁、安静、舒适。患者应卧床休息，避免劳累。全身毒血症状重者严格卧床休息，降低机体消耗，病情稳定后逐步增加活动量。

（2）给予高热量、高蛋白、高维生素、易消化的流质或半流质饮食，鼓励多进食，多食水果，多饮水，保证每日摄水量达 2500~3000mL。不能进食者，应按医嘱静脉补充营养与水分，同时监测患者的尿量和出汗情况，以便调整补液量，并保持排便通畅。

（3）严密观察病情变化，体温高于 38.5℃时，应给予物理降温，每 4 小时测量 1 次体温、脉搏、呼吸，并按病情需要随时监测。

（八）心理指导

1. 耐心细致地告知患者病情，使他们对所患疾病有深刻的认识，避免产生恐惧，消除紧张情绪，使患者信赖医护人员，有利于病情缓解。

2. 注意患者心理状态变化，告知患者及时宣泄不良情绪，给予患者心理疏导和心理支持。

3. 肠结核治疗效果不明显时，关注患者的心理，通过解释、鼓励提高患者对配合检查和治疗的认识，稳定其情绪。

（九）出院指导

1. 饮食指导：注意个人卫生，提倡公用筷进餐或分餐制，鲜牛奶应消毒后饮用。

2. 活动与睡眠指导：嘱患者注意休息，要劳逸结合，避免疲劳、受寒。

3. 用药指导：指导患者坚持抗结核药物治疗，说明规范治疗与全程治疗结核病的重要性，按时、按量服用药物，切忌自行停药，注意观察药物的疗效和不良反应。

4. 专科指导：患者的餐具及用物均应消毒，对患者的粪便也应进行消毒处理。告知抗结核药物的不良反应及预防方法，如有不适立即就诊，定期门诊复查。

5. 心理指导：告知患者有关结核病的防治知识，特别是肠结核的预防，重在肠外结核，缓解患者焦虑情绪，鼓励其积极主动配合治疗。

（十）护理健康教育路径

住院时间	入院阶段 （入院第 1 日）	治疗阶段 （入院第 2 至 3 日）	出院阶段 （入院第 4 日至出院日）
辅助检查	1. 完成血、尿标本采集 2. 心电图、CT 等检查	完善纤维结肠镜检查	
病情观察	1. 2 小时巡视病房 1 次 2. 测量生命体征、身高和体重 3. 询问病史，以及排便的次数、量和性质	1. 2 小时巡视病房 1 次 2. 每日测量 2 次生命体征 3. 关注患者心理变化，帮助缓解焦虑心理	间隔 2 小时巡视 1 次
治疗处置	1. 依据病情静脉输液治疗 2. 依据病情给予口服药治疗	1. 依据病情静脉输液治疗 2. 结肠镜检查 3. 依据病情给予口服药治疗	1. 依据病情静脉输液治疗 2. 依据病情给予口服药治疗
使用药物	遵医嘱给予解痉、止泻药物，便秘者给予乳果糖及调节肠道菌群药物	遵医嘱给予解痉、止泻药物，便秘者给予乳果糖及调节肠道菌群药物	遵医嘱给予解痉、止泻药物，便秘者给予乳果糖及调节肠道菌群药物
活动体位	卧床休息，减少活动	卧床休息，减少活动	逐渐在病区内活动
饮食	1. 腹泻患者：避免食用产气食物，选择低纤维饮食 2. 便秘患者：选择高纤维饮食	肠镜检查前禁食水	
健康宣教	1. 入院环境介绍 2. 人员介绍 3. 安全指导 4. 对症指导	1. 讲解肠镜的注意事项及配合方法 2. 告知钡餐的注意事项 3. 指导患者的活动与休息 4. 用药指导	出院指导

知识精讲：

1. 肠结核的传播途径有哪些？

讲解： 感染途径包括 3 种。①经口感染：为结核分枝杆菌侵犯肠道的主要途径。②血行播散：多见于粟粒型结核。③直接蔓延：肠结核主要位于回盲部，其他部位按发病率高低依次为升结肠、空肠、横结肠、降结肠、阑尾、十二指肠和乙状结肠等，少数见于直肠。

2. 物理降温注意事项。

讲解：

（1）包括冷敷、温水擦浴、冷生理盐水灌肠。

（2）冷湿敷法是用冷水或冰水浸透毛巾敷于头面和血管丰富处，如股根、腋下、颈部。

（3）避免冷敷前胸、后背、枕部。

（4）每 10~15 分钟更换一次。

（5）用冷生理盐水灌肠，婴儿每次 100~300mL。

六、结肠癌

（一）概述

结肠癌是常见的消化道恶性肿瘤之一，发病率仅次于胃癌和食管癌，发病原因尚不明确，主要与环境因素、饮食因素、遗传因素、癌前疾病有明显关系。

1. 临床表现

（1）排便习惯、粪便性状的改变：排便次数增多，腹泻、便秘，黏液脓血便，腹痛，慢性不完全性结肠梗阻，腹部肿块，贫血、消瘦、乏力、低热、恶病质。

（2）右侧结肠癌：腹痛、腹部肿块、全身症状为主；左侧结肠癌：肠梗阻、大便习惯改变、黏液脓血便（局部）。

2. 治疗原则：手术治疗。

（1）结肠癌根治术：右半结肠切除术、左半结肠切除术、横结肠切除术、乙状结肠癌根治术。

（2）局部切除、姑息切除及造口术。

    右侧：右侧根治术 + 回结肠吻合术。

          回结肠吻合术 + 远回肠断端造口术。

    左侧：横结肠造口术 + 二期根治术。

          不能切除，姑息造口。

（二）入院指导

1. 饮食指导：指导患者每日脂肪的摄入量控制在合理范围，科学饮食，讲究油脂的合理配比。告知患者饮食要以易消化、易吸收的半流质食物为主，例如小米粥、大米汤、玉米粥等，以减少对肠胃道的刺激。如果结肠癌向肠腔凸起，引起肠腔狭窄，要控制膳食纤维的摄入。

2. 活动与睡眠指导：告知家属患者需要安静的休养环境，保持病房安静、温湿度适宜，减少对患者的刺激，保证患者充足的睡眠。患者需 24 小时有人陪护，如厕时要有家属陪同。

3. 专科指导：床两侧加床挡保护，防止患者坠床。评估患者疼痛部位、性质及程度。嘱患者卧床休息，协助患者采取有利于减轻疼痛的体位，必要时给予镇痛治疗。如有恶心呕吐，应让患者头偏向一侧，防止误吸，观察呕吐物的颜色、性质、量，给予止吐药物。嘱患者及时更换衣物，保持床单、衣物清洁干燥，做好生活护理。

4. 心理指导：了解患者紧张、恐惧的情绪，指导患者提高心理防御机制，使其主动参与治疗与护理。

（三）专科检查指导

1. 结肠镜检查：可通过纤维结肠镜，观察病灶的部位、大小、形态、肠腔狭窄程度等，并可取活组织，结肠镜检查是诊断肠癌最有效、可靠的方法。

（1）饮食指导：术前 2 日进食少渣饮食，术前 1 日进食无渣饮食，对长期便秘的患者检查前可口服缓泻药或通便灌肠，以提高检查当日清洁肠道的效果。根据医生开具的泻药进行肠道准备，服用泻药时保持适当速度，避免过急导致呕吐，观察患者排便情况，肠道准备要求排出清水样、无粪渣；如有慢性心肺疾病、糖尿病、不完全性肠梗阻、年老及衰弱患者，遵医嘱服用泻药；高血压患者血压控制良好方可检查；肠镜检查存在一定的风险和并发症，如肠腔出血、穿孔、感染、皮下气肿、瘘、腹腔出血等，检查前需签结肠镜诊疗知情同意书。

（2）用药指导：高血压、糖尿病患者手术当日可通过药物控制血压、血糖达到或接近正常水平。摘除息肉前 1~2 周避免应用抗血小板聚集的药物，如阿司匹林、氯吡格雷；长期服用抗抑郁药患者可继续服用抗抑郁药；长期便秘者可于检查前 1~2 日口服缓泻药或通便灌肠，排出干结的宿便。

2. X 线钡剂灌肠：可见肠管痉挛征象。饮食准备与肠道准备同上，胃潴留患者留置胃管引流，检查后告知患者钡剂一般 3 天能完全排出，在此期间粪便呈白色或陶土色。

3. 直肠指检：是直肠癌的首选检查方法，在我国 75% 以上的直肠癌患者经直肠指检可触及肿瘤。

4. 实验室检查：大便隐血试验可作为大规模普查及高危人群初筛手段。癌胚抗原（CEA）可判断大肠癌预后及检测方法。

（四）围手术期指导

1. 术前指导

（1）饮食指导：加强营养，贫血、低蛋白血症患者可给予少量多次输血，脱水明显患者给予纠正水、电解质及酸碱平衡紊乱，术前 12~14 小时口服等渗平衡电解质溶液进行肠道准备，术晨清洁灌肠。

（2）活动与睡眠指导：保证术前一晚良好的睡眠，必要时给予镇静剂。睡眠差易引起血压、心率的变化，影响手术和麻醉。

（3）用药指导：有高血压、高血糖者，遵医嘱对症用药，疼痛患者给予止痛治疗。

（4）专科指导：遵医嘱给予患者胃肠减压，告知患者胃肠减压的重要性。

（5）功能锻炼：指导患者练习床上排便、排尿的方法，以及深呼吸和有效咳嗽。

（6）心理指导：评估患者的焦虑程度，安慰患者，解除患者焦虑心理，帮患者树立战胜疾病的信心，多与患者进行交流和沟通，有针对性地进行心理疏导。

2. 术后指导

（1）饮食指导：禁食、胃肠减压，排气后给予流质饮食，无不适逐步过渡到半流食、普食，选择高热量、高蛋白、丰富维生素、低渣食物。

（2）活动与睡眠指导：术后早期下床活动，防止肠粘连，依据病情和体力进行一些力所能及的锻炼，提高机体免疫力，循序渐进地活动，活动量以不引起气喘、心悸、头晕等为宜。保证良好的睡眠。

（3）用药指导：遵医嘱补充水和电解质，必要时给予止痛药，术后遵医嘱应用抗生素防止感染。

（4）专科指导：引流管妥善固定，保持腹腔及骶前引流管通畅，观察记录引流液的色、质、量，适时拔管。留置导尿管，每日会阴护理2次，拔管前进行膀胱训练。肠癌术后出现排便次数增多、出血、便失禁，应及时调整饮食。进行肛门括约肌训练，及时清洁肛门，涂氧化锌保护周围皮肤。

（5）结肠造口护理：造口一般呈椭圆形或圆形，正常肠造口颜色呈新鲜牛肉样红色，表面光滑湿润，术后早期有轻度水肿，凡士林纱条术后3日左右去除。

（五）出院指导

1. 饮食指导：维持均衡饮食，定时进餐，避免进食生、冷、硬及辛辣等刺激性食物，避免进食易引起便秘的食物。

2. 活动与睡眠指导：嘱患者起居有规律，适当活动，防止过度劳累，保持心情舒畅，防止情感过于波动。

3. 用药指导：遵医嘱按时、按量、精确给药。口服化疗药者应饭后半小时服用，以减少胃肠道不良反应，并按时检查血常规，观察有无白细胞降低及血小板减少。

4. 专科指导：注意保暖，防止受凉，避免去公共场所，防止交叉感染。

（六）护理健康教育路径

住院时间	入院阶段 （入院第1日）	术前阶段（入院 第2至术前1日）	手术阶段 （手术当日）	术后阶段 （术后第1至 3日）	出院阶段（术后 第4日至出院日）
辅助检查	1.完成血、尿标本采集 2.心电图、超声等检查	继续完善相关检查			复查腹部CT，相关血标本检查

住院时间	入院阶段 （入院第 1 日）	术前阶段（入院 第 2 日至术前 1 日）	手术阶段 （手术当日）	术后阶段 （术后第 1 至 3 日）	出院阶段（术后 第 4 日至出院日）
病情观察	1. 间隔 1~2 小时巡视观察 1 次 2. 测量生命体征和体重 3. 询问病史 4. 入院评估	1. 间隔 1~2 小时巡视观察 1 次 2. 每日测量 1 次生命体征	1. 间隔 0.5~1 小时巡视观察 1 次 2. 监测生命体征 3. 观察切口敷料有无渗血 4. 观察有无并发症 5. 观察用药后反应	间隔 1~2 小时巡视观察 1 次	1. 间隔 2 小时巡视观察 1 次 2. 观察患者自行排尿情况
治疗处置	1. 药物过敏试验 2. 依据病情静脉输液	1. 术前备血 2. 皮肤准备	1. 生命体征监测 2. 氧气吸入 3. 留置胃管及导尿管	1. 依据病情静脉输液 2. 会阴护理	
使用药物	疼痛患者遵医嘱给予解痉镇痛药	感染患者遵医嘱给予抗生素	遵医嘱给予抗生素及止血、镇痛和营养药	遵医嘱给予抗生素	
活动体位	1. 有感染患者卧床休息 2. 病区自由活动	1. 有感染患者卧床休息 2. 病区自由活动	术后去枕平卧 6 小时后改平卧位	床上翻身	病区内活动
饮食	普食	术前按手术要求禁食水	禁食禁水，排气后给予流质饮食	流食或半流食	普食
健康宣教	1. 入院环境介绍 2. 人员介绍 3. 预防跌倒、压疮宣教	指导术后深呼吸咳嗽的方法	1. 告知保持引流管和尿管通畅 2. 告知保持切口敷料清洁干燥 3. 向家属宣教如何按摩受压部位	告知引流管注意事项	出院指导

知识精讲：

1. 结肠的生理功能有哪些？

讲解：

（1）吸收水分及部分电解质和葡萄糖（吸收部位：结肠上段）。

（2）为食物残渣提供暂时储存和转运场所。

（3）结肠黏膜分泌碱性黏液以保护黏膜和润滑粪便。

（4）参与维生素 K、维生素 B 复合物及短链脂肪酸的合成等。

2. 结肠癌的分型。

讲解：

（1）肿瘤型：生长慢，浸润较少，恶性度低，预后好，常见于右侧结肠。

（2）浸润型：狭窄、梗阻，低分化，恶性度高，转移早，预后差，常见于左侧结肠。

（3）溃疡型：转移早、分化低、恶性度高，常见于左侧结肠。

3.术前肠道准备的目的是什么？

讲解： 减少术中污染、防止术后腹胀和切口感染，有利于吻合口的愈合。方法有传统肠道准备、全消化道灌洗、口服甘露醇法等。

4.结肠造口的局部护理。

讲解：

（1）结肠造口一般在术后的2~3天，待肠道蠕动恢复后开放，造口开放之前需要观察是否有出血、坏死情况。

（2）保持造口清洁，用生理盐水对结肠造口黏膜及周围皮肤进行清理。

（3）造口开放后会持续扩张，医护人员需要戴好手套，涂抹液状石蜡，手指缓慢插入造口，在造口中停留3~5分钟，刚开始每日一次，7~10天后隔日一次。

（4）指导患者参与造口自我护理，护理时要让患者观看全过程并独立操作。

（5）因粪便外溢导致造口周围皮肤红肿、皮疹、化脓时，医护人员要引导患者用温开水清洗造口周围皮肤，用温纱布或棉球由内向外进行清洁，在造口周围涂抹氧化锌油，起到保护作用，同时降低造口周围发生皮肤病的概率。

（6）并发症的指导：观察患者体温变化及局部切口有无红、肿、热、痛症状，指导患者保持切口周围清洁、干燥，及时换药。有吻合口的患者注意观察术后引流情况，同时给予肠外营养支持，防止感染。

第四节　肝脏疾病患者的健康教育

一、病毒性肝炎

（一）概述

病毒性肝炎（viral hepatitis）是以肝脏炎症和坏死病变为主的多种肝炎病毒引起的传染病。临床表现主要为肝功能异常、食欲减退、乏力、恶心、呕吐及肝功能损害，部分患者可有发热及黄疸症状。不同类型病毒引起的发病机制也不相同，嗜肝病毒引起的病毒性肝炎有甲型、乙型、丙型、丁型、戊型五种类型，表现可为急性肝炎、慢性肝炎，或重型肝炎、淤胆型肝炎。

1.临床表现： 早期多表现为消化道症状。大多数患者表现为恶心、食欲减退、呕吐、乏力、上腹部不适、肝区疼痛等。病情加重或病情进展时，患者可出现腹水、胃食管静脉曲张破裂出血。

2.治疗原则

（1）一般治疗：充分休息，合理饮食。

（2）药物治疗：护肝药物、抗病毒治疗、干扰素、核苷酸类似物。

（3）中医中药治疗。

（二）入院指导

1. 饮食指导： 急性肝炎患者选择易消化、清淡饮食，保证足够的热量；慢性肝炎患者给予高蛋白质饮食；重症肝炎患者给予低脂、适量蛋白质、清淡流食或半流质饮食。

2. 活动与睡眠指导： 急性肝炎期告知家属患者需要安静的休养环境，保持病房安静、舒适，减少外界刺激，保证患者的充足睡眠。慢性肝炎患者采取动静结合的方式运动，活动以不引起身体不适为宜。

3. 用药指导： 疼痛的患者必要时给予镇痛治疗。

4. 专科指导： 床两侧加床挡保护，防止患者坠床。保持床单、衣物清洁干燥，做好生活护理。嘱患者卧床休息，如有恶心、呕吐，协助患者头偏向一侧，防止误吸。观察呕吐物的颜色、性质、量，并遵医嘱给予止吐药物。安慰患者，消除患者紧张情绪。

5. 心理指导： 告知患者引起病毒性肝炎的病因，帮助寻找并及时去除致病因素，控制疾病的发展。关心患者，了解患者焦虑的情绪，指导患者提高心理防御机制，使其主动参与治疗。

（三）专科检查指导

1. 肝炎病毒标志物检测与病原学检查： 丙氨酸氨基转移酶（ALT）在肝功能检测中最为重要，此外还有血和尿胆红素的检测、血氨浓度的检测。

2. 超声检查： 是最常用的肝脏检查，可以直观地观察肝脏大小、外形、实质回声、有无肝纤维化和肝硬化，检查前需要空腹。

3. 肝组织病理检查： 部分病毒性肝炎需要进行肝脏穿刺病理检查明确诊断，其对判断肝脏炎症和纤维化有较大的帮助。

（四）饮食指导

1. 选择高热量、高蛋白饮食，补充维生素，维持水、电解质平衡。

2. 指导患者避免摄入高脂肪食物，尽量食用含有不饱和脂肪酸的食物。

3. 多食蔬菜水果等富含维生素的食物。

（五）活动与睡眠指导

1. 休息为主，适当活动，避免劳累。

2. 合理安排工作，劳逸结合。

3. 保证充足的睡眠，增强机体抵抗力。

（六）用药指导

1. 向患者详细介绍所用药物的名称、剂量、给药时间和方法。

2.观察药物的不良反应，如低热、皮疹等过敏反应。

3.指导患者按时按量用药，嘱患者勿擅自减量或漏服。

4.告知患者应用干扰素可能出现发热、头痛、全身酸痛、乏力等流感样症状，用量大可能出现脱发、甲状腺功能减退的情况，停药后可自行恢复。

（七）专科指导

1.正确认识病毒性肝炎对人体的严重危害，告知患者及家属疾病的相关知识、治疗及护理注意事项，正确对待疾病。

2.患者的餐具、牙刷等应专用，就餐时使用公筷，餐前洗手，家中密切接触人员可行预防接种。

3.教会患者进行自我皮肤护理，避免搔抓，防止皮肤破溃，预防感染。

（八）出院指导

1.饮食指导：指导患者戒烟酒，进护肝饮食，减少脂肪的摄入。

2.活动与睡眠指导：适当活动，劳逸结合。

3.专科指导：注意家庭隔离，患者应有专用的日常生活用品，就餐时使用公筷。排泄物、分泌物用 3% 漂白粉消毒。

4.其他：急性肝炎患者出院后 1 个月复查一次，半年后每 3 个月复查一次，定期复查 1~2 年。指导患者出现乏力等不适症状及时就诊。

（九）护理健康教育路径

住院时间	入院阶段 （入院第 1 日）	治疗阶段 （入院第 2 至 3 日）	出院阶段 （入院第 4 日至出院日）
辅助检查	1.完成血、尿标本采集 2.心电图、超声等检查	继续完善 CT 相关检查	
病情观察	1.入院评估 2 测量生命体征和体重 3.询问病史 4.每 2 小时巡视 1 次病房	1.每 2 小时巡视病房 1 次 2.每日测量 2 次生命体征	1.每 2 小时巡视病房 1 次 2.每日测量 1 次生命体征
治疗处置	1.依据病情静脉输液 2.依据病情口服药物	1.依据病情静脉输液 2.依据病情口服药物	1.依据病情静脉输液 2.依据病情口服药物
使用药物	抗病毒药物 干扰素	抗病毒药物 干扰素	抗病毒药物 干扰素
活动体位	适量活动，劳逸结合	适量活动，劳逸结合	适量活动，劳逸结合
饮食	高热量、高蛋白、低脂、清淡易消化饮食	高热量、高蛋白、低脂、清淡易消化饮食	1.低脂、低糖、清淡易消化饮食 2.戒烟戒酒
健康宣教	1.入院环境介绍 2.人员介绍 3.预防跌倒宣教	做好消毒隔离指导	出院指导

> **知识精讲：病毒性肝炎患者需要隔离吗？**
> **讲解：** 病毒性肝炎患者需要消毒隔离。甲肝和戊肝患者应执行消化道隔离制度。乙、丙、丁型肝炎患者除执行消化道隔离制度外，还应执行血液隔离制度。患者使用过的餐具应煮沸消毒 30 分钟以上，或用含氯消毒剂浸泡 30 分钟以上。

二、脂肪性肝病

（一）概述

脂肪性肝病（fatty liver disease）是以肝细胞脂肪过度贮积和脂肪变性为特征的临床病理综合征。根据有无长期过量饮酒，分为非酒精性脂肪性肝病和酒精性脂肪性肝病。脂肪性肝病最常见的易感因素为肥胖、2 型糖尿病及高脂血症。

1. 临床表现： 发病缓慢，起病隐匿。一般患者常无症状，少数患者可有右上腹不适、乏力、肝区隐痛。严重脂肪性肝病患者可有恶心、食欲减退等症状。发展至肝硬化失代偿期则表现与肝硬化相似。

2. 治疗原则： 治疗主要针对不同的病因和危险因素，包括饮食控制、病因治疗、药物治疗、运动疗法。提倡有氧运动，控制饮食，控制体重在正常范围内。合并高脂血症的患者可采用降血脂疗法。

（二）入院指导

1. 饮食指导： 伴有消化道出血的患者禁食水，恶心、呕吐患者指导其采取舒适体位，头偏向一侧，防止窒息。告知患者戒酒。

2. 活动与睡眠指导： 患者需要安静的休养环境，保持病房安静，限制探视，减少外界刺激。患者需 24 小时有人陪护，如厕需有人陪同。

3. 专科指导： 床两侧加床挡保护，防止患者坠床。告知患者更换衣物，保持床单、衣物清洁干燥，做好生活护理。

4. 心理指导： 关心患者，了解患者紧张、恐惧的情绪，指导患者提高心理防御机制，使其主动参与治疗与护理。

（三）专科检查指导

1. 影像学检查： 超声、CT 和 MRI 检查在脂肪性肝病的诊断上有重要的实用价值。患者检查前需空腹，体内有人工起搏器、金属支架、铁磁性异物者，以及妊娠早期妇女禁行 MRI 检查。行 CT 检查时勿携带任何金属类物品。

2. 病理学检查： 肝脏穿刺活检是确诊脂肪性肝病的主要方法。

3. 血清学检查： 血清转氨酶和 γ - 谷氨酰转肽酶水平正常或轻、中度升高。通常以丙氨酸氨基转移酶（ALT）升高为主。检查前患者要注意休息，避免剧烈运动，避免劳累和熬夜。肝功能检查前一天要清淡饮食，不喝酒，不吃刺激性食物和高脂肪、高蛋白的食物，采血前要空腹 8 小时左右。

（四）饮食指导

1. 合理饮食。严格控制热量的摄入，尽量少吃油炸食品。少食辛辣油腻、高糖类的食物。纠正饮食习惯，定时定量饮食，避免不规律饮食。

2. 低糖低脂为饮食原则，满足基本营养需求的基础上，减少热量的摄入，维持营养平衡，尽量食用含有不饱和脂肪酸的油脂。

3. 戒酒，多吃瘦肉、鱼肉、牛奶及富含维生素的蔬菜和水果。

4. 控制体重，充分合理饮水，不能以各种饮料、牛奶、咖啡代替饮水。

（五）活动与睡眠指导

1. 脂肪肝患者要保证作息规律，早睡早起，避免熬夜，熬夜会给肝脏带来一定的损伤。

2. 运动要循序渐进，采用中、低强度的有氧运动，睡前进行伸展、抬腿运动，可改善睡眠质量。

3. 肝硬化代偿期可做轻松适当的运动。

4. 控制体重，合理设置减肥目标，用体重指数（BMI）和腹围作为监测指标。改变不良的生活习惯，吸烟、饮酒均可导致血清胆固醇升高，督促患者戒烟戒酒。

（六）用药指导

高脂血症患者可采用降血脂治疗，选择对肝细胞损害较小的降血脂药，如贝特类、他汀类或普罗布考类药。维生素 E 具有抗氧化作用，可减轻氧化应激反应，多烯磷脂酰胆碱可减轻肝细胞脂肪变性及其伴随炎症。

（七）心理指导

1. 指导患者正确认识疾病，树立信心，告知患者疾病的病因及防治知识，减轻焦虑，提供安全舒适的环境，减少对患者的不良刺激。

2. 酒精性肝病患者在戒酒过程中，可能出现情绪暴躁、易怒、出汗、恶心等不良反应。鼓励患者在戒酒过程中保持积极乐观的心态，鼓励家属对患者加强照顾，帮助患者克服不良情绪。

（八）出院指导

1. 饮食指导：饮食调整，提倡高蛋白质、高维生素、低糖、低脂肪饮食，不吃或少吃动物性脂肪；多吃蔬菜、水果和富含纤维素的食物，以及富含蛋白质的瘦肉、豆制品等。

2. 活动与睡眠指导：适当运动，每天坚持锻炼，可选择适合自己的运动项目，要从小运动量开始循序渐进，逐步达到适当的运动量。保证充足的睡眠。

3. 专科指导： 正确对待疾病，宣传科学饮酒知识，帮助患者认识大量饮酒对身体健康的危害。

4. 心理指导： 指导患者保持乐观的心情，避免紧张、焦虑情绪。

（九）护理健康教育路径

住院时间	入院阶段 （入院第 1 日）	治疗阶段 （入院第 2 至 3 日）	出院阶段 （入院第 4 日至出院日）
辅助检查	1. 完成血、尿标本采集 2. 心电图、CT 等检查	完善超声检查	
病情观察	1. 2 小时巡视病房 1 次 2. 测量生命体征、身高和体重	1. 2 小时巡视病房 1 次 2. 每日测量 2 次生命体征 3. 关注患者心理变化，帮助缓解焦虑心理	间隔 2 小时巡视观察 1 次
治疗处置	依据病情静脉输液	依据病情静脉输液	依据病情静脉输液
使用药物	遵医嘱给予护肝降酶药物、抗炎保肝药物	遵医嘱给予护肝降酶药物、抗炎保肝药物	遵医嘱给予护肝降酶药物、抗炎保肝药物
活动体位	卧床休息，适量运动	卧床休息，适量运动	病区内逐渐活动
饮食	高蛋白、低脂饮食	高蛋白、低脂饮食	高蛋白、低脂饮食
健康宣教	1. 入院环境介绍 2. 人员介绍 3. 安全指导	1. 饮食指导 2. 用药指导	出院指导

知识精讲：

1. 如何合理运动？

讲解：

（1）运动种类：以有氧运动为主，如慢跑、骑自行车、打羽毛球等。

（2）运动强度：脂肪肝患者应根据运动后的劳累程度和心率选择适当的运动量，运动时脉搏以 100~160 次 / 分，持续 20~30 分钟，运动后疲劳感于 10~20 分钟内消失为宜。

（3）运动时间和频率：下午锻炼或晚上锻炼要比上午锻炼多消耗 20% 的能量。运动实施频率以每周 3~5 日，如果运动后疲劳不持续到次日，每日进行也可。

2. 肥胖、超体重的脂肪性肝病患者怎样饮食？

讲解： 注意蛋白质、脂肪、糖类的合理搭配，睡前不加餐。避免进食辛辣刺激性食物；多吃有助于降低血脂的食物，如燕麦、绿豆、海带等。多吃青菜、水果等富含纤维素的食物，不吃动物内脏、甜食，包括含糖饮料，尽量食用含有不饱和脂肪酸的油脂，如橄榄油。维持营养平衡，维持正常血脂、血糖水平，降低体重至标准水平。指导患者避免高热量食物的摄入，可制定多种减肥食谱。

三、药物性肝病

（一）概述

药物性肝病是指由一种或多种使用的药物引起的直接或间接的肝脏损害，主要表现为肝细胞坏死、炎症反应、胆汁淤积、脂肪沉积或纤维化等。药物性肝病占所有药物反应病例的 10%～15%，仅次于药物黏膜损害和药物热。本病是一个十分复杂的疾病，几乎包括了所有类型的肝病。因药物性肝病的临床和病理表现各异，故常被误诊。其发病主要与遗传、药物的理化和毒理性质有关。另外，高龄、女性、妊娠期及患有肝脏基础疾病等为其高危因素。

1. 临床表现：药物性肝病 90% 表现为急性肝损伤，临床表现为急性肝细胞性损伤，通常无特异性，多数患者无明显症状，部分患者可有乏力、食欲减退、厌油、肝区胀痛及上腹不适等消化道症状，胆汁淤积性损伤患者可有全身黄染和瘙痒等。

2. 治疗原则：立即停用有关药物或可疑损肝药物。

（二）入院指导

1. 饮食指导：指导患者进护肝饮食。

2. 活动与睡眠指导：告知家属患者需要安静的休养环境，保持病房安静，限制探视，减少外界刺激，保证充足的睡眠。患者需 24 小时有人陪护。

3. 用药指导：告知患者立即停用有关药物或可疑损肝药物。

4. 专科指导：床两侧加床挡保护，防止患者坠床。及时更换衣物，保持床单、衣物清洁干燥，做好生活护理。胆汁淤积伴全身黄染及皮肤瘙痒的患者，告知其避免抓挠皮肤，保持皮肤干燥，避免感染。

5. 心理指导：关心患者，了解患者紧张、恐惧的情绪，指导其提高心理防御机制，使其主动参与治疗与护理。

（三）专科检查指导

1. 肝功能检验：血清谷丙转氨酶（ALT）、碱性磷酸酶（ALP）、谷氨酰转肽酶（GGT）等改变是目前判断是否有肝损伤和诊断药物性肝病的主要实验室指标，指导患者检查前一晚 20:00 以后禁食，采集前晨间禁水。

2. 超声检查：少数慢性药物性肝病患者可有肝硬化、脾脏肿大等表现，超声检查前需空腹。

（四）饮食指导

1. 合理饮食是改善恢复肝功能的基本措施。指导患者进食高热量、高蛋白、高维生素、易消化的食物，如牛奶、鱼、瘦肉、鸡蛋，多食新鲜水果和蔬菜。

2. 肝功能减退严重者给予适量蛋白饮食，伴有腹水者给予低盐饮食，补充富含维生素及矿物质的食物有助于肝细胞修复，同时避免摄入高糖、高脂及辛辣刺激性饮食。

3. 禁止饮酒。

（五）活动与睡眠指导

1. 充足的休息与睡眠可减轻肝脏负担，促进肝细胞恢复。

2. 待黄疸消退、肝功能改善后逐渐增加活动量，活动以不感到疲劳为宜。

（六）用药指导

1. 对过敏、胆汁淤积严重者，可用肾上腺皮质激素，待病情改善后逐渐减量，可连续应用 2~3 周。

2. 肝内胆汁淤积型患者使用腺苷蛋氨酸治疗，每日 1~2g 静脉滴注，持续 2 周后改为每日 1~6g，分 2 次口服，一般使用 4~8 周。

3. 根据导致疾病的具体药物给予相应特殊治疗，如异烟肼中毒，可用较大剂量维生素 B_6 静脉滴注；对乙酰氨基酚引起肝坏死可用 N– 乙酰半胱氨酸，首次剂量为每 140mg/kg，口服或胃管注入，以后减半量每 4 小时 1 次，共用 72 小时。

4. 避免私自联合用药，联合用药可能加强药物的肝毒性，增加药物性肝炎的发生风险或加重病情。

5. 提高患者对肝损伤药物的认识，化学药物、中草药、保健品、膳食补充剂等，都有可能造成药物性肝损伤，应提高警惕。

6. 存在基础疾病者，应在医生指导下，有针对性地选择药物，避免用药种类过多、用药时间过长，以免发生肝损害，高危患者在用药期间，应加强监测。

（七）心理指导

加强心理护理，消除患者紧张情绪，分散注意力，减少精神刺激，指导患者提高心理防御机制，使其主动参与治疗与护理。

（八）出院指导

1. 饮食指导：指导患者选择清淡饮食，戒烟限酒。

2. 活动与睡眠指导：指导患者养成良好的生活习惯，适量运动、作息规律。

3. 用药指导：日常生活管理和预防重在合理服用药物，避免服用具有肝毒性的药物。

4. 专科指导：急性药物性肝损伤患者大多预后较好，停药后可自行改善，恢复速度与肝脏的损伤程度相关，少数患者可发展至肝硬化甚至肝衰竭，预后不佳。

5. 心理护理：指导患者保持乐观的心情，避免紧张、焦虑。

（九）护理健康教育路径

住院时间	入院阶段 （入院第 1 日）	治疗阶段 （入院第 2 至 3 日）	出院阶段 （入院第 4 日至出院日）
辅助检查	1. 完成血、尿标本采集 2. 心电图、超声等检查	继续完善相关检查	继续完善相关检查
病情观察	1. 入院评估 2. 测量生命体征和体重 3. 询问病史 4. 每 2 小时巡视 1 次病房	1. 每 2 小时巡视病房 1 次 2. 每日测量 2 次生命体征	1. 每 2 小时巡视病房 1 次 2. 每日测量 1 次生命体征
治疗处置	1. 依据病情静脉输液 2. 依据病情口服药物	1. 依据病情静脉输液 2. 依据病情口服药物	1. 依据病情静脉输液 2. 依据病情口服药物
使用药物	护肝药物 腺苷蛋氨酸	护肝药物 腺苷蛋氨酸	护肝药物 腺苷蛋氨酸
活动体位	卧床休息，适量活动	卧床休息，适量活动	卧床休息，适量活动
饮食	高热量、高蛋白、高维生素、易消化饮食	高热量、高蛋白、高维生素、易消化饮食	高热量、高蛋白、高维生素、易消化饮食
健康宣教	1. 入院环境介绍 2. 人员介绍 3. 立即停用有关药物，如损肝药物 4. 胆汁淤积伴全身黄染及皮肤瘙痒者，告知其避免抓挠皮肤，保持皮肤干燥，避免感染		出院指导

知识精讲：

1. 哪些药物会造成肝损害？

讲解：

（1）全身麻醉药：氯仿、乙醇。

（2）镇静药和抗精神病药：水合氯醛、氯丙嗪。

（3）抗癫痫药：苯妥英钠、甲苯比妥。

（4）解热镇痛药：对乙酰氨基酚。

（5）心血管药：帕吉林、普鲁卡因。

（6）利尿药：氢氯噻嗪。

（7）抗结核药：异烟肼、对氨基水杨酸。

（8）抗生素药：四环素、磺胺嘧啶、氯霉素、金霉素。

（9）抗癌药：环磷酰胺、氨甲蝶呤、硫唑嘌呤。

2. 药物性肝炎的诊断标准是什么？

讲解： 药物性肝炎的诊断可根据服药史、临床症状、血象、肝功能检测、肝活检及停药的效应做出综合诊断。诊断药物性肝炎前应了解患者的用药史，任何一例肝病患者均必须询问发病前 3 个月内服过的药物，包括剂量、用药途径、持续时间及同时使用的其他药物；有无肝病、有无病毒性肝炎和其他原因肝病的证据；原发病是否有可能累及肝脏，以往有无药物过敏史或过敏性疾病史。除用药史外，发现任何有关的过敏反应，如皮疹和嗜酸性粒细胞增多，对诊断药物性肝病都十分重要。

3. 胆汁淤积性肝损伤的临床表现是什么？

讲解： 单纯性胆汁淤积可由氯丙嗪、环酯红霉素等药物引起，主要病变为胆管损伤，临床表现为黄疸明显和瘙痒，转氨酶水平轻度升高，通常小于 5 倍 ULN（正常值上限），ALP 水平升高小于 2 倍 ULN，胆固醇水平通常正常。因 ALP 升高相对轻微，可与完全梗阻性黄疸相鉴别。炎症性胆汁淤积多由同化激素和甾体避孕药引起，主动病变为毛细胆管损伤，转氨酶升高小于 8 倍 ULN，ALP 相对升高，通常大于 3 倍 ULN，胆固醇通常升高，临床与生化表现几乎同完全性肝外梗阻，故应注意鉴别。

四、肝硬化

（一）概述

肝硬化是一种或多种原因长期或反复作用于肝脏引起的慢性、进行性、弥漫性损害。病理特点为广泛的肝细胞并行坏死、再生结节形成、结缔组织增生及纤维化、假小叶形成。肝硬化的病因很多，我国以乙型病毒性肝炎所致的肝硬化最为常见。其他病因还有酒精中毒、非酒精性脂肪肝、自身免疫疾病、胆汁淤积、药物或化学毒物作用、遗传和代谢、寄生虫感染等。

1. 临床表现

（1）代偿期：乏力、食欲减退、低热为主要表现，可伴有消化不良、恶心、呕吐，有上腹隐痛和腹泻等症状。体征不明显，部分患者有肝脾轻度增大。

（2）失代偿期

①全身症状和体征：疲倦、乏力、消瘦、精神不振、肝病面容、皮肤巩膜黄染、皮肤粗糙、口角炎、发热等。

②消化系统症状：食欲减退，进食后上腹饱胀，伴恶心、呕吐。

③出血倾向和贫血：鼻出血、牙龈出血、皮肤紫癜和胃肠道出血，患者有不同程度贫血。

④内分泌失调：男性睾丸萎缩、女性月经不调、毛细血管扩张、肝掌、蜘蛛痣、色素沉着等。

⑤门静脉高压症：脾大、侧支循环的建立、腹水。

2. 治疗原则： 重视早期诊断，加强病因治疗，支持疗法，抗肝纤维化治疗及门静脉高压症治疗。

（二）入院指导

1. 饮食指导：指导患者加强营养，腹水患者限制钠盐、水的摄入。

2. 活动与睡眠指导：患者需要安静的休养环境，保持病房安静，温湿度适宜，减少对患者的刺激，保证充足睡眠。患者需 24 小时陪护，如厕时应有家属陪同。

3. 专科指导：床两侧加床挡保护，防止患者坠床。合并肝性脑病的患者使用约束带和镇静剂，禁止使用热水袋，以防烫伤。观察患者皮肤巩膜情况，有无压疮和皮肤损伤，保持床单元清洁干燥。如有恶心、呕吐症状，指导患者将头偏向一侧，防止误吸。指导发热的患者注意保暖，及时更换衣物，做好生活护理。

（三）专科检查指导

1. 肝功能检验：行胆红素代谢、脂肪代谢、蛋白质代谢、血清酶学等检查，指导患者检查前一晚 20:00 以后禁食，采集前晨间禁水。

2. 影像学检查：X 线钡餐、B 超、CT 及 MRI 检查。指导患者检查前需空腹，体内有人工起搏器、金属支架、铁磁性异物者，以及妊娠早期妇女禁做 MRI 检查。CT 检查时嘱患者勿携带任何金属类物品。钡餐检查前需停药至少 1 天。检查前一天开始少吃产气的食物，进食半流质、低渣饮食，检查前一天 20:00 以后禁食；检查当日晨起后禁饮、禁食（包括不服用药物）；胃潴留患者应在检查前一天晚上安置胃管给予引流；对于行全消化道钡餐检查的患者应于检查前行相关的肠道准备，如连续 2 天进食无渣饮食、口服缓泻剂等。

3. 内镜检查：直接观察食管 – 胃底静脉曲张的程度和范围。检查前 2 日需要清淡低渣饮食，检查前禁食 8 小时，禁水 2 小时。

4. 肝穿刺活组织检查：若有假小叶，可确诊为肝硬化。

（四）饮食指导

1. 选择高蛋白、高热量、丰富维生素、易消化的饮食，并根据病情变化及时调整。蛋白质来源以豆制品、鸡蛋、牛奶、鱼肉、鸡肉为主。当血氨升高时限制蛋白的摄入，待病情好转再逐渐增加摄入量。

2. 多食新鲜蔬菜和水果，保证日常维生素的摄取量。

3. 有腹腔积液的患者限制钠、水的摄入，钠限制在每天 500~800mg，进水量限制在每天 1000mL 左右。

4. 禁烟酒，少喝咖啡、浓茶，避免进食粗糙、干硬食物，伴消化道出血者禁食。

（五）活动与睡眠指导

代偿期患者尽量多休息，适合轻体力活动，失代偿期患者绝对卧床休息，减少机体耗氧，有明显腹水的患者取半卧位或坐位，改善呼吸。为患者提供良好的休养环境，保持室内安静，保证患者的充足睡眠。

（六）用药指导

1. 给予肌苷等护肝药，避免使用红霉素、巴比妥类、氯丙嗪等对肝脏有损害的药物。

2. 腹水患者使用利尿剂时注意水、电解质和酸碱平衡，利尿剂输入速度不宜过快，以免诱发肝性脑病，定时监测血钾。

3. 消化道出血患者使用血管活性药物如生长抑素、奥曲肽、特利加压素及垂体后叶素，应注意滴速，观察有无恶心、心悸、面色苍白等不良反应。

4. 防止药液漏出血管造成组织坏死。

（七）专科指导

1. 病情观察：注意患者有无精神、行为、性格改变，以便及早发现肝性脑病；观察呕吐物及粪便的颜色、性状改变，警惕消化道出血；观察腹水的量，每天测量腹围，每周称一次体重，记录 24 小时出入量，动态监测血常规、肝肾功能、电解质和血氨等。

2. 做好口腔、皮肤护理：严重腹腔积液，腹壁皮肤变薄、紧绷，嘱患者内衣应宽松、柔软、清洁、舒适。皮肤瘙痒时用手轻拍皮肤，避免搔抓，每天温水擦洗皮肤 1~2 次，勿使用皂液和沐浴液。

3. 腹水的护理：尽量取平卧位，抬高下肢，大量腹水者取半卧位，以增加肺活量。限制水钠摄入，观察腹水量。阴囊水肿者可用托带托起阴囊，以利水消肿。大量腹腔积液时，应避免突然增加腹压，如剧烈咳嗽、打喷嚏等。

4. 消化道出血的护理：患者出现大量呕血和黑便，立即进行抢救，备齐抢救物品和药品。让患者平卧、禁食、吸氧，维持呼吸道通畅，防止呕吐物窒息，迅速建立通路，静脉输液、输血补充血容量，给予止血药物或安置三腔两囊管。急性短暂大出血患者易发生休克，应及时止血。

5. 肝性脑病的护理：肝性脑病是晚期肝硬化的严重并发症，护理措施同后述肝性脑病相关内容。

6. 食管 – 胃底静脉出血的护理：患者呕血时应立即去枕平卧，头偏向一侧，防止误吸，绝对卧床休息，禁食。立即给予生命体征监测、吸氧，保持呼吸道通畅，注意保暖。注意呕吐物的颜色、量、性质，及时给予止血药物，内镜下止血。

（八）心理指导

1. 疾病的长期治疗给家庭带来沉重负担，使患者及家属出现焦虑等心理问题，应注意患者及家属的心理状态。

2. 患者长期患病，随病情发展逐渐丧失自理能力。护理人员应与患者家属一起讨论护理问题，让其了解本病的特点，做好充分的心理准备。帮助患者家属制定一个切实可行的照顾计划，将各种需要照顾的内容和方法进行讲解和示范，这样可提高家庭的应对能力，缓解患者家属的焦虑。

（九）出院指导

1. 饮食指导：嘱患者及家属遵循饮食治疗原则，安排好营养食谱。

2. 活动与睡眠指导：患者可参加轻体力工作，保持心情愉快，避免情绪波动，保证足够的休息与睡眠，活动以不感到疲劳为宜。

3. 用药指导：按医师处方用药，避免服药不当加重肝脏负担。告知患者药物的名称、计量、给药时间及方法，教会其观察药物的疗效和不良反应。

4. 专科指导：注意自我保护，使用软毛牙刷，避免牙龈出血。避免用力排便增加腹压。指导患者及家属掌握相关知识、自我护理方法、并发症的预防等。

5. 心理护理：指导患者保持稳定的情绪，勿紧张焦虑。

（十）护理健康教育路径

住院时间	入院阶段 （入院第 1 日）	治疗阶段 （入院第 2 至 3 日）	出院阶段 （入院第 4 日至出院日）
辅助检查	1. 完成血、尿标本采集 2. 心电图、CT、X 线等检查	内镜检查	复查血标本
病情观察	1. 密切观察患者病情变化 2. 测量生命体征、身高和体重 3. 询问病史，评估患者的意识、精神、性格、行为 4. 观察有无消化道出血 5. 观察患者的腹围及尿量	1. 2 小时巡视病房 1 次，密切观察患者的意识、行为状态 2. 每日测量 2 次生命体征 3. 关注患者心理变化，帮助缓解焦虑心理 4. 观察患者的腹围及尿量	1. 间隔 2 小时巡视观察 1 次 2. 观察患者的腹围及尿量 3. 每日测量 1 次生命体征
治疗处置	依据病情： 1. 静脉输液 2. 吸氧 3. 皮肤护理 4. 口腔护理 5. 记录 24 小时液体出入量	依据病情： 1. 静脉输液 2. 吸氧 3. 皮肤护理 4. 口腔护理 5. 记录 24 小时液体出入量	依据病情： 1. 静脉输液 2. 吸氧 3. 皮肤护理 4. 口腔护理 5. 记录 24 小时液体出入量
使用药物	遵医嘱给予护肝、利尿、止血、纠正水及电解质紊乱药物	遵医嘱给予护肝、利尿、止血、纠正水及电解质紊乱药物	遵医嘱给予护肝、利尿、止血、纠正水及电解质紊乱药物
活动体位	1. 卧床休息，抬高下肢 2. 腹水者给予半卧位	1. 卧床休息，抬高下肢 2. 腹水者给予半卧位	病情好转，适量活动
饮食	1. 选择高蛋白、丰富维生素、易消化饮食 2. 有消化道出血者禁食水	1. 选择高蛋白、丰富维生素、易消化饮食 2. 有消化道出血者禁食水	1. 选择高蛋白、丰富维生素、易消化饮食 2. 避免食用粗糙、辛辣、刺激的食物
健康宣教	1. 入院环境介绍 2. 人员介绍 3. 安全指导 4. 告知患者采集血标本及检查的注意事项	1. 告知患者肝性脑病诱发因素及如何避免诱因 2. 如有消化道出血，告知其注意事项	出院指导

知识链接：

　　1.肝硬化的并发症有哪些？

　　讲解：消化道出血、肝性脑病、感染、原发性肝癌、肝肾综合征、肝肺综合征、门静脉血栓、电解质和酸碱平衡紊乱。

　　2.肝硬化患者的腹水形成与哪些因素有关？

　　讲解：肝硬化患者的腹水形成与门静脉压力增高、血浆胶体渗透压减低、肝淋巴液生成过多、有效循环血容量不足等因素有关。

　　3.应如何去除和避免肝性脑病的诱发因素？

　　讲解：清除肠道内积血，减少氨的吸收；控制输液的速度、量；避免应用镇静催眠药物；保持排便通畅，防止便秘；避免发生低血糖等可减少诱发肝性脑病。

五、肝性脑病

（一）概述

　　肝性脑病（HE）指严重肝病引起的、以代谢紊乱为基础的中枢神经系统功能失调的综合征。部分肝性脑病是由各型肝硬化引起的，其中肝炎后肝硬化最多见，也可见于门体分流手术、原发性肝癌、妊娠期急性脂肪肝、严重胆道感染等。

　　1.临床表现：意识障碍、行为失常和昏迷。

　　2.治疗原则：肝性脑病无特异性治疗方法，仍以综合治疗为主。药物治疗是最重要的治疗方法。有条件者可以进行肝移植，积极采取预防措施，避免一切诱发肝性脑病的因素。

（二）入院指导

　　1.饮食指导：减少蛋白质摄入或暂停蛋白质的摄入。

　　2.活动与睡眠指导：告知家属患者需要安静的休养环境，保持病房安静，温湿度适宜，减少刺激，患者需24小时陪护，如厕时应有家属陪同。

　　3.用药指导：躁动患者遵医嘱给予镇静剂。

　　4.专科指导：床两侧加床挡保护，防止患者坠床，必要时使用约束带。禁止使用热水袋，以防烫伤。观察患者皮肤情况，有无压疮和皮肤损伤，保持床单元清洁干燥、平整无皱褶，及时更换衣物，做好生活护理。了解患者的饮食习惯及排便情况，告知家属肝性脑病的诱因。告知家属及时处理患者大小便，每1~2小时给患者翻身1次。加强呼吸道护理，定时翻身拍背，保持呼吸道通畅，防止呕吐物误吸引起窒息和呼吸道感染。

（三）专科检查指导

1. 血氨检测，正常人空腹静脉血氨为 50~70mmol/L，慢性肝性脑病尤其是门体分流性脑病患者多有血氨增高，急性肝衰竭所致脑病者血氨多正常。

2. 肝功能检测，能显示明显损害，A/G 倒置，低蛋白血症。

3. 血气分析，可提示呼吸性碱中毒，晚期为代谢性酸中毒。

4. 电解质测定，可有低钾、低钠血症，部分患者尿少时可有高钾血症。

5. 脑电图检查，其演变与肝性脑病的严重程度一致，由正常节律（8~13 次 / 秒）变为 0 节律（4~7 次 / 秒），β 波则为昏迷前期肝性脑病的特征性改变。

6. 诱发电位是大脑皮质或皮质下层接收到各种感觉器官受刺激的信息后所产生的电位，其有别于脑电图所记录的大脑自发性电活动，可用于轻微肝性脑病的诊断和研究。

7. 简易智力测验常用的是数字连接试验和符号数字试验，对诊断本病尤其是对诊断早期肝性脑病最有用。

8. 急性肝性脑病患者行脑 CT 或 MRI 检查可发现脑水肿。

（四）饮食指导

一期、二期肝性脑病开始数日给予低蛋白饮食（20g/d），每 2~3 天增加 10g，病情无加重，则继续增加至每日 1.2g/kg。急性肝性脑病及三期、四期肝性脑病开始数日要禁食蛋白，供给以碳水化合物为主，每日供给 5.0~6.7kJ 热量和足量维生素。患者清醒后每 2~3 天增加蛋白质 10g，逐渐增加蛋白至每日 1.2g/kg，蛋白种类以植物蛋白为主，尽量少用脂肪。昏迷患者以鼻饲 25% 葡萄糖液供给热量，以减少体内蛋白质分解。糖类可促使氨转变为谷氨酰胺，有利于降低血氨。

（五）活动与睡眠指导

患者清醒后训练定向力，利用电视、手机等提供环境刺激，在活动时，要有专人陪护，保护患者安全。夜晚提供良好的休息环境，保证患者的睡眠。对烦躁患者，注意保护，使用床挡。

（六）用药指导

1. 应用谷氨酸钾和谷氨酸钠时，滴速过快易致恶心、呕吐反应，注意观察患者的尿量、腹水、水肿的状况，根据电解质浓度与尿量情况掌握钾盐与钠盐配比。

2. 应用精氨酸时，滴注速度不宜过快，否则可出现流涎、呕吐、面色潮红等反应。因精氨酸呈酸性，含氯离子，不宜与碱性溶液配伍使用。

3. 乳果糖在肠内产气较多，可引起腹胀、腹绞痛、恶心、呕吐及电解质紊乱等，应用时应从小剂量开始。

4. 长期服用新霉素的患者中，少数可出现听力或肾功能损害，故服用新霉素不宜超过 1 个月，用药期间应做好听力和肾功能的监测。

5. 大量输注葡萄糖的过程中，必须警惕低钾血症、心力衰竭和脑水肿的发生。

（七）专科指导

1. 保持环境清洁舒适，温、湿度适宜，室内空气流通，患者采取去枕平卧位，头偏向一侧，取出义齿，防止舌后坠阻塞气道，保持呼吸道通畅。深昏迷患者取侧卧位或侧俯卧位，促进排痰。超声雾化吸入以稀释痰液，为患者翻身、叩背促进体位排痰（急性期不能过多搬动患者），短期不能清醒者宜行气管切开排痰，保证氧的供给。

2. 做好口腔、眼部的护理，眼睑闭合不全角膜外露的患者可用生理盐水纱布覆盖眼部。

3. 为患者做肢体的被动运动，防止足下垂。尽早进行肢体功能锻炼，每日进行肌肉按摩 2~3 次。促进局部血液循环，防止血栓形成。

4. 提醒留置尿管患者，勿牵拉、打折导尿管，防止导尿管脱出，保持尿管通畅。

5. 预防并发症

（1）预防压疮：保持床单位整洁、干燥，及时处理尿便，每 1~2 小时翻身 1 次，减轻局部压力，按摩受压部位皮肤。

（2）预防肺部感染：加强呼吸道护理，定时翻身、拍背，保持呼吸道通畅，防止呕吐物误吸引起窒息和呼吸道感染。

6. 安全指导。指导家属 24 小时专人守护患者，加双侧床挡，使用约束带，使用镇静剂。禁止使用热水袋，以防烫伤患者。

7. 密切观察患者意识、行为、性格的变化，判断患者的理解力、记忆力，密切观察患者的生命体征变化。

（八）心理指导

1. 由于本病的长期治疗影响家庭生活并给家庭带来沉重负担，使患者及家属出现焦虑、恐惧等心理问题，故应注意患者及家属的心理状态。

2. 本病常发生在各类严重肝病的基础上，随病情发展而加重，使患者逐渐丧失自理能力。所以应与患者家属一起讨论护理问题，让其了解本病的特点，做好充分的心理准备。帮助患者家属制定一个切实可行的照顾计划，将各种需要照顾的内容和方法进行讲解和示范，这样可提高家庭的应对能力，缓解患者家属的焦虑。

（九）出院指导

1. 饮食指导： 患者的饮食应保证每日热量的供应，有腹水的患者控制液体量的摄入。蛋白质摄入量为 1~1.5g/（kg·d），植物蛋白和奶制品优于动物蛋白。肝性脑病急性期应禁食蛋白。

2. 活动与睡眠指导： 保证患者的睡眠，让家属及患者了解如何避免肝性脑病的诱发因素。

3. 用药指导： 指导家属监督患者遵医嘱按时按量服药，了解药物的不良反应。

4. 专科指导： 家属应给予患者更多的精神支持，指导家属学会观察患者的病情变化，一旦有性格行为异常，应及时就诊治疗，防止病情恶化。

（十）护理健康教育路径

住院时间	入院阶段 （入院第 1 日）	治疗阶段 （入院第 2 至 3 日）	出院阶段 （入院第 4 日至出院日）
辅助检查	1. 完成血、尿标本采集 2. 心电图、脑电图、CT、X 线等检查	继续完善相关检查	
病情观察	1. 密切观察患者病情变化 2. 测量生命体征、身高和体重 3. 询问病史，评估患者的性格行为 4. 对症护理	1. 2 小时巡视病房 1 次，密切观察患者的意识、行为状态 2. 每日测量 2 次生命体征 3. 关注患者心理变化，帮助缓解焦虑心理	间隔 2 小时巡视观察 1 次
治疗处置	依据病情： 1. 静脉输液 2. 留置鼻饲管、尿管	依据病情： 1. 静脉输液 2. 留置鼻饲管、尿管	依据病情： 1. 静脉输液 2. 留置鼻饲管、尿管
使用药物	遵医嘱给予纠正水、电解质紊乱，保护脑细胞药物	遵医嘱给予纠正水、电解质紊乱，保护脑细胞药物	遵医嘱给予纠正水、电解质紊乱，保护脑细胞药物
活动体位	卧床休息	卧床休息	病情好转，适量活动
饮食	1. 急性期禁食蛋白 2. 慢性期控制蛋白摄入 3. 腹水者限制水摄入	1. 急性期禁食蛋白 2. 慢性期控制蛋白摄入 3. 腹水者限制水摄入	1. 慢性期控制蛋白摄入 2. 腹水者限制水摄入
健康宣教	1. 入院环境介绍 2. 人员介绍 3. 安全指导	1. 告知患者肝性脑病诱发因素及如何避免诱因 2. 昏迷患者给予专科指导	出院指导

知识链接：

1. 一般根据意识障碍程度、神经系统表现和脑电图改变将肝性脑病分为哪四期？

讲解：

一期：前驱期，轻度性格改变和行为失常。如欣快易激动或淡漠少语，神志恍惚、注意力不能集中，可有扑翼样震颤。

二期：昏迷前期以意识错乱、睡眠障碍、行为失常为主。如定向障碍，精神错乱，常有幻觉、睡眠时间倒错。巴宾斯基征阳性，有扑翼样震颤。

三期：昏睡期以昏睡和精神错乱为主。患者由嗜睡逐渐进入昏睡状态，但可以唤醒。对疼痛等刺激也有反应，偶尔出现短暂的躁动或幻觉。

四期：昏迷期神志完全丧失不能唤醒。浅昏迷时对外界刺激还有反应；深昏迷时各种反射均消失，肌张力降低，瞳孔可散大，对光反射减弱或消失。可出现阵发性惊厥、高热、踝阵挛或换气过度等。

2.肝性脑病的诱因有哪些?

讲解: 肝性脑病的诱因有消化道出血;肾功能衰竭;感染;药物影响;大量排钾利尿、放腹水治疗;饮食蛋白质过量;使用安眠镇静药或麻醉药;外科手术等。

六、原发性肝癌

(一) 概述

原发性肝癌,指肝细胞或肝内胆管细胞发生的恶性肿瘤。原发性肝癌是临床上最常见的恶性肿瘤之一。高发于东南沿海地区,多见于年龄为40~50岁的男性。原发性肝癌的病因和发病机制尚未确定,目前认为与肝硬化、病毒性肝炎、黄曲霉毒素等某些化学致癌物质和水土因素有关。

1. 临床表现

(1)肝区疼痛:最常见,多呈间歇性或持续性钝痛、胀痛或刺痛。

(2)消化道症状:食欲减退、腹胀、恶心、呕吐等。

(3)全身症状:乏力、进行性消瘦、发热、营养不良等。

(4)伴癌综合征:主要有低血糖、红细胞增多症、高钙血症、高胆固醇血症等。

2. 治疗原则

(1)手术治疗:肝切除术;对不能切除的肝癌采用术中肝动脉结扎、肝动脉化疗栓塞、射频、冷冻、激光、微波等治疗有一定的疗效;肝移植。

(2)其他治疗:化学药物治疗、放射治疗、生物治疗、中医中药治疗。

(二) 入院指导

1. 饮食指导: 有消化道出血的患者指导其禁食水。合并肝性脑病的患者,加强意识及生命体征监测,限制蛋白的摄入。

2. 活动与睡眠指导: 患者需要安静的休养环境,应保持病房安静,温湿度适宜,减少刺激。患者需24小时陪护,如厕时应有家属陪同。尽量避免或减少各种刺激性活动,这样可以减少乳酸和血氨的产生。

3. 专科指导: 床两侧加床挡保护,防止患者坠床。及时帮患者更换衣物,保持床单、衣物清洁干燥,做好生活护理。评估患者疼痛的部位、性质及程度。患者卧床休息时,协助患者采取有利于减轻疼痛的体位,必要时给予镇痛治疗;如有恶心、呕吐,将患者的头偏向一侧,防止误吸。观察呕吐物的颜色、性质、量,安慰患者,消除患者的紧张情绪。

4. 心理指导: 关心患者,了解患者紧张、恐惧的情绪,指导患者提高心理防御机制,使其主动参与治疗与护理,指导患者避免情绪波动。

（三）专科检查指导

1. 实验室检查：血清甲胎蛋白（AFP）测定，诊断标准为 AFP>500μg/L，持续 4 周以上，或 AFP>200μg/L，持续 8 周以上。血液酶学及其他肿瘤标志物检查。

2. 超声检查：可显示肿瘤的大小、形态、所在部位，以及肝静脉或门静脉内有无癌栓，其诊断符合率可达 90%，检查前需空腹。

3. CT 检查：具有较高的分辨率，对肝癌的诊断符合率可达 90% 以上，可检出直径 1.0cm 左右的微小癌灶，是肝癌诊断的重要手段，检查前需禁食禁水 12 小时。

4. 肝活组织检查：在 B 超和 CT 的引导下细针穿刺癌结节，是确诊肝癌的最可靠的方法。

（四）用药指导

1. 遵医嘱应用抗肿瘤的化学药物，注意观察药物疗效，不良反应。

2. 肝动脉栓塞，一般采用超液化乙碘油与化疗药物混合乳剂，栓塞剂如吸收性明胶海绵等。栓塞术一周后，遵医嘱输入白蛋白，补充葡萄糖溶液。

3. 鼓励患者保持积极心态，配合坚持完成化疗。

4. 常见不良反应有发热、疼痛、恶心和呕吐等，对症治疗后患者可完全恢复。

（五）围手术期指导

1. 术前指导

（1）饮食指导：给予高热量、高维生素、适量蛋白和低脂易消化饮食，必要时给予静脉营养支持，提高手术耐受力。手术前禁食 8 小时，禁水 4 小时。

（2）活动与睡眠指导：适度活动，注意休息，避免劳累，以减轻肝脏的负担，降低肝脏代谢率。保持病房环境安静，提高患者睡眠质量。

（3）用药指导：落实术前准备措施，应用药物改善凝血功能。

（4）专科指导

①疼痛指导，评估疼痛的性质、强度、部位，协助患者采取舒适卧位，指导患者减轻疼痛和分散注意力的方法，必要时给予止痛药或应用镇痛泵止痛。

②术前晚清洁灌肠，减少氨的产生。备足够的新鲜血，避免术中输入大量库存血。

③严密观察生命体征、神志及黄疸程度改变，及时发现肝性脑病征兆。观察有无呕血、黑便、剧烈腹痛等情况，及时发现上消化道出血及肝癌破裂征兆。

（5）功能锻炼指导：教患者练习床上排便、排尿的方法，指导患者深呼吸、有效咳嗽及翻身的方法。

（6）心理指导：深入了解患者情绪变化，安慰患者，帮助患者减轻不良情绪，积极配合治疗。

2. 术后指导

（1）饮食指导：术后禁食、持续胃肠减压。待肠蠕动功能恢复后可给予流质、半流质饮食，直至正常饮食。对肝功能不全伴腹水者，严格控制水和钠盐的摄入量，记录24小时液体出入量。

（2）活动与睡眠指导：术后24小时取平卧位，生命体征稳定后可取半卧位；为防止术后肝断面出血，一般不鼓励患者早期下床活动，同时应避免剧烈咳嗽。保持环境安静，为患者提供良好的睡眠环境。

（3）用药指导：持续氧气吸入48~72小时，以增加肝细胞的供氧量；给予护肝药物，促进肝细胞代偿和再生；避免使用巴比妥类等对肝细胞有损害的药物；应用抗生素，预防感染；严格观察化疗药物的反应，如有无恶心、呕吐、腹痛等症状。

（4）专科指导

①监测生命体征变化，严密观察切口渗出、腹胀、排便等变化。

②及时发现腹腔内出血、肝性脑病的征兆。妥善固定各引流管，指导患者保持腹腔引流、T管引流通畅，避免打折、牵拉，防止引流管脱出。注意有无胆汁瘘及腹腔内有无出血征象。

③严格无菌操作，防止导管阻塞，中心静脉导管注药后用肝素稀释液（25U/mL）2~3mL冲洗导管，保持导管通畅。

④加强基础护理，为患者翻身，按摩受压处皮肤，防止发生压疮。

（5）功能锻炼：预防肺部并发症，鼓励患者深呼吸，协助咳嗽排痰，必要时给予超声雾化吸入。

（6）心理指导：为患者讲解疾病的相关知识，鼓励患者以积极乐观的态度参与疾病的治疗，增强患者战胜疾病的信心。

（六）出院指导

1. 饮食指导：给予患者低脂、高热量、适量蛋白质、高维生素、易消化的食物。

2. 活动与睡眠指导：嘱患者适当活动，以不引起不适为宜。告知患者避免致癌肿破裂出血或食管下段胃底静脉曲张破裂出血的诱因，如剧烈活动、咳嗽、用力排便等腹内压骤升的动作。

3. 用药指导：肝动脉栓塞化疗可造成肝细胞坏死，加重肝功能损害，应注意观察患者的意识状态、黄疸程度，积极给予保肝治疗，防止肝功能衰竭。

4. 专科指导：保持大便通畅，防止便秘，可适当应用缓泻剂，预防血氨升高。膈下积液及肿瘤多发生在术后1周左右，指导患者密切观察有无体温升高、上腹部或肋部胀痛。

5. 心理指导：指导患者保持积极心态，治疗结束后1~2年内每2个月复查1次，2年以上每3~4个月复查1次，5年以上每半年复查1次。

（七）护理健康教育路径

住院时间	入院阶段 （入院第1日）	术前阶段 （入院第2日至 术前1日）	手术阶段 （手术当日）	术后阶段 （术后第1至 3日）	出院阶段 （术后第4至 出院日）
辅助检查	完成入院相关化验及检查	继续完善相关检查		复查血常规、肝功能等	复查立位肝及门脉系统彩超
病情观察	1. 测量生命体征，观察患者神志 2. 观察腹部体征 3. 询问病史	1. 间隔1~2小时巡视观察1次 2. 每日测量1次生命体征	1. 一级护理 2. 生命体征监测 3. 腹部伤口敷料情况	1. 观察生命体征及神志 2. 观察腹部体征及引流情况	1. 根据引流情况判断是否拔管 2. 观察生命体征
治疗处置	药物过敏试验	1. 术前备血 2. 皮肤准备 3. 术前留置胃管、尿管 4. 灌肠	1. 依据病情静脉输液 2. 胃肠减压 3. 记录各引流管路24小时引流量	1. 依据病情静脉输液 2. 口腔及会阴护理	
使用药物	基础用药	改善肝脏功能及抑制病毒药物	遵医嘱给予抗生素，以及保肝、止血和营养药物	遵医嘱给予抗生素等药物	停抗生素类药物
活动体位	病区自由活动	1. 术前沐浴更衣 2. 卧床休息	术后去枕平卧6小时后改平卧位	半卧位	病区内活动
饮食	低盐低胆固醇饮食	术前1日晚禁食8小时，禁水4小时	禁食禁水	禁食禁水，根据病情调整饮食	根据病情调整饮食
健康宣教	1. 介绍病房环境、设施设备 2. 介绍责任医生护士	1. 指导术后有效咳嗽方法 2. 术后心理和生活护理 3. 指导术后活动	1. 告知保持各管路通畅固定 2. 告知保持切口敷料清洁干燥 3. 向家属宣教如何按摩受压部位	1. 讲解放置引流管及负压吸引装置的目的 2. 指导患者变换体位 3. 指导患者有效咳嗽的方法	出院注意事项

知识精讲：

1. 肝脏的生理功能有哪些？

讲解： 肝脏在代谢、胆汁生成、解毒、凝血、免疫、热量产生及水和电解质的调节中都起到了非常重要的作用。

2. 肝癌的介入治疗有哪些优点？

讲解： 肝癌的介入治疗是在医学影像设备 X 线电视、CT、B 超引导下，将特制的穿刺导管插入肝脏的肿瘤区进行治疗的一种方法，目前已成为治疗肝癌的有效手段，它的切口（穿刺点）仅有米粒大小。介入治疗具有不开刀、创伤小、恢复快、效果好的特点。

3.肝区疼痛应按三级镇痛的方法应用镇痛药。

讲解： 第一阶段，从非阿片类镇痛药开始，如阿司匹林、布桂嗪；第二阶段，若第一阶段药物不能缓解疼痛，加弱阿片类镇痛药，如可待因；第三阶段，若疼痛剧烈，用强阿片类镇痛药，如哌替啶、吗啡。

4.肝动脉栓塞化疗（TACE）的治疗效果如何？

讲解： 同时进行肝动脉灌注化疗和肝动脉栓塞治疗，可以提高疗效。TACE 作为一线非根治性治疗，临床上常用。其能有效控制肝癌生长，明显延长患者生存期，使肝癌患者受益。

第五节　胰腺疾病患者的健康教育

一、胰腺炎

（一）概述

急性胰腺炎（acute pancreatitis，AP）是多种病因导致胰酶在胰腺内被激活后引起胰腺组织自身消化、水肿、出血甚至坏死的炎症反应，是常见的急腹症之一。根据其病理学改变，可分为水肿型胰腺炎和出血坏死型胰腺炎。前者以胰腺水肿为主，临床多见，约占急性胰腺炎的90%，病程自限，预后良好；后者胰腺出血坏死，病情危重，常有继发感染、腹膜炎和休克等并发症，病死率高达10%~20%。急性胰腺炎是常见的消化系统急腹症，最常见的病因为胆囊炎、胆石症，其次为大量饮酒和暴饮暴食，其他病因如胰管阻塞、手术与创伤、内分泌与代谢障碍、感染，以及药物因素、遗传因素、精神因素等均可诱发本病。

1.临床表现： 急性水肿型胰腺炎患者腹部体征较轻，多数有上腹压痛，无肌紧张和反跳痛，可有腹胀和肠鸣音减少，呈现"安静腹"。急性出血坏死型胰腺炎患者全身表现常有急性面容、表情痛苦、脉搏增快、呼吸急促、血压下降。部分患者脐周皮肤出现蓝紫色瘀斑（Cullen 征）或腰部两侧出现棕黄色瘀斑（Grey-Turner 征），此类瘀斑在日光下方能见到，故易被忽视。

（1）腹痛：为本病的主要表现和首发症状，常在暴饮暴食或酗酒后突然发生。多为突发持续性剧痛或刀割样腹痛，腹痛常位于中上腹，向左肩及腰背部呈带状放射，可波及脐周或全腹，取弯腰抱膝位可减轻疼痛，疼痛感可因进食而增强，一般胃肠解痉药无效。

（2）恶心、呕吐及腹胀：90% 的患者伴有恶心、呕吐等症状，呕吐后腹痛不缓解，呕吐物通常是胃内容物，可混有胆汁，严重者甚至伴有血液。

（3）发热：多数患者中度以上发热，体温在 38~39℃，一般持续 3~5 天。如发热超过 7 天，且伴有白细胞升高，应考虑有胰腺脓肿或胆管炎症等继发感染。

（4）水、电解质及酸碱平衡紊乱：患者多有轻重不等的脱水，呕吐频繁者可有代谢性碱中毒。出血坏死型胰腺炎患者可有显著脱水和代谢性酸中毒，伴血钾、血镁、血钙降低，部分患者可有血糖增高，偶可发生糖尿病酮症酸中毒或高渗昏迷。

（5）低血压或休克：常发生于重症胰腺炎患者。极少数患者可突然出现休克，甚至发生猝死，亦可逐渐出现，或在有并发症时出现。

2. 治疗原则

（1）一般治疗：改变生活方式及饮食习惯，避免诱因。

（2）药物治疗：常使用解痉止痛药物、抗生素、胰酶抑制剂、抗胆碱药物，严重者应用激素治疗。

（3）手术治疗。

（二）入院指导

1. 饮食指导：指导患者胰腺炎急性期禁食禁水。向患者介绍病区环境，告知患者引起急性胰腺炎的病因，积极控制疾病的发展，指导患者正确饮食及休息活动等。

2. 活动与睡眠指导：患者需要安静的休养环境，应保持病房安静，限制探视，减少外界刺激，保证患者充足睡眠。患者需 24 小时有人陪护。

3. 专科指导：床两侧加床挡保护，防止患者坠床。及时帮患者更换衣物，保持床单、衣物清洁干燥，做好生活护理。评估患者疼痛的部位、性质及程度。嘱患者卧床休息，协助患者采取有利于减轻疼痛的体位，必要时给予镇痛药物。发热患者，注意保暖，恶心、呕吐患者，指导其保持舒适体位，头偏向一侧，防止误吸。

4. 心理指导：关心患者，了解患者紧张、恐惧的情绪，指导患者提高心理防御机制，使其主动参与治疗与护理。

（三）专科检查指导

1. 实验室检查：血常规检查、C 反应蛋白测定、血液生化测定、血清脂肪酶测定、淀粉酶测定。淀粉酶测定是诊断胰腺炎的标志性检查。发病 6~12 小时后，血清淀粉酶升高，发病 48 小时后开始下降，持续 3~5 天。血淀粉酶活性增高大于等于正常值上限的 3 倍则有较高诊断价值。检查前需要保持空腹状态。

2. 影像学检查：包括 X 线腹平片、B 超和 CT。增强 CT 是诊断胰腺坏死的最佳方法。CT 检查可以体现胰腺形态，胰腺周围有无渗出，胆道、胆囊和胆管情况。

（四）饮食指导

1. 急性发作期应禁食，给予胃肠减压、静脉营养支持。

2. 待患者腹痛、呕吐症状缓解后可以饮水，应从流食逐渐过渡到软食，症状缓解后可选择少量优质蛋白，利于胰腺恢复。

3. 患者能量所需由糖类补充。

4. 慢性胰腺炎患者应补充维生素，选择易消化、少刺激、低脂饮食，少食多餐。

5. 戒烟酒，限制茶、咖啡、辛辣食物，避免暴饮暴食。

6. 遵医嘱给予质子泵抑制剂。

（五）活动与睡眠指导

1. 急性发作期绝对卧床休息，保证睡眠及环境安静，降低代谢及胰液分泌。

2. 协助患者取舒适体位，缓解期鼓励患者每日进行可耐受的活动，以不出现心悸、气短、乏力等症状为宜。

（六）用药指导

1. 腹痛剧烈者遵医嘱应用哌替啶等镇痛药，禁用吗啡，以防引起 Oddi 括约肌（奥狄括约肌）痉挛，加重病情。

2. 多数急性胰腺炎与胆管疾病有关，常应用抗生素，应早期、联合、足量给药，用药现用现配，注意配伍禁忌，观察药物不良反应。

3. 减少胰液分泌，以生长抑素和奥曲肽疗效较好，奥曲肽首剂 100μg 静注，以后按 25μg/h 静滴，持续 3～7 天。注意控制输液速度，观察药物不良反应。

4. 给予抗胆碱药物，如阿托品、消旋山莨菪碱、东莨菪碱等，可抑制胰液分泌，宜早期反复应用。持续应用阿托品时应注意有无心动过速、麻痹性肠道梗阻加重等不良反应，有高度腹胀或肠麻痹时，不宜用阿托品。

5. 重型胰腺炎伴休克患者，中毒症状明显、疑有脓毒症，或病情突然恶化，有严重呼吸困难，尤其出现成人呼吸窘迫综合征时，给予地塞米松，可减轻炎症反应，降低毛细血管的通透性及水肿。

6. 重型者常早期即出现休克，低血容量性休克是早期死亡原因，应补给平衡盐液、血浆、右旋糖酐等恢复有效循环量和电解质平衡，同时应维持水、电解质平衡，酸碱平衡及能量供给。

（七）专科指导

1. 疼痛护理： 指导患者减轻疼痛的体位与方法，给予镇痛药，禁食、胃肠减压，协助患者取舒适体位缓解疼痛。

2. 血糖升高的护理： 使用降糖药物，监测血糖，严格控制主食的摄入量。

3. 病情观察： 观察疼痛的部位、性质、持续时间、程度和反射部位，注意疼痛时患者的体征、疼痛与体位变化及进食的关系、有无伴随症状等。观察患者恶心呕吐发生的时间，呕吐物的颜色、性质、量等。监测白细胞计数、血尿淀粉酶的数值。

4. 发热护理： 监测患者体温变化，注意体温升高的程度和热型。高热时采用物理降温，观察降温效果。应用抗生素，减少探视，病室定期消毒。

5. 管道护理： 妥善固定胃管、腹腔引流管、导尿管，观察引流的量、色、性质，并保持管道的通畅。留置尿管者每日 2 次会阴护理，留置肠内营养管要用生理盐水冲洗，保持通畅。

6. 口腔护理：胰腺炎禁食期间不能饮水，每日进行口腔护理，预防感染，口唇干燥者可涂润唇膏。

（八）心理指导

1. 与患者建立相互依赖的护患关系，指导患者正确认识疾病。

2. 保持心情平和，情绪波动是本病起因或加重的诱因，注意患者的心理状态变化，让患者宣泄不良情绪，及时给予患者心理疏导和心理支持。

3. 病情许可时，可鼓励患者适当活动分散注意力，避免精神过度紧张、焦虑。

4. 由于病程长，病情反复，患者易产生不良情绪，应为患者提供舒适的环境，耐心解答患者疑问，帮助患者树立战胜疾病的信心。

（九）出院指导

1. 饮食指导：指导患者及家属养成规律进食的习惯，避免暴饮暴食，避免刺激性强、产气多、高脂肪和高蛋白食物。腹痛缓解后，应从少量低脂、低糖饮食开始逐渐恢复正常饮食。戒除烟酒，防止复发。

2. 用药指导：指导患者正确的服药方法，让患者学会观察药效及不良反应，同时向患者强调乱服药物的危害。

3. 专科指导：加强自我监测，在病情的恢复期部分患者可能会出现胰腺囊肿、胰瘘等并发症，嘱患者如果发现腹部肿块不断增大，并出现腹痛、腹胀、呕血、呕吐等症状，需及时就医。

（十）护理健康教育路径

住院时间	入院阶段 （入院第 1 日）	治疗阶段 （入院第 2 至 3 日）	出院阶段 （入院第 4 日至出院日）
辅助检查	1. 完成血、尿标本采集 2. 心电图、超声、CT 等检查	1. 继续复查血、尿标本 2. 复查超声及 CT 等	继续复查及完成相关检查
病情观察	1. 2 小时巡视病房 1 次 2. 测量生命体征、身高和体重 3. 询问病史，观察患者腹痛的情况，以及有无发热、恶心、呕吐	1. 2 小时巡视病房 1 次 2. 每日测量 2 次生命体征 3. 关注患者心理变化，帮助缓解焦虑心理	间隔 2 小时巡视观察 1 次
治疗处置	1. 静脉输液 2. 药物试敏 3. 必要时给予胃肠减压、留置导尿、腹腔引流 4. 生命体征监测	1. 静脉输液 2. 引流管的护理 3. 口腔护理 4. 会阴护理 5. 生命体征监测	1. 静脉输液 2. 引流管的护理 3. 口腔护理 4. 会阴护理
使用药物	遵医嘱给予抗炎、解痉镇痛、静脉营养、抑制胰酶分泌药物	遵医嘱给予抗炎、解痉镇痛、静脉营养、抑制胰酶分泌药物	遵医嘱给予抗炎、解痉镇痛、静脉营养、抑制胰酶分泌药物
活动体位	卧床休息，疼痛时取弯腰抱膝位可减轻疼痛	卧床休息，疼痛缓解时可在床旁适当活动	逐渐在病区内活动

住院时间	入院阶段 （入院第 1 日）	治疗阶段 （入院第 2 至 3 日）	出院阶段 （入院第 4 日至出院日）
饮食	禁食水，必要时行胃肠减压治疗	病情缓解后过渡至流质饮食	流质饮食向清淡饮食过渡，选择高热量、优质蛋白、低脂、易消化饮食，少食多餐，避免暴饮暴食
健康宣教	1. 入院环境介绍 2. 人员介绍 3. 告知患者避免诱发因素 4. 安全指导	1. 告知患者治疗的方法及配合的注意事项 2. 指导患者的活动与休息 3. 用药指导	出院指导

知识精讲：

1. 胰腺炎的并发症有哪些？

讲解：

（1）局部并发症：包括胰腺脓肿、假性囊肿和胰源性腹腔积液。部分患者因胰腺假性囊肿压迫和炎症，使脾静脉血栓形成，导致左侧门静脉高压。

（2）全身并发症：包括消化道出血，脓毒症及真菌感染，多器官功能衰竭，如并发急性肾衰竭、急性呼吸窘迫综合征、心力衰竭、胰性脑病、弥散性血管内凝血、脓毒症等。

2. 休克患者的护理注意事项有哪些？

讲解：

（1）注意观察患者有无烦躁不安、面色及皮肤苍白、口唇甲床发绀、心率加快、呼吸频率增快、出冷汗、脉搏细数、血压下降、尿量减少等表现。

（2）应立即协助患者取休克卧位（头、躯干抬高15°~20°，下肢抬高20°~30°）建立静脉通道，必要时建立2~3条静脉通道，合理安排输液顺序，及时正确给药。

（3）保持呼吸通畅，及时吸痰、给氧。

（4）尽快消除休克原因。

（5）严格交接班，每班要详细记录。

3. 急性胰腺炎患者早期禁食的原因是什么？

讲解：人们通过视、听、嗅、食，刺激神经及体液调节系统，从而增强胰腺的分泌功能。患胰腺炎时，由于胰腺组织的水肿、充血、变性、坏死及代谢产物刺激，常使胰腺痉挛、胰液外流不畅、胰管压力增高，这时若进食，必然使胰液分泌量增多，胰管压力进一步增高，使胰腺损伤加重，病情恶化。在治疗急性胰腺炎时，为了避免由于进食的反射作用及酸性食糜进入十二指肠，促进胰腺分泌旺盛，胰管内压增高，加重胰腺的损害，患者在急性胰腺炎早期阶段应当禁食。

二、胰腺癌

（一）概述

胰腺癌是一组主要起源于胰腺导管上皮及腺泡细胞的恶性肿瘤，是一种发病隐匿，进展迅速，治疗效果及预后极差的消化道恶性肿瘤，近年来其发病率呈明显上升趋势。40 岁以上者好发，男性比女性多见。多发生于胰头部，占胰腺癌的 70%~80%，其次为胰体尾部，全胰癌少见。导致胰腺癌的直接病因尚不清楚。在胰腺癌的致病因素中，吸烟是唯一公认的危险因素。高蛋白、高胆固醇饮食摄入可促进胰腺癌的发生。糖尿病、慢性胰腺炎、遗传因素、长期的职业和环境暴露等可能是胰腺癌的致病因素。

1. 临床表现

（1）腹部不适或腹痛：是胰腺癌常见的首发症状，呈隐痛、钝痛、胀痛。中晚期患者因癌肿侵及腹膜后神经丛，出现持续性剧烈疼痛，向腰背部放射，日夜不止，屈膝卧位可稍有缓解。胰体尾部癌的疼痛部位在左上腹或脐周，出现疼痛时多已属晚期。

（2）黄疸：是胰头癌最主要的症状，呈进行性加重，可伴皮肤瘙痒、茶色尿和陶土色大便。

（3）消化道症状：早期常有食欲减退、上腹饱胀、消化不良、腹泻或便秘等症状，部分患者可出现恶心、呕吐。如癌肿浸润或压迫十二指肠，可出现消化道梗阻或出血。

（4）消瘦和乏力：是胰腺癌的主要临床表现之一，随着病程进展，患者消瘦乏力、体重下降，伴有贫血、低蛋白血症等，晚期可出现恶病质。

（5）其他：患者可出现发热、急性胰腺炎发作、糖尿病、脾功能亢进及血栓性静脉炎等。

2. 治疗原则

（1）手术治疗：手术切除是胰腺癌最有效的治疗方法。

（2）药物治疗：吉西他滨是晚期胰腺癌治疗的一线化疗药物，也可使用氟尿嘧啶和丝裂霉素，还可选择介入治疗、放射治疗、基因治疗及免疫治疗等。

（3）放射治疗。

（4）内镜治疗：作为姑息治疗，解决胰腺癌患者的胆总管梗阻状态。可通过 ERCP（内镜逆行胰胆管造影）+ENBD（经内镜鼻胆管引流术）引流或 PTCD（经皮肝穿刺胆道引流术）在胆总管内放置支架，内引流解除黄疸，若不能置入支架，可行 PTCD 外引流减轻黄疸。

（5）对症治疗：减轻患者痛苦，改善生存质量，延长生存期。

（二）入院指导

1. 饮食指导： 指导患者进食清淡易消化饮食。

2. 活动与睡眠指导： 患者需要安静的休养环境，减少外界刺激，保证充足睡眠。患者需 24 小时有人陪护，如厕时应有家属陪同。

3. 专科指导：床两侧加床挡保护，防止患者坠床。指导患者及时更换衣物，保持床单、衣物清洁干燥，做好生活护理。评估患者疼痛的部位、性质及程度。嘱患者卧床休息，协助患者采取有利于减轻疼痛的体位，必要时给予镇痛；有恶心呕吐的患者，指导其将头偏向一侧，防止误吸。观察呕吐物的颜色、性质、量，并给予止吐药物。嘱皮肤瘙痒的患者勿用力抓挠，防止皮肤感染。

4. 心理护理：关心患者，了解患者紧张、恐惧的情绪，指导其提高心理防御机制，使其主动参与治疗与护理。

（三）专科检查指导

1. 实验室检查：血生化、血常规、便常规、尿常规检查，以及免疫学检查等，采集血标本前一晚 20:00 以后禁食。

2. 影像学检查：为胰腺癌定位和定性诊断的主要手段。

（1）ERCP、内镜检查、腹腔镜检查前需要禁食 8 小时，禁水 2 小时。

（2）MRI 检查。体内有人工起搏器、金属支架、铁磁性异物者，以及妊娠早期妇女禁用。

（3）CT 检查，检查时勿携带任何金属类物品。

（四）用药指导

1. 给予化疗药物，药物的 pH、渗透压及药液本身理化特性等因素可导致静脉炎的发生，发泡性药物可引起组织坏死，应使用中心静脉置管，减少药物对血管的刺激。

2. 告知患者输液时注意输液部位的感觉，如有疼痛立即告知。如发生静脉炎，立即停止输液，评估输液部位，给予对症处理。

3. 告知患者应抬高受累部位，以促进局部外渗药液的吸收。鼓励患者多做肢体活动，以促进血液循环。

4. 观察用药后的效果及不良反应，如出现恶心、呕吐等应早期给予止吐药物。

5. 对于疼痛的患者，观察患者的疼痛程度，遵照医嘱给予镇痛药物。

（五）围手术期指导

1. 术前指导

（1）饮食指导：以糖类为主，选择优质蛋白，易消化饮食，术前日 20:00 后禁食，0:00 后禁食水。

（2）活动与睡眠指导：指导患者卧床休息，保持病室环境安静，为患者提供良好的睡眠环境，如有焦虑情绪、失眠，应用镇静、催眠药物，保证睡眠。

（3）用药指导：高血压患者，指导其术晨以少许水送服降压药物，以确保手术按预期进行。

（4）专科指导

①呼吸道准备；指导患者戒烟，吸烟易增加气管内的分泌物，刺激呼吸道而引起咳

嗽，不利于术后切口及深部组织的恢复。

②控制血糖，合并高血糖者，应用胰岛素控制，若患者血糖偏低，应补充葡萄糖。

③指导患者描述疼痛的方法，告知减轻疼痛的措施，通过看报、听音乐、与家人交谈、放松按摩等方法分散患者的注意力，以减轻疼痛。

④肠道准备，术前一晚灌肠，告知患者注意事项，配合清洁灌肠。术前留置胃管，抽空胃内容物，告知患者留置胃管相关注意事项。

⑤术前 1 日剪短指甲，术晨更换清洁病服，取下活动义齿、手表、眼镜、发卡，妥善保管个人贵重物品，拭去指甲油等化妆品，佩戴腕带。

（5）功能锻炼：指导患者掌握深呼吸和有效咳嗽的方法，练习床上排便尿、排便。

（6）心理护理：向患者讲解手术的方法及配合事项，减轻患者的焦虑，让患者保持情绪稳定。

2. 术后指导

（1）饮食指导：术后禁食水。患者肛门排气后拔除胃管，拔管当日可少量饮水，每次 4~5 汤匙；第 2 天给半量流质，每次 50~80mL；第 3 天给全量流质，每次 100~150mL；拔管后第 4 天，可改半流质。术后 1 个月内，指导患者少食多餐，并禁食生、酸、辣、油炸食物，不饮浓茶和酒等。

（2）活动与睡眠：取平卧位，待麻醉作用消失后改半卧位，鼓励患者早期在床上翻身活动；术后第 1~3 日可从床上坐起做轻微活动，主动或被动活动双下肢；第 4~7 日在他人协助下离床站立或床边活动，活动时避免牵拉引流袋。保持病房安静舒适，提高患者睡眠质量。

（3）用药指导：指导患者严格按时、按量服药，避免漏服药物。告知患者使用中心静脉置管输液可减少药物对血管的刺激。

（4）专科指导：密切观察患者生命体征的变化，以及有无腹痛、腹胀、呕吐及肛门排气等；保持伤口敷料干燥，注意伤口渗血情况，及时更换敷料。患者有胃肠减压及腹腔引流管，应妥善固定胃管及腹腔引流管，保持引流管通畅，避免受压、折叠、扭曲或滑脱；注意观察并记录引流液的颜色、性状及量，若有异常及时报告医师。胃肠减压管在肛门排气、肠蠕动恢复后即可拔除。

（5）并发症的指导

①注意有无活动性出血，生命体征是否改变，如患者有无脉率下降、面色苍白、口渴、出冷汗、尿量变少等。腹腔引流管引出鲜红色液体，大于每小时 100mL，连续 3~4 小时不止，中心静脉压小于 5cmH_2O，疑为活动性出血，应立即通知医生。

②切口敷料有黄绿色胆汁渗出，腹腔引流管有胆汁样液体流出，患者有发热、腹胀、腹膜炎等体征，疑为胆瘘，应立即通知医生处理。

③如果切口有粪汁样液渗出，腹腔引流有粪汁样液渗出，患者持续腹胀、发热，出现腹膜炎症状，疑为肠漏。

④如果切口有透明水样液流出，腹腔引流有透明水样液流出，患者持续腹胀、发热，出现腹膜炎症状，疑为胰瘘。

⑤腹腔内感染。术后 1 周，患者有高热、腹痛、白细胞升高，腹腔引流出浑浊液，疑为腹腔感染。

（6）心理指导：耐心鼓励患者，向患者说明术后的良好效果，增强其自信心。指导患者保持乐观情绪和放松的技巧，减轻或消除患者的焦虑。

（六）出院指导

1. 饮食指导： 指导患者宜少量多餐，进食营养丰富、高热量、高蛋白、高维生素、易消化吸收的半流质食物，增加其抵抗力，避免进食年糕等黏食，以及生、冷、硬的食物，戒烟酒。

2. 活动与睡眠指导： 指导患者保持情绪稳定，生活要有规律，保证充足睡眠。在体力允许的条件下做一些轻体力活动，并根据病情选取适宜工作量。

3. 用药指导： 指导患者遵医嘱正确服药。

4. 专科护理： 出院时若带引流管，告知患者引流管的相关注意事项，按时换药、拆线。若出现腹痛、腹胀、呕吐、停止排便排气等不适及时就诊。结痂脱落后一周允许淋浴，但勿用力擦洗切口处。出院后遵医嘱按时随诊。

（七）护理健康教育路径

住院时间	入院阶段 （入院第 1 日）	术前阶段 （入院第 2 日至 手术前 1 日）	手术阶段 （手术当日）	术后阶段 （术后第 1 至 3 日）	出院阶段 （术后第 4 日至 出院日）
辅助检查	1. 完成血、尿标本采集 2. 心电图、超声、CT 等检查	继续完善相关检查		复测血标本	
病情观察	1. 入院评估 2 测量生命体征和体重 3. 询问病史 4. 每 2 小时巡视 1 次病房	1. 每 2 小时巡视病房 1 次 2. 每日测量 4 次生命体征	1. 每 1 小时巡视病房 1 次 2. 每日测量 4 次生命体征 3. 观察引流液的量、性质、颜色	1. 每 1 小时巡视病房 1 次 2. 每日测量 4 次生命体征 3. 观察引流液的量、性质、颜色	1. 每 2 小时巡视病房 1 次 2. 每日测量 2 次生命体征
治疗处置	1. 静脉输液 2. 药物过敏试验 3. 口服药物 4. 监测血糖	1. 静脉输液 2. 口服药物 3. 监测血糖 4. ERCP+ENBD 引流 5. 备血 6. 灌肠 7. 胃管减压	1. 氧气吸入 2. 心电、血压、血氧饱和度监测 3. 留置导尿 4. 静脉输液 5. 监测血糖 6. 胃肠减压	1. 会阴护理、口腔护理、雾化吸入 2. 静脉输液 3. 监测血糖	1. 会阴护理、口腔护理、雾化吸入 2. 静脉输液 3. 监测血糖
使用药物	镇痛、抗炎、补液药物	镇痛、抗炎、补液药物	抗炎、补液药物	抗炎、补液药物	

住院时间	入院阶段（入院第1日）	术前阶段（入院第2日至手术前1日）	手术阶段（手术当日）	术后阶段（术后第1至3日）	出院阶段（术后第4日至出院日）
活动体位	1. 卧床休息，可适量在病区活动 2. 疼痛时采取舒适卧位可以减轻疼痛	1. 卧床休息 2. 疼痛时采取舒适卧位可以减轻疼痛	1. 术后去枕平卧6小时，头偏向一侧，防止误吸 2. 卧床休息，可在床上翻身	协助患者半卧位，患者可在床边活动	病区内活动
饮食	1. 制定饮食计划 2. 指导患者低脂饮食	1. 禁食产气食物 2. 术前一晚进流质饮食，病情较重，恶心、呕吐明显者，应暂禁食 3. 术前一日晚按手术要求禁食水	禁食禁水	胃肠减压管拔出后指导患者流质饮食	逐步过渡到半流质饮食
健康宣教	1. 入院环境介绍 2. 人员介绍 3. 预防跌倒、压疮宣教	练习深呼吸、有效咳嗽、床上排尿等	指导患者保持引流管通畅，改变体位时动作宜缓慢，避免打折、扭曲引流管	指导患者进行深呼吸和有效咳嗽	出院指导

知识精讲：

1. 胰腺癌患者为什么会出现皮肤瘙痒？如何护理？

讲解： 由于胆汁不能进入肠内参与消化，而进入了血液，胆汁中的胆盐刺激皮肤的感觉神经末梢引起皮肤瘙痒。瘙痒部位尽量不用肥皂清洗，每日用温水擦洗，防止皮肤破溃而感染，可用炉甘石外涂止痒。

2. 胰腺癌的 TNM 分期

讲解：

T（原发肿瘤）	分期
Tis 原位癌	0 期：TisN0M0
T1 肿瘤最大径 ≤ 2cm	Ⅰ A 期：T1N0M0
T2 肿瘤最大径 >2cm 且 ≤ 4cm	Ⅰ B 期：T2N0M0
T3 肿瘤最大径 >4cm	Ⅱ A 期：T3N0M0
N（区域淋巴结）	Ⅱ B 期：T1~3N1M0
N0 无区域淋巴结转移	Ⅲ 期：T1~4N2M0
N1 区域淋巴结转移数目介于 1~3 个	Ⅳ 期：T+N+M1
N2 区域淋巴结转移数目 ≥ 4 个	
M（远处转移）	
M0 无远处转移	
M1 有远处转移	

3. 胰腺癌如何早期诊断？

讲解： 胰腺癌早期诊断困难；出现明显消瘦、食欲减退、上腹痛、黄疸、上腹部包块，影像学发现胰腺癌征象时，疾病已属晚期，绝大多数患者已丧失手术时机。因此，对 40 岁以上，近期出现下列临床表现者应进行前述检查及随访：①持续性上腹部不适，进餐后加重伴食欲下降。②不能解释的进行性消瘦。③新发糖尿病或糖尿病突然加重。④多发性深静脉血栓或游走性静脉炎。⑤有胰腺癌家族史、大量吸烟、慢性胰腺炎者。

第六节　胆道疾病患者的健康教育

一、胆囊炎

（一）概述

胆囊炎主要分为急性胆囊炎和慢性胆囊炎。发生于胆囊的急性炎症称为急性胆囊炎，常由化学性和细菌性炎症引起，95% 的患者合并有胆囊结石。慢性胆囊炎是急性或亚急性胆囊炎持续、反复发作的慢性炎症过程。胆囊炎的病因与胆囊管堵塞、细菌感染、化学刺激、免疫力低下、饮食有关。

1. 临床表现： 上腹疼痛，呈右上腹钝痛或者胀痛，可放射至右肩或后背部，部分患者有胆绞痛，在进食油腻食物或劳累后加重，恶心、腹胀、嗳气、发热等症状也可出现。

2. 治疗原则

（1）非手术治疗：禁食、胃肠减压、止痛、消炎利胆、纠正电解质及酸碱平衡失调。

（2）手术治疗：有胆囊穿孔、弥漫性腹膜炎、急性化脓性胆管炎等并发症者立即手术。

（二）入院指导

1. 活动与睡眠指导： 患者需要安静的休养环境，保持病房安静，限制探视，减少外界刺激，保证充足的睡眠。患者需 24 小时有人陪护。

2. 专科指导： 床两侧加床挡保护，防止患者坠床。指导患者及时更换衣物，保持床单、衣物清洁干燥，做好生活护理。评估患者疼痛的部位、性质及程度。卧床休息，协助患者采取有利于减轻疼痛的体位，必要时给予镇痛药物。发热患者注意保暖。恶心、呕吐患者，指导其保持舒适体位，头偏向一侧，防止误吸。

3. 心理指导： 向患者介绍病区环境，告知患者引起胆囊炎的病因，积极控制疾病的发展。关心患者，了解患者紧张、恐惧的情绪，指导其提高心理防御机制，使其主动参与治疗与护理。

（三）专科检查指导

1. 实验室检查：收集十二指肠引流液进行胆汁检查，胆汁检查可发现致病菌，检查前需要禁食水 6~8 小时。

2. B 超检查：最具有诊断价值，检查前需要禁食水 6~8 小时，检查前 1~3 天清淡饮食，少吃产气食物。

3. 腹部 X 线片：可显示阳性结石、胆囊钙化或胆囊膨胀的征象。

4. 口服或静脉胆道造影：可以观察胆管形态及胆总管内结石、蛔虫、肿瘤等征象。

（四）饮食指导

1. 制定饮食计划，指导患者饮食要规律，少食多餐，避免暴饮暴食；进食低脂饮食，少吃高脂肪、富含胆固醇的食物；多饮水，避免进食浓茶、巧克力、咖啡等。

2. 戒烟酒，避免油腻辛辣刺激性食物，减少胃酸的分泌，注意饮食卫生。

（五）活动与睡眠指导

1. 症状较轻的患者，不会影响正常生活。

2. 症状较重，反复发作胆绞痛的患者，需要卧床休息，避免剧烈活动和劳累。

3. 保证良好的休息与睡眠，有利于疾病的康复。

4. 合理安排作息时间，劳逸结合，避免精神高度紧张。

（六）用药指导

1. 指导患者严格按规定的剂量、用法服药，了解药物的主要不良反应。

2. 长期口服利胆药物，如消炎利胆片、熊胆胶囊、羟甲烟胺等。

3. 腹痛时可用颠茄类解痉药物对症治疗。

（七）专科指导

1. 疼痛的护理：指导患者减轻疼痛的体位与方法，并遵医嘱给予解痉药，协助患者取舒适体位缓解疼痛。

2. 病情观察：观察疼痛的部位、性质、持续时间、程度和反射部位，注意疼痛时患者的体征。观察患者恶心呕吐发生的时间，呕吐物的颜色、性质、量等。监测白细胞计数。

3. 发热的护理：监测患者体温变化，注意体温升高的程度和热型，高热时采用物理降温，观察降温效果。应用抗生素，减少探视，病室定期消毒。

（八）心理指导

1.慢性胆囊炎具有病程长、反复发作的特点，会影响患者的情绪，告知患者保持心理平衡，焦虑、忧伤的情绪状态易患肝胆疾病。及时让患者宣泄不良情绪，给予心理疏导。

2.为患者提供舒适的环境，耐心解答患者的问题，帮助患者树立战胜疾病的信心。

（九）出院指导

1.饮食指导：嘱患者合理饮食，避免暴饮暴食。

2.活动与睡眠指导：指导患者改变生活方式，劳逸结合。

3.用药指导：嘱患者按医嘱服药，勿自行减量。

4.专科指导：嘱患者出院后定期复查。

（十）护理健康教育路径

住院时间	入院阶段 （入院第1日）	治疗阶段 （入院第2至3日）	出院阶段 （入院第4日至出院日）
辅助检查	1.完成血、尿标本采集 2.心电图、超声等检查	继续完善内镜相关检查	
病情观察	1.入院评估 2.测量生命体征和体重 3.询问病史 4.每2小时巡视1次病房	1.每2小时巡视病房1次 2.每日测量2次生命体征	1.每2小时巡视病房1次 2.每日测量1次生命体征
治疗处置	1.依据病情静脉输液 2.依据病情口服药物	1.依据病情静脉输液 2.依据病情口服药物	1.依据病情静脉输液 2.依据病情口服药物
使用药物	解痉药、抗菌药、利胆药物，清热中成药	解痉药、抗菌药、利胆药物，清热中成药	解痉药、抗菌药、利胆药物，清热中成药
活动体位	1.症状较轻的患者，不会影响正常生活 2.患者症状较重，反复发作胆绞痛，要卧床休息 3.疼痛时弯腰抱膝可缓解疼痛	1.症状较轻的患者，不会影响正常生活 2.患者症状较重，反复发作胆绞痛，要卧床休息 3.疼痛时弯腰抱膝可缓解疼痛	症状缓解后，可适量活动
饮食	1.制定饮食计划 2.指导患者饮食要规律，少食多餐，避免暴饮暴食；鼓励低脂饮食，避免进食油腻、辛辣刺激性食物等	超声检查前按要求禁食水	多饮水，戒烟酒，避免油腻、辛辣刺激性食物
健康宣教	1.入院环境介绍 2.人员介绍 3.预防跌倒、压疮宣教	告知患者彩超检查的方法及配合的注意事项	出院指导

> **知识精讲：**
>
> 1.急性胆囊炎的并发症有哪些？
>
> **讲解：** 急性胆囊炎的并发症有胆囊积脓积水、胆囊穿孔、胆瘘等。
>
> 2.如何确诊急性胆囊炎？
>
> **讲解：** 确诊急性胆囊炎可依据上腹疼痛，向背部放射，伴有发热、恶心、呕吐。体检右上腹压痛和肌紧张，墨菲征阳性，白细胞计数增高，B超显示胆囊壁水肿。
>
> 3.什么情况下必须切除胆囊？
>
> **讲解：** 胆囊结石反复发作，不排除胆囊癌；胆囊肿瘤性息肉；病理提示重度不典型增生，萎缩性胆囊炎。

二、胆石症

（一）概述

胆石症是指发生在胆囊和胆管的结石，其中胆管结石可以分为肝内胆管结石和肝外胆管结石（肝外胆管结石包括胆总管结石和肝总管结石），是胆道系统的常见且多发疾病。本病与综合因素有关，如胆汁代谢异常、胆管感染、胆道梗阻、胆汁淤积等。

1.临床表现

（1）胆囊结石通常在早期没有明显的症状，有时可以伴有轻微不适。

（2）胆囊内的小结石可嵌顿于胆囊颈部，引起疼痛，进食油腻饮食后胆囊收缩，或睡眠时由于体位改变，可使症状加剧。

（3）急性胆囊炎时，患者右上腹阵发性绞痛，并向右肩部或背部放射，伴有恶心、呕吐和发热。

（4）当结石阻塞胆管继发胆管炎时，表现为 Charcot 三联征（查科三联征），即腹痛、寒战与高热及黄疸。

2.治疗原则

（1）非手术治疗：结石直径较小时，可应用药物治疗。

（2）手术治疗：本病以手术治疗为主，常用术式有胆总管切开取石置 T 管引流术、Oddi 括约肌（奥狄括约肌）切开成形术、ERCP 治疗。

（二）入院指导

1.饮食指导： 指导患者选择清淡、易消化饮食。

2.活动与睡眠指导： 患者需要安静的休养环境，保持病房安静，限制探视，减少外界刺激，保证充足睡眠。患者需 24 小时陪护，如厕时应有家属陪同。

3.专科指导： 床两侧加床挡保护，防止患者坠床。指导患者及时更换衣物，保持床单、衣物清洁干燥，做好生活护理。评估患者疼痛的部位、性质及程度。患者卧床休息，采取有利于减轻疼痛的体位，必要时给予解痉药物。发热患者注意保暖。恶心、呕吐的患者取舒适体位，头偏向一侧，防止误吸。

4. 心理指导： 告知患者引起胆石症的病因，积极控制疾病的发展。关心患者，了解患者紧张、恐惧的情绪，安抚患者，给予心理护理。指导患者提高心理防御机制，使其主动参与治疗与护理。

（三）专科检查指导

1. 实验室检查： 注意凝血时间是否延长，血培养是否为阳性。

2. 磁共振胆管造影（MRCP）检查： 是诊断胆总管结石最理想的方法。指导患者检查前禁食水 6~8 小时，检查时身体上不可带有任何金属类物品。

3. 经皮肝穿刺胆管造影和经皮肝穿刺置管引流术

（1）术前检查凝血时间、血小板计数、凝血酶原时间。

（2）进行碘过敏试验。

（3）检查前应用 3 天抗生素，术前一晚服用缓泻剂，术日晨起禁食。

（4）经肋间穿刺时患者取仰卧位，嘱患者在穿刺过程中平稳呼吸，避免憋气或做深呼吸，术后平卧 4~6h，每小时测量血压、脉搏 1 次，共测量 6 次，或至患者生命体征平稳为止。

4. 内镜逆行胰胆管造影（ERCP）： 通过十二指肠乳头插管对胆管和胰管注射造影剂进行造影并给予治疗。患者术前禁食水 6~8 小时，给予碘过敏试验。

5. 超声检查： 是诊断胆囊结石的首选方法，检查前指导患者空腹 8 小时。

（四）围手术期指导

1. 术前指导

（1）饮食指导：低脂、高糖、高维生素、易消化饮食，肝功能较好者可给予高蛋白饮食。术前 2 天禁食产气食物，术前一晚进流质饮食。病情较重，恶心、呕吐明显者暂禁食。术前一日晚 20:00 以后禁食禁水。

（2）活动与睡眠指导：卧床休息，疼痛时可采取舒适体位，可在病区内活动。

（3）用药指导：胆绞痛发作时，可遵医嘱用止痛药解痉止痛，禁用吗啡。遵医嘱应用抗生素，注意观察药物的不良反应，注意无菌操作。

（4）专科指导：评估患者疼痛的部位、性质及程度，患者卧床休息，取减轻疼痛的体位，必要时给予解痉药物止痛。

（5）功能锻炼：指导患者练习床上排便、排尿的方法，指导患者做深呼吸，学会有效咳嗽。

（6）心理指导：与患者及家属沟通，告知手术的方法、意义及配合事项，消除患者和家属的思想顾虑。

2. 术后指导

（1）饮食指导：ERCP 术后禁食禁水，待鼻胆引流管拔除后可进流质饮食，逐渐改为半流质饮食。

（2）活动与睡眠指导：ERCP 术后患者去枕平卧位 6 个小时，头偏向一侧，防止呕吐物误吸。绝对卧床休息，待鼻胆引流管拔除后，可下床活动，活动量以不引起不适为宜。

（3）用药指导：遵医嘱给予补液，抗生素及生长抑素静脉点滴，告知患者不可随意调节滴速。

（4）专科指导：引流管的护理，妥善固定引流管，指导患者改变体位时避免牵拉、打折引流管，保持引流管通畅；密切观察引流液的颜色、量及性质，更换引流袋时注意无菌操作，防止逆行感染。

（5）并发症的指导：如术后鼻胆引流液持续为血性，患者出现面色苍白、血压下降、脉搏加快等症状，立即通知医生，及时给予对症处理。患者出现腹痛时，评估疼痛的部位、性质、时间、程度，术后 1~3 小时复查血尿淀粉酶，并给予对症处理。

（6）心理指导：安慰患者，给予患者心理支持，得到患者的信任并能让患者积极配合治疗。

（五）出院指导

1. 饮食指导：制定饮食计划，指导患者饮食要规律，少食多餐，避免暴饮暴食；鼓励低脂、高热量、高维生素、易消化的营养丰富的饮食；避免进食浓茶、巧克力、咖啡、油腻辛辣刺激性食物。

2. 活动与睡眠指导：告知患者注意休息，保证足够的睡眠，适当锻炼，戒烟酒。

3. 用药指导：指导患者按医生要求正确服用药物。

4. 心理指导：应向患者及家属介绍胆石症的有关知识，指导患者及家属了解胆石症的诱发因素，提高自护能力。

5. 其他：嘱患者定期门诊复查等。

（六）护理健康教育路径

住院时间	入院阶段 （入院第 1 日）	术前阶段 （入院第 2 日至 手术前 1 日）	手术阶段 （手术当日）	术后阶段 （术后第 1 至 3 日）	出院阶段 （术后第 4 日至 出院日）
辅助检查	1. 完成血、尿标本采集 2. 心电图、超声、CT 等检查	继续完善相关检查	ERCP 术后 2 小时给予血尿淀粉酶检验	给予血尿淀粉酶检验	
病情观察	1. 入院评估 2. 测量生命体征和体重 3. 询问病史 4. 每 2 小时巡视 1 次病房	1. 每 2 小时巡视病房 1 次 2. 每日测量 2 次生命体征	1. 每 2 小时巡视病房 1 次 2. 每日测量 4 次生命体征 3. 观察引流液的量、性质、颜色	1. 每 2 小时巡视病房 1 次 2. 每日测量 4 次生命体征 3. 观察引流液的量、性质、颜色	1. 每 2 小时巡视病房 1 次 2. 每日测量 4 次生命体征

住院时间	入院阶段 （入院第1日）	术前阶段 （入院第2日至 手术前1日）	手术阶段 （手术当日）	术后阶段 （术后第1至 3日）	出院阶段 （术后第4日至 出院日）
治疗处置	1. 依据病情静脉输液 2. 药物过敏试验 3. 依据病情口服药物	1. 依据病情静脉输液 2. 依据病情口服药物	1. 氧气吸入 2. 心电、血压、血氧饱和度监测 3. 留置鼻胆管引流 4. 留置导尿	依据病情静脉输液	依据病情静脉输液
使用药物	解痉、抗炎、补液药物	解痉、抗炎、补液药物	抗炎、止血、补液药物	止血、补液药物	止血药物
活动体位	1. 卧床休息，可适量在病区活动 2. 疼痛时采取右侧卧位可以减轻疼痛	1. 卧床休息，可适量在病区活动 2. 疼痛时采取右侧卧位可以减轻疼痛	1. 术后去枕平卧6小时，头偏向一侧，防止误吸 2. 卧床休息 3. 待鼻胆管拔除后，可下床活动	术后3日，鼻胆管拔出，指导患者在床边活动	病区内活动
饮食	1. 制定饮食计划 2. 指导患者低脂、高糖、高维生素、易消化饮食，肝功能较好者可给予高蛋白饮食	1. 禁食产气食物 2. 术前一晚进流质饮食。病情较重，恶心、呕吐明显者，应暂禁食 3. 术前一日晚20:00以后禁食禁水	禁食水	拔管后指导患者流质饮食	半流质饮食
健康宣教	1. 入院环境介绍 2. 人员介绍 3. 预防跌倒、压疮宣教	练习深呼吸、有效咳嗽、床上排尿等	指导患者保持引流管通畅，改变体位时动作宜缓慢，避免打折、扭曲引流管	指导患者进行深呼吸和有效咳嗽	出院指导

知识精讲：

1. **结石的分类有哪些？**

讲解： 结石分为胆固醇结石、胆色素结石、混合型结石。

胆囊结石多见胆固醇结石和混合型结石；肝外胆管结石多见胆色素结石；肝内胆管结石亦多见胆色素结石。

2. **胆石症的预防措施有哪些？**

讲解：

（1）控制饮食是预防胆石症最理想的方法。注意调节饮食，膳食多样化，生冷、油腻、高脂肪、刺激性食物容易使胆汁淤积，应该少食或禁食。富含维生素A和维生素C的蔬菜和水果有利于溶解结石，可适当食用。

（2）生活要有规律，注意劳逸结合。

（3）有家族史的患者，要注意相关预防体检。

三、急性胆管炎

（一）概述

急性胆管炎是由于胆管梗阻和细菌感染、胆管内压升高、大量细菌毒素进入血液循环，造成的肝胆系统病损为主，合并多脏器的感染。

1. 临床表现：腹痛、发热、黄疸、神经系统症状。

2. 治疗原则

（1）非手术治疗：抗休克、抗感染、解痉、止痛、降温，维持水、电解质及酸碱平衡治疗。

（2）手术治疗：胆总管切开引流。

（二）入院指导

1. 饮食指导：指导患者选择易消化、清淡饮食。

2. 活动与睡眠指导：患者需要安静的休养环境，应保持病房安静，限制探视，减少外界刺激，保证充足睡眠。患者需 24 小时有人陪护，如厕时应有家属陪同。

3. 专科指导：床两侧加床挡保护，防止患者坠床。指导患者及时更换衣物，保持床单、衣物清洁干燥，做好生活护理。评估患者疼痛的部位、性质及程度。嘱患者卧床休息，协助患者采取有利于减轻疼痛的体位，必要时给予解痉药物。发热患者注意保暖，给予患者物理降温。

4. 心理指导：向患者介绍病区环境，告知患者引起胆管炎的病因，积极控制疾病的发展。关心患者，了解患者紧张、恐惧的情绪，安抚患者，给予患者心理护理。指导患者提高心理防御机制，使其主动参与治疗与护理。

（三）专科检查指导

1. 实验室检查，包括血常规检查等。

2. 超声检查最具有诊断价值，检查前需要禁食水 6~8 小时，检查前 1~3 天清淡饮食，少吃产气食物。

3. 腹部 X 线片。

4. 磁共振胰胆管成像、经内镜逆行胆管引流（ERBD）、经皮肝穿刺胆道引流术（PTCD）。

（四）饮食指导

禁食、胃肠减压，待症状好转胃管拔出后可选择流食。

（五）活动与睡眠指导

患者症状较重，要绝对卧床休息，保证良好的休息与睡眠，以利于疾病的康复。休克患者给予休克卧位。

（六）用药指导

1. 立即建立静脉通路，给予解痉镇痛，纠正水、电解质、酸碱平衡的药物。
2. 长期口服利胆药物，如消炎利胆片、熊去氧胆酸等。
3. 腹痛时可用颠茄类解痉药物对症治疗。
4. 发热的患者给予抗炎药治疗。

（七）专科指导

1. 疼痛的护理：指导患者减轻疼痛的体位与方法，必要时给予解痉药，协助患者取舒适体位缓解疼痛。

2. 病情观察：监测生命体征，观察患者心率、血氧、血压的变化。观察疼痛的部位、性质、持续时间、程度和反射部位，注意疼痛时患者的体征。

3. 发热的护理：监测患者体温变化，注意体温升高的程度和热型。高热时采用物理降温，观察降温效果。应用抗生素，减少探视，病室定期消毒。

4. 其他：维持有效呼吸、给予吸氧支持等。

（八）心理指导

1. 告知患者疾病的相关知识，让患者宣泄不良情绪，给予患者心理疏导。
2. 为患者提供舒适的环境，耐心解答患者问题，帮助患者树立战胜疾病的信心。

（九）出院指导

1. 饮食指导：合理饮食，避免进食高胆固醇食物、油腻食物，避免暴饮暴食。

2. 活动与睡眠指导：指导患者改变生活方式，劳逸结合。

3. 用药指导：按医嘱服药，勿自行减量。

4. 心理指导：指导患者保持稳定的情绪，出院后定期复查。

（十）护理健康教育路径

住院时间	入院阶段 （入院第 1 日）	治疗阶段 （入院第 2 至 3 日）	出院阶段 （入院第 4 日至出院日）
辅助检查	1. 完成血、尿标本采集 2. 心电图、超声、CT 等检查	ERCP+ERBD	复查血标本
病情观察	1. 入院评估 2. 测量生命体征和体重 3. 询问病史 4. 每 2 小时巡视 1 次病房	1. 每 2 小时巡视病房 1 次 2. 每日测量 4 次生命体征 3. 观察患者的生命体征，腹痛的程度、性质和持续时间，以及引流液的颜色、量、性质，及时记录 4. 发热的患者监测体温变化	1. 每 2 小时巡视病房 1 次 2. 每日测量 2 次生命体征，待患者病情稳定可拔管

住院时间	入院阶段 （入院第 1 日）	治疗阶段 （入院第 2 至 3 日）	出院阶段 （入院第 4 日至出院日）
治疗处置	依据病情： 1. 静脉输液 2. 口服药物 3. 血气分析 4. 低流量吸氧 5. 胃肠减压	依据病情： 1. 静脉输液 2. 口服药物 3. 低流量吸氧	依据病情： 1. 静脉输液 2. 口服药物 3. 低流量吸氧
使用药物	解痉药、抗菌药、清热中成药，纠正水、电解质、酸碱平衡的药物	解痉药、抗菌药、清热中成药，纠正水、电解质、酸碱平衡的药物	解痉药、抗菌药、清热中成药，纠正水、电解质、酸碱平衡的药物
活动体位	1. 卧床休息 2. 如有休克患者，采取休克卧位 3. 疼痛者采取有利于减轻疼痛的卧位	1. 卧床休息 2. 如有休克患者，采取休克卧位 3. 疼痛者采取有利于减轻疼痛的卧位	拔管后可在床边活动
饮食	禁食水	禁食水	拔管后改为流质饮食，再逐步改为半流质及软食
健康宣教	1. 入院环境介绍 2. 人员介绍 3. 预防跌倒、压疮宣教	告知患者 ERBD 的注意事项	出院指导

知识精讲：

1. 什么是雷诺五联征?

讲解：雷诺五联征指腹痛、寒战高热、黄疸、休克、中枢神经系统受抑制。

2. 急性梗阻性化脓性胆管炎的主要诊断依据是什么?

讲解：诊断依据典型雷诺五联征，若雷诺五联征中没有休克，满足以下 2 项也可确诊。①精神症状。②脉搏大于 120 次 / 分。③白细胞计数大于 20×10^9/L。④体温大于 39℃。⑤胆汁为脓性或伴有胆道压力明显增高。

3. 生活中如何预防急性梗阻性化脓性胆管炎的发生?

讲解：

（1）一级预防：对肝胆管结石及胆道蛔虫的预防。

（2）二级预防：早诊断、早治疗。

（3）三级预防：疾病早期出现中毒性休克和胆源性败血症，应及时治疗。

第七节　消化道出血疾病患者的健康教育

一、上消化道出血

（一）概述

上消化道出血是指屈氏韧带（十二指肠悬韧带）以上的消化道，包括食管、胃、十二指肠和胰、胆道病变引起的出血，以及胃空肠吻合术后的空肠病变所致的出血。上消化道出血的病因很多，常见的病因有消化性溃疡、食管 – 胃底静脉曲张破裂、急性糜烂出血性胃炎、胃癌等。消化性溃疡引起的上消化道出血占上消化道出血的 50%。

1. 临床表现

（1）呕血与黑便：为上消化道出血的特征性表现。

（2）失血性周围循环衰竭：患者可出现头晕、心悸、乏力、出汗、口渴、晕厥等组织缺血的表现。

（3）贫血：贫血程度取决于失血量、出血前有无贫血、出血后液体平衡状态等因素。

（4）发热：上消化道大量出血后，多数患者可在 24 小时内出现发热，体温一般不超过 38.5℃，持续 3~5 天体温降至正常。

2. 治疗原则：补充血容量、内镜下止血治疗、手术治疗及介入治疗。上消化道大量出血病情急、变化快，严重者危及生命，应积极采取措施进行抢救。

（二）入院指导

1. 饮食指导：急性出血期患者禁食。

2. 活动与睡眠指导：告知家属患者需要安静的休养环境，减少外界刺激。患者需 24 小时有人陪护，如厕时应有家属陪同。

3. 专科指导：床两侧加床挡保护，防止患者坠床。指导患者及时更换衣物，保持床单、衣物清洁干燥，做好生活护理。告知患者引起上消化道出血的病因，帮助患者寻找并及时去除致病因素，控制疾病的发展。呕血的患者，协助取平卧位，床头抬高，头偏向一侧，防止误吸。密切观察患者体温、脉搏、呼吸、血压等生命体征变化。

4. 心理指导：消除患者紧张情绪，分散患者注意力，减少精神刺激，指导患者提高心理防御机制，使其主动参与治疗和护理。

（三）专科检查指导

1. 实验室检查：测定红细胞、白细胞、血小板计数、血红蛋白、血细胞比容，检查肝功能、肾功能、粪便隐血等。

2. 内镜检查：是上消化道出血定位、定性诊断的首选检查方法，内镜检查前需要禁食水。

3. X 线钡餐造影检查：对明确病因亦有价值。主要适用于不宜或不愿进行内镜检查者，或胃镜检查未能发现出血原因，须排除十二指肠降段以下的小肠段有无出血病灶者。

（四）饮食指导

1. 急性大出血伴恶心、呕吐者应禁食水。
2. 少量出血无呕吐者，可进温凉、清淡流质。
3. 出血停止后改为半流质及易消化软食，少量多餐，逐步过渡到正常饮食。

（五）活动与睡眠指导

1. 出血期间绝对卧床休息，休克患者取休克卧位。
2. 经常更换体位，防止皮肤长期受压，保持床位整洁、干燥。
3. 指导患者出血停止后以卧床为主，可在床边活动，改变体位时动作宜缓慢，预防跌倒。
4. 保持病房环境安静，保证患者的充足睡眠。

（六）用药指导

1. 备齐急救物品、药品，立即建立静脉通路，配合医生进行急救。
2. 观察药物不良反应，对老年心肺功能不全的患者，注意输液速度，避免输液过快引起急性肺水肿。
3. 肝病患者忌用吗啡、巴比妥类药物。
4. 嘱患者在医生指导下用药，避免漏服和减量。
5. 应用抑制胃酸分泌药，常用 H_2 受体阻断剂或质子泵抑制剂，以提高和保持胃内较高的 pH，有利于血小板聚集及血浆凝血功能所诱导的止血过程。

（七）专科指导

1. 病情观察

（1）监测生命体征，如有无心率加快、心律失常、脉搏细弱、血压降低、脉压变小、呼吸困难、体温不升或发热，必要时进行心电监护。

（2）观察皮肤和甲床色泽，肢体温暖或是湿冷，周围静脉特别是颈静脉充盈情况。

（3）准确记录出入量，必要时留置导尿。

（4）观察呕吐物和粪便的性质、颜色及量。

（5）定期复查血红蛋白、红细胞计数、血细胞比容、网织红细胞计数、血尿素氮、粪便隐血，以了解贫血程度。

2. 呕血的护理

（1）协助患者取平卧位或侧卧位，抬高床头，头偏向一侧，必要时准备负压吸引，防止误吸。

（2）立即给予输血、输液、止血治疗，保持静脉通路通畅。

3. 休克的护理

（1）如发现患者有烦躁不安、面色苍白、出冷汗、四肢湿冷、呼吸急促、脉搏快弱等表现，立即报告医生，协助患者取平卧位，保持呼吸通畅。

（2）快速建立静脉通路，尽快恢复有效血容量。

（3）进行生命体征监测，密切观察患者病情变化。

（4）给予患者留置导尿，观察尿量。

4. 安全护理

（1）大出血患者严格卧床休息，待症状缓解可适当活动。

（2）指导患者坐起、站立时动作宜缓慢，如出现心悸、头晕、出冷汗立即卧床休息，并告知医护人员。

（3）患者如厕时要有陪护，或在床上排便。使用床挡，保护患者安全，防止坠床。

（八）心理指导

1. 患者因反复呕血产生紧张、焦虑、恐惧心理，护理人员应给予解释和安慰。告知患者通过有效治疗出血会得到控制。

2. 心理疏导。耐心解答患者的问题，帮助患者树立信心及稳定情绪，这样有利于症状的缓解。

3. 应用放松技术。利用深呼吸、转移注意力等放松技术，减少呕吐的发生。缓解患者紧张、恐惧或悲观、沮丧等心理反应，对治疗失去信心、不合作的患者，做好解释工作。

（九）出院指导

1. 饮食指导：嘱患者合理饮食，避免进食粗糙、坚硬、辛辣刺激等食物，少量多餐，避免过饱，戒烟酒。

2. 活动与睡眠指导：告知患者及家属休息的重要性，避免患者行重体力劳动，指导患者劳逸结合，体力允许者可适量活动。

3. 专科指导：指导患者及家属学会早期识别出血征象及应急措施，如出现头晕、心悸、呕血、黑便时应立即卧床休息，保持安静，减少活动，呕吐时让患者的头偏向一侧以免误吸。养成排便后观察粪便的习惯。

4. 心理指导：给予心理支持，定期门诊随访。

（十）护理健康教育路径

住院时间	入院阶段 （入院第1日）	治疗阶段 （入院第2至3日）	出院阶段 （入院第4日至出院日）
辅助检查	完成血、尿标本采集	内镜检查	

续表

住院时间	入院阶段 （入院第 1 日）	治疗阶段 （入院第 2 至 3 日）	出院阶段 （入院第 4 日至出院日）
病情观察	1. 评估患者意识状态 2. 测量生命体征、身高和体重 3. 询问病史，观察排便颜色、呕血的量和颜色	1. 1 小时巡视病房 1 次 2. 密切观察患者生命体征变化 3. 关注患者心理变化，帮助缓解焦虑心理	1. 2 小时巡视病房 1 次 2. 评估有无再出血
治疗处置	1. 开放静脉通道 2. 吸氧 3. 生命体征监测 4. 输血、补液 5. 止血	1. 静脉输液 2. 吸氧 3. 生命体征监测 4. 输血、补液 5. 止血	1. 静脉输液 2. 口服止血药
使用药物	1. 补充血容量的药物 2. 止血药巴曲亭 3. 输血	1. 补充血容量的药物 2. 止血药巴曲亭 3. 输血	1. 补充血容量的药物 2. 止血药巴曲亭
活动体位	出血期间绝对卧床休息，呕血患者头偏向一侧或侧卧位，防止误吸	卧床休息	床旁活动逐步过渡到病室内活动
饮食	禁食水	禁食水	流质饮食逐步过渡到半流质饮食、软食
健康宣教	1. 入院环境介绍 2. 人员介绍 3. 安全指导	1. 讲解上消化道出血的注意事项及配合治疗的方法 2. 告知患者内镜检查的注意事项	出院指导

知识精讲：

1. 什么是双囊三腔管压迫止血？

讲解： 该管的两个气囊分别为胃囊、食管囊，三腔管内的三个腔分别通往气囊和患者的胃腔，用气囊压迫食管 - 胃底曲张静脉，在药物不能控制出血时暂时使用。

2. 上消化道出血的观察要点。

讲解：

（1）观察呕血的颜色（鲜红、有血块、咖啡色）、量，排便次数、颜色（血便、黑便、柏油便、黏液血便）和性状（成形、糊状、稀便、水样）。

（2）出血量的估计：成人每日消化道出血 5~10mL，粪便隐血试验阳性；出血 50~100mL 可出现黑便；胃内积量在 250~300mL 可引起呕血；一次性出血小于400mL 时，一般不引起全身症状，出血量大于等于 400mL，可出现全身症状。短时间出血量大于 1000mL，可出现周围循环衰竭表现。

二、下消化道出血

（一）概述

下消化道出血指屈氏韧带（十二指肠悬韧带）以下的小肠和大肠出血，表现为血液由肛门排出，或者血液与粪便一同排出，血液多呈鲜红色或暗红色。本病病因有良性或恶性肿瘤、肠道炎症、血管疾病、内痔、肛裂等肛周疾病、全身性疾病及肠道其他病变。

1.临床表现

（1）便血：慢性隐性出血无肉眼可见血便，慢性显性出血和急性出血有肉眼可见血便。

（2）全身反应：成人一次性出血量小于 400mL 一般无临床症状和体征，出血量大于等于 400mL，可出现头晕、心悸、心动过速、血压偏低、乏力等全身症状。

（3）原发病的症状和体征。

2.治疗方法：一般治疗、手术治疗、介入治疗、内镜治疗等。

（二）入院指导

1.饮食指导：急性出血期指导患者禁食。

2.活动与睡眠指导：告知家属患者需要安静的休养环境，减少外界刺激。患者需24 小时有人陪护，如厕时要有家属陪同。

3.专科指导：床两侧加床挡保护，防止患者坠床。指导患者及时更换衣物，保持床单、衣物清洁干燥，做好生活护理。告知患者引起下消化道出血的病因，帮助患者寻找并及时去除致病因素，控制疾病的发展。呕血的患者，协助取平卧位，床头抬高，头偏向一侧，防止误吸。密切观察患者体温、脉搏、呼吸、血压等生命体征变化。

4.心理指导：消除患者紧张的情绪，分散患者注意力，减少精神刺激，指导患者提高心理防御机制，使其主动参与治疗和护理。

（三）专科检查指导

1.实验室检查：常规血、尿、便及生化系列，指导患者晨起空腹采集血标本。

2.肛周、直肠指检

3.内镜及活检：电子结肠镜检查可以明确肛门、直肠或乙状结肠的病变，并可行黏膜活检病理检查，可明确结肠和回肠末段出血病变的部位和性质。

（1）饮食指导：术前 2 日进食少渣饮食，术前 1 日进食无渣饮食，长期便秘的患者检查前可口服缓泻药或灌肠，以提高检查当日清洁肠道的效果。根据医生开具的泻药进行肠道准备，服用泻药时保持适当速度，避免过急导致呕吐，观察排便情况，要求排出清水样便，高血压患者血压控制良好方可检查。检查存在一定的风险和并发症，如肠腔出血、穿孔、感染、皮下气肿、瘘、腹腔出血等，检查前需签结肠镜诊疗知情同意书。

（2）用药指导：高血压、糖尿病患者手术当日可通过药物控制血压、血糖达到或接近正常水平。摘除息肉前 1~2 周避免应用抗血小板聚集的药物，如阿司匹林、氯吡格雷；长期服用抗抑郁药患者可继续服用抗抑郁药；长期便秘者可于检查前 1~2 日口服缓泻药或通便灌肠，排出干结的宿便。复方聚乙二醇电解质散的服用方法。第一次服药：检查前日晚饭后禁食，可以饮水，晚饭后 2 小时（18~20 点）1 盒复方聚乙二醇电解质散与 1000mL 水混合均匀后服用。第二次服药：检查当日，检查前 4~6 小时，2 盒复方聚乙二醇电解质散与 2000mL 水混合均匀，每隔 10~15 分钟服用一次，每次250mL，直至服用完或排出水样清便。

4. X 线钡剂灌肠：可见肠管痉挛征象。检查前进行饮食准备与肠道准备，胃潴留患者留置胃管引流，检查后告知患者钡剂一般 3 天能完全排出，在此期间粪便呈白色或陶土色。

（四）饮食指导

1. 急性大出血者应禁食水。

2. 少量出血者，可进温凉、清淡流质。

3. 出血停止后改为半流质及易消化低渣软食，少量多餐，逐步过渡到正常饮食。

（五）活动与睡眠指导

1. 出血期间绝对卧床休息，休克患者取休克卧位。

2. 经常更换体位，防止皮肤长期受压，保持床位整洁、干燥。

3. 指导患者出血停止以后以卧床为主，可在床边活动，改变体位时动作宜缓慢，预防跌倒。

4. 保持病房环境安静，保证患者的充足睡眠。

（六）用药指导

1. 备齐急救物品、药品，立即建立静脉通路，配合医生进行急救。

2. 观察药物不良反应，对老年心肺功能不全的患者，注意输液速度，避免输液过快引起急性肺水肿。

3. 肝病患者忌用吗啡、巴比妥类药物。

4. 在医生指导下用药，避免漏服和减量。

5. 严重高血压、冠心病、心力衰竭、肺源性心脏病者忌用垂体后叶素。

（七）专科指导

1. 病情观察

（1）监测生命体征，如有无心率加快、心律失常、脉搏细弱、血压降低、脉压变小、呼吸困难、体温不升或发热，必要时进行心电监护。

（2）观察皮肤和甲床色泽、肢体温暖还是湿冷、周围静脉特别是颈静脉充盈情况。

（3）准确记录出入量，必要时留置导尿。

（4）观察粪便的性质、颜色及量。

（5）定期复查血红蛋白、红细胞计数、血细胞比容、网织红细胞计数、血尿素氮、粪便隐血，以了解贫血程度。

（6）若患者出血量减少，出血颜色由鲜红转为暗红，生命体征趋于平稳，则提示病情好转。

2. 便血的护理

（1）协助患者取平卧位或侧卧位，抬高床头，休克的患者给予休克卧位。

（2）遵医嘱立即给予输血、输液、止血治疗，保持静脉输液通畅。

3. 休克的护理

（1）如患者出现烦躁不安、面色苍白、出冷汗、四肢湿冷、呼吸急促、脉搏快弱等表现，立即报告医生。患者取平卧位，保持呼吸通畅。

（2）快速建立静脉通路，尽快恢复有效血容量。

（3）进行生命体征监测，密切观察患者病情变化。

（4）给予留置导尿，观察尿量。

4. 安全护理

（1）大出血患者严格卧床休息，待症状缓解可适当活动。

（2）指导患者坐起、站立时动作宜缓慢，如出现心悸、头晕、出冷汗立即卧床休息，并告知医护人员。

（3）如厕时要有人陪护，或在床上排便，使用床挡，保护患者安全，防止坠床。

（八）心理指导

1. 患者因反复便血产生紧张、焦虑、恐惧心理，护理人员应给予解释和安慰，告知患者通过有效治疗，出血会得到有效控制。

2. 心理疏导。耐心解答患者问题，帮助患者树立信心及稳定情绪，这样有利于症状的缓解。

3. 应用放松技术。利用深呼吸、转移注意力等放松技术，缓解患者紧张、恐惧或悲观、沮丧等心理反应。对治疗失去信心、不合作的患者做好解释工作。

（九）出院指导

1. 饮食指导：指导患者合理饮食，避免进食粗糙、坚硬、辛辣刺激等食物，少量多餐，避免过饱，戒烟酒。

2. 活动与睡眠指导：告知患者及家属休息的重要性，应避免重体力劳动。指导患者劳逸结合，体力允许者可适量活动。

3. 专科指导：指导患者及家属应学会早期识别出血征象及应急措施，如出现头晕、心悸、黑便时应立即卧床休息，保持安静，减少活动。养成排便后观察粪便的习惯。

4. 心理指导：给予患者心理支持，定期门诊随访。

（十）护理健康教育路径

住院时间	入院阶段 （入院第 1 日）	治疗阶段 （入院第 2 至 3 日）	出院阶段 （入院第 4 日至出院日）
辅助检查	完成血、尿标本采集	内镜检查	
病情观察	1. 评估患者意识状态 2. 测量生命体征、身高和体重 3. 询问病史，观察排便血的性质、质量和颜色	1. 1 小时巡视病房 1 次 2. 密切观察患者生命体征变化 3. 关注患者心理变化，帮助缓解焦虑心理	1. 2 小时巡视 1 次 2. 评估有无再出血
治疗处置	1. 开放静脉通道 2. 吸氧 3. 生命体征监测 4. 输血、止血、补液	1. 静脉输液 2. 吸氧 3. 生命体征监测 4. 输血、止血、补液	1. 静脉输液 2. 口服止血药
使用药物	1. 补充血容量的药物 2. 止血药巴曲亭 3. 输血	1. 补充血容量的药物 2. 止血药巴曲亭 3. 输血	1. 补充血容量的药物 2. 止血药巴曲亭
活动体位	出血期间绝对卧床休息，休克患者给予休克卧位	卧床休息	床旁活动逐步过渡到病室内活动
饮食	禁食水	禁食水	流质饮食逐步过渡到半流质饮食、无渣软食
健康宣教	1. 入院环境介绍 2. 人员介绍 3. 安全指导	1. 讲解下消化道出血的注意事项及配合治疗的方法 2. 告知内镜检查的注意事项	出院指导

知识精讲：

1. 如何鉴别上消化道出血与下消化道出血？

讲解：

（1）上消化道出血：呕血史，有溃疡病或肝、胆疾病史，上腹痛、恶心呕吐，呕血伴柏油样便，无血块。

（2）下消化道出血：常有下腹痛、排便异常、血便史；中下腹不适、下坠感；便血，无呕血；大便呈暗红或鲜红色，出血量多时可有血块。

2. 出血原因及出血部位不明的情况下，不主张盲目行剖腹探查，若有下列情况可考虑行剖腹探查。

讲解：

（1）各种检查未发现出血部位，但出血仍持续。

（2）仍有活动性大出血，并出现血流动力学不稳定，患者情况不允许做动脉造影或其他检查。

3.如何避免再发生下消化道出血?

讲解:

（1）强调正确饮食的重要性，近期避免进食粗糙、多纤维、坚硬、油炸、过酸、过辣、过烫、过冷等刺激性食物，少食多餐，避免过饱。戒烟、戒酒。

（2）正确服用药物，观察药物的作用及不良反应。避免使用损伤肠黏膜药物。

第八章　泌尿系统疾病患者的健康教育 ▷▷▷▷

第一节　泌尿系统感染患者的健康教育

泌尿系统感染是一种常见的疾病，通常由细菌感染引起，主要涉及膀胱、尿道和肾脏等部位。泌尿系统感染在一定程度上影响了患者的生活质量，并可能导致严重的并发症。因此，及时了解泌尿系统感染的病因、临床表现及治疗原则是十分重要的。

一、尿路感染

（一）概述

尿路感染主要由细菌侵入尿道、膀胱等部位所引起，其中以大肠杆菌最为常见。患者常因生活习惯不良、个人卫生差、免疫力下降等原因易患尿路感染。女性由于尿道较短更容易感染，此外，结石、尿潴留等疾病也可能增加尿路感染的风险。

1. 临床表现

（1）尿频和尿急：患者频繁感觉想要排尿，并且尿量较少。

（2）尿痛和尿灼：排尿时可能伴随灼痛、尿道刺痛等症状。

（3）尿色异常：尿液可能变浑浊，有时出现血尿或异味。

（4）腹腰部不适：部分患者出现腹痛或腰部不适。

（5）发热和寒战：严重感染时可能伴随发热和寒战等全身症状。

2. 治疗原则

（1）抗生素治疗：针对病原体选择合适的抗生素，根据药敏试验结果指导用药，坚持按时按量用药，严禁滥用药和自行中断治疗。

（2）充足饮水：增加水分摄入有助于稀释尿液，帮助排出细菌，缓解尿路感染症状。

（3）改善生活习惯：养成良好的个人卫生习惯，注意外阴清洁，避免过度清洗。

（4）增强免疫力：保持合理饮食结构，增加新鲜蔬菜、水果的摄入，坚持适量运动，提高免疫力，预防尿路感染复发。

（二）入院指导

1. 入院告知：告知患者及家属尿路感染的病因、临床表现和治疗原则，让患者对疾病有充分了解。

2. 合理用药：根据病原学检查结果和药敏试验选择合适的抗生素治疗，告知用药注意事项，强调应按医嘱规范用药。

3. 饮食调理：根据患者的具体情况提供合理的饮食指导，如增加饮水量，避免进食辛辣、刺激食物，进食易消化的食物等。

4. 规律排尿：指导患者养成规律排尿的习惯，避免憋尿和过度用力排尿，防止感染蔓延。

（三）专科检查指导

1. 尿常规检查：尿常规检查是诊断尿路感染的基础检查之一，可以初步判断是否有尿路感染，并了解感染的严重程度。尿常规检查时，采集晨尿样本，检查尿液中是否有白细胞、红细胞、蛋白质、细菌等指标异常。

2. 尿培养和药敏试验：尿培养和药敏试验是进一步确认尿路感染的重要手段。尿培养是采集尿液样本，培养细菌并确定细菌种类，药敏试验用于确定细菌对抗生素的敏感性，帮助医生选择合适的抗生素。

3. 超声检查：是一种无创检查手段，用于查看肾脏、膀胱、尿道等部位是否有结石、肿瘤、尿潴留等情况，对于评估尿路感染引起的肾脏损害十分重要。

4. 膀胱镜检查：是直观察看膀胱内部状况的检查方法。检查中膀胱镜插入尿道进入膀胱，发现膀胱内的异常情况，如肿瘤、息肉等，同时也可以采集组织样本进行病理学检查。

5. 尿流率检查：评估排尿功能的一种方法，判定患者排尿功能是否正常，是否存在排尿障碍。检查时，患者在指定时间内排尿，尿流率仪器会记录排尿流速和排尿时间。

6. CT 或 MRI 检查：提供高分辨率图像，发现肾脏、输尿管、膀胱等部位的异常情况，怀疑有结石、肿瘤时，此项检查非常有价值。

（四）饮食指导

患者在用药期间应注意饮食，尽量避免摄入与抗生素相互作用的食物。某些食物可能影响抗生素的吸收和代谢，进而影响疗效。指导患者大量饮水，禁止饮酒。

（五）活动与睡眠指导

嘱患者加强体育锻炼，预防感染，增强体能。患者睡眠时尽量仰卧或侧卧，以减轻对膀胱及生殖器的压力。

（六）用药指导

用药健康教育是尿路感染患者治疗过程中至关重要的一环。正确的用药可以有效控制感染，减轻症状，促进康复，同时也能预防细菌耐药性的产生。

1. 抗生素是治疗细菌感染的药物，能够杀灭或抑制细菌生长。尿路感染时，抗生素可以帮助消除引起感染的病原体，缓解尿路炎症，减轻症状。

2. 患者在使用抗生素时必须严格遵照服药的剂量和频次，按时、按量用药，不得自行增减剂量或中途停药。

3. 尿路感染治疗通常需要一定时间，患者在用药期间即使感觉症状已经减轻或消失，也应完成疗程，未按疗程用药可导致感染治疗不彻底，造成反复感染或细菌耐药。

4. 抗生素应在规定时间内给药，如错过用药时间，不要在与前次用药时间过近的情况下双剂量给药，以免造成用药过量或不良反应加重。

5. 用药期间，患者不应滥用其他非处方药物，也不应随意更换抗生素。不同的抗生素对不同类型的细菌有特异性作用，滥用或不当使用抗生素可能导致疗效不佳，同时也易产生细菌耐药。

6. 告知患者可能出现的抗生素不良反应，如恶心、呕吐、腹泻、皮疹等，如出现不良反应，应及时报告。

7. 孕妇和哺乳期妇女使用抗生素前必须告知医生，根据孕期或哺乳期的特殊情况选择合适的抗生素，并对用药进行安全评估。

8. 患者存放抗生素时应将药物放在儿童不易拿取处，存放地点应阴凉、干燥、避光，避免高温和潮湿影响药物的稳定性。

（七）专科指导

尿路感染的并发症是指尿路感染在未得到及时有效治疗的情况下，病情进一步发展，导致其他器官或系统受到影响，从而引发更为严重的健康问题。常见的尿路感染并发症包括：

1. 肾盂肾炎：如果尿路感染蔓延到肾脏，引起肾盂和肾实质的炎症，称为肾盂肾炎。患者可出现高热、腰痛、恶心、呕吐等症状，严重时可引起肾功能损害。

2. 膀胱炎：如果尿路感染频繁复发，可能导致膀胱黏膜长期受到炎症刺激，引起慢性膀胱炎。患者可能出现尿频、尿急、尿痛等症状，严重影响生活质量。

3. 菌血症（败血症）：在某些情况下，尿路感染的细菌可能进入血液循环，引起全身性感染，严重时可导致败血症，表现为高热、寒战、意识障碍等症状，危及生命。

4. 输尿管结石：尿路感染可能导致尿路阻塞，使尿液滞留，增加结石形成的风险。输尿管结石可能引起严重的腰痛、血尿等症状，需及时处理。

5. 前列腺炎：男性尿路感染可能引发前列腺炎，导致前列腺充血、肿胀和疼痛，严重时可能影响生育和性功能。

（八）心理指导

对患者进行心理护理，减轻患者因疾病带来的紧张和焦虑情绪。嘱患者重视锻炼身体，不要经常憋尿，注意局部卫生，养成良好的饮水习惯，促进康复。

（九）出院指导

1. 患者应进食清淡、富含营养的饮食，避免进食辛辣、刺激食物，多饮水，建立良好的饮食习惯。

2. 告知患者及家属尿路感染的预防措施，保持个人卫生，避免过度疲劳等。

3. 出院后定期进行随访，了解患者康复情况，预防疾病复发，按时复诊。

4. 对患者进行心理疏导，减轻紧张和焦虑情绪，促进康复。

（十）护理健康教育路径

住院时间	入院第1日	入院第2日	入院第3日	入院第4日至出院前1日	出院日
辅助检查	1. 完成血、尿标本采集 2. CT、MRI、心电图、超声等检查	继续完善相关检查		出院前采集血、尿标本	
病情观察	1. 间隔1~2小时巡视观察1次 2. 测量生命体征和体重 3. 询问病史 4. 入院评估	1. 间隔1~2小时巡视观察1次 2. 每日测量2次生命体征 3. 观察用药后反应	1. 间隔1~2小时巡视观察1次 2. 每日测量2次生命体征 3. 观察有无并发症 4. 观察用药后反应	1. 间隔1~2小时巡视观察1次 2. 每日测量1次生命体征 3. 观察用药后反应	1. 间隔2小时巡视观察1次 2. 测量1次生命体征 3. 观察用药后反应
治疗处置	1. 依据病情静脉输液 2. 依据病情口服药物	1. 依据病情静脉输液 2. 依据病情口服药物	1. 依据病情静脉输液 2. 依据病情口服药物	1. 依据病情静脉输液 2. 依据病情口服药物	1. 依据病情静脉输液 2. 依据病情口服药物
使用药物	遵医嘱使用抗真菌药物、抗细菌药物	遵医嘱使用抗真菌药物、抗细菌药物	遵医嘱使用抗真菌药物、抗细菌药物	遵医嘱使用抗真菌药物、抗细菌药物	
活动体位	自由体位	自由体位	自由体位	自由体位	自由体位
饮食	高热量、高维生素饮食	高热量、高维生素饮食	高热量、高维生素饮食	高热量、高维生素饮食	高热量、高维生素饮食
健康宣教	1. 入院环境介绍 2. 人员介绍 3. 预防跌倒、压疮宣教	1. 用药指导 2. 饮食指导	1. 用药指导 2. 饮食指导	1. 用药指导 2. 饮食指导	出院指导

二、慢性肾小球肾炎

（一）概述

慢性肾小球肾炎，简称慢性肾炎，是一组以血尿、蛋白尿、水肿和高血压为主要临床表现的肾脏疾病，可伴有一过性肾功能损害，多由链球菌感染所致，其他病原微生物如细菌、病毒及寄生虫等亦可致病，长期存在的病因会导致肾脏组织的损伤和功能减退，最终发展为慢性肾衰竭。

1. 临床表现：本病可发生于任何年龄，以中青年男性多见。多数起病隐匿，临床表现多样。早期无明显症状，随着病情的进展，会出现疲乏、食欲不振、恶心呕吐、体重下降等非特异性症状。随着肾功能的进一步损害，患者出现尿量减少、水肿、高血压、贫血等症状，严重的慢性肾衰竭可导致尿毒症。

（1）前驱感染性疾病症状：本病主要为链球菌感染后引起的免疫反应所致，前驱感染性疾病症状主要表现为发热、头痛、咽喉肿痛，发热24小时内在耳后、颈部、上胸部等处相继出现红色皮疹，咽炎、扁桃体炎，皮肤出现丘疱疹、脓疱或水疱，可伴疼痛或瘙痒等。

（2）尿液改变：出现血尿、蛋白尿、少尿或无尿。

（3）水肿：典型表现为晨起时颜面水肿或伴双下肢凹陷性水肿，下午和晚上可出现下肢水肿，严重者可出现腹水和全身水肿。

（4）高血压：患者常出现轻至中度高血压，临床上与普通高血压的表现类似，主要为水钠潴留所致，部分患者可出现视物模糊、视神经乳头水肿，甚至表现出高血压脑病，经利尿治疗后，一般可很快恢复正常，约半数患者需要降压治疗。

（5）肾功能异常：部分患者在起病早期可因尿量减少而出现一过性肾功能受损，表现为血肌酐轻度升高，常于1~2周随尿量增加而恢复至正常。

（6）其他：腰痛、乏力、恶心、呕吐、食欲不振等表现。

2. 治疗原则：治疗以卧床休息、对症处理为主，积极预防并发症和保护肾功能，改善症状和治疗严重并发症，防止或延缓肾功能进行性恶化。

（1）治疗期间患者需卧床休息，直至肉眼血尿消失、水肿消退及血压恢复正常。限制水钠摄入，根据病情予以特殊饮食治疗。

（2）对症治疗。患者经休息、限制水钠摄入后水肿仍明显者，应适当使用利尿药。若经休息、限制水钠和利尿后血压仍不能控制，可遵医嘱给予降压药物，预防心脑血管并发症的发生。

（3）控制感染灶。本病主要为链球菌感染后引起的免疫反应所致，发病时感染灶多数已控制，故通常不需要使用抗菌药物。若感染灶持续存在，则需选用无肾毒性抗生素（如青霉素、头孢菌素等）积极治疗。

（4）限制食物中蛋白及磷的摄入量：肾功能不全者应给予优质低蛋白、低磷饮食，以减轻肾小球毛细血管高灌注、高压力和高滤过状态，延缓肾小球硬化。为了防止负氮平衡，低蛋白饮食者可使用必需氨基酸或 α-酮酸，极低蛋白饮食者应增加必需氨基酸的摄入（8~10g/d）。

（二）入院指导

1. 针对患者需求特点，护士应积极热情对待患者，耐心讲解疾病的相关知识及治疗效果。

2. 帮助年老体弱的患者整理用物，进行基础护理，减轻患者的陌生感，利于护患沟通。

3. 护士应仔细观察患者的心理动态，有针对性地进行心理疏导，调动家属共同参与疾病治疗。

（三）专科检查指导

1. 尿液检查：几乎所有患者均有镜下血尿，镜下可见变形红细胞或多形性红细胞。尿沉渣中常有白细胞管型、上皮细胞管型，并可见红细胞管型、颗粒管型。尿蛋白多为（+~++）或（+~+++），少数患者可有大量蛋白尿。

2. 血清补体测定：发病初期补体 C_3 及总补体（CHSO）均明显下降，8 周内逐渐恢复至正常水平。血清补体的动态变化是 PSGN（链球菌感染后肾小球肾炎）的重要特征。

3. 抗链球菌溶血素"O"抗体（ASO）测定：ASO 滴度明显升高表明近期有链球菌感染。咽部感染的患者中，90%ASO 滴度可高于 200U，多在链球菌感染后 2~3 周出现，3~5 周滴度达高峰而后逐渐下降，但早期应用青霉素后，滴度可不高。

4. 肾功能相关检查：血肌酐和尿素氮这两项指标是评估肾功能的常用指标，反映肾脏的代谢和排泄功能。

5. 肾脏超声：通过肾脏的大小、形态、结构等评估肾脏的功能和病变情况。

6. 水、电解质和酸碱平衡检查：血钾和血钠指标是衡量水、电解质平衡的重要参数，慢性肾衰竭患者易发生电解质紊乱，需要定期监测。

7. 血氨：血氨水平升高是肾性脑病的重要指标。

8. 血压监测：高血压是慢性肾衰竭患者常见的并发症之一，需根据血压水平调整抗高血压治疗。

9. 血钙和血磷：用于评估骨代谢情况，慢性肾衰竭患者容易发生骨骼疾病。

10. 甲状旁腺激素（PTH）：了解甲状旁腺功能和骨代谢的紊乱情况。

11. 心电图（ECG）：评估心脏功能和发现可能的心脏异常。

12. 超声心动图：通过超声检查心脏结构和功能，对心脏疾病进行评估。

13. 药物监测：慢性肾衰竭患者使用的某些药物可能需要调整剂量或定期监测药物浓度，以避免药物在体内积累过多。

（四）饮食指导

1. 水肿少尿患者应限制其钠、水的摄入。告知患者进食优质低蛋白、低磷、低盐、高热量饮食，指导患者根据病情选择合适的食物。

2. 采用富含必需氨基酸的优质低蛋白饮食，如鸡肉、牛奶、瘦肉等。蛋白质的摄入量为 $0.6~0.8g/(kg \cdot d)$，低蛋白饮食亦可达到低磷饮食的目的。

3. 补充多种维生素及锌，适当增加糖类和脂肪的摄入比例，保证足够热量，减少自体蛋白的分解。

（五）活动与睡眠指导

嘱患者适当运动，增强免疫力，保证活动在身体可承受范围内。

（六）用药指导

1. 指导长期服用降压药物患者充分认识到降压治疗对保护肾功能的作用，不要擅自改变药物剂量或停药。

2. 观察降压药物的不良反应，如使用利尿剂的效果及不良反应，使用血管紧张素转化酶抑制剂类药物是否出现持续性干咳。

3. 患者可能需要同时使用多种药物来治疗不同的症状或并发症，在使用药物时，注意药物相互作用。

4. 患者的肾脏功能已经受损，应避免使用对肾脏有毒性的药物，根据肾功能状况和病情变化，及时调整药物剂量。

5. 患者用药过程中如出现不良反应，如恶心、呕吐、头痛等，应立即报告。

6. 进行长期使用药物的监测，关注药物安全性和患者耐受性，按时进行相关检查，如肝功能、电解质检查等。

（七）心理指导

向患者及家属介绍肾小球肾炎的病因与预后，使其了解本病为自限性疾病，预后良好，指导家属关心、照料患者，给予患者情感支持，使其保持积极的心理状态，避免出现不良情绪抵触治疗。

（八）出院指导

1. 养成良好生活习惯，保持生活规律，避免过劳过累，适当运动，增强体质；营养均衡，增强抵抗力；注意个人卫生，养成良好的卫生习惯；保持心情愉悦，学会缓解压力。

2. 谨防细菌或病毒感染。日常生活中，要及时增添衣物，预防感冒，保持皮肤清洁，预防脓、疱、疮，做好呼吸道隔离，防止猩红热、化脓性扁桃体炎的传播。

3. 注意自身监测，自觉身体不适时，如出现夜尿增多、食欲减退、腰部不适或酸胀感，及时就医。

4. 饮食宣教

（1）发病时应遵医嘱选择食物，病情恢复后，可转为正常饮食，但仍要限制高盐食物的摄入。

（2）调整蛋白质摄入，并发氮质血症的患者，应按病情限制蛋白质的摄入量，一般以每日每千克体重 0.6~0.8 克为宜。

（3）保证维生素的摄入，维持正常的生理需求，多吃富含维生素的食物。

（4）糖类和脂肪摄入。当患者进食少时，可适当增加一些糖或植物油以增加热量，满足身体的基本需要，减少体内蛋白质的消耗。

（5）严格限制钠盐的摄入，每日摄入量低于 3g，病情好转后，可由低盐饮食逐步转为正常饮食。

（6）严重水肿、少尿或无尿者，限制液体的摄入量。

（7）尿量低于正常者，避免食用高钾食物。

（8）限制磷的摄入，避免食用蛋黄、全麦面包、薏苡仁、干莲子、动物内脏等。

（九）护理健康教育路径

住院时间	入院第 1 日	入院第 2 日	入院第 3 日	入院第 4 日至出院前 1 日	出院日
辅助检查	1. 完成血、尿标本采集 2. CT、MRI、心电图、超声等检查	继续完善相关检查		完成血、尿标本采集	
病情观察	1. 间隔 1~2 小时巡视观察 1 次 2. 测量生命体征和体重 3. 询问病史 4. 入院评估	1. 间隔 1~2 小时巡视观察 1 次 2. 每日测量 2 次生命体征 3. 观察用药后反应	1. 间隔 1~2 小时巡视观察 1 次 2. 每日测量 2 次生命体征 3. 观察有无并发症 3. 观察用药后反应	1. 间隔 1~2 小时巡视观察 1 次 2. 每日测量 1 次生命体征 3. 观察用药后反应	1. 间隔 2 小时巡视观察 1 次 2. 测量 1 次生命体征 3. 观察用药后反应
治疗处置	1. 依据病情静脉输液 2. 依据病情口服药物	1. 依据病情静脉输液 2. 依据病情口服药物 3. 依据病情血液透析治疗	1. 依据病情静脉输液 2. 依据病情口服药物 3. 依据病情血液透析治疗	1. 依据病情静脉输液 2. 依据病情口服药物 3. 依据病情血液透析治疗	1. 依据病情静脉输液 2. 依据病情口服药物
使用药物	遵医嘱使用利尿药、降压药、糖皮质激素类药物、细胞毒性药物	遵医嘱使用利尿药、降压药、糖皮质激素类药物、细胞毒性药物、抗感染药物	遵医嘱使用利尿药、降压药、糖皮质激素类药物、细胞毒性药物、抗感染药物	遵医嘱使用利尿药、降压药、糖皮质激素类药物、细胞毒性药物、抗感染药物	
活动体位	自由体位	自由体位	自由体位	自由体位	自由体位
饮食	低盐、低脂、优质蛋白饮食	低盐、低脂、优质蛋白饮食	低盐、低脂、优质蛋白饮食	低盐、低脂、优质蛋白饮食	低盐、低脂、优质蛋白饮食
健康宣教	1. 入院环境介绍 2. 人员介绍 3. 预防跌倒、压疮宣教	1. 用药指导 2. 饮食指导 3. 动静脉内瘘维护注意事项	1. 用药指导 2. 饮食指导 3. 动静脉内瘘维护注意事项	1. 用药指导 2. 饮食指导 3. 动静脉内瘘维护注意事项	出院指导

第二节　泌尿系统结石患者的健康教育

泌尿系统结石又称尿石症（urolithiasis），是泌尿系统的常见疾病之一。按尿路结石所在部位分为上尿路结石和下尿路结石。上尿路结石包括肾结石和输尿管结石，下尿路结石包括膀胱结石和尿道结石。

一、肾结石

（一）概述

肾结石属上尿路结石，男性发病率是女性的 3 倍。肾结石发病的高峰年龄为 20~30 岁，手术虽可以去除结石，但结石形成的趋势往往是终生的。结石的病因包括外界环境因素、职业因素和泌尿系统因素等。

1. 临床表现

（1）疼痛：肾结石最常见的症状是肾绞痛，经常突然起病，通常因结石阻塞输尿管引起。肾结石典型体征是患侧肾区叩击痛。患者脊肋角和腹部压痛也可不明显，一般不伴有腹部肌紧张。

（2）血尿：通常为镜下血尿，少数也可见肉眼血尿。

（3）发热：由于结石、梗阻和感染可互相促进，所以肾结石造成梗阻可继发或加重感染，出现腰痛伴高热、寒战。

（4）其他：部分患者会出现无尿和急性肾功能不全。

2. 治疗原则：肾结石治疗的总体原则是解除疼痛和梗阻、保护肾功能、有效去石、治疗病因、预防复发。由于约 80% 的尿路结石可自行排出，因此可能没必要进行干预，有时多饮水患者就能自行排出结石。结石小于 0.6cm 且表面光滑，结石以下尿路无梗阻时可采用药物排石治疗。其他结石因性质、形态、大小、部位不同，患者个体差异等因素，治疗方法的选择和疗效也大不相同。现在大部分使用微创碎石，如体外冲击波碎石术（ESWL）、经皮肾镜碎石取石术、输尿管肾镜取石术、钬激光碎石术等。由于 ESWL 及内镜技术的普遍开展，现在上尿路结石大多数已不再使用开放手术治疗。

（二）入院指导

1. 饮食指导：嘱患者多饮水，促进结石排出。

2. 活动与睡眠指导：嘱患者听从医护人员安排，密切合作，配合治疗，安心休养，更换体位，协助排石。

3. 用药指导：肾绞痛发作期患者应卧床休息，遵医嘱肌内注射维生素 K_3 或消旋山莨菪碱，局部热敷，必要时肌内注射哌替啶。病情较重者应输液治疗，并密切观察药物的疗效，注意保护肾功能。

4. 专科指导：观察尿液的颜色、性状及量，注意排石的情况，必要时用纱布过滤尿液，经常检查尿 pH，根据结石成分碱化或酸化尿液。血尿是由于排石过程中结石损伤黏膜所致，如出现大量血尿，可给予止血药。注意体温及全身情况，观察患者有无发热、发冷、腰痛及膀胱刺激征，当合并感染时，及时应用抗生素。

5. 心理指导：肾结石患者通常因突然剧烈疼痛伴血尿入院治疗，注意给予患者心理护理，减轻患者焦虑情绪。

（三）专科检查指导

1. B超： 肾钙化和尿路结石都可通过超声诊断，可显示结石梗阻引起的肾积水及肾实质萎缩等。泌尿系统B超检查需憋尿，无须禁食禁水，可提前饮水500~1000mL，利于观察膀胱内病变。

2. 尿路系统平片： 可初步判断肾结石是否存在，以及肾结石的位置、数目、形态和大小，并且可以初步提示结石的化学性质。

3. CT增强＋三维重建（CTU）： 准确判断结石的有无、大小、多少、部位及梗阻积水情况。检查前需禁食禁水4~6小时，造影前需做碘过敏试验，如服用二甲双胍需提前停药48小时以上方可进行此项检查。

（四）围手术期指导

1. 术前指导

（1）饮食指导：术前禁食12小时，禁饮4小时；术晨灌肠。

（2）活动与睡眠指导：保证术前一晚良好的睡眠，必要时给予镇静剂。睡眠差易引起高血压、心率的变化，影响手术和麻醉。

（3）用药指导：有高血压、高血糖者，遵医嘱对症用药。

（4）心理指导：通过良好的语言交流，告知患者疾病相关知识和治疗方案。鼓励其与患同种疾病且恢复较好的患者交流，消除患者紧张不安情绪，鼓励患者以乐观积极的态度面对手术。

2. 术后指导

（1）饮食指导：肛门排气后，逐渐恢复饮食，由流质、半流质逐渐恢复到正常饮食。多进食含粗纤维丰富、易消化食物，保持大便通畅。鼓励患者多饮水，保证充足的体液量。血压稳定时可用利尿剂，以增加尿量，达到冲洗尿路和改善肾功能的目的。

（2）活动与睡眠指导：全麻患者麻醉清醒后、腰麻患者6小时平卧位后可改为侧卧位或半卧位，以利于引流，肾实质切开患者，应卧床2周。

（3）专科指导：严密观察和记录尿液颜色、量及患侧肾功能情况。保持引流管通畅，防止引流管脱出、受压、扭曲。观察并记录引流液的量、色、性状。

（4）功能锻炼：肾或输尿管结石患者，术后常规放置双J管。嘱患者不宜大幅度活动，避免快速起立、下蹲或侧弯腰，防止双J管脱出或移位，双J管一般术后1个月左右在膀胱镜下拔出。

（五）出院指导

1. 饮食指导： 养成良好的生活习惯，多运动、多饮水，少吃肉类、动物内脏及菠菜等食物。

2. 活动与睡眠指导： 嘱患者在病情允许的情况下适当活动，注意劳逸结合。3. 专科指导：尽早解除尿路梗阻、感染、异物等因素，可减少结石形成。遵医嘱按时拔出双J

管。定期行尿液检查、X 线或 B 超检查，观察有无复发、残余结石情况，若出现腰痛、血尿等症状，及时就诊。

（六）护理健康教育路径

住院时间	入院阶段（入院第 1 日）	术前阶段（入院第 2 日至术前 1 日）	手术阶段（手术当日）	术后阶段（术后第 1 至 3 日）	出院阶段（术后第 4 日至出院日）
辅助检查	1. 完成血、尿标本采集 2. 心电图、超声等检查	继续完善相关检查			复查立位腹平片
病情观察	1. 间隔 1~2 小时巡视观察 1 次 2. 测量生命体征和体重 3. 询问病史 4. 入院评估	1. 间隔 1~2 小时巡视观察 1 次 2. 每日测量 1 次生命体征	1. 间隔 0.5~1 小时巡视观察 1 次 2. 监测生命体征 3. 观察切口敷料有无渗血 4. 观察有无并发症 5. 观察用药后反应	间隔 1~2 小时巡视观察 1 次	1. 间隔 2 小时巡视观察 1 次 2. 观察患者自行排尿情况
治疗处置	1. 药物过敏试验 2. 依据病情静脉输液	1. 术前备血 2. 皮肤准备	1. 生命体征监测 2. 氧气吸入 3. 导尿	1. 依据病情静脉输液 2. 会阴护理	
使用药物	疼痛患者遵医嘱给予解痉镇痛药	感染患者遵医嘱给予抗生素	遵医嘱给予抗生素，以及止血、镇痛和营养药	遵医嘱给予抗生素	
活动体位	1. 有感染患者卧床休息 2. 病区自由活动	1. 有感染患者卧床休息 2. 病区自由活动	术后去枕平卧 6 小时后改平卧位	床上翻身	病区内活动
饮食	普食	术前 1 日晚禁食 8 小时，禁水 4 小时	禁食禁水，后根据患者情况改流食	流食或半流食	普食
健康宣教	1. 入院环境介绍 2. 人员介绍 3. 预防跌倒、压疮宣教	指导术后深呼吸咳嗽的方法	1. 告知保持引流管和尿管通畅 2. 告知保持切口敷料清洁干燥 3. 向家属宣教如何按摩受压部位	告知引流管和尿管相关注意事项	出院指导

知识精讲：

1. 钬激光碎石有哪些优缺点？

讲解： 钬激光碎石是用钬激光将肾脏、输尿管等部位的结石碎过之后，让其慢慢排出体外，是去除结石的一个微创手术。它的优点是比经皮肾镜的创伤性小，对周围组织损伤小，安全度高，对人体的全身性损害相对比较小，术后恢复相对比较快；缺点是术中、术后有可能会出现出血现象，术中因为激光定位精确度不高，有可能对输尿管黏膜造成损伤。

2. 尿路结石除了饮食平衡和加强饮水外还有什么预防方法？

讲解：

（1）草酸盐结石患者可口服维生素 B_6，以减少草酸盐排出，口服氧化镁可增加尿中草酸盐溶解度。

（2）尿酸结石患者可口服别嘌醇和碳酸氢钠，以抑制结石形成。

（3）伴甲状旁腺功能亢进者，必须切除腺瘤或增生组织。

（4）尿路梗阻、尿路异物、尿路感染或长期卧床者，应及时去除相关结石诱因。

3. 患者术后肾造瘘管内引流出大量鲜红色血性液体该如何处理？

讲解：

（1）暂夹闭肾造瘘管止血。

（2）绝对卧床休息。

（3）遵医嘱检查血常规，了解血红蛋白及红细胞计数。

（4）加快补液、输血，维持血容量及电解质平衡。

（5）必要时行选择性肾血管栓塞。

4. 经皮肾镜碎石术后于输尿管内放置双 J 管的目的是什么？多久拔除？

讲解： 双 J 管起支撑输尿管及内引流的作用，有助于保护和恢复肾功能，有利于肾积水、积血的引流，还可以扩张输尿管，有助于小结石的排出，防止输尿管内"石街"的形成。双 J 管一般术后 1 个月左右拔除。

5. 肾结石与喝茶有什么关系？

讲解： 肾结石与饮茶在临床上有一定的关系，茶叶中含有的草酸盐成分会促进肾结石的成形，如饮用浓茶，更会对肾结石的成形有加速作用。因此，大量饮水对于预防肾结石的形成有益，不建议摄入含有草酸盐成分过多的食物或饮品。

二、输尿管结石

（一）概述

输尿管结石是泌尿系统结石中较为常见的，发病年龄多为 20~40 岁，男性略高于女性。其发病率高，约占上尿路结石的 65%。90% 以上的输尿管结石是在肾内形成而下移至输尿管的，原发于输尿管的结石较少见，通常会合并输尿管梗阻、憩室等其他病变。所以输尿管结石的病因与肾结石基本相同。输尿管存在 3 个狭窄部位，结石易嵌顿在狭窄部。从形态上看，由于输尿管的塑形作用，结石进入输尿管后，上中段结石引起的输尿管疼痛为一侧腰痛，并沿输尿管放射至同侧腹股沟，疼痛常形成圆柱形或枣核形，亦可由于较多结石排入，形成结石串，俗称"石街"。

1. 临床表现

（1）急性绞痛，输尿管结石可引起肾绞痛或输尿管绞痛，典型表现为阵发性腰部疼痛，剧烈难忍。

（2）90%的患者可出现镜下血尿，也可见肉眼血尿。血尿多发生在疼痛之后，有时是唯一的临床表现。

（3）输尿管与胃肠道有相同的神经支配，输尿管结石引起尿路梗阻，导致输尿管管腔内压力增高，管壁局部扩张、痉挛或缺血时，可有恶心、呕吐等胃肠道症状。

2. 治疗原则

（1）输尿管结石小于1cm、无尿路感染、对肾功能无明显影响、结石位置有向下移动倾向的患者可考虑非手术治疗。

（2）目前普遍应用的手术方法主要有输尿管镜下取石或碎石、输尿管切开取石等。

（二）入院指导

1. 饮食指导：病情允许的条件下，嘱患者多饮水。

2. 活动与睡眠指导：更改体位，协助排石。

3. 用药指导：肾绞痛的发作期患者应卧床休息，遵医嘱可肌注维生素 K_3 或消旋山莨菪碱，局部热敷，必要时肌注盐酸哌替啶。

4. 心理指导：肾结石患者通常因突然剧烈疼痛伴血尿入院治疗，注意给予患者心理护理，减轻患者焦虑情绪。

（三）专科检查指导

1. 超声：肾钙化和尿路结石都可通过超声诊断，可显示结石梗阻引起的肾积水及肾实质萎缩等。

2. 尿路系统平片：初步判断结石是否存在，以及结石的位置、数目、形态和大小，并且可以初步提示结石的化学性质。

3. CT 增强 + 三维重建（CTU）：准确判断结石的有无、大小、多少、部位及梗阻积水情况。

（四）围手术期指导

1. 术前指导

（1）饮食指导：指导患者在手术前 12 小时禁食，4 小时禁饮，防止术中呕吐，术晨进行灌肠。

（2）专科指导：做好卫生处置、备皮、采集血样配血、药物过敏皮试。

（3）功能锻炼：术前戒烟戒酒，练习深呼吸及有效咳嗽、咳痰方法，减少术后并发症的发生。

（4）心理指导：患者对疾病的认识和承受能力有差异，应针对患者的心理特点制定出相应的护理措施，告知患者疾病相关知识及手术的必要性，在建立良好护患关系的基础上给予患者诚挚的安慰和鼓励，避免患者恐慌、焦虑情绪，鼓励患者保持良好的心理状态，积极配合术前准备。

2. 术后指导

（1）饮食指导：术后 6 小时内禁食禁水，肛门排气后，逐渐恢复饮食，由流质、半流质逐渐恢复到正常饮食，避免摄入辛辣刺激性食物，多进食富含粗纤维、易消化食物，保持大便通畅。鼓励患者多饮水，保证充足的尿量，冲洗尿路。

（2）活动与睡眠指导：全麻患者麻醉清醒后、腰麻患者 6 小时平卧位后可改为侧卧位或半卧位。如患者恶心、呕吐，应把头偏向一侧，避免呛咳、窒息，及时清除呕吐物。术后常规放置双 J 管的患者，告知双 J 管可起到内引流、内支架的作用，避免碎石排出时造成梗阻。嘱患者避免快速起立或下蹲、侧弯腰等大幅度活动，防止双 J 管脱出或移位，定时排空膀胱，避免尿液反流。双 J 管一般术后 1 个月左右在膀胱镜下拔出。

（3）专科指导：严密观察和记录尿液颜色、量及患侧肾功能情况。保持引流管的通畅，妥善固定防止引流管脱出、受压、扭曲，注意翻身时不要牵拉引流管；观察并记录引流液的量、色、性状。术后定期复查，如无残余结石，可考虑拔出肾造瘘管。

（五）出院指导

1. 饮食指导：每日饮水量 2000~3000mL，以增加尿量，稀释尿液，减少晶体沉积，同时细小的结石也会随尿液排出，尤其是睡前及半夜饮水，效果更好。可根据结石成分调整饮食。磷酸钙和磷酸铵镁结石者应进低钙、低磷饮食；胱氨酸结石者应限制摄入含蛋氨酸较多的食物；草酸钙结石者应食低草酸、低钙食物；尿酸结石者应进低嘌呤饮食，多食水果和蔬菜，碱化尿液，忌食动物内脏。

2. 活动与睡眠指导：嘱患者在病情允许的情况下适当活动，注意劳逸结合。

3. 专科指导：术后 1 个月左右来医院拔除双 J 管。术后 1 个月门诊随访，以后 3 个月至半年复查排泄性尿路造影 1 次。

（六）护理健康教育路径

住院时间	入院阶段（入院第 1 日）	术前阶段（入院第 2 日至术前 1 日）	手术阶段（手术当日）	术后阶段（术后第 1 至 3 日）	出院阶段（术后第 4 日至出院日）
辅助检查	1. 完成血、尿标本采集 2. 心电图、超声等检查	继续完善相关检查			复查立位腹平片
病情观察	1. 间隔 1~2 小时巡视观察 1 次 2. 测量生命体征和体重 3. 询问病史 4. 入院评估	1. 间隔 1~2 小时巡视观察 1 次 2. 每日测量 1 次生命体征	1. 间隔 0.5~1 小时巡视观察 1 次 2. 监测生命体征 3. 观察切口敷料有无渗血 4. 观察有无并发症 5. 观察用药后反应	间隔 1~2 小时巡视观察 1 次	1. 间隔 2 小时巡视观察 1 次 2. 观察患者自行排尿情况

住院时间	入院阶段（入院第1日）	术前阶段（入院第2日至术前1日）	手术阶段（手术当日）	术后阶段（术后第1至3日）	出院阶段（术后第4日至出院日）
治疗处置	1. 药物过敏试验 2. 依据病情静脉输液	1. 术前备血 2. 皮肤准备	1. 生命体征监测 2. 氧气吸入 3. 导尿	1. 依据病情静脉输液 2. 会阴护理	
使用药物	疼痛患者遵医嘱给予解痉镇痛药	感染患者遵医嘱给予抗生素	遵医嘱给予抗生素，以及止血、镇痛和营养药	遵医嘱给予抗生素	
活动体位	1. 有感染患者卧床休息 2. 病区自由活动	1. 有感染患者卧床休息 2. 病区自由活动	术后去枕平卧6小时后改平卧位	床上翻身	病区内活动
饮食	普食	术前1日晚禁食12小时，禁水4小时	术后6小时禁食禁水	流食或半流食	普食
健康宣教	1. 入院环境介绍 2. 人员介绍 3. 预防跌倒、压疮宣教	指导术后深呼吸咳嗽的方法	1. 告知保持引流管和尿管通畅 2. 告知保持切口敷料清洁干燥 3. 向家属宣教如何按摩受压部位	告知引流管和尿管相关注意事项	出院指导

知识精讲：行体外冲击波碎石术的注意事项有哪些?

　　讲解：行体外冲击波碎石术时，由操作人员进行结石定位，视结石位置协助患者取相应体位于治疗台上。定位完成后，碎石机之碎石装置会接触患者，即开始碎石。在碎石术进行中，需告知患者目前进行的步骤及预期会有的感觉。患者可听到轻微的冲击波声音及感觉到轻微震动。告知患者在治疗过程中需维持姿势并固定不动，保持呼吸稳定。如出现不适，及时与医护人员沟通。碎石过程中，需随时监测患者的生命体征，如出现异常情况即停止治疗。

三、膀胱结石

（一）概述

　　膀胱结石是较常见的泌尿系统结石，好发于男性，男女比例约为 10 ：1。膀胱结石的发病率有明显的地区和年龄差异。总的来说，在经济落后地区，膀胱结石以婴幼儿为常见，主要由营养不良所致。随着我国经济的发展，膀胱结石的总发病率已显著下降，多见于 50 岁以上的老年人。

　　1.临床表现：主要表现为尿痛、排尿困难和血尿。疼痛可表现为耻骨上、会阴部疼痛，是由于结石刺激膀胱黏膜引起的，并伴有尿频、尿痛等症状，排尿即将结束疼痛反而加剧。如有感染，可发生血尿、脓尿。排尿时结石堵住膀胱出口排尿中断并引起剧痛，疼痛放射至会阴部，中断排尿时更改排尿姿势，可继续排尿缓解疼痛。

2. 治疗原则：在内镜直视下经尿道碎石是目前治疗膀胱结石的主要方法，并可以解决前列腺增生、尿道狭窄、先天性后尿道狭窄、先天性后尿道瓣膜病等疾病。

（二）入院指导

1. 专科指导：指导患者养成健康的生活习惯，注意时刻观察排尿情况。

2. 心理指导：膀胱疾病患者可能出现排尿形态异常，根据情况进行个体化教育，加强心理护理。

（三）专科检查指导

1. 查 B 超、X 线可确诊。

2. 必要时可做膀胱镜检查。

包茎和尿道狭窄、尿道内结石嵌顿等，膀胱容量小于 60mL，距离上次膀胱镜检查不足 1 周者，骨关节畸形不能采取截石体位者，经期或妊娠 3 个月以上者，心脏功能不佳者禁止行膀胱镜检查。行膀胱镜检查后会出现 1~2 次血尿现象，需增加饮水量。

（四）围手术期指导

1. 术前指导

（1）心理指导：缓解患者因疼痛产生的焦虑。

（2）用药指导：疼痛发作时应注意做好患者的防护，遵医嘱给予镇痛药，密切观察患者疼痛是否缓解。

2. 术后指导

（1）术后 6 小时内禁食禁水，肛门排气后，逐渐恢复饮食，由流质、半流质逐渐恢复到正常饮食，避免摄入辛辣刺激性食物，多进食富含粗纤维、易消化食物，保持大便通畅。鼓励患者多饮水，保证充足的尿量冲洗尿路。

（2）用药指导，膀胱痉挛护理，遵医嘱给予镇痛解痉药物。

（3）专科指导，管路护理，术后留置尿管的患者，做好管路及引流标识。将尿管、引流管固定到患者自己伸手可以摸到的位置，以便于患者自我护理，注意避免管路打折、牵拉。密切观察留置尿管与引流尿液的颜色、性状、出量，做好记录。若患者血尿严重，应遵医嘱行持续膀胱冲洗，根据尿色调节滴速。若尿管被血块堵塞，可以用无菌生理盐水少量、多次、低压反复冲洗。密切观察患者的生命体征，警惕休克的发生。

（五）出院指导

1. 饮食指导：告知患者加强饮水，保证每日尿量 2000~3000mL。

2. 活动与睡眠指导：长期卧床患者，告知家属帮助患者多活动，勤翻身，及时排尿，防止尿液浓缩。

3. 专科指导：按要求定期复查。

（六）护理健康教育路径

住院时间	入院阶段 （入院第1日）	术前阶段 （入院第2日至 术前1日）	手术阶段 （手术当日）	术后阶段 （术后第1至 3日）	出院阶段 （术后第4日至 出院日）
辅助检查	1.完成血、尿标本采集 2.心电图、超声等检查	继续完善相关检查			
病情观察	1.间隔1~2小时巡视观察1次 2.测量生命体征和体重 3.询问病史 4.入院评估	1.间隔1~2小时巡视观察1次 2.每日测量1次生命体征	1.间隔0.5~1小时巡视观察1次 2.观察生命体征 3.观察有无并发症 4.观察用药后反应	间隔1~2小时巡视观察1次	1.间隔2小时巡视观察1次 2.观察患者自行排尿情况
治疗处置	1.药物过敏试验 2.依据病情静脉输液	1.术前备血 2.皮肤准备	1.生命体征监测 2.氧气吸入 3.导尿 4.持续膀胱冲洗	1.依据病情静脉输液 2.会阴护理	
使用药物	遵医嘱给予抗生素和镇痛药	感染患者遵医嘱予抗生素	遵医嘱给予抗生素，以及止血、镇痛和营养药	遵医嘱给予抗生素	
活动体位	1.有感染患者卧床休息 2.病区自由活动	1.有感染患者卧床休息 2.病区自由活动	术后去枕平卧6小时后改平卧位	床上翻身	病区内活动
饮食	普食	术前按手术要求禁食水	术后6小时内禁食禁水	流食或半流食	普食
健康宣教	1.入院环境介绍 2.人员介绍 3.预防跌倒、压疮宣教	指导术后深呼吸咳嗽的方法	1.告知保持尿管和冲洗管通畅 2.向家属宣教如何按摩受压部位	告知膀胱冲洗和尿管注意事项	出院指导

四、尿道结石

（一）概述

尿道结石较少见，多为上、下尿路结石排经或嵌顿于尿道，原发者极少。主要见于男性患者，女性极少见。尿道异物以男性多见，男性的尿道细长而弯曲，异物易于停留。根据来源不同，尿道结石包括经肾、输尿管、膀胱结石向下排经尿道并嵌于尿道的结石。

1.临床表现

（1）排尿困难：结石可在膀胱内活动，排尿困难症状时轻时重，有时出现排尿中断，必须改变体位才能正常排尿。

（2）排尿疼痛：疼痛向会阴部及阴茎放射。

（3）血尿和排尿刺激症状：由于结石的刺激，可产生膀胱炎症和膀胱黏膜的损害，从而出现血尿、尿频、尿急等排尿刺激症状。

2. 治疗原则

（1）手助取石：前尿道结石可由手推至尿道外口后以钳子或者镊子取出，后尿道结石可直肠指诊引导退出，如结石较大或有尿道狭窄不可强行推出，需用尿管或者尿道探子推至膀胱内按照膀胱结石处理。

（2）尿道镜取石碎石术：有的结石可经尿道镜取出或推入膀胱处理。

（二）入院指导

1. 饮食指导：按时服药、配合治疗、合理饮食、多饮水，注意防止便秘，多食富含纤维素的水果和蔬菜。

2. 心理指导：本病患者通常会产生自卑心理，多出现排尿异常，与患者沟通交流时注意保护患者隐私，针对患者的病情做出相应的解释与心理安慰，给患者轻松的治疗心态，舒适可靠的治疗环境，以便患者能够更好地配合治疗，达到更好的治疗效果。

（三）专科检查指导

X 线可显影，尿道探子可触及结石，有摩擦感和声音，尿道镜可直接观察结石。

（四）围手术期指导

1. 术前指导

（1）饮食指导：麻醉下经尿道镜取石或者经会阴切开取石的术前准备与一般外科手术相同，即术前禁食 12 小时，禁饮 4 小时；术前一天口服灌肠剂清洁肠道。

（2）专科指导：术前晚用肥皂水清洁会阴、阴囊及阴茎皮肤，备皮上至肚脐，下至大腿上 1/3 处。

（3）心理指导：倾听并理解患者的感受，根据个体情况给予患者心理支持，帮助患者树立信心。

2. 术后指导：同膀胱结石。

（五）护理健康教育路径

护理健康教育路径同膀胱结石。

第三节　泌尿系统肿瘤患者的健康教育

泌尿及男性生殖系统各部均可发生肿瘤，大多数为恶性。最常见的是膀胱癌，其次是肾癌。在我国，近年来前列腺癌的发病人数有明显增长趋势。

一、肾脏肿瘤

（一）概述

肾脏肿瘤是泌尿系统中的常见肿瘤之一，发病率居泌尿系统肿瘤的第二位，仅次于膀胱肿瘤，根据肿瘤的生物学特性分为良性肿瘤和恶性肿瘤两大类。大多数肾脏肿瘤为恶性肿瘤，肾细胞癌是最常见的肾脏肿瘤。肾细胞癌的病因尚不清楚，目前认为与环境接触、职业暴露、染色体畸形、抑癌细胞基因缺失等有关。目前研究显示，吸烟是现今唯一公认的危险因素。此外，接触石棉、皮革制品也与肾细胞癌的发病有关。遗传在肾细胞癌的发病中也有重要作用。

1. 临床表现

（1）血尿是肾癌最早出现的症状，因表现为无痛间歇性肉眼血尿或只是镜下血尿，不易引起患者及家属的重视，易延误治疗或误诊。肾癌出血堵塞输尿管可产生肾绞痛。

（2）肿块。肿瘤较大时可在腹部或腰部发现肿块，质坚硬。

（3）腰痛。多为腰部钝痛或隐痛，肿瘤侵犯周围脏器和腰大肌时疼痛较重且为持续性。

（4）此外还有一些肾外表现，即副瘤综合征，主要为低热、高血压、红细胞沉降率较正常人快、贫血、精索静脉曲张且平卧位不消失。

2. 治疗原则

（1）手术治疗，一旦确诊肾癌，应尽早行手术治疗，手术方式包括保留肾单位手术、肾癌根治性切除术、下腔静脉癌栓取出手术、转移病灶手术、腹腔镜肾癌根治性切除手术。其中肾癌根治性切除术的切除范围包括患肾、肾周围正常组织、同侧肾上腺、近端 1/2 输尿管、肾门旁淋巴结。入路取决于病变分期和位置等。腹腔镜肾癌根治性切除术具有创伤小、出血少、恢复快等优点，已成为首选方法。肾癌直径小于 3cm，可以行保留肾组织的局部切除术。如瘤体较大，可在手术前 1 天先行肾动脉栓塞治疗，使瘤体缩小，减少术中出血，提高肿瘤的切除率和手术的安全性。

（2）激素治疗，黄体酮、睾酮对转移性肾癌具有缓解作用。

（3）免疫治疗，卡介苗、免疫 RNA（核糖核酸）、转移因子、白细胞介素、干扰素等对缓解病情发展或预防复发有一定用处。

（4）靶向治疗，肾癌具有独特的分子发病机制，针对这些异常发病机制的分子靶向药物在晚期肾癌的治疗中已经取得了突破性进展。

（5）其他保守治疗方式，如冷冻治疗、射频消融术、高能聚焦超声。

（二）入院指导

1. 饮食指导：嘱患者治疗饮食须遵照医生的决定，不得随便更改。

2. 活动与睡眠指导：嘱患者住院期间应遵守医院制度，听从医护人员安排，密切合作，配合治疗，安心休养。

3. 心理指导：与患者加强沟通，对患者进行心理护理，保证患者心情愉悦。

（三）专科检查指导

1. 超声检查：简单易行，能检查出直径 1cm 以上的肿瘤，为低回声，境界不清晰，能鉴别肾实质性肿块与囊性病变。有些无症状的肾癌，往往在常规体检时被超声扫描发现。

2. X 线检查：平片可见肾外形增大、不规则，偶有钙化影。造影可见肾盏、肾盂因受肿瘤挤压而有不规则变形、狭窄、拉长或充盈缺损。

3. CT 检查：为术前常规检查，征象为肾形扩大，肿瘤向肾外突出，密度比实质略低。

4. MRI 检查：对肾癌分期正确率达到 90%。肾门和肾周围间隙脂肪产生高信号强度，肾外层皮质为高信号强度，中部髓质为低信号强度。肾脏增强核磁检查前需禁食 4~6 小时，检查后多饮水加速造影剂的排泄。肾脏核磁检查时需提前告知患者去除身上的金属物品。

5. 肾动脉造影及栓塞：肾动脉造影对鉴别诊断有着重要作用，造影中可行肾癌动脉栓塞，使瘤体缩小，减少术中出血及癌栓扩散，降低手术难度。

（四）围手术期指导

1. 术前指导

（1）饮食指导：指导患者在手术前 12 小时禁食、4 小时禁饮，防止术中呕吐，术晨进行灌肠。

（2）活动与睡眠指导：指导患者术后下肢活动的方法，以便术后早期活动下肢，预防下肢深静脉血栓，指导患者床上使用便器的方法。

（3）心理指导：帮助患者正确认识疾病是减轻恐惧心理的关键，指导患者运用合适的放松方法，如深呼吸、散步、听音乐及放松疗法等。通过心理护理消除患者的紧张情绪，从而积极配合手术和麻醉。

2. 术后指导

（1）饮食指导：一般情况下告知术后患者待肠蠕动恢复、肛门排气、无腹胀后可以进食，进食顺序为流食→半流食→普食，进食高蛋白、高维生素、易消化饮食，增加粗纤维食物的摄入，保持大便通畅。

（2）活动与睡眠指导：根据不同的麻醉方式指导卧位，如硬膜外麻醉术后去枕平卧 4~6 小时可给枕头改变卧位，教会患者翻身的方法并告知其早期活动的意义。据病情指导患者先在床上翻身、坐起，逐渐下床活动，循序渐进，下床活动要有人陪同，以免发生意外。

（3）专科指导：告知患者留置管道的意义及注意事项，翻身时保持各管道通畅，避免扭曲、打折、脱出。如双 J 管置入，告知患者避免腰部剧烈活动，剧烈活动腰部可使双 J 管与组织摩擦，造成出血炎症，也不要突然下蹲或站起，因为重力原因会使双 J 管移位脱出。

（4）心理指导：术后有些患者由于生命体征不稳定、疼痛和身体不适、并发症的发生、担心不良的病理检查结果及预后差等因素而出现紧张、焦虑不安、恐惧、悲观、猜疑或敏感等心理反应，应加强对术后患者的巡视，耐心细致地进行沟通交流，引导患者说出自身感受，帮助其分析引起不良心理反应的原因，明确患者心理状态，给予适当的解释和安慰。

（五）出院指导

1. 饮食指导：食用高蛋白、高热量、高维生素饮食，提高抵抗力。

2. 活动与睡眠指导：肾部分切除患者 3 个月内不能剧烈活动和体力劳动，肾切除患者 1 个月后可适当开始康复锻炼，注意劳逸结合，防止疲劳。此外，术后患者要保证充足的睡眠。

3. 用药指导：免疫治疗患者每月查一次肾功能，避免服用损伤肾功能的药物。

4. 专科指导：观察尿液颜色的变化，如出现血尿及时到医院就诊。嘱患者每 2~3 个月复查腹部彩超、胸片、核素骨扫描、头部 CT 等，了解有无复发和转移。患者需终身随访，出现不适症状立即就医。

（六）护理健康教育路径

住院时间	入院阶段 （入院第 1 日）	术前阶段（入院 第 2 日至术前 1 日）	手术阶段 （手术当日）	术后阶段 （术后第 1 至 3 日）	出院阶段 （术后第 4 日 至出院日）
辅助检查	1. 完成血、尿标本采集 2. 心电图、超声等检查	继续完善相关检查			
病情观察	1. 间隔 1~2 小时巡视观察 1 次 2. 测量生命体征和体重 3. 询问病史 4. 入院评估	1. 间隔 1~2 小时巡视观察 1 次 2. 每日测量 1 次生命体征	1. 间隔 0.5~1 小时巡视观察 1 次 2. 测量生命体征 3. 观察有无并发症 4. 观察用药后反应	间隔 1~2 小时巡视观察 1 次	1. 间隔 2 小时巡视观察 1 次 2. 观察自行排尿情况
治疗处置	1. 药物过敏试验 2. 依据病情静脉输液	1. 术前备血 2. 皮肤准备	1. 生命体征监测 2. 氧气吸入 3. 导尿	1. 依据病情静脉输液 2. 会阴护理	
使用药物	遵医嘱给予抗生素和镇痛药	感染患者遵医嘱予抗生素	遵医嘱给予抗生素，以及止血、镇痛和营养药	遵医嘱给予抗生素	
活动体位	1. 有发热或血尿患者卧床休息 2. 病区自由活动	1. 有发热或血尿患者卧床休息 2. 病区自由活动	术后去枕平卧 4~6 小时后改平卧位	1. 床上翻身，可取半卧位 2. 肾部分切除患者遵医嘱卧床 7~14 天	病区内活动

续表

住院时间	入院阶段 （入院第1日）	术前阶段（入院 第2日至术前1日）	手术阶段 （手术当日）	术后阶段 （术后第1至3日）	出院阶段 （术后第4日 至出院日）
饮食	普食	术前按手术要求禁食水	禁食禁水，后根据患者情况进流食	流食或半流食	普食
健康宣教	1.入院环境介绍 2.人员介绍 3.预防跌倒、压疮宣教	指导术后深呼吸咳嗽的方法	1.告知保持尿管和引流管通畅 2.保持切口敷料清洁完整 3.向家属宣教如何按摩受压部位	告知保持尿管通畅和引流管注意事项	出院指导

知识精讲：

1.肾脏肿瘤手术前的注意事项有哪些？

讲解： 肾脏肿瘤分恶性和良性两种，需根据穿刺或者手术标本的病理检查来决定。肾脏肿瘤患者必须戒烟戒酒，饮食清淡，低盐低脂，糖分的摄入也需适量，手术前后的治疗都要避免使用肾毒性药物，并且保持血压正常、血糖正常，不要过度劳累，运动需适量。

2.肾脏肿瘤术后患者应如何调整饮食？

讲解： 肾脏肿瘤术后患者应清淡饮食，忌油腻，不宜食用植物蛋白类食物，如豆制品，不食用油炸食物，限制高胆固醇食物，如动物内脏、蛋黄、蟹黄等的摄入。可间断进食含钙丰富的食物，如牛奶、排骨汤等。熬汤时适当加醋可增加钙的溶解吸收，但补钙不可过量，否则会加重肾脏负担。宜少量多餐，多吃绿叶蔬菜，避免食用刺激胃肠道的食物。此外，一侧肾肿瘤根治术后的患者，适宜食用适量的优质蛋白，如鱼、虾肉等，减少红肉，如猪肉、牛肉等的摄入。

3.肾细胞癌的病理生理。

讲解： 肾细胞癌有3种细胞类型，即透明细胞、颗粒细胞、梭形细胞，均来源于肾小管上皮细胞。单个癌内可有多种细胞，以透明细胞最多见，占60%~85%；梭形细胞较多的肾癌恶性程度高，预后差。其他病理类型有嫌色细胞癌、肾集合管癌和未分类肾细胞癌。

二、膀胱肿瘤

（一）概述

膀胱肿瘤是泌尿系统最常见的肿瘤，绝大多数来自上皮组织，发病年龄多在50~70岁，发病率城市高于农村，男性高于女性，约为4：1。本病病因包括接触致癌物质、吸烟、长期喝咖啡及服用大量镇痛药等。

1. 临床表现

（1）血尿是膀胱癌最常见和最早出现的症状，多为全程无痛肉眼血尿，也可表现为初始或终末血尿，可间歇发作，容易造成患者自觉好转的假象，肿瘤大小、数目、恶性程度与血尿多少不完全一致，非上皮肿瘤血尿情况不明显。血尿严重时伴有血凝块，发生排尿困难及尿潴留。

（2）肿瘤坏死、溃疡、合并炎症及形成感染时，易表现为尿频、尿急、尿痛等症状，输尿管梗阻、腰痛、尿毒症、腹痛、严重贫血、消瘦等，多为膀胱肿瘤的晚期表现。

2. 治疗方法

（1）经尿道膀胱肿瘤切除术（TURBT）是未浸润肌层膀胱癌的重要诊断方法，同时也是主要的治疗手段。

（2）膀胱部分切除主要针对浸润性生长的肿瘤，病灶位于膀胱侧后壁、顶部等，与膀胱三角区有一定的间隔。

（3）根治性膀胱切除术同时行盆腔淋巴结清扫术适用于浸润到肌层的膀胱癌的治疗。

（4）放射治疗，有根治性放疗、辅助性放疗、姑息性放疗。根据癌症浸润程度进行选择。

（5）10%～15% 的肌层浸润性膀胱癌患者在确诊时已出现转移。化疗可用于术前控制局部病变，降低手术难度和控制微转移灶，提高患者远期生存率，也可以用于术后辅助治疗。

（6）保留膀胱治疗。身体条件不能耐受手术的患者，或不愿接受根治性膀胱切除术的浸润性膀胱癌患者，可以考虑行保守治疗。

（二）入院指导

1. 饮食指导：治疗饮食须遵照医嘱，不得随便更改。

2. 专科指导：膀胱疾病患者可能出现排尿形态异常，嘱患者注意观察排尿情况，及时向医护反馈。

3. 心理指导：帮助患者正确认识疾病是减轻其恐惧心理的关键，另外，指导患者运用合适的放松方法，如深呼吸、散步、听音乐及放松疗法等。通过心理护理消除患者的紧张情绪，从而使其积极配合手术和麻醉。

（三）专科检查指导

1. 泌尿系统超声检查，能够分辨出 0.5cm 以上的膀胱肿瘤。

2. CT 和 MRI 检查，多用于浸润性癌，CT 能够清晰显示 1cm 以上的膀胱肿瘤，MRI 有助于肿瘤分期。

3. 膀胱镜检查对诊断具有决定性意义。膀胱镜检查后如患者有血尿现象需多饮水。

（四）围手术期指导

1. 术前指导

（1）饮食指导：嘱患者食用高蛋白、易消化、营养丰富的食品，以纠正贫血，改善全身营养状况。多饮水，可稀释尿液，以免引起尿路堵塞。保持大便通畅，适当进食蔬菜、水果，老年人、有习惯性便秘者可遵医嘱给予口服缓泻剂。

（2）用药指导：告知患者或家属膀胱肿瘤容易复发，大多数患者经尿道电切术后需要长时间进行膀胱灌注化疗。

（3）心理指导：帮助患者接受自我形象改变，告知患者尿流改道是膀胱癌治疗的一部分，通过护理和训练，能不影响术后生活质量。耐心指导患者自行定期更换集尿袋，增强患者战胜疾病的信心。

2. 术后指导

（1）饮食指导：患者术后肠蠕动恢复、肛门排气、无腹胀后可以进食，进食顺序为流食→半流食→普食，进食高蛋白、高维生素、易消化饮食，增加粗纤维食物的摄入，保持大便通畅。

（2）活动与睡眠指导：术后去枕平卧6小时，之后指导患者进行小幅度床上活动。

（3）用药指导：TURBT 术后有很高的术后复发率，患者需术后即刻进行膀胱灌注治疗。TURBT 术后 24 小时内首次完成膀胱灌注化疗。协助患者取舒适体位，将配制好的灌注液从导尿管缓慢注入膀胱内，再注入 10mL 左右的空气，以免药液残留在尿管内，然后夹闭导尿管。灌注完毕后，协助患者采取平卧位、左侧卧位、右侧卧位各 5~10 分钟，以利于药液与膀胱黏膜充分接触，使药效充分发挥作用，20~30 分钟打开夹闭的导尿管，排出灌注液。

（4）专科指导：保持膀胱冲洗通畅，观察引流液的颜色变化，根据引流液颜色调节膀胱冲洗的速度。注意冲洗液温度，防止膀胱痉挛。观察膀胱冲洗液是否为持续的红色或鲜红色，或伴大量的血凝块，如有上述症状应及时通知医生并给予处理，以免发生大出血或膀胱填塞。警惕尿外渗或穿孔的发生，观察患者有无明显的腹胀、腹痛，若发现，应立即停止膀胱冲洗并通知医生。

（五）出院指导

1. 饮食指导：嘱患者多饮水，每日饮水 1500mL 以上，多吃新鲜蔬菜和水果，多食用粗纤维食物，避免进食辛辣、刺激性食物，保持大便通畅。

2. 专科指导：嘱患者注意观察自身排尿状况，若出现血尿或其他异常，及时就诊。留置尿管出院患者，指导患者正确护理尿管，定期随访。

3. 用药指导：嘱患者按时用药，告知患者定期到医院进行膀胱灌注，详细指导患者膀胱灌注的注意事项。

（六）护理健康教育路径

住院时间	入院阶段（入院第1日）	术前阶段（入院第2日至术前1日）	手术阶段（手术当日）	术后阶段（术后第1至3日）	出院阶段（手术第4日至出院日）
辅助检查	1. 完成血、尿标本采集 2. 心电图、超声等检查	继续完善相关检查			
病情观察	1. 间隔1~2小时巡视观察1次 2. 测量生命体征和体重 3. 询问病史 4. 入院评估	1. 间隔1~2小时巡视观察1次 2. 每日测量1次生命体征	1. 间隔0.5~1小时巡视观察1次 2. 测量生命体征 3. 观察有无并发症 4. 观察用药后反应	间隔1~2小时巡视观察1次	1. 间隔2小时巡视观察1次 2. 观察自行排尿情况
治疗处置	1. 药物过敏试验 2. 依据病情静脉输液	1. 术前备血 2. 皮肤准备 3. 术前1天晚服用泻药，清洁灌肠	1. 生命体征监测 2. 氧气吸入 3. 导尿 4. 持续膀胱冲洗	1. 依据病情静脉输液 2. 会阴护理	
使用药物	遵医嘱给予抗生素和镇痛药	感染患者遵医嘱给予抗生素	遵医嘱给予抗生素，以及止血、镇痛和营养药	1. 遵医嘱给予抗生素 2. 遵医嘱给予化疗药物膀胱灌注	
活动体位	1. 有发热或血尿患者卧床休息 2. 病区自由活动	1. 有发热或血尿患者卧床休息 2. 病区自由活动	术后去枕平卧6小时后改平卧位	1. 床上翻身，可取半卧位 2. 肾部分切除患者遵医嘱卧床7~14天	病区内活动
饮食	普食	术前按手术要求禁食水	禁食禁水，后根据患者情况进流食	流食或半流食	普食
健康宣教	1. 入院环境介绍 2. 人员介绍 3. 预防跌倒、压疮宣教	指导术后深呼吸咳嗽的方法	1. 告知保持尿管和膀胱冲洗管通畅 2. 向家属宣教如何按摩受压部位	告知保持尿管通畅和膀胱冲洗注意事项	出院指导

知识精讲：膀胱灌注需要注意什么？

讲解：灌注期间，注意观察患者有无膀胱刺激症状，有无腹痛、血压降低等不适，一旦患者出现药物过敏、强烈的刺激性憋尿感，并无法忍受时，应立即打开导尿管进行引流，并通知医生进行相应的处理。

三、前列腺癌

（一）概述

前列腺癌是老年男性生殖系统常见的恶性肿瘤，随着年龄的增加发病率增高。世界范围内前列腺癌的发病率在男性恶性肿瘤中位居第二，而死亡率居于第六位。我国和其他一些亚洲国家前列腺癌发病率比较低，但目前发病率普遍呈上升趋势。前列腺癌的病因尚未明确，但遗传因素、环境因素、种族因素、性激素使用等对发病率有一定影响。

1. 临床表现

（1）进行性排尿困难，主要表现为尿频、排尿费力、尿线变细、排尿不尽、夜尿增多等。

（2）转移所致症状，转移性骨痛、便秘、腹痛、便血等类似直肠癌的表现。

（3）早期无明显体征，直肠指检可触及前列腺结节，质硬。

2. 治疗方法

（1）积极监测：前列腺特异性抗原（PSA）筛查及活检广泛应用后，低危局限性前列腺癌所占比例越来越高，这一类前列腺癌在确诊后 10~15 年发生进展的风险很小，于是提出积极监测这一概念。密切随访复查、监测 PSA，注重活检等指标的变化。

（2）腹腔镜根治性前列腺切除术：由于创伤小，疗效与开放根治术相似，腹腔镜根治性前列腺切除术已成为国内外许多大医院或中心治疗前列腺癌的首选术式。

（3）机器人腹腔镜根治性前列腺切除术：机器人前列腺根治术是近年来前列腺癌外科治疗的最新进展，最大优点是机器人手臂不会颤动，时刻保持稳定，手术解剖更为精确，能够长时间进行复杂、高精度的手术。

（4）前列腺癌的外放射治疗：对于进展性或晚期前列腺癌患者，效果较差，必须联合内分泌治疗，对转移性前列腺癌可行姑息性放疗，以减轻症状，改善患者生活质量。

（5）前列腺癌的辅助内分泌治疗：前列腺癌根治术后的辅助治疗（AHT）是考虑到手术未能彻底切除肿瘤组织，局部有癌细胞残留或手术切缘阳性，或术中发现远处已有转移，为了提高手术的成功率而采取的辅助治疗措施。

（二）入院指导

1. 饮食指导：嘱患者住院期间听从医护人员安排，按时服药、配合治疗、合理饮食、多饮水，注意防止便秘，多食富含纤维素的水果和蔬菜。

2. 活动与睡眠指导：本病患者年岁较大、听力和记忆力差，要耐心、反复进行健康教育，活动时有人陪同，病室环境舒适，保证患者充足睡眠时间。

（三）专科检查指导

1. 直肠指检（DRE）：对前列腺癌的早期诊断和分期有重要价值。直肠指诊为前列腺癌最常用的检查方法，因为受多种因素的影响，约 30% 的前列腺肿瘤直肠指诊无法触及。因此直肠指诊诊断前列腺癌的敏感性较差，往往遗漏诊断。

2. 前列腺特异性抗原（PSA）：PSA 的发现极大地改变了前列腺癌的诊断和治疗，PSA 具有更高的前列腺癌阳性诊断预测率，同时可以提高局限性前列腺癌的诊断率和增加前列腺癌根治性治疗的机会。PSA 检查应在直肠指检 1 周后，膀胱镜、导尿等操作 48 小时后，前列腺穿刺 1 个月后进行。

3. 经直肠超声检查（TRUS）：发现临床未怀疑的肿瘤，并能初步判断肿瘤的体积大小。TRUS 的分辨率明显高于经腹壁超声。但是其对前列腺癌的分期诊断敏感性较低，只有 50% 左右，并且容易低估分期。

4. 前列腺穿刺活检：前列腺穿刺活检前需进行清洁灌肠，穿刺后需注意排便及排尿变化，如出现血尿或血便属正常现象，如症状加重需及时通知医生。

5. 磁共振（MRI/MRS）扫描：MRI 有很高的软组织分辨率，并可进行多方位成像，可显示肿瘤是否突破包膜，是否侵犯前列腺周围组织及器官，MRI 还可显示盆腔淋巴结受侵犯的情况及骨转移病灶。

6. CT 检查：协助肿瘤的临床分期，了解前列腺邻近组织和器官有无肿瘤侵犯及盆腔内有无肿大淋巴结。

7. 全身核素骨显像检查（ECT）：前列腺癌常见远处转移为骨转移，当诊断确定为前列腺癌，建议进行 ECT 检查。

（四）围手术期指导

1. 术前指导

（1）饮食指导：术前 3 日口服肠道抗炎药、进食少渣半流质饮食，术前 1~2 天起食用无渣流质饮食，术前 1 日晚、术晨各清洗肠道 2 次。必要时术晨留置胃管。

（2）活动与睡眠指导：需做好尿失禁患者的皮肤护理，预防泌尿系统感染。有骨转移患者应限制活动，必要时加强活动保护，避免病理性骨折发生。

（3）用药指导：停止抗凝药物治疗。

（4）心理指导：告知患者疾病的相关知识，讲解手术大概过程，用成功案例消除患者对手术的疑虑，告知腹腔镜的优势，鼓励患者战胜疾病。

2. 术后指导

（1）饮食指导：术后禁食，待肛门排气后指导患者可少量多次饮水，当无恶心、呕吐、腹胀等不适情况可进流食，逐渐过渡到半流食、普食。保持排便通畅，避免便秘，必要时可服缓泻剂。

（2）活动与睡眠指导：术后去枕平卧 6 小时，之后可指导患者进行床上活动；如无引流液增多、尿液血色加重等情况，指导患者卧床 24~48 小时后在床边适当活动。

（3）用药指导：术后观察评估患者疼痛病因，给予排除，必要时遵医嘱给予止痛药物治疗。

（4）专科指导：及时观察患者尿液的颜色，行前列腺癌根治术的患者尿色最初可为淡红色，之后逐渐变浅至正常，若颜色转变为鲜红色，应警惕出血，立即通知医生，并注意病情变化，关注患者生命体征，记录引流液颜色、性质、量，若突然大量流出血性液体（一般大于 200mL/h）并且患者主诉腹胀、腹痛、腹膜刺激征等症状，应注意继发性大出血的可能，立即通知医生，严密观察患者的生命体征。若引流液量大且颜色清亮则多提示尿瘘或者淋巴瘘。

（5）功能锻炼：可指导患者术后 1~3 周开始行盆底肌训练，即提肛运动，反复收缩肛门。每天练习 3~8 组，每组 10~15 次，持续收缩盆底肌 2~6 秒，松弛休息 2~6 秒，如此反复，持续 4~8 周。老年人需坚持训练，告知患者只有坚持才会起作用。

（五）出院指导

1. 饮食指导：嘱患者多吃新鲜蔬菜、水果、豆制品，每日饮水 2000mL 以上。

2. 活动与睡眠指导：嘱患者适当运动，避免剧烈活动和劳累，如骑车、久坐、久站等，预防便秘，必要时需服用缓泻剂，以避免腹压增高引起出血；术后 2 个月内禁止性生活；保证充足的休息和睡眠时间。

3. 专科指导：嘱患者严密观察排尿情况，如发生异常应及时就诊。定期复查血PSA，术后 2 年内 1~3 个月复查一次，术后 2~5 年 3~6 个月复查一次，手术 5 年后每年复查一次血 PSA。需要定期复查超声，若发现排尿困难、骨痛等症状及时就诊。

（六）护理健康教育路径

住院时间	入院阶段（入院第 1 日）	术前阶段（入院第 2 日至术前 1 日）	手术阶段（手术当日）	术后阶段（术后第 1 至 3 日）	出院阶段（术后第 4 日至出院日）
辅助检查	1. 完成血、尿标本采集 2. 心电图、超声等检查	继续完善相关检查			
病情观察	1. 间隔 1~2 小时巡视观察 1 次 2. 测量生命体征和体重 3. 询问病史 4. 入院评估	1. 间隔 1~2 小时巡视观察 1 次 2. 每日测量 1 次生命体征	1. 间隔 0.5~1 小时巡视观察 1 次 2. 测量生命体征 3. 观察有无并发症 4. 观察用药后反应	间隔 1~2 小时巡视观察 1 次	1. 间隔 2 小时巡视观察 1 次 2. 观察自行排尿情况
治疗处置	1. 药物过敏试验 2. 依据病情静脉输液	1. 术前备血 2. 皮肤准备 3. 术前 1 天晚服用泻药，清洁灌肠	1. 生命体征监测 2. 氧气吸入 3. 导尿 4. 持续膀胱冲洗	1. 依据病情静脉输液 2. 会阴护理	
使用药物	遵医嘱给予抗生素	感染患者遵医嘱给予抗生素	遵医嘱给予抗生素，以及止血、镇痛和营养药	遵医嘱给予抗生素	
活动体位	1. 有血尿患者卧床休息 2. 病区自由活动	1. 有血尿患者卧床休息 2. 病区自由活动	术后去枕平卧 6 小时后改平卧位	床上翻身，可取半卧位	病区内活动

住院时间	入院阶段 （入院第1日）	术前阶段（入院 第2日至术前1日）	手术阶段 （手术当日）	术后阶段 （术后第1至3日）	出院阶段 （术后第4日 至出院日）
饮食	普食	术前按手术要求禁食水	禁食禁水，后根据患者情况进流食	流食或半流食	普食
健康宣教	1. 入院环境介绍 2. 人员介绍 3. 预防跌倒、压疮宣教	指导术后深呼吸咳嗽的方法	1. 告知保持尿管和膀胱冲洗管通畅 2. 向家属宣教如何按摩受压部位	告知保持尿管通畅和膀胱冲洗注意事项	出院指导

知识精讲：

1. 前列腺癌根治术后会有哪些并发症？

讲解：

（1）尿失禁：由于尿道括约肌的损伤或牵拉，可出现暂时尿失禁，可指导患者进行盆底肌肉锻炼。

（2）尿外渗：术后尿管的堵塞、扭曲、受压均可能导致尿外渗。

（3）吻合口狭窄：手术损伤尿道、术后尿路感染、术后尿管拔除过早，均可致尿道膀胱吻合口狭窄。

（4）性功能障碍：前列腺癌根治术后性功能障碍是常见的并发症。

2. 前列腺癌患者行双侧睾丸切除术后应注意什么？

讲解： 保持会阴部的清洁、干燥。保持大便通畅，避免因用力排便使伤口裂开，影响愈合。指导患者尽量避免下蹲等增加腹压的运动，减少伤口压力。

3. 前列腺癌的近距离治疗。

讲解： 常见的近距离治疗技术包括高剂量率（HDR）和低剂量率（LDR）近距离治疗。前列腺癌的近距离治疗是一项能够在保留器官的同时实现良好肿瘤控制的微创治疗方式，随着显像技术的进步和治疗经验的积累，治疗效果会进一步提高。

HDR近距离治疗需要把放射源植入体内一段时间，通过精确计算放射源留置时间来实现计划治疗剂量。这种放射源可以一次或多次使用，在相对较短的一段时间内使靶器官接受较高的照射剂量，治疗后拔除探针或导管。在这种技术中，外放射治疗可以与近距离治疗同时进行。另一种LDR技术是永久性放射性粒子植入，即粒子在前列腺中永久留存。目前，国内的前列腺癌近距离治疗以LDR技术为主。

第四节　泌尿系统梗阻患者的健康教育

发生在自肾脏至尿道口任何部位的梗阻都将影响尿液的排出，此现象被称为泌尿系统梗阻，亦称尿路梗阻。泌尿系统梗阻分为上尿路梗阻和下尿路梗阻，梗阻部位在输尿管膀胱开口以上称为上尿路梗阻，梗阻部位在膀胱及其以下称为下尿路梗阻。

前列腺增生

（一）概述

良性前列腺增生（BPH）简称前列腺增生，俗称前列腺肥大，是泌尿外科最常见的疾病之一，已成为危害中老年男性健康并引起排尿障碍最常见的一种良性疾病。随着年龄的增长，排尿困难等症状也随之增多，大约有 50%BPH 男性有中度到重度的下尿路症状。

1. 临床表现

（1）尿频是患者最常见的早期症状，夜间更为明显。

（2）前列腺增生若合并感染或结石，也可有尿频、尿急、尿痛等膀胱刺激症状。

（3）排尿困难是前列腺增生最重要的症状，病情发展缓慢。

（4）严重梗阻者膀胱残余尿增多，长期如此可导致膀胱无力，发生尿潴留或充盈性尿失禁。前列腺增生的任何阶段，均可因气候变化、劳累、饮酒、便秘、久坐等因素，使前列腺突然充血、水肿，导致急性尿潴留，患者不能排尿，膀胱胀满，下腹疼痛难忍，经常需要急诊导尿处理。

（5）直肠指诊可触及增大的前列腺，表面光滑，边缘清楚，质地柔韧，并且有弹性，中间沟变浅或消失。

2. 治疗原则

（1）等待观察：无明显症状者，评估风险，警惕并发症发生，并进行健康指导，改善调整生活方式后，可选择等待观察病情。定期随访、复查，每年 1 次。

（2）药物治疗：包括 α_1 受体阻断剂和 5α- 还原酶抑制剂。

（3）经尿道前列腺电切术（TURP）：使用广泛，优点是痛苦小、创伤小、恢复快、住院时间短。

（4）经尿道前列腺电器化术：优点是出血少，但气化切割速度较慢，适合前列腺小并且凝血功能差的患者。

（5）激光治疗：目前临床应用较多、较成熟的有钬激光、绿激光、2μm 激光切除或剜除术。术中、后出血少，并发症也相应减少。局麻下即可进行，对深层组织干扰少。

（二）入院指导

1. 饮食指导：住院期间按时服药，配合治疗，合理饮食，多饮水，注意防止便秘，多食富含纤维素的水果和蔬菜。

2. 活动与睡眠指导：病情危重、年龄偏大、活动不适的患者，先妥善将其安置到床单位，让患者得到舒适的休息，测量生命体征，同时通知主管医生，给予紧急对症处置。

3. 用药指导：α_1 受体阻断剂和 5α- 还原酶抑制剂可缓解排尿困难症状，改善排尿功能。

（三）专科检查指导

1. 直肠指诊：是 BPH 重要的检查方法，每例患者均需做此项检查。指诊可触到多数患者增大的前列腺。若触及的前列腺表面光滑、质韧、有弹性、边缘清楚，中央沟变浅或消失，即可做出判断。指诊时患者需将膀胱排空，取站立弯腰位或截石位。

2. 超声检查和残余尿量测定：可以了解前列腺的形态、大小、有无异常回声、残余尿量及突入膀胱的程度。

3. 前列腺特异性抗原（PSA）测定：是诊断前列腺癌的特异性指征。当 PSA $\geq$ 4ng/mL 要格外警惕前列腺癌的可能性，并可以作为前列腺穿刺活检的指征。

4. 尿流率检查：是 BPH 患者临床评估常用的、重要的内容。50 岁以上男性，最大尿流率（Qmax）$\geq$ 15mL/s 属正常，数值越低越有梗阻可能。Qmax 比平均尿流率（Qave）更重要。排尿量高于 150~200mL 时，尿流率的测定值比较可靠。

5. 尿动力学检查：压力流率检查最重要的作用在于鉴别尿道梗阻与逼尿肌肌力受损，特别是患者要进行手术等有创治疗或手术治疗失败时，尿动力学检查尤为重要。患者如存在可能影响膀胱或括约肌功能的神经系统疾病，或虽然尿流率正常但排尿症状明显时，压力流率检查有鉴别诊断价值。尿动力学检测前 1 小时应嘱患者憋尿，待患者膀胱憋胀时，开始测定尿流速等；尿动力学检查后应多饮水，避免感染。

6. 尿道膀胱镜检查：适用于有镜下或肉眼血尿的男性下尿路症状患者，BPH 合并尿道狭窄、膀胱内占位性病变时建议此项检查。中重度症状的患者需要选择手术治疗或其他有创治疗时，尿道膀胱镜检查能协助医生事先制定合适的手术方案。

（四）围手术期指导

1. 术前指导

（1）饮食指导：指导患者补充水分，进食清淡、易消化、含有高蛋白、高纤维素、丰富维生素的饮食，少食多餐，减少心脏和胃肠道的负担，减少便秘等。手术前 12 小时禁食、4 小时禁饮。

（2）用药指导：遵医嘱服用口服药并及时观察服药后反应，若患者出现头晕、头痛、恶心、直立性低血压时及时告知医生，定时测量血压。术前一周需停止口服或注射抗凝类药物。

（3）专科指导：前列腺增生患者多会有不同程度的尿潴留，告知患者避免受凉、憋尿、便秘、过度劳累、饮酒、食用辛辣刺激食物，以预防急性尿潴留。急性尿潴留时应立即留置导尿引流尿液，若无法插入导尿管可行耻骨上膀胱穿刺造瘘引流尿液；慢性尿潴留、残余尿过多时也应给予留置导尿引流尿液。同时导尿管应呈开放状态，这样可使膀胱得到休息，恢复改善膀胱、肾脏功能。注意预防尿路感染，必要时使用抗生素控制炎症。

（4）功能锻炼：进行盆底肌锻炼，盆底肌锻炼即提肛运动，反复收缩肛门。持续收缩盆底肌 2~6 秒，松弛休息 2~6 秒，如此反复。每天练习 3~8 组，每组 10~15 次，告知患者最好坚持 8 周以上或更长的时间。

2. 术后指导

（1）饮食指导：术后 6 小时可进食半流食，1 天后可进普食。避免便秘，保持排便通肠，必要时口服缓泻剂。

（2）活动与睡眠指导：避免剧烈活动、咳嗽、搬提重物等增加腹腔内压力的动作。

（3）用药指导：术后需口服抗生素 4 周。

（4）专科指导：留置气囊导尿管牵拉固定至右大腿内侧，告知患者不能弯曲右腿，一般在术后 20 小时放松气囊，手术 2~3 天拔出导尿管，术后一般不予膀胱冲洗。若发现尿道狭窄，及时行尿道扩张术治疗。告知患者术后每季度复查随访，若有不适及时复查。

（五）出院指导

1. 饮食指导： 养成良好饮食习惯，选择高纤维素和植物性蛋白的食物，多食新鲜水果、蔬菜、粗粮、大豆、蜂蜜等，避免食用辛辣刺激食物，禁烟酒，少饮浓茶、咖啡。

2. 活动与睡眠指导： 不可长时间憋尿，避免损害逼尿肌功能。术后需保持排便通畅，1 个月内避免用力排便，必要时应用大便软化剂或口服缓泻剂。术后 1~2 个月避免劳累、久坐，适当进行体力活动；术后 3 个月内不可骑自行车，不走远路、提重物等，以免引起继发出血；TURP 术后 1 个月、开放手术术后 2 个月可逐渐恢复性生活。

3. 用药指导： 出院后遵医嘱应用抗生素，每日饮水量在 3000mL 以上，预防尿路感染。

4. 专科指导： 术后长期留置尿管患者，应每日 2 次用温水或碘伏等消毒液清洗尿道外口，去除分泌物和血痂，定时放出尿袋中的尿液，每周更换尿袋 2 次，每月更换尿管 1 次。留置导尿管和留置造瘘管患者都需观察尿液的性质、量、颜色等。保持管路通畅，妥善固定，避免受压、扭曲、堵塞管路。术后 1~2 月复查血 PSA、前列腺 B 超，进行残余尿测定、尿流动力学、尿常规等检查，以便及时发现术后并发症并予以及时治疗。

5. 心理指导： 前列腺切除术后常会出现逆行射精，但不影响性交，少数患者可出现阳痿，可先予以心理治疗，同时查明原因，进行针对性治疗；温水澡可缓解肌肉与前列腺紧张感，减缓不适症状，温水坐浴阴部 1~2 次，可有同样效果。

（六）护理健康教育路径

住院时间	入院阶段 （入院第1日）	术前阶段（入院第2日至术前1日）	手术阶段 （手术当日）	术后阶段 （术后第1至3日）	出院阶段 （术后第4日至出院日）
辅助检查	1. 完成血、尿标本采集 2. 心电图、超声等检查	继续完善相关检查			
病情观察	1. 间隔1~2小时巡视观察1次 2. 测量生命体征和体重 3. 询问病史 4. 入院评估	1. 间隔1~2小时巡视观察1次 2. 每日测量1次生命体征	1. 间隔0.5~1小时巡视观察1次 2. 测量生命体征 3. 观察有无并发症 4. 观察用药后反应	间隔1~2小时巡视观察1次	1. 间隔2小时巡视观察1次 2. 观察自行排尿情况
治疗处置	1. 药物过敏试验 2. 依据病情静脉输液	1. 术前备血 2. 皮肤准备 3. 术前1天晚服用泻药，清洁灌肠	1. 生命体征监测 2. 氧气吸入 3. 导尿 4. 持续膀胱冲洗	1. 依据病情静脉输液 2. 会阴护理	
使用药物	遵医嘱给予抗生素	感染患者遵医嘱给予抗生素	遵医嘱给予抗生素，以及止血、镇痛和营养药	遵医嘱给予抗生素	
活动体位	1. 有血尿患者卧床休息 2. 病区自由活动	1. 有血尿患者卧床休息 2. 病区自由活动	术后去枕平卧6小时后改平卧位	床上翻身，可取半卧位	病区内活动
饮食	普食	术前1日晚禁食12小时，禁水4小时	禁食禁水，后根据患者情况进流食	流食或半流食	普食
健康宣教	1. 入院环境介绍 2. 人员介绍 3. 预防跌倒、压疮宣教	指导术后深呼吸咳嗽的方法	1. 告知保持尿管和膀胱冲洗管通畅 2. 向家属宣教如何按摩受压部位	告知保持尿管通畅和膀胱冲洗注意事项	出院指导

知识精讲：

1. 残余尿量。

讲解： 78%的正常人的残余尿量小于5mL；100%的正常人的残余尿量小于12mL。残余尿量测定可通过超声检查手段获得，也可通过导尿法获得，最常用的方法是超声测定。残余尿量增多显示BPH的进展，是BPH的手术适应证之一。

2. 前列腺增生患者为何会出现血尿？

讲解： 血尿为前列腺增生常见症状。前列腺增生后，覆盖前列腺的黏膜毛细血管充血，小血管曲张，前列腺、尿道及膀胱颈黏膜下血管受到体积增大的腺体的牵拉，当膀胱收缩时血管破裂，引起出血，形成血尿。

3.膀胱冲洗注意事项。

讲解:膀胱冲洗有以下注意事项。

(1)冲洗速度:可根据尿液的颜色来调节冲洗速度,若尿液血色重需加快冲洗速度,尿液色浅或无色可减缓冲洗速度。观察冲洗是否通畅,若有血凝块堵塞引流不畅,可通过挤压尿管、调整导管位置、加快冲洗速度、实施高压冲洗来使血凝块顺利流出,若仍无效,可用无菌注射器抽取无菌生理盐水反复抽吸冲洗,直至冲洗液能顺畅流出。若尿色深红或颜色逐渐加重,则说明可能有活动出血症状,需告知患者减少活动,必要时立即通知医生处置。

(2)冲洗液温度:冲洗液温度与体内温度相近可预防膀胱痉挛的发生,最好在 20~30℃。

(3)准确计算出入量:为了严防过多液体潴留在膀胱内,使膀胱内压增高,要准确计算尿量,膀胱排出量减去冲洗液量即为尿量。

(4)膀胱冲洗高度:冲洗液平面距床面约 60cm,可产生压力利于液体流入。

第五节　泌尿系统损伤患者的健康教育

一、肾损伤

(一)概述

肾损伤分为闭合性损伤、开放性损伤、医源性损伤和自发性肾破裂四种类型。损伤程度分为五个等级。

1. 临床表现

(1)疼痛是患者受到外伤后的第一个症状,多为伤侧肾区或上腹部,腹肌腰肌强直,因肾包膜张力增高或软组织损伤所致。多为钝痛,疼痛部位和程度与受创伤的部位和程度一致。

(2)血尿是泌尿系统创伤最重要的表现,肉眼血尿提示患者有严重的肾损伤,但血尿的严重程度并不完全与损伤机制和程度相关,有时肾损伤患者可无血尿。

(3)重度肾损伤、肾蒂血管断裂或合并其他脏器损伤时可发生休克。

(4)此外,血肿、尿外渗易继发感染,引起发热症状,甚至引发全身中毒症状。

2. 治疗原则

(1)肾脏闭合性损伤的患者 90% 以上可以通过保守治疗获得治疗效果。在保守治疗期间应密切观察各项生命体征是否平稳,输液,必要时输血补充血容量,进行影像学复查,随时对肾损伤是否出现进展或并发症进行临床判断。在观察期间病情有恶化趋势时应及时手术探查。

（2）手术方式包括肾修补、肾部分切除或肾切除术，血或尿外渗引起肾周脓肿时则行肾周引流术。对暂时不具备外科治疗适应证，同时又存在出血风险的患者可以考虑进行血管造影及介入治疗。

（二）入院指导

1. 饮食指导： 治疗时饮食应遵医嘱，保守治疗者进食高蛋白、高热量、高维生素、易消化、富含粗纤维的蔬菜、水果，适当多饮水。

2. 活动和睡眠指导： 绝对卧床休息2~4周，待病情稳定、血尿消失1周后可离床活动。嘱患者配合治疗，安心休养。

3. 专科指导： 对肾损伤的患者应积极监测生命体征变化，定时监测心率、血压、呼吸、意识等，重点观察创伤的部位和程度，其他部位损伤合并血尿时应考虑肾损伤的可能，腰腹部触及包块说明有严重肾损伤和腹膜后出血的可能。

4. 心理指导： 肾脏损伤通常事发突然，注意给予患者心理护理，减轻患者焦虑情绪。

（三）专科检查指导

1. 血液检查： 血红蛋白、红细胞与血细胞比容持续性降低提示有活动性出血。

2. 超声检查： 为首选检查，具有快捷普及等特点，可以对肾损伤进行早期诊断，必要时可反复检查以对比。

3. 腹平片及静脉尿路造影： 腹平片可判断有无多脏器损伤可能及体内有无金属类异物残留。静脉尿路造影如患肾不显影提示功能严重受损，甚至肾动脉栓塞。

4. CT： 螺旋CT平扫对判断病情有重要价值，可以清楚地显示复杂肾损伤的解剖图像，了解腹膜内脏器有无合并伤，必要时可增强扫描补充对肾血管损伤及肾功能的判断。增强CT需检查前禁食4~6小时，患者检查时需有家属陪同。

5. 肾动脉造影： 当伤侧肾不显影时，尿路造影不能充分了解肾情况，通过腹主动脉造影可显示肾动脉和肾实质的损伤情况。若伤侧肾动脉完全梗阻，表示为外伤性血栓形成，宜紧急施行手术。持续性血尿患者也应行动脉造影，以确定有无创伤性肾动脉瘤或肾动脉瘘。

（四）保守治疗相关指导

1. 饮食指导： 如患者有严重的肾断裂伤、肾蒂伤及严重的合并伤，应禁食水，通过静脉补充水、电解质及其他营养。保守治疗者，应指导患者进食高蛋白、高热量、高维生素、易消化、富含粗纤维的食物，适当多饮水，保持排便通畅，避免腹压增高导致继发性出血。

2. 活动与睡眠指导： 绝对卧床休息2~4周，待病情稳定、血尿消失1周后可离床活动，通常损伤后4~6周，肾挫裂伤才趋于愈合，下床活动过早、过多，有可能造成再度出血。

3. 用药指导： 维持水、电解质及血容量的平衡，建立静脉通道，及时输液，必要时输血，以维持有效循环血量，保持足够尿量，在病情允许的情况下鼓励患者经口摄入。应用止血药物，减少或控制出血。

4. 专科指导：严密监测血压、脉搏、呼吸、神志，并注意患者全身症状。动态观察血尿颜色的变化，若血尿颜色逐渐加深，说明出血加重。血尿为肾损伤的常见症状，常与损伤的程度有密切关系。准确测量并记录腰腹部肿块的大小，观察腹膜刺激征的轻重，以判断渗血、渗尿情况。定时检测血红蛋白和血细胞比容，以了解出血情况及其变化。监测患者体温和血白细胞计数，以判断有无继发感染。观察疼痛的部位及程度，尿液、血液渗入腹腔或同时有腹腔内脏损伤时，可出现腹部疼痛及腹膜刺激症状。有手术指征者，在抗休克同时，积极进行各项术前准备。尽量少搬动危重患者去做检查，以免加重损伤和休克。

（五）围手术期指导

1. 术前指导

（1）饮食指导：术前禁食 12 小时，禁饮 4 小时，术前 1 天清洁灌肠一次，急诊手术者无须灌肠。

（2）用药指导：术前行抗生素皮试，遵医嘱带入术中用药。

2. 术后指导

（1）饮食指导：术后禁食 2~3 天，等待肠道蠕动功能恢复，排气后可开始进食，减少摄入产气类食物，避免患者出现腹胀症状，宜食高蛋白、高维生素、易消化食物，多进水果、蔬菜，有利组织修复。

（2）活动与睡眠指导：严格卧床休息，肾切除术后需要卧床休息 2~3 天，肾修补术、肾部分切除术或肾周引流术后需要卧床 2~4 周。严密观察患者生命体征，维持生命体征的平稳，肾脏是血管极丰富的器官，且手术时止血操作较困难，所以术后有发生大出血的可能。

（3）专科指导：肾周围引流管需固定稳妥，防止脱管，标明管道名称，保持引流管的通畅，严格无菌操作，保持引流管周围无菌清洁，密切观察并记录各引流管引流液的颜色、性状、量。一般术后 5~6 天拔管，若出现尿瘘或感染，要适当延长拔管时间。

（4）功能锻炼：由于患者长时间卧床，易发生肺部感染和压疮，可指导患者每日做数次深呼吸，每次约 5 分钟，如咳嗽、痰多且不易咳出，可予以雾化吸入。加强患者皮肤护理，保持皮肤清洁干燥，防止长期受压。

（5）并发症观察：出现尿瘘症状时要保持局部清洁和引流管通畅，防止感染，加强营养以促进愈合。

（六）出院指导

1. 饮食指导：长期卧床导致患者胃肠功能减弱、食欲欠佳，嘱患者进食易消化、有营养的食物，多食水果和富含粗纤维的食物，保持大便通畅，排便时切勿太过用力，以防再次引起血尿，可口服缓泻药缓解大便干燥的症状，多饮水，保持尿路通畅，减少尿液对损伤创面的刺激。

2. 活动与睡眠指导： 大部分肾挫裂伤患者经非手术疗法可治愈，绝对卧床休息是因为肾组织比较脆弱，损伤后4~6周肾挫裂伤才趋于愈合，过早活动易使血管内凝血块脱落，发生继发性出血。嘱患者不宜做剧烈运动，不能骑自行车，不能做使腹压增高的运动，散步要缓慢。

3. 用药指导： 严重损伤致肾切除后，应注意保护对侧肾，尽量不使用对肾功能有损害的药物，以免造成健侧肾功能损害。

4. 专科指导： 嘱患者经常注意尿液颜色、排尿通畅程度及伤侧肾局部有无胀痛感觉，发现异常及时复查。

5. 心理指导： 肾损伤患者多由于遭受各种意外创伤，生命受到威胁，心理创伤极大，情绪波动明显，医护人员应以理解、同情的态度，认真倾听患者的主诉，引导其正视现实，树立起战胜疾病的信心，告知患者情绪波动可以影响到人体的血液循环，导致神经、内分泌系统紊乱及免疫力下降，会影响肾损伤后的治疗和康复。

（七）护理健康教育路径

住院时间	入院阶段 （入院第1日）	术前阶段（入院第2日至术前1日）	手术阶段 （手术当日）	术后阶段 （术后第1至3日）	出院阶段 （术后第4日至出院日）
辅助检查	1. 完成血、尿标本采集 2. 心电图、超声等检查	继续完善相关检查			
病情观察	1. 间隔1~2小时巡视观察1次，密切观察患者病情变化 2. 监测生命体征 3. 询问病史 4. 入院评估	1. 间隔1~2小时巡视观察1次 2. 每日测量1次生命体征	1. 间隔0.5~1小时巡视观察1次 2. 测量生命体征 3. 观察有无并发症 4. 观察用药后反应	间隔1~2小时巡视观察1次	1. 间隔2小时巡视观察1次 2. 观察自行排尿情况
治疗处置	1. 药物过敏试验 2. 建立静脉通道，遵医嘱补液	1. 术前备血 2. 皮肤准备 3. 术前1天晚服用泻药，清洁灌肠	1. 生命体征监测 2. 氧气吸入 3. 导尿	1. 依据病情静脉输液 2. 会阴护理	
使用药物	遵医嘱给予抗生素、止痛药	感染患者遵医嘱给予抗生素	遵医嘱给予抗生素，以及止血、镇痛和营养药	遵医嘱给予抗生素	
活动体位	绝对卧床休息	绝对卧床休息	术后去枕平卧6小时后改平卧位	床上翻身，可取半卧位	病区内活动
饮食	普食	术前1日晚禁食12小时，禁水4小时	禁食禁水	禁食禁水，后逐渐改流食、半流食	由流食或半流食逐渐过渡到普食
健康宣教	1. 入院环境介绍 2. 人员介绍 3. 预防跌倒、压疮宣教	指导术后深呼吸咳嗽的方法	1. 告知保持尿管和引流管通畅 2. 向家属宣教如何按摩受压部位	告知保持尿管通畅和引流管注意事项	出院指导

知识精讲：

1. 肾挫裂伤会不会有后遗症？

讲解： 正常情况下肾脏外伤、肾脏组织挫裂伤，如果治疗效果好，不会留下后遗症，但是如果肾脏组织损伤程度严重，可能会留有一些后遗症。如继发形成肾盂积水、肾积水等；形成肾脏组织功能的损伤，影响排尿或者对组织代谢产物的排出；影响对一些营养物质的重吸收，如影响蛋白质或者葡萄糖、水、电解质的吸收；影响肾脏内分泌功能等。

2. 轻度肾脏损伤需要多长时间能够恢复？

讲解： 轻度肾脏损伤仅有轻微包膜下血肿、肾挫伤或表浅肾裂伤肾包膜完整者，一般可自行愈合。轻度损伤患者要绝对卧床休息至少 2 周，用抗生素预防感染，2~3 个月不宜参加体力劳动和竞技运动，避免再次出血。

3. 肾脏手术侧下腹部的皮肤感觉麻木不适是怎么回事？

讲解： 手术时切口处皮肤的皮神经也一起切断了，神经属于不可再生的器官，神经支配感觉的定位不明确，内脏神经会引起牵涉痛，所以术后患者可能出现局部皮肤感觉麻木和隐隐的不舒服，这种感觉大概需要半年时间才会慢慢减轻。

4. 外伤造成的肾破裂经保守治疗需要休息多久？

讲解： 患者出院后要绝对卧床休息至少 2 周，复查尿常规正常后才可以进行一些轻体力劳动。3 个月内禁止剧烈活动或强体力劳动，定期 B 超检查，以防肾脏再次发生出血。出院后如出现血尿，肾区胀痛较前加重，或有头晕、心慌、气短等表现，要立即再次入院就诊。

二、膀胱损伤

（一）概述

一般情况下，膀胱不易受到损伤，但当膀胱充盈达 300mL 以上时，高出耻骨联合，如下腹部受到外力作用，就可能导致膀胱破裂。当骨盆受到强大外力的作用致骨盆骨折时，则并发膀胱破裂的可能性大为增加。儿童处于发育过程中，膀胱不像成人位于盆腔之内，稍有充盈，即可突出至下腹部，故儿童膀胱较易损伤。

1. 临床表现： 休克、疼痛、排尿困难、下腹皮肤肿胀、瘀斑都为膀胱破裂的典型表现。

2. 治疗原则

（1）紧急处理：积极抗休克，输液、输血、止痛，应用广谱抗生素。

（2）保守治疗：症状较轻患者，可保守治疗，可留置导尿管一周左右，同时应用抗生素预防感染，等待自愈。

（3）手术治疗：病情严重的患者，应尽早手术，术中探查，修复破裂膀胱。

（二）入院指导

膀胱疾病患者可能出现排尿形态异常，应对患者进行个体化教育，加强心理护理。嘱患者注意观察排尿情况，及时反馈。

（三）专科检查指导

1. 导尿试验：在无菌操作下进行导尿，若插入导尿管顺利，但不能导出尿液或导出少量血尿则可怀疑膀胱破裂。

2. X 线检查：膀胱 X 线检查是最直观有效的检查方法。

3. 实验室检查：尿常规检测中出现血尿，尿细胞学检测能作为初步筛查。血常规检测可出现血红蛋白、血细胞比容降低。

（四）围手术期指导

1. 术前指导

（1）饮食及活动指导：给予患者泌尿外科常规护理。

（2）专科指导：遵医嘱监测患者心电、血压、血氧，持续吸氧，若患者血压突然下降、脉搏细速、面色苍白，提示有休克发生，立即按休克处理，迅速建立两条以上静脉通道，补充血容量，快速纠正水、电解质平衡；及时查看，保证输血、输液的通畅；输血过程中注意观察患者有无输血反应、过敏反应的发生，遵医嘱给予患者持续吸氧；注意保暖；避免过多地搬动患者。

（3）心理指导：主动为患者讲解主要的治疗过程，减轻患者术前焦虑心理，使其积极面对治疗。

2. 术后指导

（1）术后需禁食 2~3 天，等待肠道蠕动功能恢复，排气后可开始进食，减少摄入产气类食物，避免患者出现腹胀症状，宜食高蛋白、高维生素、易消化食物，多进水果、蔬菜，有利组织修复。

（2）活动与睡眠指导。指导患者卧床时在床上进行四肢屈伸活动，无特殊情况者一般可于术后第二天下床活动。

（3）用药指导。遵医嘱给予抗胆碱能药物，其目的为解除膀胱痉挛。

（4）专科指导

①遵医嘱给予患者心电、血压、血氧监测，注意观察患者病情的变化。留置膀胱造瘘管的患者，应注意观察造瘘口，同时给予换药。行膀胱修补术后带有引流管的患者，注意保持管路通畅，避免打折、牵拉，将引流袋固定于患者手可以触及的位置，便于患者自我护理。记录引流液的颜色及性状，记录每日引流量。

②预防感染，保持尿道口、会阴部干燥清洁，每日 2 次会阴护理，定期检测血、尿的白细胞计数，遵医嘱合理应用抗生素。

③膀胱痉挛的护理。遵医嘱给予抗胆碱能药物。

④膀胱冲洗可防止膀胱内形成血凝块，避免堵塞尿道口。冲洗液的温度一般在20～30℃，观察冲出液体的颜色，并且注意有无尿液外渗。冲进的液体应该少于冲出的液体。鼓励患者多饮水，每日尿量应在2000～3000mL以上，防止泌尿系感染。

（五）出院指导

告知患者多饮水、勤排尿，遵医嘱定期复查，如有不适及时就诊。

（六）护理健康教育路径

住院时间	入院阶段（入院第1日）	术前阶段（入院第2日至术前1日）	手术阶段（手术当日）	术后阶段（术后第1至3日）	出院阶段（术后第4日至出院日）
辅助检查	1. 完成血、尿标本采集 2. 心电图、超声等检查	继续完善相关检查			
病情观察	1. 间隔1～2小时巡视观察1次 2. 监测生命体征 3. 询问病史 4. 入院评估 5. 记录患者24小时出入量	1. 间隔1～2小时巡视观察1次 2. 每日测量1次生命体征	1. 间隔0.5～1小时巡视观察1次 2. 测量生命体征 3. 观察有无并发症 4. 观察用药后反应	间隔1～2小时巡视观察1次	1. 间隔2小时巡视观察1次 2. 观察留置尿管情况、尿量是否正常
治疗处置	1. 药物过敏试验 2. 依据病情静脉输液	1. 术前备血 2. 皮肤准备 3. 清洁灌肠	1. 生命体征监测 2. 氧气吸入 3. 导尿 4. 持续膀胱冲洗	1. 依据病情静脉输液 2. 会阴护理	
使用药物	遵医嘱给予抗生素、镇痛药、止血药	感染患者遵医嘱给予抗生素	遵医嘱给予抗生素，以及止血、镇痛和营养药	遵医嘱给予抗生素	
活动体位	卧床休息	卧床休息	术后去枕平卧6小时后改平卧位	床上翻身，可取半卧位	病区内活动
饮食	普食	术前按手术要求禁食水	禁食禁水	禁食禁水，后逐渐改流食、半流食	由流食或半流食逐渐过渡到普食
健康宣教	1. 入院环境介绍 2. 人员介绍 3. 预防跌倒、压疮宣教	指导术后深呼吸咳嗽的方法	1. 告知保持尿管通畅 2. 向家属宣教如何按摩受压部位	告知保持尿管通畅注意事项	出院指导

三、尿道损伤

（一）概述

由于男性解剖生理特点，在日常劳动和工作中，阴茎容易受到各种外伤的损害。如果外伤后处理不及时或者处理不正确，将会引起严重的后果。尿道损伤多见于 15~25 岁青壮年，90% 以上是骨盆骨折或骑跨伤等引起的闭合性损伤。

1. 临床表现：闭合性阴茎损伤多由钝性暴力所致，患者阴茎处无皮肤创口，但血肿、弯曲症状等临床表现较明显，诊断多不困难。开放性阴茎损伤患者多有典型的外伤史，伤后组织炎症水肿出血明显，有时伴有严重感染。依据病史查体多能确诊，一般不需辅助检查。患者可出现休克、疼痛、尿道出血、排尿困难和尿潴留、局部肿胀和瘀斑、尿外渗和尿瘘等症状。

2. 治疗原则

（1）引流尿液，解除尿潴留。

（2）做多个皮肤切口，彻底对尿外渗部位进行引流。

（3）恢复尿道的连续性。

（4）防止并发症如尿道狭窄、尿瘘最根本的措施是一次处理好新鲜的尿道损伤。

（二）入院指导

本病患者通常会产生自卑心理，与患者沟通交流时注意保护患者隐私，针对患者的病情做出相应的解释与心理安慰，给予患者轻松的治疗心态、舒适可靠的治疗环境，以便患者能够更好地配合医生，达到更好的治疗效果。

（三）专科检查指导

1. 阴茎损伤：对于外伤性的断裂，通过阴茎体格检查就可以明确，少数症状不明显者，应进行海绵体造影或超声波及 MRI 检查。

2. 尿道损伤：X 线骨盆正侧位拍片，了解有无骨盆骨折及骨折移位的情况；如需尿道造影，可经尿道外口注入造影剂，可见造影剂外溢。尿道造影对诊断有帮助，但有加重损伤、导致感染及局部瘢痕狭窄的危险。

（四）围手术期指导

1. 术前指导

（1）饮食指导：应及时嘱患者禁食、禁饮，从而利于手术。

（2）用药指导：遵医嘱静脉补液，维持循环血量。患者若为阴茎撕脱，应尽早使用抗生素降低伤口感染率。

（3）专科指导：观察阴茎皮肤的颜色、触觉，阴茎的肿胀程度，创面的出血情况。观察尿道口是否滴血及排尿情况、尿量多少。

（4）心理指导：①向患者及家属反馈受伤情况及可能采取的治疗措施。②鼓励患者表达自身的感受。③介绍已治愈病例，恢复患者信心，使其积极配合治疗。④保护患者自尊心，消除其自卑心理。

2. 术后指导

（1）饮食指导：术后 6 小时内禁食、禁水，排气后进少量流质饮食。

（2）用药指导：疼痛护理，遵医嘱给予镇痛泵或镇痛药。

（3）专科指导：保持引流通畅，如有血块堵塞尿管，需及时清除。定时更换切口浸湿的敷料。

（五）出院指导

1. 饮食指导：鼓励患者多饮水，每天 1500~2000mL，保持大便通畅。嘱患者多食水果、蔬菜，避免进食辛辣刺激食物，避免饮酒，忌暴饮暴食。

2. 活动与睡眠指导：告知患者注意保持个人卫生，注意休息，穿宽松衣裤。

3. 专科指导：嘱患者定期复查。

（六）护理健康教育路径

住院时间	入院阶段（入院第1日）	术前阶段（入院第2日至术前1日）	手术阶段（手术当日）	术后阶段（术后第1至3日）	出院阶段（术后第4日至出院日）
辅助检查	1.完成血、尿标本采集 2.心电图、超声等检查	继续完善相关检查			
病情观察	1.间隔1~2小时巡视观察1次 2.测量生命体征和体重 3.询问病史 4.入院评估	1.间隔1~2小时巡视观察1次 2.每日测量1次生命体征	1.间隔0.5~1小时巡视观察1次 2.测量生命体征 3.观察有无并发症 4.观察用药后反应	间隔1~2小时巡视观察1次	1.间隔2小时巡视观察1次 2.观察自行排尿情况
治疗处置	1.药物过敏试验 2.依据病情静脉输液 3.耻骨上膀胱造瘘引流尿液	1.术前备血 2.皮肤准备 3.术前灌肠	1.生命体征监测 2.氧气吸入 3.导尿	1.依据病情静脉输液 2.会阴护理	
使用药物	遵医嘱给予扩容、补液药预防休克，给予抗生素、镇痛药	遵医嘱给予抗生素、镇痛药	遵医嘱给予抗生素，以及止血、镇痛和营养药	遵医嘱给予抗生素	
活动体位	卧床休息	1卧床休息 2.病区自由活动	术后去枕平卧6小时后改平卧位	床上翻身，可取半卧位	卧床3~4周，半卧位利于引流
饮食	普食	术前按手术要求禁食水	术后6小时内禁食禁水，排气后进少量流食	流食或半流食	普食
健康宣教	1.入院环境介绍 2.人员介绍 3.预防跌倒、压疮宣教	指导术后深呼吸咳嗽的方法	1.告知保持尿管通畅和引流注意事项 2.向家属宣教如何按摩受压部位	告知保持尿管通畅和引流注意事项	出院指导

知识精讲：

1. 对急性尿道损伤的患者需采取哪些急救护理措施？

讲解： 严密观察患者生命体征变化、出血休克情况、尿量、尿颜色及尿液性状。后尿道损伤合并骨盆骨折者应在硬板床上保持平卧位，骨盆制动。保证组织有效灌流量，建立静脉通路，遵医嘱输液、输血，并确保输液通道通畅。嘱患者勿用力排尿，避免因尿外渗引起周围组织继发感染。保持伤口的清洁、干燥，敷料渗湿时应及时更换。

2. 如何对患者的尿管及膀胱造瘘管进行护理？

讲解： 尿道吻合术与尿道会师术后均需要留置尿管，引流尿液。尿管需要妥善固定，保持通畅，会阴管路要清洁。尿管一旦滑脱均无法直接插入，须再行手术放置，因此要妥善固定尿管、减缓翻身动作，防止尿管脱落。暂时的膀胱造瘘管，一般留置 10~14 天，拔除前须先夹管 1~2 天，观察患者是否能自行排尿。尿道损伤合并骨盆骨折患者尿管一般留置 3~4 周，创伤严重者可酌情延长留置时间。

第六节　肾上腺疾病患者的健康教育

一、皮质醇增多症

（一）概述

皮质醇增多症即皮质醇症，为机体组织长期暴露于异常增高的糖皮质激素而引起的一系列临床症状和体征，也称为库欣综合征（CS）。由于垂体病变导致促肾上腺皮质激素（ACTH）过量分泌致病者称之为库欣病。在高血压人群中皮质醇增多症占 0.5%~1%，在 2 型糖尿病的肥胖患者、血糖控制不佳且合并高血压者中皮质醇增多症发病率可达 2%~5%。本病的高发年龄为 20~40 岁，约占患病总人数的 70%，男女比例为 1 ：（2~8）。

1. 临床表现

（1）本病以满月脸、水牛背、皮肤紫纹为最经典表现，体重增加和向心性肥胖是最常见的体征。

（2）多血质和肌病也是皮质醇增多症患者的一个主要特征。

（3）部分患者可能以月经紊乱或精神心理异常为首诊主诉，少数甚至可出现类似躁狂、忧郁或精神分裂症样的表现。

（4）严重的骨质疏松可使患者丧失行走和劳动能力。

（5）儿童皮质醇增多症以全身性肥胖和生长发育迟缓为特征。

2. 治疗原则

（1）手术治疗通常为首选治疗方式。主要手术目标：切除原发肿瘤，早期控制、减少永久性内分泌缺陷。

（2）药物治疗则主要使用肾上腺阻断药物和神经调节药物抑制 ACTH 的合成。

（二）入院指导

1. 活动与睡眠指导：患者由于疾病的原因会导致血压不稳定，钙质流失，出现头晕、活动障碍等症状，在治疗期间可能会发生跌倒、坠床等不良事件。应加强病患陪护，协助医生治疗原发疾病。本病患者一旦外出，很容易出现安全隐患。所以在入院宣教时一定要告知患者在未经允许的情况下，不得私自外出。

2. 用药指导：患者住院期间应遵守医院制度，治疗饮食须遵照医生的决定，不随意更改药物剂量，嘱患者密切合作，配合治疗，安心休养。

（三）专科检查指导

1. 尿游离皮质醇（UFC），24 小时 UFC，至少 2 次。收集 24 小时尿存放在一个容器内，摇匀后留取尿标本并注明 24 小时尿量。

2. 深夜血浆或唾液皮质醇（至少 2 次）。抽血前禁止食用香蕉、咖啡、巧克力等，以免出现假阳性。

3. 过夜 1mg 小剂量地塞米松抑制试验（过夜 1mg–LDDST）。

4. 48 小时 –2mg/d– 小剂量地塞米松抑制试验（48 小时 –2mg–LDDST）。对于高度怀疑皮质醇增多症的患者，为加速诊断，可联合 2 项以上推荐的检查。

5. CT 扫描分辨率高，对肾上腺皮质腺瘤及腺癌的检出率是 100%。CT 增强检查前需禁食 4~6 小时。

（四）围手术期指导

1. 术前指导

（1）饮食指导：嘱患者进食高蛋白、高维生素、高钾、低钠、低热量及易消化的食物。根据血糖调整进食种类与量。常规术前禁食 12 小时，禁饮 4 小时。

（2）活动与睡眠指导：本病患者易骨质疏松，容易发生骨折等。注意观察患者活动情况，避免碰撞、跌倒、剧烈活动，防止意外损伤。

（3）用药指导

①遵医嘱服用降压药控制血压，指导患者避免情绪波动及剧烈活动。

②围手术期间，遵医嘱给予患者氢化可的松、地塞米松或醋酸可的松等药物。

③皮质激素剂量逐渐递减至停药。遇疾病和生理应激因素或出现肾上腺皮质功能减退症状时，应及时增加原剂量 0.5~1 倍，症状明显者静脉给予氢化可的松。

（4）专科指导：注意观察患者皮肤状况并加强护理。注意对出入量和电解质的观察。严格密切观察患者的血压及血糖、给予降压药物及降糖药物后的疗效及不良反应，做好护理记录，以免影响术后伤口愈合。观察患者的精神症状并加强护理。

（5）心理指导：解释手术的必要性及手术方式、注意事项，并且鼓励患者表达自身感受，积极帮助患者适应并接受身体改变。介绍同类疾病治疗成功的例子。教会患者自我放松的方法。由于性功能紊乱与副性征的变化，患者易产生自卑心理，给予患者精神及心理的支持，尤其是增强其自信心，保护患者自尊。

2. 术后指导

（1）饮食指导：术后常规禁食，肛门排气后，逐渐恢复饮食，由流质、半流质逐渐恢复到正常饮食，多进食含粗纤维丰富、易消化食物。

（2）活动与睡眠指导：术后患者若血压平稳可取半卧位，以利于引流和呼吸。

（3）用药指导：皮质激素的应用常依据术前分泌激素量的多少、病程的长短、对侧肾上腺有无功能而定。

（4）专科指导：定时挤捏留置管路，勿折叠和扭曲，防止压迫管道。观察并记录，密切观察引流液的性状和颜色，以及量的多少，监测患者的酸碱平衡及电解质变化。尿管一般于术后 2~3 天拔除，注意拔管后观察患者的排尿情况。肾上腺区引流管应保持通畅、妥善固定，观察并记录引流液情况。正常情况下，早期引流液为暗红色，后期为淡红色。肾上腺区引流管一般在术后 3~5 天拔除。

（五）出院指导

1. 饮食指导：食用高蛋白、高钾、高钙及低钠、低脂肪饮食，戒除烟酒等。糖尿病患者予以糖尿病饮食，高血压患者给予低盐饮食。皮质醇增多症的患者会出现多系统的改变，应鼓励患者长期配合治疗，这样才可逐渐恢复正常。

2. 活动与睡眠指导：嘱患者避免情绪激动，注意安全，防止外伤，注意个人卫生。

3. 用药指导：指导患者遵医嘱坚持服药，在肾上腺功能逐渐恢复基础上，逐渐减量，不可自行增减药量。

4. 专科指导：定期复查，指导患者遵医嘱定期复查肾上腺彩超，监测血皮质醇水平。

（六）护理健康教育路径

住院时间	入院阶段 （入院第 1 日）	术前阶段 （入院第 2 日至术前 1 日）	手术阶段 （手术当日）	术后阶段 （术后第 1 至 3 日）	出院阶段 （术后第 4 日至出院日）
辅助检查	1. 完成血、尿标本采集 2. 心电图、超声等检查	继续完善相关检查			

续表

住院时间	入院阶段 （入院第 1 日）	术前阶段 （入院第 2 日至术前 1 日）	手术阶段 （手术当日）	术后阶段 （术后第 1 至 3 日）	出院阶段 （术后第 4 日至出院日）
病情观察	1. 间隔 1~2 小时巡视观察（有无乏力、恶心等低血钾症状）1 次 2. 测量生命体征和体重 3. 询问病史 4. 入院评估	1. 间隔 1~2 小时巡视观察 1 次 2. 定期监测血压	1. 间隔 0.5~1 小时巡视观察 1 次 2. 测量生命体征 3. 观察有无并发症 4. 观察用药后反应	间隔 1~2 小时巡视观察 1 次	1. 间隔 2 小时巡视观察 1 次 2. 观察自行排尿情况
治疗处置	1. 药物过敏试验 2. 依据病情静脉输液	1. 术前备血 2. 皮肤准备 3. 术前灌肠	1. 生命体征监测 2. 氧气吸入 3. 导尿	1. 依据病情静脉输液 2. 会阴护理	
使用药物	遵医嘱给予扩容药扩充血容量，如有低血钾，遵医嘱补钾	遵医嘱给予降压药	遵医嘱给予止血药、激素和营养药		
活动体位	卧床休息，减少活动	卧床休息，减少活动	术后去枕平卧 6 小时后改平卧位	床上翻身，可取半卧位	半卧位，利于引流
饮食	高热量、低糖、低钠、高蛋白、含钾丰富的食物	术前 1 日晚禁食 12 小时，禁水 4 小时	禁食禁水，后根据患者情况进流食	流食或半流食	普食
健康宣教	1. 入院环境介绍 2. 人员介绍 3. 预防跌倒、压疮宣教	指导术后深呼吸咳嗽的方法	1. 告知保持尿管通畅和引流注意事项 2. 向家属宣教如何按摩受压部位	告知保持尿管通畅和引流注意事项	出院指导

知识精讲：

1. 肾上腺危象如何处理？

讲解： 及时补充糖皮质激素（氢化可的松）和盐皮质激素，纠正脱水和电解质紊乱，预防和治疗低血糖。在激素补充期间，患者可能出现血压波动和电解质紊乱，应予以补液、应用血管活性药物并纠正电解质紊乱。

2. 性功能紊乱与副性征的变化。

讲解： 患者或多或少表现出雄激素分泌过多的特征。多数女性患者月经不规则，甚至不育。男性则表现为阳痿或性功能低下。儿童患者可表现为腋毛与阴毛提早出现。

二、原发性醛固酮增多症

（一）概述

原发性醛固酮增多症（PHA）是指肾上腺皮质分泌过量的醛固酮激素，从而引起以高血压、低血钾、低血浆肾素活性（PRA）和碱中毒为主要表现的临床综合征，又称作Conn综合征。该病病因不明，可能与遗传有关。

根据分泌醛固酮的病因及病理改变一般将PHA分为以下亚型。

亚型	相对比率（%）
特发性醛固酮增多症（IHA）	50～60
醛固酮腺瘤（APA）	40～50
原发性单侧肾上腺增生	1～2
分泌醛固酮的肾上腺皮质癌	<1
家族性醛固酮增多症（FH）	<1
异位醛固酮肿瘤	<1

1. 临床表现：PHA的主要临床表现为高血压和低血钾。患者可以出现头痛、肌肉无力和抽搐、乏力、暂时性麻痹、肢体容易麻木、针刺感、口渴、多尿、夜尿增多等症状，低血钾时患者的生理反射可不正常。

2. 治疗原则

（1）手术治疗：醛固酮腺瘤首选手术治疗，特发性醛固酮增多症可行肾上腺一侧全切加另侧大部切除，但效果多较差，目前趋向于药物治疗。术前应纠正电解质紊乱、高血压等，可用低钠、高钾饮食。术中术后应注意糖皮质激素的应用，一般一周内可停药。

（2）药物治疗

①螺内酯：此为推荐首选，可结合盐皮质激素受体，拮抗醛固酮。

②依普利酮：推荐不能耐受螺内酯者使用，为高选择性醛固酮受体拮抗剂。

③钠通道拮抗剂（阿米洛利）：保钾排钠利尿剂，能较好控制血压和血钾，没有螺内酯的不良反应。

④钙离子通道阻断剂：可以抑制醛固酮分泌和血管平滑肌收缩，如硝苯地平、氨氯地平、尼卡地平等。

⑤血管紧张素转化酶抑制剂（ACEI）和血管紧张素受体阻断剂：可以减少IHA患者醛固酮的产生，常用卡托普利、依那普利等。

⑥糖皮质激素。

（二）入院指导

1. 活动与睡眠指导：患者住院期间应遵守医院制度，治疗饮食须遵照医生的决定，不随意更改药物剂量，密切合作，配合治疗，安心休养。

2. 专科指导： 患者由于疾病会导致血压不稳定，钙质流失，出现头晕、活动障碍等症状，在治疗期间可能会发生跌倒、坠床等不良事件。应加强病患陪护，协助医生治疗原发疾病。

（三）专科检查指导

1. 血电解质测定： 血清 Na^+ 往往在正常范围或略高于正常，一般 >140mmol/L，大多数患者呈持续性低血钾，血钾 ≤ 3.5mmol/L；也有部分患者呈间歇性低钾；少数患者血钾也可正常或处在正常值低限，即 ≥ 3.5mmol/L。

2. 尿钾测定： 原发性醛固酮增多症患者 24 小时尿 K^+ 均较高，如果 24 小时尿中 K^+ 超过 25~30mmol/L，则有临床意义。

3. 血清醛固酮检测： 原发性醛固酮增多症患者血清醛固酮水平通常明显高于正常，而肾素水平低于正常，且醛固酮分泌受昼夜节律影响，须多次测定。测定前应先停用螺内酯 6 周、血管紧张素转化酶抑制剂 2 周，以免影响检验结果。

4. 血浆肾素活性检测： 正常人在限制盐摄入的情况下，站立 4 小时后测定血浆肾素活性应超过 2.46nmol/(L·h)，如低于此值，则应考虑肾素活性较低。继发性醛固酮增多症者血浆肾素水平升高。卧立位检查中立位检查应保持被检者站立 2 小时。

5. CT 检查： 可显示直径 1cm 以下的肾上腺肿瘤。

6. MRI 检查： 分辨率低于 CT，可用于 CT 造影剂过敏者。

7. 放射性核素肾上腺扫描： 方法简便，诊断价值大。

（四）围手术期指导

1. 术前指导

（1）饮食指导：告知患者术前常规禁食 12 小时，禁饮 4 小时。

（2）用药指导：低血钾护理。

①主要通过口服醛固酮拮抗剂螺内酯调节。吃药期间注意观察血钾情况，以及 24 小时尿量，从而了解患者的病情变化及螺内酯的治疗效果。

②每日给予患者 10% 氯化钾 30~60mL，分次服用，若病情需要可增加剂量。

③重症或不能口服补钾者需静脉补钾，注意在补钾过程中要紧密观察患者的神经和肌肉表现、心电图和血钾变化，记录尿量。

④食盐摄入要适量，每日摄入量应小于 6g。

（3）心理指导：应为患者讲解疾病知识，强调休息、保证睡眠的重要性，减轻患者心理负担。

2. 术后指导

（1）饮食指导：指导患者多食新鲜蔬菜、水果和鸡蛋等食物，多进食含钾食物及豆制品，戒除烟酒等。糖尿病患者予以糖尿病饮食，高血压患者予以低盐饮食。

（2）专科指导：按照泌尿外科术后一般护理常规和麻醉术后护理常规护理，主要了解麻醉及手术方式，术中情况，切口引流情况。为患者行持续氧气吸入及心电监测，严密监测患者生命体征。患者术后血中钾离子及钙离子依然异常，需要时间恢复，因此要继续监测血钾情况及 24 小时尿量。

（五）出院指导

1. 活动与睡眠指导：嘱患者注意休息，适当运动，保持良好的心情。应鼓励患者长期配合治疗，这样才可逐渐恢复正常。

2. 用药指导：密切监测患者血压，术后患者血压若未降至正常，应遵医嘱服用降压药物。

3. 专科指导：指导患者遵医嘱定期复查彩超，监测血醛固酮水平，密切观察病情变化。

（六）护理健康教育路径

住院时间	入院阶段（入院第 1 日）	术前阶段（入院第 2 日至术前 1 日）	手术阶段（手术当日）	术后阶段（术后第 1 至 3 日）	出院阶段（术后第 4 日至出院日）
辅助检查	1. 完成血、尿标本采集 2. 心电图、超声等检查	继续完善相关检查			
病情观察	1. 间隔 1~2 小时巡视观察（有无乏力、恶心等低血钾症状）1 次 2. 测量生命体征和体重 3. 询问病史 4. 入院评估	1. 间隔 1~2 小时巡视观察 1 次 2. 定期监测血压	1. 间隔 0.5~1 小时巡视观察 1 次 2. 测量生命体征 3. 观察有无并发症 4. 观察用药后反应	间隔 1~2 小时巡视观察 1 次	1. 间隔 2 小时巡视观察 1 次 2. 观察自行排尿情况
治疗处置	1. 药物过敏试验 2. 依据病情静脉输液	1. 术前备血 2. 皮肤准备 3. 术前灌肠	1. 生命体征监测 2. 氧气吸入 3. 导尿	1. 依据病情静脉输液 2. 会阴护理	
使用药物	遵医嘱给予扩容药扩充血容量，如有低血钾，遵医嘱补钾	遵医嘱给予降压药	遵医嘱给予止血药、激素和营养药		
活动体位	卧床休息，减少活动	卧床休息，减少活动	术后去枕平卧 6 小时后改平卧位	床上翻身，可取半卧位	半卧位，利于引流
饮食	高热量、低糖、低钠、高蛋白、含钾丰富的食物	术前 1 日晚禁食 12 小时，禁水 4 小时	禁食禁水，后根据患者情况进流食	流食或半流食	普食
健康宣教	1. 入院环境介绍 2. 人员介绍 3. 预防跌倒、压疮宣教	指导术后深呼吸咳嗽的方法	1. 告知保持尿管通畅和引流注意事项 2. 向家属宣教如何按摩受压部位	告知保持尿管通畅和引流注意事项	出院指导

知识精讲：

1. 原发性醛固酮增多症患者术后血压为什么还是偏高？

讲解： 首先，血压恢复正常是一个循序渐进的过程，实行肾上腺手术后，血压通常不会立即降至正常，需要继续配合后续治疗，才能达到比较理想的效果。其次，血压偏高可能由多种因素引起，需要联合治疗基础疾病，因此术后可能需要继续服用降压药物。

2. 富含钾的食物有哪些？

讲解： 日常饮食中香蕉的含钾量最多，除此之外柑、橙、山楂、桃子、鲜橘汁、海带、韭菜、油菜、西红柿、菠菜、蘑菇、豆类及其制品等也有较丰富的含钾量。

三、儿茶酚胺增多症

（一）概述

儿茶酚胺是由肾上腺髓质嗜铬细胞分泌的重要生物活性物质。其中包括肾上腺素、去甲肾上腺素和多巴胺。肾上腺嗜铬细胞瘤、异位嗜铬细胞瘤和肾上腺髓质增生均因造成儿茶酚胺过量的分泌，表现出一系列相似的临床症状，因此统称为儿茶酚胺增多症。儿茶酚胺增多症较多见于青壮年，主要症状为高血压及代谢改变。

1. 临床表现： 常表现为阵发性高血压和持续性高血压或持续性高血压阵发性发作。可出现高血糖、糖尿和糖耐量异常，少数患者还可能有低血钾表现。

2. 治疗原则

（1）药物治疗：应用肾上腺素受体阻断剂，有效控制血压。通过扩容使缩小的血容量得到纠正，减少因术中触摸和挤压肿瘤引起的高血压危象和心血管的严重并发症。常用药物为酚苄明。

（2）扩充血容量：儿茶酚胺增多症患者的周围血管长期处于收缩状态，血容量低，切除肿瘤或增生腺体后可引起血压急剧下降，术中术后出现难以纠正的低血容量休克，升血压药物的应用时间将明显延长，甚至危及生命。为此，在使用肾上腺素受体阻断剂的同时，应考虑扩容，如输血、补液。

（3）完善的三大指标：血压控制在正常范围，心率小于 90 次 / 分，血细胞比容小于 15/32。

（二）入院指导

1. 活动与睡眠指导： 患者由于疾病的原因会导致血压不稳定，钙质流失，出现头晕、活动障碍等症状，在治疗期间可能会发生跌倒、坠床等不良事件，应加强护理。

2. 用药指导： 患者住院期间应遵守医院制度，治疗饮食须遵照医生的决定，不随意更改药物剂量，密切合作，配合治疗，安心休养。

（三）专科检查指导

1. 肾上腺皮质激素及其代谢产物测定。

2. 药物过敏试验。

3. 超声检查，肿瘤检出率高，一般作为首选检查。

4. CT 能发现 90%~95% 的嗜铬细胞瘤，敏感性高，但对肾上腺外肿瘤和直径小于 1cm 肿瘤的诊断仍较困难，而且不能了解肿瘤功能，不能区别嗜铬细胞瘤和转移性病变。

5. MRI 对嗜铬细胞瘤的检出率与 CT 相同，同时可提供优化对比的三维影像，尤其在肾上腺肿瘤体积较大，肿瘤与肾脏上极有重叠，不能确定来源于肾脏或肾上腺时，MRI 具有更佳的分辨能力，但同样不能鉴别病变性质。

6. 放射性核素碘 131 检查对小嗜铬细胞瘤、异位嗜铬细胞瘤、双侧病变、转移性和复发性嗜铬细胞瘤具有较高的诊断价值。

（四）围手术期指导

1. 术前指导

（1）专科指导：嗜铬细胞瘤患者的基础代谢率增高，糖代谢紊乱，因此应根据血糖和糖耐量试验调整饮食，进食低糖、低盐、高蛋白和高维生素、易消化的食物。

（2）活动与睡眠指导：避免用力提重物、用力咳嗽、用力大小便，以免导致血压升高。当肿瘤受到刺激，储存在肿瘤内的儿茶酚胺会大量释放，导致血压升高，告知患者避免剧烈运动，变化体位时应缓慢，防止血压升高。

（3）用药指导：术前常规口服肾上腺素受体阻断剂控制血压，剂量应为 10~40mg，每日 2 次。护士应向患者做好用药宣教，告知患者不可自主停药或间断服药，在用药期间应严密观察血压和心率改变，术前一天扩充体循环容量，避免术中血压波动。

（4）专科指导：每日给患者测量血压和脉搏 4 次，一般血压和脉搏正常一周以上才可手术。

（5）心理指导：做好疾病知识的健康教育，让患者对疾病有充分的了解，明白手术的必要性，消除恐惧心理，积极配合手术。

2. 术后指导

（1）饮食指导：指导患者多食新鲜蔬菜、水果和鸡蛋等食物，多进食含钾丰富的食物及豆制品，戒除烟酒等。糖尿病患者予以糖尿病饮食，高血压患者予以低盐饮食。

（2）专科指导：观察患者血压变化，肿瘤切除后，血浆儿茶酚胺会相对不足，血管因张力减低而扩张，血管容度增大，血容量从而相对不足，容易出现低血压或休克。执行泌尿外科术后和麻醉术后护理常规，了解麻醉及手术方式、切口引流情况。持续氧气吸入及心电监测，严密监测生命体征。

（五）出院指导

1. 活动与睡眠指导：告知患者注意休息，适当运动，保持良好的心情。

2. 用药指导：告知患者密切监测患者血压，术后血压若未降至正常，遵医嘱服用降压药物。

3. 专科指导：嗜铬细胞瘤术后可能复发，应嘱患者定期复查彩超和激素水平，监测血醛固酮水平，密切观察病情变化。

（六）护理健康教育路径

住院时间	入院阶段 （入院第1日）	术前阶段（入院第2日至术前1日）	手术阶段 （手术当日）	术后阶段 （术后第1至3日）	出院阶段 （术后第4日至出院日）
辅助检查	1. 完成血、尿标本采集 2. 心电图、超声等检查	继续完善相关检查			
病情观察	1. 间隔1~2小时巡视观察（有无乏力、恶心等低血钾症状）1次 2. 测量生命体征和体重 3. 询问病史 4. 入院评估	1. 间隔1~2小时巡视观察1次 2. 定期监测血压	1. 间隔0.5~1小时巡视观察1次 2. 测量生命体征 3. 观察有无并发症 4. 观察用药后反应	间隔1~2小时巡视观察1次	1. 间隔2小时巡视观察1次 2. 观察自行排尿情况
治疗处置	1. 药物过敏试验 2. 依据病情静脉输液	1. 术前备血 2. 皮肤准备 3. 术前灌肠	1. 生命体征监测 2. 氧气吸入 3. 导尿	1. 依据病情静脉输液 2. 会阴护理	
使用药物	遵医嘱给予扩容药扩充血容量，如有低血钾，遵医嘱补钾	遵医嘱给予降压药	遵医嘱给予止血药、激素和营养药		
活动体位	卧床休息，减少活动	卧床休息，减少活动	术后去枕平卧6小时后改平卧位	床上翻身，可取半卧位	半卧位，利于引流
饮食	高热量、低糖、低钠、高蛋白、含钾丰富食物	术前按手术要求禁食水	禁食禁水，后根据患者情况进流食	流食或半流食	普食
健康宣教	1. 入院环境介绍 2. 人员介绍 3. 预防跌倒、压疮宣教	指导术后深呼吸咳嗽的方法	1. 告知保持尿管通畅和引流注意事项 2. 向家属宣教如何按摩受压部位	告知保持尿管通畅和引流注意事项	出院指导

知识精讲：患者在围手术期可能发生的危险有哪些？

讲解：

1.高血压危象：由于手术体位肿瘤可能受到挤压、探查刺激肿瘤、患者情绪紧张等诱因均可导致患者出现高血压危象。

2.严重低血压：手术后因儿茶酚胺急速降低可引起外周血管收缩，加上麻醉等诱因，患者容易发生低血压或休克。

3.低血糖：术后儿茶酚胺急剧减少使糖原和脂肪分解降低，胰岛素分泌增多，易导致低血糖的发生。

第九章 内分泌系统疾病患者的健康教育 ▷▷▷▷

第一节 糖尿病患者的健康教育

糖尿病（DM）是以慢性高血糖为特征的代谢性疾病，与遗传、自身免疫和环境因素有关。本病因胰岛素分泌和（或）胰岛素作用缺陷，引起糖类、蛋白质和脂肪等代谢异常。长期病程可引起多系统损害，导致血管、心脏、神经、肾脏、眼等组织器官的慢性并发症，病情严重时可发生糖尿病酮症酸中毒和糖尿病高血糖高渗状态等急性并发症。

一、1型糖尿病

（一）概述

1型糖尿病特指因胰岛细胞破坏而导致胰岛素绝对缺乏，具有酮症倾向的糖尿病，患者需要终身依靠胰岛素维持生命。目前病因尚未明确，可能的病因有以下几种：自身免疫系统缺陷、遗传、病毒感染及其他因素等。

1. 临床表现

（1）此病好发于儿童或青少年期。除了儿童之外，1型糖尿病也可能发生在各个年龄段，特别是围绝经期。

（2）发病急骤，口渴、多饮、多尿、多食及乏力、消瘦、体重急剧下降等症状十分明显，有的患者首发即有酮症酸中毒症状。

（3）需要患者终身依赖胰岛素治疗，故此1型糖尿病又称为胰岛素依赖型糖尿病。

2. 治疗原则

（1）依靠胰岛素控制高血糖的同时监测血糖变化，预防低血糖现象的发生。合理控制代谢水平，严防并发症。

（2）糖尿病的综合防治必须以健康教育、生活方式管理、心态调整为前提，以饮食、药物、血糖监测、合理运动等综合治疗手段为原则。

（3）开展全胰腺及胰腺节段移植可根治糖尿病，但因供体缺乏及需要终身服用抗排斥药物、增加患者经济负担、影响生活质量等情况，尚未被广泛应用。

（4）前沿治疗显示或可进行干细胞移植，但有待进一步研究。

（二）入院指导

1. 1 型糖尿病患者多为低龄患者，因发病较急应在家属陪同下进行治疗。

2. 患者入院后严格控制饮食，监测血糖变化。

3. 给予强化治疗时禁止剧烈运动，可在家属陪同下在病区适量活动。

（三）专科检查指导

口服葡萄糖耐量试验、胰岛素释放试验、C 肽释放试验，三种检查项目采集方法相同，可同时采集。患者空腹 8~14 小时后，将 75g 葡萄糖溶于 100~150mL 水内口服（儿童则予每千克体重 1.75g 葡萄糖，总量不超过 75g），先采集空腹静脉血，之后立即口服糖水并在 5 分钟之内服完，口服第一口糖水计时 30 分钟、60 分钟、120 分钟、180 分钟，分别采集静脉血，采集过程中嘱患者禁食水。注意排除影响采集结果的因素，如污染、溶血、乳糜血，近期服用过氨茶碱类、糖皮质激素等药物的患者应停药 3 日后采集。

（四）饮食指导

1. 每日饮食总体要求少盐、少糖、少脂，既要饮食清淡又要营养均衡，多以高纤维、高维生素、高蛋白的食物为主。

2. 根据患者年龄、身高、体重计算碳水化合物、蛋白质、脂肪的摄入量，避免患者因过度控制饮食导致营养不良的情况发生。

3. 饮食原则是少食多餐、定时定量，要求糖尿病患者每天的饮食尽可能地安排为 3 餐，时间段固定，年龄过小的患儿可根据病情及生长发育等因素设定分 4~5 餐，要求进餐时间固定，并根据血糖波动情况制定饮食方案。

4. 根据患者血糖波动及病情控制情况，适当安排食用低糖水果，指导患者合理安排食用时间。

5. 主食的选择。建议糖尿病患者多食用固体食物，即干性食物，少吃稀的或者稠状食物，避免食用油炸类食物、用动物油脂制作的主食及包馅类主食，指导患者进餐前 1 小时及餐后 2 小时之内避免饮水。

（五）活动与睡眠指导

1. 运动治疗适用于病情稳定的 1 型糖尿病患者，可参加多种形式的有氧运动，如快走、慢跑、健身操、游泳等。

2. 运动时以轻微出汗为宜，血糖控制不稳、频发低血糖、合并急性感染或有慢性并发症的患者，不宜剧烈运动。

3. 餐后 1.5 小时开始运动，每天至少 1 次，每次 30 分钟，运动时随身携带碳水化合物类食物，防止低血糖。

4. 保持充足睡眠，避免熬夜。

（六）用药指导

1. 治疗期间严格遵医嘱用药，由于个体差异大，用药不存在绝对的最好、最快、最有效，应在医生指导下充分结合个人情况选择合适的药物。

2. 口服降糖药物应根据药物作用正确并严格选择服药时间。

3. 住院期间胰岛素注射应由护士操作，注射前注意患者血糖波动情况，及时遵医嘱更改治疗量。

（七）专科指导

1. 纠正酮症酸中毒（DKA）：根据血糖情况立即遵医嘱给予短效胰岛素持续静脉滴注、补液治疗，纠正电解质紊乱。

2. 血糖监测：测量前避免手指接触影响检测结果的食物及药物；正确选择测量工具；合理选择消毒制剂（75% 酒精）并待干；取指尖血时用干棉签拭去第一滴血，避免过度挤压局部指端使组织渗出液影响检测结果；空腹血糖应在空腹 8~10 小时测量，餐前血糖为进餐前 30 分钟内测量，餐后血糖为吃第一口饭开始计时至 2 小时测量，随机血糖为任意时间采集的血糖。

（八）心理指导

1. 护士在对低年龄段患者做心理护理时应语调轻柔，尽量家属陪同交流，减少患儿恐惧感。注意保护患者隐私。给予患者同情和理解，告知患者通过药物及生活方式干预可以控制病情发展。

2. 加强与患者沟通，指导其调整心态、控制饮食、适当运动，密切关注患者心理状态，加强看护。

（九）出院指导

1. 1 型糖尿病患者需要整个家庭单元的配合与支持来完成出院后的日常生活护理，持续的药物治疗会给患者带来较大的思想负担，因此心理健康问题不可忽视。

2. 出院后预防并发症尤为重要，建议患者家庭更多地参加糖尿病患者健康教育活动，关注正规媒体平台发布的健康指导文章，积极配合出院后医护人员进行的病情随访工作。

3. 定期监测患者血糖变化，遵医嘱用药，定期复查。

（十）护理健康教育路径

住院时间	入院第 1 日	入院第 2 日	入院第 3 至 7 日	出院日
辅助检查	1. 完成常规检查 2. 完成专科检查	完成空腹血、尿检验		复查血尿相关指标

续表

住院时间	入院第 1 日	入院第 2 日	入院第 3 至 7 日	出院日
病情观察	1. 查看患者血糖波动情况 2. 查看患者生命体征情况，按照护理级别每日测量生命体征 3. 按照护理级别严格按时查看患者病情变化	1. 查看患者检验检查结果 2. 查看患者血糖波动情况，按照护理级别每日测量生命体征 3. 按照护理级别严格按时查看患者病情变化	1. 观察患者生命体征变化 2. 观察患者血糖波动情况，按照护理级别每日测量生命体征 3. 按照护理级别严格按时查看患者病情变化	1. 观察患者生命体征变化 2. 观察患者血糖波动情况，按照护理级别每日测量生命体征 3. 按照护理级别严格按时查看患者病情变化
治疗处置	1. 测量生命体征、体重、腹围 2. 基础护理	1. 晨起空腹采集血、尿、便标本 2. 降糖药物治疗	1. 监测血糖 2. 遵医嘱用药 3. 口服药物	1. 监测血糖 2. 遵医嘱用药 3. 口服药物
使用药物	皮下胰岛素注射	1. 遵医嘱用药 2. 皮下注射胰岛素或胰岛素泵入	1. 遵医嘱用药 2. 皮下注射胰岛素或胰岛素泵入	1. 遵医嘱用药 2. 皮下注射胰岛素或胰岛素泵入
活动体位	病区内活动	病区内活动	病区内活动	病区内活动
饮食	1. 糖尿病饮食 2. 次日需空腹检验检查患者应在 22:00 以后禁食水	完成相关检验检查后可进食	糖尿病饮食	糖尿病饮食
健康宣教	1. 介绍病区环境及责任医生、护士 2. 生活方式干预	1. 饮食指导 2. 运动指导 3. 胰岛素使用的注意事项	1. 合理控制血糖的方法 2. 低血糖的症状及自救方法 3. 并发症的预防知识	1. 血糖监测的注意事项 2. 胰岛素注射与储存的相关知识

知识精讲：

1. 胰岛素的不良反应有哪些？

讲解：全身不良反应有低血糖、水肿、过敏反应、视物模糊等。局部不良反应有注射部位疼痛、皮下脂肪增生。一旦发现注射部位有硬结、凹陷或疼痛，应立即停止该部位注射，按照医护人员指导更换注射部位，症状则可渐渐自行消失。

2. 低血糖的自救方法。

讲解：立即进食含糖的食品，如蜂蜜、糖果、饼干、馒头等，监测血糖直至正常范围。如患者无法自主进食，可遵医嘱立即静脉推注葡萄糖。

二、2 型糖尿病

（一）概述

2 型糖尿病（T2DM），旧称非胰岛素依赖型糖尿病或成人发病型糖尿病，是一种常见的慢性代谢疾病，多在 35~40 岁之后发病，占糖尿病患者 90% 以上。患者特征为高血糖、相对胰岛素缺乏、胰岛素抵抗等。目前本病病因尚未明确，遗传因素、不良生活习惯、其他因素（药物、压力、突发疾病应激状态）等均可导致发病。

1. 临床表现：糖尿病的典型症状为"三多一少"，即多尿、多饮、多食及体重减轻。其他常见的症状包括视野模糊、皮肤瘙痒、周围神经病变、反复阴道炎、疲劳等。病情加重者可导致高渗性高血糖发生，出现胃肠道症状，意识水平下降，从而危及生命。

2. 治疗原则

（1）急性期治疗：纠正水、电解质失衡，补充机体液体需求量，安全降糖，密切观察患者生命体征及意识变化，遵医嘱用药，做好基础护理。

（2）慢性期治疗：生活方式干预、血糖监测、口服药物或胰岛素注射治疗。

（二）入院指导

1. T2DM 患者多病程较长，依从性差或药物治疗不佳可导致病情加重，患者心理负担重，应加强心理护理。

2. 提高患者配合度，指导患者进行正确的饮食、饮水。

3. 根据患者病情制定活动时间及强度，避免发生低血糖。

4. 指导患者做好肢端保护工作，避免并发症。

（三）专科检查指导

1. 双下肢动脉彩超：彩超二维检查模式可显示下肢动脉管壁光滑程度、内径、内 - 中膜厚度、血管搏动、管腔形态等，明确血管病变的部位及严重程度。

2. 眼底检查：糖尿病眼底病变需要做视力、眼压、裂隙灯、眼底等几项基本常规的检查。如果眼底有出血，需要做眼底血管荧光造影检查，通过检查明确处于眼底病变的哪个分期阶段，进行对症治疗。

（四）饮食指导

1. 平衡膳食，坚持少食多餐、定时、定量。

2. 限制脂肪的摄入，选择优质蛋白。

3. 减少或禁止甘蔗糖或者双糖食物，少食用含淀粉高的食物，如土豆等。

4. 选择高纤维饮食，减少食盐的摄入，每日食盐摄入量不超过 6g。

5. 食用升糖指数低的食物，如粗杂粮、豆类、瘦肉、海产品、乳类、禽类、蛋、蔬菜。

（五）活动与睡眠指导

1. 制定合适的运动计划：T2DM 患者应量力而行，采取持之以恒、循序渐进的方法，有氧运动是最佳选择，运动应该在身体状况稳定时进行。

2. 运动时间：T2DM 患者应该在饭后 1 小时开始运动。

3. 控制运动量：应该根据体重、日常对能量的消耗量来控制运动量，肥胖和超重的患者日常运动消耗量应大于饮食摄入量，以达到降脂减重的目的。

4. 控制运动强度：T2DM 患者应每周至少进行 3~5 次运动，每次运动时间至少 30 分钟，运动过程应微微出汗、周身发热。

5. 其他：合理安排休息睡眠时间，避免熬夜过劳。

（六）用药指导

1. 初次发病且血糖不是很高的 T2DM 患者，使用双胍类制剂、糖苷酶抑制剂，如阿卡波糖、吡格列酮等药物单独或联合服用。

2. 血糖升高明显，上述药物不能控制，联合胰岛素促泌剂，如磺脲类药物或者格列奈类药物。

3. 如果联合使用降糖药物，血糖控制仍不达标，或者病程长合并有急慢性并发症，应给予胰岛素注射治疗。

4. 糖尿病治疗过程中应注意监测血糖，避免发生严重低血糖。患者不可擅自调整药物，更不能自行停药。

（七）专科指导

1. 高渗性高血糖状态（HHS）：好发于老年高血糖患者，是高血糖危象之一。多数患者入院时即处于昏迷或嗜睡状态，应密切观察患者神志、瞳孔及生命体征变化，观察皮肤弹性，准确记录尿量。注意补液速度和补液量，快速建立双静脉通路，一条通路输注小剂量胰岛素，另一条通路快速补液。做好基础护理，防止压疮。

2. 胰岛素注射部位：选择腹部脐周 5cm 以外、大腿外侧、手臂三角区外侧部位或臀部。

（八）心理指导

1. 告知患者糖尿病的基本知识，消除不适当的预测、误解，提高治疗疾病的信心。

2. 通过解释、疏导、安慰等进行支持性心理治疗，帮助患者减少消极情绪。

（九）出院指导

1. 血糖监测。每周监测 2~4 次空腹血糖，非妊娠、无严重并发症患者目标空腹血糖为 4.4~6.1mmol/L，因个体情况不同，具体数值还需要根据医生建议。

2. 合理控制饮食，坚持有氧运动，制定规律的作息时间。

3. 遵医嘱用药，不可擅自更改药物剂量或停药。

4. 就医指征，使用胰岛素治疗后出现低血糖反应、血糖波动较大、出现难以控制的高血糖（>10mmol/L）等应及时就医。

（十）护理健康教育路径

住院时间	入院第 1 日	入院第 2 日	入院第 3 至 7 日	出院日
辅助检查	1. 完成常规检查 2. 完成专科检查	完成空腹血、尿检验		复查血尿相关指标
病情观察	1. 查看患者血糖波动情况 2. 查看患者生命体征情况	1. 根据患者检验检查结果观察并发症进展情况 2. 查看患者血糖波动情况	1. 观察患者生命体征变化及并发症进展 2. 观察患者血糖波动情况	
治疗处置	测量生命体征、体重、腹围	1. 晨起空腹采集血、尿、便标本 2. 遵医嘱给予降糖药物治疗	1. 专科仪器治疗 2. 血糖监测 3. 根据病情静脉给药	
使用药物	1. 皮下胰岛素 2. 口服降糖药物	1. 遵医嘱静脉输液 2. 肌内注射营养神经类药物	1. 遵医嘱静脉输液 2. 遵医嘱应用降糖类药物	1. 遵医嘱静脉输液 2. 遵医嘱应用降糖类药物
活动体位	病区内活动	病区内活动	病区内活动	指导患者掌握有氧运动的要点及注意事项
饮食	1. 糖尿病饮食 2. 次日需空腹检验检查患者应在 22:00 以后禁食水	完成相关检验检查后可进食	糖尿病饮食	糖尿病饮食
健康宣教	1. 介绍病区环境及责任医生、护士 2. 生活方式干预	1. 饮食指导 2. 运动指导 3. 胰岛素使用的注意事项	1. 合理控制血糖的方法 2. 低血糖的症状及自救方法 3. 并发症的预防知识	1. 血糖监测的注意事项 2. 胰岛素注射与储存的相关知识

第二节 甲状腺疾病患者的健康教育

甲状腺疾病是所有甲状腺相关疾病的统称，指由于甲状腺功能障碍引起的一系列疾病，包括内科疾病和外科疾病。其中内科疾病主要有甲状腺功能亢进症和甲状腺功能减退症，通常是由于甲状腺激素分泌过多或过少引起。外科疾病主要包括甲状腺结节、甲状腺囊肿、甲状腺瘤等，通常是由于不良的饮食习惯或者外界环境刺激导致。

一、甲状腺功能亢进症

（一）概述

甲状腺功能亢进症简称"甲亢"，是由于甲状腺合成释放过多的甲状腺激素，造成机体代谢亢进和交感神经兴奋，引起心悸、出汗、进食次数增多、大便次数增多和体重减少的病证。多数患者同时有突眼、眼睑水肿、视力减退等症状。甲亢包括毒性弥漫性甲状腺肿（也称 Graves 病）、炎性甲亢（亚急性甲状腺炎、无痛性甲状腺炎、产后甲状腺炎和桥本甲亢）、药物致甲亢（左甲状腺素钠和碘致甲亢）、hCG 相关性甲亢（妊娠呕吐性暂时性甲亢）和垂体促甲状腺激素（TSH）瘤甲亢。

1. 临床表现：心悸、心动过速、失眠、情绪易激动，甚至焦虑。甲亢患者长期未系统治疗，可引起甲亢性心脏病。

2. 治疗原则

（1）减少碘的摄入：禁止吃含碘过高的食物，比如紫菜、海苔、海带等。

（2）一般治疗：合理膳食，进食高蛋白的食物，养成良好的生活习惯，适当运动。

（3）药物治疗：服用丙硫氧嘧啶片、甲巯咪唑片等药物可以控制病情的发展，抑制甲状腺素的合成。

（4）手术治疗：适用于甲亢长期药物治疗无效或效果不佳者；停药后复发，甲状腺较大者；结节性甲状腺肿伴甲亢者；对周围脏器有压迫或胸骨后甲状腺肿者；疑似与甲状腺癌并存者；儿童甲亢用抗甲状腺药物治疗效果差者。妊娠期甲亢药物控制不佳者，可以在妊娠中期（第 13~24 周）进行手术治疗。

（5）碘 131 治疗：适应证为成人 Graves 甲亢伴甲状腺肿大 II 度以上、抗甲状腺药物（ATD）治疗失败或过敏、甲亢手术后复发、甲亢性心脏病或甲亢伴其他病因的心脏病、甲亢合并白细胞和（或）血小板减少或全血细胞减少、老年甲亢、甲亢合并糖尿病、自主功能性甲状腺结节合并甲亢。禁忌证为妊娠和哺乳期妇女。碘 131 治疗甲亢后的主要并发症是甲减，发生甲减后，使用甲状腺素制剂替代治疗，使甲状腺功能维持正常。

（二）入院指导

1. 介绍疾病相关知识。甲状腺功能亢进是由多种病因导致的甲状腺功能增强、分泌甲状腺激素过多所致，严重时可引起甲亢危象，即出现体温升高、心率增快在 120 次 / 分以上，或出现躁动不安、谵妄、大汗淋漓等症状。

2. 住院期间应保证充分睡眠，避免活动过量或剧烈活动，有心功能不全、甲状腺功能危象者应绝对卧床休息。

3. 甲亢患者易激动、焦虑、失眠等，大多是自身疾病引发的症状。指导患者自觉克制急躁心理，保持情绪稳定，过于激动者可适当给予镇静剂与安眠药物。

（三）专科检查指导

1. 碘 131 摄取率测定：主要用于甲状腺毒症病因的鉴别，甲亢类型的甲状腺毒症患者碘 131 摄取率增高，非甲亢类型的甲状腺毒症患者碘 131 摄取率减低。检查前患者应暂停食用含碘的食品和药物 2 周以上，当天要空腹。孕妇和哺乳期妇女禁止该项检查，因为碘 131 会通过胎盘和乳汁进入胎儿或者婴儿的体内造成伤害。

2. 甲状腺放射性核素扫描： 对诊断甲状腺自主高功能腺瘤有重要意义，肿瘤区有大量放射性核素集聚，肿瘤区外甲状腺组织和对侧甲状腺无核素吸收。检查前应空腹、避免佩戴金属物品、避免进食油腻或辛辣食物等，妊娠期及哺乳妇女禁止放射性检查。

（四）饮食指导

1. 三高一低饮食，即高热量、高维生素、高蛋白、低碘饮食，甲亢是一个消耗性疾病，甲亢患者消耗过多易出现热量不足、体重下降的情况，需要增加总热量、蛋白质和维生素的摄入。给予低碘或无碘饮食，碘是合成甲状腺激素的原料，碘摄入过多易造成甲亢症状的加重。

2. 适当增加钙、钾等电解质摄入，因为甲亢患者容易出现骨质疏松，少数甲亢患者还会出现低钾性麻痹。

3. 甲亢患者胃肠蠕动快，应适当增加进餐次数，进食易消化的食物。

（五）活动与睡眠指导

1. 适当运动可以帮助患者缓解症状、增强心肺功能、提高肌肉质量、改善睡眠等，选择轻度的有氧运动，避免过度剧烈运动，锻炼期间注意心率，避免过度劳累，及时补充水分等。

2. 充足、规律的睡眠对于甲状腺功能亢进症患者很重要，避免熬夜、频繁失眠等，保持固定作息时间。

（六）用药指导

1. 口服抗甲状腺药物的患者每日清晨起床前自测脉搏，定期测量体重，如果脉搏减弱、体重增加是治疗有效的标志。

2. 指导患者严格按医嘱服用抗甲状腺药物，按时服用，不可以随意减量或停用。

（七）专科指导

甲亢危象：甲状腺功能亢进患者在病情没有被控制的情况下，由于应激因素导致病情突然加重，出现严重危及健康和生命的状态，医学上叫甲状腺危象，临床死亡率极高。一经确诊应立即给予吸氧，建立静脉通道，应用镇静剂，物理降温，纠正水、电解质紊乱，如有感染等对症治疗。

（八）心理指导

1. 告知患者易激动、焦虑、失眠等是自身疾病引发的症状。指导患者自觉克制急躁心理，保持情绪稳定，过于激动者可适当遵医嘱服用镇静剂与安眠药物。

2. 叮嘱家属要对患者关心体贴，态度和蔼，避免刺激性语言，耐心做好心理疏导，帮助患者减轻紧张焦虑的情绪。

（九）出院指导

1. 出院后短期内避免重体力劳动，可从事轻体力工作，身体恢复正常后，也不要过度劳累，避免复发。

2. 治疗 3 个月内忌吃含碘食物（海带、紫菜、咸水鱼及其他海产品），避免摄入刺激性食物（辣椒、酒等）。治疗 1~4 周内因甲状腺细胞受损导致细胞内 T_3、T_4 释放，部分患者可能出现病情短暂加重，应同时服用辅助治疗药物，如出现高热、频繁呕吐、腹泻及心率大于 140 次 / 分等症状需及时就医。

3. 甲亢患者容易激动、烦躁，告知患者尽量克制情绪，家属应多给予理解和支持，创造安静的环境，不要刺激患者，避免患者情绪波动。

4. 戒烟限酒，甲亢患者兴奋性增高，吸烟喝酒更加刺激交感神经兴奋，对患者身体造成伤害。

5. 定期门诊随访，及时了解病情变化。

（十）护理健康教育路径

住院时间	入院第 1 日	入院第 2 日	入院第 3 至 7 日	出院日
辅助检查	专科检查及血尿检验	空腹血、尿检验		复检相关项目
病情观察	1. 生命体征及疾病体征 2. 测体重	1. 用药后的情况 2. 心率的变化	1. 专科症状的改善情况 2. 生命体征的变化	
治疗处置		突眼患者给予眼部保护措施	进行治疗处置	进行治疗处置
使用药物		口服药及遵医嘱对症静脉给药	口服药及遵医嘱对症静脉给药	口服药及遵医嘱对症静脉给药
活动体位	根据病情酌情病区内活动	根据病情酌情病区内活动	根据病情酌情病区内活动	根据病情酌情病区内活动
饮食	低碘饮食	完成空腹检验检查后摄入低碘饮食	低碘饮食	低碘饮食
健康宣教	指导患者控制情绪波动	指导患者规范作息时间	1. 饮食指导 2. 运动指导	1. 用药指导 2. 确定复诊时间

知识精讲：毒性弥散性甲状腺肿眼病的日常护理。

讲解： 一般情况下，睡觉时枕头垫高，平时戒烟、限制钠盐可缓解病情，白天佩戴有色眼镜保护眼睛，使用人工泪液，夜间可使用 1% 的甲基纤维素眼药水。睡眠时眼睑不能闭合者可使用盐水纱布敷眼或佩戴眼罩保护角膜。

二、甲状腺功能减退症

（一）概述

甲状腺功能减退症简称"甲减"，是由于甲状腺激素合成、分泌，或生物效应不足或缺少所致的以甲状腺功能减退为主要特征的疾病。

1. 临床表现：起病常隐匿，以轻症起始，症状不典型。病情轻重取决于激素不足的程度、速度和病程，可有乏力、困倦、畏寒、便秘、体重增加、表情淡漠、反应迟钝、脱发、声音嘶哑、食欲不振、眼睑和颜面水肿、皮肤干燥、结膜苍白、手掌皮肤发黄等。甲状腺体征因病因不同而各异，桥本甲状腺炎时甲状腺显著肿大，中、重硬度，萎缩性甲状腺炎时甲状腺不能触及。本症累及心脏表现为心脏增大和心包积液，称为甲减性心脏病。严重者可导致黏液水肿性昏迷。

2. 治疗原则

（1）甲状腺激素替代治疗：首选左甲状腺素钠片，总替代剂量，成人需0.05~0.3mg/d，每日早晨服用 1 次。初治时剂量宜偏小，然后依症状改善程度（血甲状腺激素和促甲状腺激素水平）逐步递增，定期监测血清甲状腺激素（TSH）、总甲状腺素（TT_4）、游离甲状腺素（FT_4）、总三碘甲状腺原氨酸（TT_3）、游离三碘甲状腺原氨酸（FT_3），直至正常水平。冠心病的患者从更小剂量开始，小剂量缓慢增加，避免加重冠心病。伴有肾上腺皮质功能减退者，甲状腺激素替代治疗应在有效糖皮质激素替代治疗后进行。

（2）黏液性水肿昏迷的治疗

①必须立即采取一系列抢救措施：吸氧、保温、抗感染、保持呼吸道通畅，遵医嘱对症治疗。谨慎补液，可用 5%~10% 葡萄糖注射液 500~1000mL/d，缓慢静脉滴注，每日补液量控制在 1000mL 以内，氯化钠量也应限制，以免引起心衰与脑水肿，必要时，氢化可的松 50~100mg 静脉滴注，酌情每 6~8 小时一次。

②甲状腺激素治疗：应即刻快速补充甲状腺激素，遵医嘱静脉滴注或静脉注射治疗至患者清醒后改为口服。伴有心脏病者，起始剂量为一般用量的 1/5~1/3。

（二）入院指导

1. 心理评估。评估患者有无焦虑、抑郁等，患者参与社交活动的能力，家人对疾病的理解及接受程度。

2. 建立良好的护患关系，安排安静及安全的环境，尽可能安排单人病房和固定的医护人员照顾患者，以减少环境的压力与刺激，诚恳地与患者沟通，关心患者，鼓励患者倾诉，说出对自己外观及性格改变的感受，及时给予鼓励，使患者保持乐观的情绪，鼓励患者家属及亲友与患者沟通，理解患者的行为，为其提供心理支持，使患者感到温暖和关怀，从而增强自信心。

3. 安排制定活动计划，由简单活动开始，逐渐增加活动量或进行复杂的活动。

（三）专科检查指导

1. 专科检查

（1）甲状腺功能检测：包括促甲状腺激素（TSH）、总甲状腺素（TT_4）、游离甲状腺素（FT_4）、总三碘甲状腺原氨酸（TT_3）、游离三碘甲状腺原氨酸（FT_3）含量的检测。甲状腺功能改变时，促甲状腺激素的变化较甲状腺激素迅速且显著；FT_4 和 FT_3 水平不受甲状腺激素结合球蛋白的影响，能比 TT_3 和 TT_4 更准确地反映甲状腺的功能状态。

（2）甲状腺自身抗体测定：促甲状腺激素（TSH）受体抗体（TRAb）阳性可提示甲亢病因可能为 Graves 病。该检查对新生儿甲亢也有一定的预测作用。

（3）血常规检查：部分患者可有白细胞计数减低，淋巴细胞比例增加，单核细胞增多，偶可伴发血小板减少性紫癜。

（4）碘 131 摄取率：目前主要用于甲状腺毒症病因的鉴别，甲状腺功能亢进类型的甲状腺毒症患者碘 131 摄取率增高，非甲状腺功能亢进类型的甲状腺毒症患者碘 131 摄取率减低。

（5）甲状腺放射性核素扫描：对诊断甲状腺自主高功能腺瘤有重要意义，肿瘤区有大量放射性核素集聚，肿瘤区外甲状腺组织和对侧甲状腺无核素吸收。

（6）甲状腺超声：查看甲状腺血流分布，甲亢患者可表现为甲状腺动脉血流速度增快。

2. 专科检查注意事项

（1）检查之前空腹，如果进食可能会影响检查结果的准确性。

（2）妊娠期及哺乳期妇女禁止放射性检查。

（四）饮食指导

1. 甲减患者日常饮食应注意均衡选择食物，荤素搭配，粗细结合，多吃富含膳食纤维的蔬菜，不要大量生食十字花科类蔬菜，如卷心菜、甘蓝、西兰花等。

2. 甲减的主要原因为桥本甲状腺炎，桥本甲状腺炎为一种常见的自身免疫性疾病，高碘饮食容易加剧甲状腺炎，所以桥本甲状腺炎导致的甲减应避免进食高碘食物，如海带、紫菜等。很少一部分甲减患者是由于缺碘导致，但近年来由于食盐普遍加碘，缺碘导致的甲减越来越少见，如果是缺碘导致的甲减，在日常生活中可以适当补碘，如多食海鱼、海虾，适量食用海带、紫菜。

3. 大部分甲减患者需要使用甲状腺激素替代治疗。

（五）活动与睡眠指导

1. 甲状腺功能减退患者需要保持规律的作息，避免熬夜或昼夜颠倒，保证充足的睡眠时间。

2. 甲状腺功能减退患者应避免长时间从事重体力劳动，适当进行散步、慢跑等运动锻炼，增强身体素质和免疫力。

（六）用药指导

无论是注射药物还是口服药物，在给患者用药前均应向患者讲解用药目的，药物的作用、不良反应，用药期间的注意事项，嘱患者一定要遵医嘱用药，如有特殊不适及时向医生或护士反映。

（七）专科指导

1.指导患者每日进行适度运动，如散步、慢跑等，鼓励患者进食粗纤维食物，多食蔬菜、水果，促进胃肠道蠕动，并且每日饮入足够水分（2000~3000mL），以保证大便通畅。

2.监测体温的变化，观察患者有无颤抖、皮肤发冷、苍白等体温过低现象，以及心律不齐、心动过缓等，如发现及时报告医师处理。嘱患者适当注意保暖，避免病床靠窗，以免患者受凉，适当加衣，睡眠时加盖被。

3.针对地方性缺碘者采用碘化盐，由药物引起者，应注意及时调整剂量。预防感染，避免皮肤破损，注意个人卫生。

4.给患者解释黏液性水肿昏迷发生的原因及表现，指导患者慎用安眠、镇静、止痛、麻醉药，避免精神和情绪紧张。

5.告知患者终身服药的必要性，嘱患者按时服药，不可随意停药或更改剂量，定时复查，自我监测甲状腺素服用过量的症状。

6.指导患者制定出院后活动计划，鼓励患者积极执行。鼓励家属多关心患者，给予支持，以减轻患者压力。

（八）心理指导

注意观察患者情绪变化，关心患者，告知患者服药后症状会减轻或消失。鼓励家属多与患者交流，且给予关心和支持，增强患者战胜疾病的信心。

（九）出院指导

1.饮食以富含维生素、高蛋白、高热量为主，多吃水果、新鲜蔬菜，忌食生冷、煎炸、油腻、质硬食物。

2.限制磷的摄入，给予无磷或低磷饮食，忌服胆固醇过高的食物，如动物内脏等，限用高脂肪类食品。

3.患者应动、静结合，适当锻炼，合理安排工作和休息时间，保证每天睡眠充足，适当运动。

4.养成每天排便的习惯，注意保暖，避免受凉。

5.适当调节不良情绪，积极向上的心情有利于疾病的康复。

6.正确认识疾病，坚持遵医嘱服药，不随意增减服药剂量，如有不适，及时就医。

7.如并发严重急性感染、有重症精神症状、胸腹水及心包积液、顽固性心绞痛、心力衰竭、黏液性水肿性昏迷者，应立即就医。

8.定期门诊复查甲状腺功能等，及时调整治疗方案。

（十）护理健康教育路径

住院时间	入院第1日	入院第2至3日	入院第4至7日	出院日
辅助检查	询问病史、体格检查	1.晨起空腹采集血、尿、便等标本 2.心电图、超声、胸部X线、CT等检查		
病情观察	测量生命体征	监测体温的变化，观察患者有无出现颤抖、皮肤发冷、苍白等体温过低现象，以及心律不齐、心动过缓等，告知如何预防黏液性水肿昏迷	继续观察患者生命体征变化，定时监测患者心率，如有异常立即上报医生	观察患者生命体征情况，如有异常立即上报医生
治疗处置	1.协助清洁皮肤 2.修剪指（趾）甲、剃胡须等	每日开窗通风1~2次，预防交叉感染，遵医嘱用药	每日开窗通风1~2次，预防交叉感染，遵医嘱用药	每日开窗通风1~2次，预防交叉感染，遵医嘱用药
使用药物		遵医嘱用药，指导患者正确服药，注意药物的时效性，观察药物的疗效和不良反应	遵医嘱用药，指导患者正确服药	遵医嘱用药，指导患者正确服药
活动体位	1.年老体弱及卧床的患者需定时更换体位 2.病情允许可病室内活动	1.年老体弱及卧床的患者需定时更换体位 2.病情允许可病室内活动	1.年老体弱及卧床的患者需定时更换体位 2.病情允许可病室内活动	1.年老体弱及卧床的患者需定时更换体位 2.病情允许可病室内活动
饮食	1.低碘饮食 2.次日需空腹化验、检查者应22:00后禁食水	做完各种化验、检查后可进食低碘饮食	低碘饮食	低碘饮食
健康宣教	告知压疮、烫伤、跌倒、坠床的相关预防措施	1.检查时适当增加衣物，避免着凉 2.指导建立良好的排便习惯 3.保证充足的睡眠 4.保证合理的营养摄入	1.指导建立良好的排便习惯 2.保证充足的睡眠 3.保证合理的营养摄入	出院指导

三、慢性淋巴性甲状腺炎

（一）概述

慢性淋巴性甲状腺炎又名桥本甲状腺炎，是一种自体免疫性疾病，为甲状腺炎中最常见的临床类型，多见于中年女性，女性患者是男性的15~20倍，本病各年龄均可发病，但以30~50岁多见。

1. 临床表现

（1）多见于中年女性，病程较长，发病缓慢。

（2）无痛性甲状腺肿大是本病最突出的临床表现。弥漫性甲状腺肿大，或为多结节性甲状腺肿大，罕见单结节，可以不对称，质地硬韧，表面常不光滑，有圆形突起状感，常可触及锥体叶为其特点之一，结节可随吞咽上下活动。肿大发展较慢，局部压迫症状和全身症状不明显，常有咽部不适感，比甲状腺肿大更常见。

（3）大多数（75%~80%）桥本甲状腺炎患者，甲状腺肿大而甲状腺功能正常。少数（不到5%）患者可伴甲状腺功能亢进症状，称桥本甲亢，久病者发生甲低。

2. 治疗原则

（1）无明显症状、甲状腺增大不明显者定期随访，不需治疗。

（2）甲状腺替代治疗。对甲状腺肿大明显并伴有压迫症状者，采用 L–T4（人工合成甲状腺素）制剂治疗可减轻甲状腺肿；如有甲减者，则需采取 TH（甲状腺激素）长期替代治疗，左甲状腺素钠片 $12.5\sim50\mu g/d$，酌情渐增至 $150\sim200\mu g/d$，选择有效维持量长期服用。

（3）肾上腺糖皮质激素。尽管本病为自身免疫性疾病，但因为用药后的不良反应及停药后易再发等原因，一般不用糖皮质激素治疗。当亚急性起病、甲状腺疼痛明显时，可临时加用泼尼松 $20\sim30mg/d$。

（4）有严重压迫症状而药物治疗不能缓解或不能除外恶性病变时考虑手术治疗。手术探查的指征为合并冷结节、甲状腺肿大明显并伴有疼痛、颈部淋巴结增大并有粘连、声音嘶哑、治疗中甲状腺继续增大或结节不缩小。

（二）入院指导

1. 心理评估，评估患者对疾病的心理反应，有无焦虑、抑郁等；患者参与社交活动的能力、家人对疾病的理解及接受程度。

2. 建立良好护患关系，安排安静、安全的环境，减少环境的压力与刺激。多与患者沟通，及时给予鼓励，使患者保持乐观的心态。鼓励患者家属及亲友与患者沟通，理解患者的行为，提供心理支持，使患者感到温暖和关怀，从而增强自信心。

3. 制定活动计划，逐渐增加活动量，鼓励患者参与社交活动，与患有相同疾病且病情已改善的病友交流。

（三）专科检查指导

1. 专科检查

（1）实验室检查：血清甲状腺过氧化物酶抗体（TPOAd）、甲状腺球蛋白抗体（TgAd）促甲状腺素、游离三碘甲状腺原氨酸、游离甲状腺素检查。

（2）细胞学检查：甲状腺细针穿刺细胞学检查。

（3）超声检查：甲状腺超声检查。

（4）影像检查：甲状腺核素显像。

2. 专科检查注意事项

（1）检查前保持空腹的状态，进食可能会影响检查结果的准确性。

（2）碘 131 检查 2 小时后进食，否则会影响碘的吸收和治疗效果。检查前 2 周内禁止服用碘剂和抗甲状腺药物及海带等含碘丰富的食物，以免影响检查结果，检查结束后 3 天内避免接触孕妇及儿童。

（四）饮食指导

1. 给予患者充足的碳水化合物和脂肪，补充充足的维生素和无机盐，维生素和无机盐能够调节生理功能，改善机体的代谢，尤其是 B 族维生素和维生素 C。补充钙质和铁质。

2. 结节钙化的患者适当吃些动物的内脏、新鲜的绿叶蔬菜，或者补充维生素制剂。

3. 适当控制摄入含纤维素多的食物，甲亢患者会出现腹泻，过多进食富含纤维素的食物会加重腹泻。

4. 禁食刺激性食物。

（五）活动与睡眠指导

1. 合理安排作息时间，避免劳累。

2. 适当运动，循序渐进，避免剧烈活动，发热时卧床休息。

（六）用药指导

告知患者用药目的，药物作用、不良反应，用药期间的注意事项，严格遵医嘱用药，如有特殊不适及时报告。

（七）专科指导

1. 饮食护理。给予高热量、高蛋白质、高维生素、高矿物质饮食，并给予充足水分。禁止进食刺激性食物，以及含碘高的食物和药物。

2. 用药护理。遵医嘱按时给药，注意药物的时效性，观察药物的疗效和不良反应。

3. 心理护理。安慰患者，消除紧张情绪，鼓励患者积极配合治疗，取得满意治疗效果。

4. 病情观察与护理。观察患者有无颈部疼痛、肿大，注意体温、心率变化，发热者执行发热患者护理常规。

5. 加强基础护理，嘱患者注意个人卫生，注意保暖，预防感染。

6. 去除和避免诱发因素，避免劳累、感染、精神刺激，忌辛辣食物，戒烟等。

（八）心理指导

医护人员对待患者要诚恳、和蔼、耐心，取得患者信任，告知患者配合治疗，情绪保持稳定，帮助患者树立战胜疾病的信心。

（九）出院指导

1. 休息与运动：嘱患者劳逸结合，适当运动，避免疲劳，发热时卧床休息。

2. 饮食指导：嘱患者合理搭配，禁食海带、海鱼、海蜇皮等含碘高的食物。多饮水，忌咖啡、浓茶等兴奋性饮料，避免暴饮暴食。不吃卷心菜、甘蓝等可加重甲状腺肿大的食物。

3. 用药指导：嘱患者遵医嘱用药，切忌自行增减药物。

4. 心理指导：加强沟通，取得患者的信任，使其配合治疗，情绪保持稳定。

5. 康复指导：向患者讲解疾病的诱因、先兆表现，嘱患者一旦发生及时就诊。

6. 复诊须知：指导患者定期复查。

（十）护理健康教育路径

住院时间	入院第 1 日	入院第 2 日	入院第 3 至 7 日	出院日
辅助检查	询问病史、体格检查	1. 晨起空腹采集血、尿、便等标本 2. 心电图、超声、胸部 X 线、CT 等检查		
病情观察	测量生命体征	1. 观察患者有无颈部疼痛、肿大 2. 注意体温、心率的变化	1. 观察患者有无颈部疼痛、肿大 2. 注意体温、心率的变化	1. 观察患者有无颈部疼痛、肿大 2. 注意体温、心率的变化
治疗处置	1. 协助清洁皮肤 2. 修剪指（趾）甲、剃胡须等	每日开窗通风 1~2 次，预防交叉感染	每日开窗通风 1~2 次，预防交叉感染	每日开窗通风 1~2 次，预防交叉感染
使用药物		遵医嘱用药，指导患者正确服药，注意药物的时效性，观察药物的疗效和不良反应	遵医嘱用药，指导患者正确服药，注意药物的时效性，观察药物的疗效和不良反应	遵医嘱用药，指导患者正确服药，注意药物的时效性，观察药物的疗效和不良反应
活动体位	1. 年老体弱及卧床的患者需定时更换体位 2. 病情允许可病室内活动	1. 年老体弱及卧床的患者需定时更换体位 2. 病情允许可病室内活动	1. 年老体弱及卧床的患者需定时更换体位 2. 病情允许可病室内活动	1. 年老体弱及卧床的患者需定时更换体位 2. 病情允许可病室内活动
饮食	1. 低碘饮食 2. 次日需空腹化验、检查者，22:00 后禁食水	做完各种化验、检查后可进食低碘饮食	低碘饮食	低碘饮食

续表

住院时间	入院第 1 日	入院第 2 日	入院第 3 至 7 日	出院日
健康宣教	告知压疮、烫伤、跌倒、坠床的相关预防措施	1. 检查时适当增加衣物，避免着凉 2. 指导建立良好的排便习惯 3. 保证充足的睡眠 4. 保证合理的营养摄入	1. 指导建立良好的排便习惯 2. 保证充足的睡眠 3. 保证合理的营养摄入	出院指导

第三节 骨质疏松患者的健康教育

一、绝经后骨质疏松症

（一）概述

绝经后骨质疏松症（PMO）是一种与衰老有关的常见病，主要发生在绝经后妇女。由于雌激素缺乏导致骨量减少及骨组织结构变化，使骨脆性增多，易于骨折，以及由骨折引起疼痛、骨骼变形、出现合并症等，严重地影响老年人身体健康和生活质量，甚至缩短寿命。绝经后妇女 PMO 的患病率为男性的 4 倍。世界卫生组织将骨质疏松症定义为在双能 X 线（DEXA）下骨密度低于正常值 2.5 个标准差以上。

1.临床表现：主要表现为心悸、多汗、情绪烦躁、失眠健忘等绝经后症状和骨痛、驼背、身材变矮、局部压痛或叩击痛、腰酸背痛、脊柱畸形等骨质疏松的症状，通过药物治疗后，大部分患者可以改善症状，提高生活质量，但一般不能根治，需要长期用药。

2.治疗原则

（1）轻度骨质疏松：绝经后出现轻度骨质疏松，并不是特别严重，可以首选补钙药物，比如葡萄糖酸钙、碳酸钙等，能够起到直接补钙的效果，缓解症状。

（2）中度骨质疏松：绝经后女性出现中度骨质疏松，缺钙程度比较明显，首选骨化三醇、维生素 D 等药物促进钙吸收，同时配合使用碳酸钙等钙剂，加快缓解症状。

（3）重度骨质疏松：如果绝经后女性发生重度骨质疏松，容易诱发病理性骨折，首选戊酸雌二醇片等雌激素制剂，防止钙质的流失，同时配合进行补钙治疗。

（二）入院指导

1. 指导患者保持健康良好的生活方式和饮食习惯，入院期间简单适当活动，遵医嘱补充维生素 D，同时对骨骼肌保持足够的机械性刺激。

2. 饮食中多补充含钙的食物，如奶制品、鱼类、肉类、豆制品和骨头汤等，防止骨质疏松加重。避免菠菜与豆腐、牛奶同食，以免影响钙的吸收，戒烟戒酒。

3. 告知患者及家属骨质疏松的病因、症状、治疗方法及药物不良反应。注意激素替代疗法的毒副作用，观察子宫内膜增殖变化，有无阴道出血、乳腺增生或突然剧烈的疼痛，如出现上述症状，立即就医。

（三）专科检查指导

1. 骨吸收生化指标：尿 Ca/Cr、尿 HOP/Cr、Ⅰ型胶原吡啶交联物及末端肽、血抗酒石酸酸性磷酸酶（TRAP）。

2. 骨形成生化指标：血清碱性磷酸酶（ALP）及骨碱性磷酸酶（BALP）、血清骨钙素（BGP）、血清Ⅰ型胶原前肽。

3. 骨密度（BMD）测定：骨量测定值的诊断标准为骨密度。

4. 骨超声检查：利用超声通过骨组织的速度、振幅衰减及硬度指数（SI）反映骨结构与骨量。

5. 骨组织活体切片检查：将活体骨组织制成切片，在显微镜下观察结构与形态，测量骨小梁面积、骨小梁周径、类骨质宽度等骨形态计量学指标，可用于疑难病例的鉴别诊断，研究骨代谢状况。

（四）饮食指导

1. 饮食指导：补充维生素 D 对于绝经期骨质疏松患者非常重要，合理补充维生素 D 能有效改善患者腰痛、背痛等不适症状，有助于骨质健康的恢复。进食含钙丰富的食物，如牛奶、鸡蛋等，必要时补充钙剂，如碳酸钙等。多晒太阳，利于维生素 D 的补充，促进钙的吸收。

2. 生活指导：患者应多喝水，适当运动，保持合理的作息时间，避免劳累、着凉，疼痛明显时可在医生指导下应用非甾体抗炎药，如双氯芬酸钠缓释片等，也可配合使用抗骨质疏松药物，如双膦酸盐类药物。

（五）活动与睡眠指导

1. 患者可进行散步、打太极拳等活动，老年体弱的骨质疏松患者，要根据自身状况和场地条件，决定运动方式和强度。

2. 保证充足睡眠，固定作息时间，避免过劳。

（六）用药指导

1. 激素替代治疗（HRT）：绝经后妇女单独应用雌激素或与孕激素联合应用可以预防骨量的丢失。雌激素的剂量与疗效有明显关系，强调使用最低的有效剂量，避免其不良反应。HRT 需连续应用，如需停止，则应加用其他治疗，以保持对骨量的有利影响。

2. 钙剂补充：绝经妇女每天钙摄入量为 1000~1500mg 元素钙，老年妇女较长时间的钙剂补充可能部分逆转与年龄相关的血清甲状旁腺激素（PTH）及骨吸收的增加，降低骨丢失。注意监测血、尿中钙浓度，24小时尿钙在100~200mg，说明剂量恰当，如果24小时尿钙在300~400mg，说明钙或维生素D剂量过大，应减量，如果24小时尿钙大于400mg应停服相关药物，以免出现肾或膀胱结石。

3. 维生素D摄入： 老年妇女每天补充400U维生素D_3可以轻度降低PTH的分泌，增加股骨颈骨密度。维生素D缺乏的高危老年妇女，如患慢性疾病、缺乏户外活动、长期居家，每天应补充400~800U维生素D。老年人由于肝脏25-羟化酶及肾脏1-羟化酶缺乏，宜选择活性维生素D，如1α（OH）D_3、骨化三醇等口服，补充效果较好。

4. 双膦酸盐： 强力骨吸收抑制剂，用于治疗骨吸收加速的疾病，如变形性骨炎、恶性肿瘤骨转移及其伴随的高钙血症等。骨转换加快时，效果最好，也适用于绝经后骨质疏松症。

5. 降钙素： 降钙素有鳗鱼降钙素和鲑鱼降钙素两种。与破骨细胞膜表面受体结合，激活腺苷酸环化酶致环磷酸腺苷（CAMP）升高，并激活磷脂肌醇系统致胞浆游离钙升高。两种效应抑制破骨细胞吸收功能，具有增加骨量和明显镇痛作用。

6. 选择性雌激素受体调节剂： 是人工合成的类似雌激素的化合物，选择性作用于不同组织的雌激素受体，分别产生类雌激素或抗雌激素作用。

7. 甲状旁腺激素： 小剂量间隙皮下注射在动物实验中有成骨作用，可使骨量增加，并提高抗骨折能力。目前临床应用资料较少，还需要进一步临床观察研究。

（七）专科指导

1. 进食富含钙、低盐和适量蛋白质的均衡膳食。
2. 适当户外活动，进行有助于骨健康的体育锻炼和康复治疗。
3. 避免嗜烟、酗酒，慎用影响骨代谢的药物等。
4. 采取防止跌倒的各种措施，注意是否服用了增加跌倒风险的药物，加强自身和环境的保护措施，必要时使用辅助器械。

（八）心理指导

积极进行疾病知识宣教，解释随着年龄增长，骨质疏松症为必然现象，消除患者焦虑和恐惧心理，积极配合预防和治疗。

（九）出院指导

1. 鼓励患者摄入足够钙，多进食牛奶、蔬菜、坚果、豆制品等。
2. 嘱患者参加户外锻炼，日光照射可以促进钙吸收。
3. 绝经后骨质疏松是由于雌激素骤然下降所导致，可根据患者具体情况适当补充雌激素或雌激素受体调节剂。
4. 适当使用抗骨质疏松药物，如口服钙剂、双膦酸盐或维生素D_3，促进钙吸收。

（十）护理健康教育路径

住院时间	入院第1日	入院第2日	入院第3至7日	出院日
辅助检查	1. 常规检查 2. 骨质影像检查	1. 血尿标本留取 2. 空腹检查		
病情观察	观察患者活动情况	观察患者应用专科药物后生命体征的变化	1. 观察患者的用药后反应 2. 观察患者肢体活动情况	
治疗处置		1. 晨起采集血尿标本 2. 静脉给药 3. 专科仪器治疗	1. 静脉给药 2. 专科仪器治疗	1. 静脉给药 2. 专科仪器治疗
使用药物	1. 口服药 2. 静脉或肌内注射	1. 口服药 2. 静脉或肌内注射	1. 口服药 2. 静脉或肌内注射	1. 口服药 2. 静脉或肌内注射
活动体位	根据病情取舒适体位	病情允许时在病区活动	病情允许时在病区活动	病情允许时在病区活动
饮食	普食	普食	普食	普食
健康宣教	1. 饮食指导 2. 指导卧床患者预防压疮的方法	1. 指导患者选择适宜的运动方式 2. 心理护理	1. 指导患者预防跌倒的方法 2. 指导患者口服药的用法及注意事项	1. 出院前指导 2. 确定复诊时间

二、老年性骨质疏松症

（一）概述

老年性骨质疏松症是指70岁以上老年人发生的骨质疏松。原发性骨质疏松症是指随着年龄增长而发生的一种退行性病变，它是以单位体积内骨量的绝对减少、质量改变、骨密度减低、骨脆性增加，以及容易导致骨折为主要特征的一个全身性代谢性骨病。

1. 临床表现：疼痛、脊柱变形和发生脆性骨折是骨质疏松症最典型的临床表现。骨质疏松症患者早期无明显症状，在骨折发生后经 X 线或骨密度检查时发现骨质疏松。

（1）疼痛：患者可有腰背或全身骨骼疼痛，负荷增加时疼痛加重或活动受限。

（2）脊柱变形：骨质疏松严重者可有身高降低、驼背、脊柱畸形及脊柱压缩性骨折。

（3）骨折：脆性骨折是指低能量或者非暴力骨折，如从站立位或更低的高度跌倒或其他日常活动引发的骨折，常见于胸椎、腰椎、髋部、尺骨、桡骨远端和肱骨近端。

2. 治疗原则

（1）降钙素药物的应用：主要有鲑鱼降钙素和鳗鱼降钙素两种，特点是抑制破骨细胞合成，促进成骨细胞合成。降钙素常联合高剂量的阿法骨化醇长期使用，治疗老年性骨质疏松症。

（2）甲状旁腺激素的应用：小剂量的甲状旁腺激素皮下注射能改善骨的结构和提高

骨的生物力学强度。

（3）锶盐药物的应用：能抑制骨的吸收和提高骨的形成。

（4）合理运动：骨骼与肌肉密不可分，适当的运动能使骨骼与肌肉达到协调，能提高骨骼肌肉群的力度和改善骨关节的活动性，长期科学合理的运动能提高骨密度。

（二）入院指导

1. 保持健康良好的生活方式和饮食习惯，适当活动，遵医嘱补充维生素 D，同时对骨骼肌保持足够的机械性刺激。

2. 戒除烟酒、少饮咖啡，避免进食较咸的食物，饮食中多补充含钙食物，如奶制品、鱼类、肉类、豆制品、骨头汤等，防止骨质疏松加重。避免菠菜与豆腐、牛奶同食，防止影响钙的吸收。

3. 告知患者及家属骨质疏松的病因、症状、治疗方法及药物不良反应。注意激素替代疗法的毒副作用，观察子宫内膜增殖变化，有无阴道出血、乳腺增生等。

（三）专科检查指导

1. 骨密度检查测定：通常采用双能 X 线吸收法测量骨密度。

2. 实验室检查：血、尿常规；肝、肾功能；钙、磷、碱性磷酸酶、蛋白质电泳等。为进一步鉴别诊断，还可进行性腺激素、25 羟维生素 D、1,25- 双羟维生素 D、甲状旁腺激素、尿钙和尿磷等检查。

（四）饮食指导

1. 均衡饮食，进食富含钙质的食物，多晒太阳、补充维生素 D 有助于钙质吸收。

2. 适量进食肉类，过量的蛋白质摄入易增加钙质流失，多吃含有丰富维生素 C 的蔬菜和水果，有助骨骼健康。

3. 减少用盐量及腌制食物的摄入，减少钙质流失。

（五）活动与睡眠指导

1. 老年骨质疏松患者在进行锻炼时，应防范潜在风险，不正确的运动方式可导致肌肉拉伤或关节损伤，甚至骨折。

2. 保证睡眠安全，必要时应用床挡，避免坠床或跌倒。

（六）用药指导

1. 双膦酸盐类：通过与骨骼的羟基磷灰石结合，抑制破骨细胞的功能，从而抑制骨吸收。

2. 降钙素类：是一种钙调节激素，能抑制破骨细胞的生物活性，减少破骨细胞的数量，减少骨量丢失，缓解骨痛。

3. 雌激素类：能抑制骨转换，阻止骨量丢失。

4. 甲状旁腺激素： 是促进骨形成药物。

5. 选择性雌激素受体调节剂： 选择性作用于雌激素的靶器官，如雷洛昔芬能与骨骼上的雌激素受体结合。

6. 锶盐： 人工合成的雷奈酸锶是新一代抗骨质疏松药物。

7. 其他： 活性维生素 D 可促进钙吸收。

（七）专科指导

糖尿病性骨质疏松症患者应严格控制高血糖，同时应用抗骨质疏松药物治疗。

（八）心理指导

老年骨质疏松症患者常常同时患有一种或多种慢性疾病，易产生悲观、失落、孤独等负面情绪。应关心患者病痛，做好各项生活护理，建立良好的护患关系，帮助其消除顾虑，使患者保持良好的心理状态，积极配合治疗。

（九）出院指导

1. 饮食营养均衡，加强营养，促进康复。

2. 进行康复锻炼和肢体的功能性锻炼。

3. 抗骨质疏松治疗，补充钙剂和维生素 D，多晒太阳，促进钙的吸收。

4. 预防生活中跌倒的风险，防止跌倒导致发生骨折。

5. 定期检测骨密度，了解骨质疏松症情况，实现早发现、早治疗。

（十）护理健康教育路径

住院时间	入院第 1 日	入院第 2 日	入院第 3 至 7 日	出院日
辅助检查	1. 常规检查 2. 骨质影像检查	1. 血尿标本留取 2. 空腹检查		
病情观察	观察患者活动情况	观察患者应用专科药物后生命体征的变化	1. 观察患者的用药后反应 2. 观察患者肢体活动情况	
治疗处置		1. 晨起采集血尿标本 2. 静脉给药 3. 专科仪器治疗	1. 静脉给药 2. 专科仪器治疗	1. 静脉给药 2. 专科仪器治疗
使用药物	1. 口服药 2. 静脉或肌内注射	1. 口服药 2. 静脉或肌内注射	1. 口服药 2. 静脉或肌内注射	1. 口服药 2. 静脉或肌内注射
活动体位	根据病情取舒适体位	病情允许时在病区活动	病情允许时在病区活动	病情允许时在病区活动
饮食	普食	普食	普食	普食
健康宣教	1. 饮食指导 2. 指导卧床患者预防压疮的方法	1. 指导患者选择适宜的运动方式 2. 心理护理	1. 指导患者预防跌倒的方法 2. 指导患者口服药的用法及注意事项	1. 出院前指导 2. 确定复诊时间

三、继发性骨质疏松症

（一）概述

继发性骨质疏松症是由于疾病或药物等原因所致的骨量减少、骨微结构破坏、骨脆性增加和易于骨折的代谢性骨病。引起继发性骨质疏松症的病因很多，临床上以内分泌代谢疾病、结缔组织疾病、肾脏疾病、消化道疾病和药物所致者多见。

1. 临床表现

（1）多数患者症状隐匿，无特异性诊断，多被原发病的表现所掩盖，进行 X 片检查时发现并发骨质疏松症。

（2）部分患者腰背酸痛、乏力、肢体抽搐或活动困难，病情严重者可以有明显的骨骼疼痛，轻微损伤即易发生脊柱、肋骨、髋部或长骨骨折。在继发性骨质疏松症中肋骨骨折较原发性骨质疏松症更为常见。

（3）主要体征与原发性骨质疏松症类似，可有身高降低，严重者发生脊柱后凸、驼背或胸廓畸形。

2. 治疗原则

（1）确定骨质疏松症的病因，及时对原发病进行治疗。

（2）一般措施。注意进食含钙丰富、低盐和适量蛋白质的均衡膳食。在不影响原发病治疗的前提下，适当进行户外活动，增加阳光照射，增加机体的协调能力，防止跌倒，避免酗酒和嗜烟，慎用可能影响骨骼健康的药物。

（3）基础药物治疗。补充钙剂、维生素 D 或其他活性代谢物等，参考原发性骨质疏松症诊疗。患者伴有高钙血症，则应禁忌使用钙剂及维生素 D 制剂。患者伴有肾结石及高尿钙时，则应慎用钙剂及维生素 D 制剂。

（4）其他药物治疗。必要时给予有效的骨吸收抑制剂（如双膦酸盐和降钙素）治疗。

（二）入院指导

1. 指导患者保持健康良好的生活方式和饮食习惯，住院期间适当活动，补充维生素 D，同时对骨骼肌保持足够的机械性刺激。

2. 戒除烟酒、少饮咖啡，避免进食较咸的食物，进食富含质的食物，如奶制品、鱼类、肉类、豆制品、骨头汤等，防止骨质疏松加重。避免菠菜与豆腐、牛奶同食，以免影响钙的吸收。

3. 告知患者及家属骨质疏松的病因、症状、治疗方法及药物不良反应。

（三）专科检查指导

1. 骨密度检查测定：通常采用双能 X 线吸收法测量骨密度。

2. 实验室检查：血、尿常规；肝、肾功能；钙、磷、碱性磷酸酶、蛋白质电泳等。为进一步鉴别诊断，还可进行性腺激素、25 羟维生素 D、1,25- 双羟维生素 D、甲状旁腺激素、尿钙和尿磷等检查。

3. 影像学检查： X 线检查是比较常见的检查方式，利用 X 线的电离辐射作用，对骨骼进行成像，判断骨骼的密度，判断是否存在骨质疏松。

（四）饮食指导

1. 均衡饮食，合理搭配，进食富含钙质的食物。
2. 适量进食肉类，过量的蛋白质摄入易增加钙质流失。
3. 进食富含维生素 C 的水果，以橙、柑、西柚、猕猴桃为佳，有助骨骼健康。
4. 减少钠盐摄入，少吃腌制食物，减少钙质流失。

（五）活动与睡眠指导

1. 嘱患者适当进行户外活动，增加阳光照射，防止跌倒，避免吸烟、饮酒，不吃影响骨骼健康的药物。
2. 嘱患者保证充足睡眠，避免过劳。

（六）用药指导

1. 双膦酸盐类： 通过与骨骼的羟基磷灰石结合，抑制破骨细胞的功能，从而抑制骨吸收。

2. 降钙素类： 是一种钙调节激素，能抑制破骨细胞的生物活性，减少破骨细胞的数量，减少骨量丢失，缓解骨痛。

3. 雌激素类： 能抑制骨转换，阻止骨量丢失。

4. 甲状旁腺激素： 是促进骨形成药物。

5. 选择性雌激素受体调节剂： 选择性作用于雌激素的靶器官，如雷洛昔芬能与骨骼上的雌激素受体结合。

6. 锶盐： 人工合成的雷奈酸锶是新一代抗骨质疏松药物。

7. 其他： 活性维生素 D 可促进钙吸收。

（七）专科指导

1. 性激素缺乏性骨质疏松症： 积极治疗原发病，年轻的女性患者需补充适量的雌激素或雌孕激素，男性患者应补充雄激素，必要时合用其他类抗骨质疏松药物。

2. 糖皮质激素性骨质疏松症： 长期应用糖皮质激素可能发生骨质疏松症，主张糖皮质激素采用最小剂量维持，适当补充钙剂和维生素 D 制剂，早期选用地舒单抗、双膦酸盐类抗骨质疏松药物，有助于防止发生糖皮质激素诱发的骨质疏松。骨痛明显的患者，可以加用降钙素类药物。

3. 制动性（失用性）骨质疏松症： 一般性治疗和药物治疗同原发性骨质疏松症，注意制动部位的运动锻炼和康复治疗。

4. 长期肠外营养支持性骨质疏松症： 一般性治疗和药物治疗同原发性骨质疏松症。

由于本症易合并佝偻病或骨软化症，除使用无铝营养支持液外，要积极补充维生素 D 制剂。

5. 糖尿病性骨质疏松症：主要是严格控制高血糖，及早应用抗骨质疏松药物治疗。

6. 器官移植后骨质疏松症：治疗同原发性骨质疏松症。

7. 血液透析性骨质疏松症：防治方法同原发性骨质疏松症，避免使用含铝透析液和低磷低钙透析液。

（八）心理指导

建立良好的护患关系，认真倾听患者感受，鼓励患者参加社交活动、适当娱乐。减轻患者心理压力，促进康复，改善患者的生活质量。

（九）出院指导

1. 合理饮食，保持均衡饮食，增加钙质和维生素 D 的摄入，钙的最佳来源是牛奶、酸奶、鱼、豆腐、菠菜等。维生素 D 可以通过晒太阳或者摄取富含维生素 D 的食物如鱼肝油、蛋黄等获得。

2. 进行适量运动，如散步、跳舞、瑜伽等，有助于提高骨密度，预防骨质疏松。运动过程中避免受伤，因为骨质疏松使骨骼变薄容易断裂。

3. 保持良好的生活习惯，戒烟、限制饮酒，避免过度饮用咖啡和碳酸饮料。

4. 服用骨质疏松治疗药物，定期随访，遵医嘱调整药物剂量或更换药物。

5. 定期进行骨密度检查，发现异常或病情恶化及时就医。

6. 骨质疏松患者易发生骨折，注意预防跌倒，家中和工作场所应采取防滑措施。

（十）护理健康教育路径

住院时间	入院第 1 日	入院第 2 日	入院第 3 至 7 日	出院日
辅助检查	询问病史、体格检查	1. 晨起空腹采集血、尿、便等标本 2. 心电图、超声、胸部 X 线、CT 等检查		
病情观察	测量生命体征	1. 观察患者是否有活动受限、关节僵硬 2. 观察生命体征变化	1. 观察患者是否有局部关节部疼痛、肿大 2. 观察用药后反应	1. 观察患者的步态、行动能力及耐力 2. 观察用药后反应
治疗处置	1. 协助清洁皮肤 2. 修剪指（趾）甲、剃胡须等	每日开窗通风 1~2 次，预防交叉感染	每日开窗通风 1~2 次，预防交叉感染	每日开窗通风 1~2 次，预防交叉感染
使用药物		遵医嘱用药，指导患者正确服药，注意药物的时效性，观察药物的疗效和不良反应	遵医嘱用药，指导患者正确服药，注意药物的时效性，观察药物的疗效和不良反应	遵医嘱用药，指导患者正确服药，注意药物的时效性，观察药物的疗效和不良反应

住院时间	入院第 1 日	入院第 2 日	入院第 3 至 7 日	出院日
活动体位	1. 年老体弱及卧床的患者需定时更换体位 2. 病情允许可病室内活动	1. 年老体弱及卧床的患者需定时更换体位 2. 病情允许可病室内活动	1. 年老体弱及卧床的患者需定时更换体位 2. 病情允许可病室内活动	1. 年老体弱及卧床的患者需定时更换体位 2. 病情允许可病室内活动
饮食	1. 普食 2. 次日需空腹化验、检查者 22:00 后禁食水	普食	普食	普食
健康宣教	告知压疮、烫伤、跌倒、坠床的相关预防措施	1. 检查时避免着凉 2. 指导建立良好的排便习惯 3. 保证充足的睡眠 4. 保证合理的营养摄入	1. 指导患者适当增加活动量 2. 保证充足的睡眠 3. 保证合理的营养摄入	出院指导

第十章　运动系统疾病患者的健康教育 ▷▷▷

第一节　上肢损伤患者的健康教育

上肢损伤主要是骨、关节等损伤，常见的上肢损伤主要包括骨折、脱位、挫伤和扭伤、肌肉韧带拉伤、创伤性神经损伤。

一、肱骨干骨折

（一）概述

肱骨干骨折是指发生于肱骨外科颈下 1~2cm 至肱骨髁上 2cm 段内的骨折，占全身骨折的 4% 左右，其中，肱骨干中、下 1/3 骨折较为常见，此处骨折易合并桡神经损伤。肱骨干骨折多见于青年人和中年人，男性发病率低于女性。

1. 临床表现

（1）一般表现：疼痛与压痛、肿胀、皮下瘀斑、活动功能障碍。

（2）特征性表现：畸形、反常活动、骨擦音或骨擦感。

（3）合并桡神经损伤：垂腕，除各手指掌指关节不能背伸外，还会出现拇指不能伸，前臂旋后活动障碍，手背桡侧皮肤感觉缺失。

2. 治疗原则：肱骨干骨折的治疗目的是获得良好的骨折对位对线，取得骨性愈合，恢复患者伤前的功能。可采用非手术和手术方法治疗，选择治疗方法时应考虑患者骨折部位、骨折类型、年龄、合并症、软组织情况等多种因素。

（二）入院指导

1. 活动与睡眠：卧床休息，正确摆放患肢，促进静脉回流，缓解肿胀。

2. 用药指导：手术治疗患者，需停止服用抗凝药物或溶栓药物 1 周，以防增加术中出血。

3. 专科指导：疼痛会引发烦躁不安、睡眠障碍等多种症状，并会诱发高血压及其他疾病的复发，严重影响患者的机体免疫等功能，导致生活质量明显下降。鼓励患者采取缓解疼痛的方法，如看书、播放视频及音乐，以分散注意力，必要时遵医嘱应用止痛药物。

4. 心理指导：患者疼痛剧烈，功能障碍，常会精神紧张、焦虑，充分给予患者尊重与关心，保持病室安静整洁，避免不良刺激，必要时合理应用镇痛药物。

（三）专科检查指导

1. X 线检查：了解骨折损伤程度，显示病变的异常，利于制定手术方案。患者检查前须取下身上的金属物品。

2. CT 和 MRI 检查：有助于了解病变的性质及范围。检查时禁止穿戴任何有金属物的内衣，勿携带任何金属类物品。行 MRI 检查还需注意，若体内有不可摘除的金属异物，如弹片、避孕环、动脉支架、固定钉等，需检查前告知医务人员，避免意外的发生。体内装有心脏起搏器或动脉瘤术后的患者，严禁进行 MRI 检查。

3. 肌电图检查：有助于判断是否有神经损伤和损伤程度。检查前避免使用护肤品及止痛药，以免影响测试结果。告知医生用药情况，某些药物可能会影响肌肉或神经的功能。检查过程中，若出现轻微不适或刺痛感属正常反应，通常会很快消失。

（四）围手术期指导

1. 术前指导

（1）饮食指导：术前 8 小时禁食，4 小时禁饮，以防麻醉后胃内容物反流，导致窒息或坠积性肺炎。

（2）活动与睡眠指导：患者如有焦虑情绪、失眠，遵医嘱应用镇静、催眠药物，保证患者情绪稳定。

（3）用药指导：高血压患者遵医嘱术晨以少许水送服降压药物，以确保手术按预期进行。

（4）专科指导：术前 2~3 小时备皮，有助于预防切口感染。指导患者戒烟，吸烟易增加气管内的分泌物，刺激呼吸道而引起咳嗽，不利于术后切口的恢复。指导患者描述疼痛的方法，告知患者减轻疼痛的措施，消除患者存在的使用止痛药造成成瘾性的认知误区。

（5）心理指导：讲解疾病的相关知识，鼓励患者主动表达感受，耐心疏导负面情绪，缓解患者的恐惧、焦虑情绪。

2. 术后指导

（1）饮食指导：全麻术后 6 小时进流食，逐渐过渡到普食，臂丛麻醉术后 3~4 小时进食。给予高蛋白、高热量、高维生素及富含钙质和铁质的食物，补充充足的营养，有助于促进骨折的愈合及机体恢复。

（2）活动与睡眠指导：术后去枕平卧 6 小时，抬高患肢 15°~30°，使其高于心脏水平面，保持功能位，有利于静脉回流，减轻肿胀。活动时避免患肢负重，以防跌倒。

（3）用药指导：遵医嘱应用止痛药物，出现恶心、呕吐、消化道出血等不良反应，及时报告医生。遵医嘱应用消肿药物，避免随意调节输液滴速，输液部位出现红、肿、热、痛等症状时，及时汇报。遵医嘱应用抗生素，预防感染，注意观察患者用药后有无过敏反应。

（4）专科指导：观察切口有无渗血、渗液，敷料包扎是否完好，保持切口敷料的清洁、干燥。各管路妥善固定，活动时导管留有足够长度，避免牵拉导致滑脱。教会患者自我观察患肢末梢血运及感知情况，一旦出现呼吸困难、胸闷、患肢皮肤青紫、皮温降低、肢体疼痛剧烈或麻木等异常情况，及时报告医护人员。采用多种模式缓解疼痛，术后保持患处局部制动是缓解疼痛最好的方法。

（5）功能锻炼：采取循序渐进的原则进行功能锻炼。术后麻醉消失后即可开始进行患侧手指、掌、腕关节的抓握与屈伸锻炼，术后 72~96 小时后增加肘关节屈伸、抓握运动，术后 2~3 周可开展患侧肢体的前屈上举锻炼，逐渐增加肩关节的旋转、托举训练。康复初期严禁上臂旋转动作。

（6）心理指导：尊重和理解患者的感受，耐心解答患者提出的问题，注意其情绪变化。

（五）出院指导

1. 饮食指导：建议患者多摄入富含钙的饮食。

2. 活动与睡眠指导：避免过度劳累和剧烈运动，确保充足休息。

3. 专科指导：肱骨干骨折伴桡神经损伤后外固定患者，指导其保持合适的上肢位置以确保神经在非紧张状态。定期进行肌电图检查，以评估神经功能恢复情况。

4. 功能锻炼：指导患者进行有序的患肢功能恢复训练，注意逐步扩大范围，出现不适应及时就诊。

（六）护理健康教育路径

住院时间	入院阶段（入院第 1 日）	术前阶段（入院第 2 日～术前 1 日）	手术阶段（手术当日）	术后阶段（术后第 1 至 3 日）	出院阶段（术后第 4 日至出院日）
辅助检查	1. 完成血、尿标本采集 2. 心电图、CT、X 线等检查	继续完善相关检查			X 线复查
病情观察	1. 间隔 1~2 小时巡视观察 1 次 2. 测量生命体征、身高和体重 3. 询问病史 4. 告知患者患肢疼痛、肿胀的原因	1. 间隔 1~2 小时巡视观察患肢血运及感知情况 1 次 2. 每日测量 2 次生命体征 3. 关注患者心理变化，帮助缓解焦虑心理	1. 间隔 0.5~1 小时巡视观察生命体征及病情变化 1 次 2. 观察切口敷料有无渗血，以及患肢疼痛、肿胀、末梢血运及感知情况 3. 观察管路是否通畅及固定情况 4. 观察有无并发症 5. 有恶心、呕吐等不适症状时，协助患者头部偏向一侧，防止呕吐物引起窒息	1. 间隔 1~2 小时巡视观察 1 次 2. 观察切口敷料有无渗血，以及患肢疼痛、肿胀、末梢血运及感知情况 3. 观察患者自行排尿情况 4. 观察用药后反应	1. 间隔 2 小时巡视观察 1 次 2. 观察患肢末梢血运及感知情况

续表

住院时间	入院阶段 （入院第1日）	术前阶段（入院 第2日～术前1日）	手术阶段 （手术当日）	术后阶段 （术后第1至3日）	出院阶段 （术后第4日至 出院日）
治疗处置	1. 药物过敏试验 2. 依据病情静脉输液	1. 胃肠道准备 2. 呼吸道准备 3. 个人卫生及物品准备	1. 皮肤准备 2. 生命体征监测 3. 氧气吸入 4. 导尿 5. 依据病情静脉输液	1. 依据病情静脉输液 2. 会阴护理	依据病情静脉输液
使用药物	遵医嘱给予抗炎、镇痛及消肿药物	遵医嘱给予抗炎、镇痛及消肿药物	遵医嘱给予抗炎、消肿、镇痛和促进骨愈合的药物	遵医嘱给予消肿、镇痛和促进骨愈合的药物	遵医嘱给予促进骨愈合的药物
活动体位	1. 卧床休息并抬高患肢，使其高于心脏水平面 2. 进行手指屈伸活动	1. 卧床休息并抬高患肢，使其高于心脏水平面 2. 进行手指屈伸活动	1. 术后去枕平卧6小时后改平卧位 2. 抬高患肢，使其高于心脏水平面	1. 病区内活动 2. 抬高患肢，使其高于心脏水平面，进行手指屈伸及腕关节活动	1. 病区内活动 2. 进行手指屈伸及腕关节活动
饮食	普食	术前晚禁食8小时，禁饮4小时	全麻术后6小时进流食，逐渐过渡到普食，臂丛麻醉术后3~4小时进食	普食	普食
健康宣教	1. 入院环境介绍 2. 人员介绍 3. 安全指导	指导术后功能锻炼的方法及练习床上大小便	1. 告知保持尿管通畅及固定妥善 2. 告知保持切口敷料清洁干燥 3. 指导术后功能锻炼	1. 告知拔除尿管后注意事项 2. 指导患者进行功能锻炼	出院指导

知识精讲：

1. 肱骨干骨折的非手术和手术治疗方法有哪些？

讲解： 非手术治疗常采用手法复位、外展位牵引、石膏固定、绑带捆绑固定方法。手术治疗常采用切开复位、内固定的方法。

2. 疼痛对术后患者的影响有哪些？

讲解： 术后疼痛是患者机体对自身的一种保护机能，对患者生理和心理等方面产生影响。疼痛会引发患者烦躁不安、睡眠障碍等，并会诱发高血压，还会引起其他疾病的复发，严重影响患者的机体免疫等功能，导致患者生活质量明显下降。因此，加强护理干预，缓解患者疼痛，对促进患者术后早日康复至关重要。

二、桡骨远端骨折

（一）概述

桡骨远端骨折是指发生于桡骨远端关节面3cm以内的骨折，约占骨折的17.1%，是上肢最常见的骨折。桡骨远端骨折好发于 18 岁以下、60 岁以上人群，其中，患骨质疏松症的女性常见。近年来，随着交通和建筑产业的不断发展，桡骨远端骨折的发病率在逐渐升高。年轻人常由高处坠落伤、车祸伤等高能量损伤导致桡骨远端明显移位或不稳定骨折，老年人由于骨量减少，常因低能量损伤而致桡骨远端骨折，如摔倒时手伸直着地、腕关节背伸。

1. 临床表现

（1）一般表现，疼痛与压痛、肿胀、皮下瘀斑、活动功能障碍。

（2）特征性表现，畸形、反常活动、骨擦音或骨擦感。

（3）伸直型骨折从正面看呈"枪刺样"畸形，从侧面看呈"银叉样"畸形。

2. 治疗原则： 桡骨远端骨折的治疗目的是获得良好的骨折对位对线，取得骨性愈合，恢复患者伤前的功能。可采用非手术和手术方法治疗，选择治疗方法时应考虑患者的骨折部位、骨折类型、年龄、合并症、软组织情况等多种因素。

（二）入院指导

1. 活动与睡眠指导： 卧床休息，正确摆放患肢，促进静脉回流，减轻肿胀，保证良好睡眠，有助于机体的恢复。

2. 用药指导： 手术治疗患者，需停止服用抗凝药物或溶栓药物 1 周，以防增加术中出血。

3. 专科指导： 疼痛会引发烦躁不安、睡眠障碍等多种症状，并会诱发高血压及其他疾病的复发，严重影响患者的机体免疫等功能，导致生活质量明显下降。鼓励患者采取缓解疼痛的方法，如看书、播放视频及音乐，以分散注意力，必要时遵医嘱应用止痛药物。

4. 心理指导： 突然发生的骨折使患者产生焦虑、紧张、恐惧等情绪，担心是否致残、是否手术等，消极情绪会影响治疗工作的顺利进行。告知患者手术治疗的目的、方案、积极主动配合的益处，使其积极配合各阶段的治疗和护理工作。

（三）专科检查指导

1. X 线检查： 拍摄腕关节正侧位片，腕关节斜位片，了解骨折程度。若合并肩、肘关节不适症状者，可同时拍摄 X 线片。检查前须取下金属物品，如发卡、项链、手表等，禁止穿着包含金属材质的衣物。

2. CT 和 MRI 检查： 可显示关节面受累情况，有助于了解病变的性质及范围。检查时禁止穿戴任何有金属物的内衣，勿携带任何金属类物品。行 MRI 检查还需注意，若体内有不可摘除的金属异物，如弹片、避孕环、动脉支架、固定钉等，需检查前告知医务人员，避免意外的发生。体内装有心脏起搏器或动脉瘤术后的患者，严禁进行MRI 检查。

3. 肌电图检查： 有助于判断是否有神经损伤和损伤程度。检查前避免使用护肤品及止痛药，以免影响测试结果。告知医生用药情况，某些药物可能会影响肌肉或神经的功能。检查过程中，若出现轻微不适或刺痛感属正常反应，通常会很快消失。

（四）围手术期指导

1. 术前指导

（1）饮食指导：术前 8 小时禁食，4 小时禁饮，以防麻醉后胃内容物反流，导致窒息或坠积性肺炎。

（2）活动与睡眠指导：如患者有焦虑情绪、失眠，遵医嘱应用镇静、催眠药物，保证患者情绪稳定。

（3）用药指导：高血压患者遵医嘱术晨以少许水送服降压药物，确保手术按预期进行。

（4）专科指导：术前 2~3 小时备皮，有助于预防切口感染。指导患者戒烟，吸烟易增加气管内的分泌物，刺激呼吸道而引起咳嗽，不利于术后切口的恢复。告知患者及家属石膏外固定后应抬高患肢，保证肢体摆放舒适，以促进静脉和淋巴回流，同时以不引起石膏断裂或压迫局部软组织为原则。告知患者在石膏干固后，方可移动肢体，以免石膏未干形成凹陷，引起局部皮肤损伤或血液循环障碍。

2. 术后指导

（1）饮食指导：全麻术后 6 小时进流食，逐渐过渡到普食，臂丛麻醉术后 3~4 小时进食。给予高营养、易消化饮食，以利于骨折愈合及机体恢复。

（2）活动与睡眠指导：术后去枕平卧 6 小时，抬高患肢 15°~30°，使其高于心脏水平面，保持功能位，有利于静脉回流，减轻肿胀。活动时避免患肢负重，以防跌倒。告知患者保证良好睡眠有助于机体恢复。

（3）用药指导：遵医嘱应用止痛药物，出现恶心、呕吐、消化道出血等不良反应，及时报告医生。应用消肿药物，避免随意调节输液滴速，观察输液部位是否出现红、肿、热、痛等症状。遵医嘱应用抗生素，预防感染，注意观察患者用药后有无过敏反应。如合并神经损伤，遵医嘱使用营养神经的药物。

（4）专科指导：观察石膏绷带、夹板等固定的松紧度，患肢血液循环，肿胀程度，感觉运动功能及患者自我感知情况，一旦出现呼吸困难、胸闷、患肢皮肤青紫、皮温降低、肢体疼痛剧烈或麻木等异常情况，及时报告医护人员。若合并神经损伤，观察神经功能恢复情况。患肢感觉功能障碍的患者，谨防烫伤或冻伤。关注切口有无渗血、渗液，敷料包扎是否完好，保持切口敷料的清洁、干燥。各管路妥善固定，活动时，导管留有足够长度，避免牵拉导致滑脱。保证引流管通畅，低于引流口平面，勿打折、扭曲，观察引流液的量、颜色及性状。采用多种模式缓解疼痛，术后保持患处局部制动是缓解疼痛最好的办法。指导患者保持良好的生活习惯，加强皮肤护理，注意体温的变化。鼓励患者多饮水，多食新鲜水果和蔬菜。

（5）功能锻炼：术后第 1 日进行腕关节功能锻炼，术后第 3 日至 1 周，指导患者主动进行拳抓握、前臂绷紧放松练习，避免肌肉萎缩及肌腱粘连，手术 1 周后循序渐进地锻炼掌指关节、指间关节、肘关节的功能。

（6）心理指导：尊重和理解患者的感受，耐心解答患者提出的问题，注意其情绪变化。

（五）出院指导

1. 饮食指导：继续给予营养丰富、清淡、易消化、含钙丰富的饮食。多饮牛奶，其所含的蛋白质和钙质易于吸收。

2. 活动与睡眠指导：注意适当休息，避免重体力劳动和剧烈运动。2 周内避免进行腕背伸和桡偏运动，防止复位后移位，2 周后进行腕关节活动，逐渐增加前臂旋转活动。

3. 专科指导：术后 1 个月、3 个月、6 个月复查，根据复查结果，更换或拆除石膏。

4. 功能锻炼：指导患者加强患肢功能锻炼，活动应循序渐进，活动范围逐渐增大。

5. 心理指导：关注患者情绪，避免不良刺激。

（六）护理健康教育路径

住院时间	入院阶段 （入院第 1 日）	术前阶段（入院第 2 日至术前 1 日）	手术阶段 （手术当日）	术后阶段 （术后第 1 至 3 日）	出院阶段 （术后第 4 日至出院日）
辅助检查	1. 完成血、尿标本采集 2. 心电图、CT、X线等检查	继续完善相关检查			X 线复查
病情观察	1. 间隔 1~2 小时巡视观察 1 次 2. 测量生命体征、身高和体重 3. 询问病史 4. 告知患肢疼痛、肿胀的原因	1. 间隔 1~2 小时巡视观察患者患肢血运及感觉运动情况 2. 每日测量 2 次生命体征 3. 关注患者心理变化，帮助缓解焦虑心理	1. 间隔 0.5~1 小时巡视观察生命体征及病情变化 2. 观察切口敷料有无渗血，以及患肢疼痛、肿胀、末梢血运和感知情况 3. 观察管路是否通畅及固定情况 4. 观察有无并发症 5. 观察用药后反应	1. 间隔 1~2 小时巡视观察 1 次 2. 观察切口敷料有无渗血，以及患肢疼痛、肿胀、末梢血运和感知情况 3. 观察患者自行排尿情况 4. 观察用药后反应	1. 间隔 2 小时巡视观察 1 次 2. 观察患者患肢末梢血运及感觉运动情况
治疗处置	1. 药物过敏试验 2. 依据病情静脉输液 3. 口服给药	1. 胃肠道准备 2. 呼吸道准备 3. 个人卫生及物品准备	1. 皮肤准备 2. 生命体征监测 3. 氧气吸入 4. 导尿 5. 依据病情静脉输液	1. 依据病情静脉输液 2. 会阴护理	依据病情静脉输液
使用药物	遵医嘱给予抗炎、镇痛及消肿药物	遵医嘱给予抗炎、镇痛及消肿药物	遵医嘱给予抗炎、消肿、镇痛和促进骨愈合的药物	遵医嘱给予消肿、镇痛和促进骨愈合的药物	遵医嘱给予促进骨愈合的药物

续表

住院时间	入院阶段（入院第 1 日）	术前阶段（入院第 2 日至术前 1 日）	手术阶段（手术当日）	术后阶段（术后第 1 至 3 日）	出院阶段（术后第 4 日至出院日）
活动体位	卧床休息，抬高患肢，使其高于心脏水平面	卧床休息，抬高患肢，使其高于心脏水平面	1. 术后去枕平卧 6 小时后改平卧位 2. 抬高患肢，使其高于心脏水平面	1. 病区内活动，并用前臂吊带等托起患肢 2. 指导患者进行手指屈伸活动	1. 病区内活动 2. 指导患者进行手指屈伸活动
饮食	普食	术前晚禁食 8 小时，禁饮 4 小时	全麻术后 6 小时进流食，逐渐过渡到普食，臂丛麻醉术后 3~4 小时进食	普食	普食
健康宣教	1. 入院环境介绍 2. 人员介绍 3. 安全指导	指导术后功能锻炼的方法及练习床上大小便	1. 告知患者保持尿管通畅并固定妥善 2. 告知患者保持切口敷料清洁干燥 3. 指导患者进行功能锻炼	1. 告知患者拔除尿管后注意事项 2. 指导患者进行功能锻炼	出院指导

知识精讲：

1. 石膏固定后要预防哪些并发症？

讲解：

（1）骨筋膜室综合征：由于石膏固定过紧或患肢严重肿胀导致，好发于前臂掌侧和小腿，观察患肢的末梢血运，是否出现剧烈疼痛、皮肤苍白、感觉异常、麻痹或脉搏消失。

（2）压力性损伤：保证床单位清洁、干燥，勤翻身可预防压力性损伤。

（3）化脓性皮炎：常由石膏塑形不到位、固定部位皮肤不清洁引起，一旦发生局部持续疼痛、溃疡形成、有恶臭及脓性分泌物流出或渗出，应及时开窗检查及处理。

（4）石膏综合征：常因石膏包裹过紧，手术刺激神经及后腹膜导致神经反射性急性胃扩张，过度寒冷、潮湿等引起胃肠道功能紊乱。因此，缠绕石膏绷带时切忌过紧，室内温湿度应适宜，嘱患者少食多餐，避免进食产气食物。

（5）废用综合征：由于肢体长时间固定，缺乏功能锻炼导致肌肉萎缩。指导患者在石膏固定期间，加强锻炼未固定肢体。

（6）其他：包括坠积性肺炎、便秘、泌尿系统感染等。嘱患者发现异常，及时处理。

2. 患肢血液循环及神经功能观察要点有哪些？

讲解： 固定包扎过紧、原发性创伤与手术创伤所致的肿胀均会对肢体产生压迫，引起血液循环、神经功能障碍。若肢体长时间缺血，会导致坏疽而引起严重的全身并发症，如休克、酸中毒、高钾血症及肾衰竭等。因此，术后1周内须严密观察患肢血液循环情况及神经功能情况。

护理措施包括：①严密观察患肢血液循环情况。观察皮肤有无出现苍白或青紫、温度降低；肢端有无麻木或剧烈疼痛，肢端动脉搏动情况，有无减弱或消失；毛细血管充盈时间有无延长。②切口内放置引流管，保持引流管妥善固定、通畅，以减轻患肢肿胀，改善血液循环。③石膏等固定包扎切忌过紧，密切观察有无肢体受压情况。④抬高患肢15°~30°，促进静脉回流，减轻肿胀。

三、肩关节脱位

（一）概述

肩关节由肩肱关节、肩锁关节、胸锁关节及肩胛与胸壁所形成的假关节组成，作为人体关节中运动范围最广泛及灵活度最强的关节，由于肩关节盂小而浅，肱骨头相对大而圆，周围的韧带较薄弱，关节囊松弛，肩关节结构稳定性较低，相对其他关节，更容易发生脱位。肩关节脱位好发于青少年，创伤是主要原因，多由间接暴力引起，常见于手掌或肘撑地，肩关节出现外展、外旋，肱骨头向盂下滑出造成脱位，也可由直接暴力引起，肩关节后方受到碰撞，导致肱骨头向前脱位。

1. 临床表现

（1）一般表现：肩关节疼痛，周围软组织肿胀，活动受限。

（2）特征性表现："方肩"畸形，杜加斯征（Dugas征）阳性。

2. 治疗原则

（1）在麻醉下，尽早复位。复位手法根据脱位关节的类型、关节脱位的部位、机制等决定，整复脱位的关节。复位后进行关节固定，一般固定3~4周，以防发生再脱位或习惯性脱位。

（2）对手法复位困难者，及时检查原因，给予适当处理。

（3）合并骨折者，切开复位。

（二）入院指导

1. 活动与睡眠指导：卧床休息，抬高患肢并使其处于功能位，促进静脉回流，减轻肿胀。

2. 专科指导：局部冷热敷，受伤24小时内给予冷敷，以消肿止痛，24小时后局部热敷，达到缓解肌肉痉挛引起的疼痛的目的。通过心理暗示、听音乐等非药物镇痛方法缓解疼痛，必要时遵医嘱应用止痛药物。

3. 心理指导：患者因关节脱位引起疼痛及活动受限，出现烦躁、恐惧等负面情绪，护理人员应对疾病特点给予合理解释，帮助其树立战胜疾病的信心。

（三）专科检查指导

1. X 线检查： 了解骨折类型、移位方向、程度，有无重叠及成角畸形。检查前须取下金属物品，如发卡、项链、手表等，禁止穿戴包含金属材质的衣物。

2. CT 检查： 有助于诊断 X 线无法确诊的肩关节后脱位。检查时禁止穿戴包含金属材质的衣物，勿携带任何金属类物品。

（四）围手术期指导

1. 术前指导

（1）饮食指导：术前 8 小时禁食，4 小时禁饮，以防麻醉后胃内容物反流，导致窒息或坠积性肺炎。

（2）用药指导：高血压患者遵医嘱术晨以少许水送服降压药物，以确保手术按预期进行。

（3）专科指导：手术当日术前 2~3 小时备皮，有助于预防切口感染，关注女性患者是否月经来潮，以免加重出血。

（4）心理指导：帮助患者正确认识疾病，保持积极乐观的心态，消除紧张焦虑情绪。

2. 术后指导

（1）饮食指导：告知患者全麻术后 6 小时进流食，逐渐过渡到普食，臂丛麻醉术后 3~4 小时进食，局麻回病室即可进食。

（2）活动与睡眠指导：术后平卧 6 小时，抬高患肢 15°~30°，使其高于心脏水平面，保持功能位，有利于静脉回流，减轻肿胀。活动时避免患肢负重以防止跌倒。

（3）用药指导：遵医嘱应用止痛药物，出现恶心、呕吐、消化道出血等不良反应，及时报告医生。应用消肿药物，避免随意调节输液滴速，输液部位出现红、肿、热、痛等症状时及时汇报。

（4）专科指导：嘱患者观察患肢远端血运、皮肤颜色和温度、肿胀程度、感觉和活动情况，发现患肢皮肤颜色苍白、温度降低、疼痛加剧、肿胀明显、感觉麻木等异常情况，及时报告医护人员并配合处理。观察切口有无渗血渗液、敷料包扎是否完好，保持切口敷料的清洁、干燥。各管路妥善固定，活动时，导管留有足够长度，避免牵拉导致滑脱。

（5）功能锻炼：早期进行功能锻炼，防止关节僵硬及肌肉萎缩。复位后固定期间，需练习腕部与手指活动；解除固定后，主动进行肩关节各个方向的活动。

（6）心理指导：告知患者术后早期功能锻炼的方法及意义，使其了解病情及治疗方案，放松心情，消除恐惧、焦虑等心理。

（五）出院指导

1. 饮食指导：患者需要加强营养摄入，多食用富含蛋白质、维生素、钙和铁的食物，以增强抵抗力。

2. 活动与睡眠指导：患者需要避免剧烈活动，鼓励其使用患肢进行日常活动。嘱患者不宜提拖重物，避免挥动手臂的动作，以免加重伤情。术后 6 个月内禁止剧烈运动。

3. 专科指导：术后 6 个月内，每月需要复诊 1 次。如果出现患肢胀痛、伤口红肿热痛，或伤口渗血、渗液等情况，应及时就诊。

（六）护理健康教育路径

住院时间	入院阶段 （入院第 1 日）	术前阶段（入院第 2 日至术前 1 日）	手术阶段 （手术当日）	术后阶段 （术后第 1 至 3 日）	出院阶段 （术后第 4 日至出院日）
辅助检查	1. 完成血、尿标本采集 2. 心电图、X 线、CT 等检查	继续完善相关检查			X 线复查
病情观察	1. 间隔 1~2 小时巡视观察 1 次 2. 测量生命体征、身高和体重 3. 询问病史 4. 告知患肩疼痛、肿胀的原因	1. 间隔 1~2 小时巡视观察患肢皮温、皮色、肿胀和感觉运动功能 2. 每日测量 2 次生命体征 3. 关注患者心理变化，帮助缓解焦虑心理	1. 间隔 0.5~1 小时巡视观察生命体征及病情变化 1 次 2. 切口敷料有无渗血，以及患肢疼痛、肿胀、感觉运动情况 3. 观察有无并发症 4. 观察用药后反应	1. 间隔 1~2 小时巡视观察 1 次 2. 观察切口敷料有无渗血，以及患肢疼痛、肿胀、血液循环情况 3. 观察用药后反应	1. 间隔 2 小时巡视观察 1 次 2. 患肢末梢血运及感觉运动情况
治疗处置	1. 依据病情静脉输液 2. 口服用药 3. 冷敷治疗	1. 胃肠道准备 2. 呼吸道准备 3. 个人卫生及物品准备 4. 冷敷治疗	1. 皮肤准备 2. 生命体征监测 3. 氧气吸入 4. 依据病情静脉输液 5. 冷敷治疗	1. 依据病情静脉输液 2. 冷、热敷治疗	热敷治疗
使用药物	遵医嘱给予镇痛及消肿药物	遵医嘱给予镇痛及消肿药物	遵医嘱给予消肿、镇痛药物	遵医嘱给予消肿、镇痛药物	
活动体位	1. 卧床休息并抬高患肢，使其高于心脏水平面 2. 进行手指关节的屈伸练习	1. 卧床休息并抬高患肢，使其高于心脏水平面 2. 进行手指关节的屈伸练习	1. 术后平卧 6 小时 2. 进行功能锻炼	1. 协助患者床边活动 2. 腕部及手指活动练习	1. 病区内活动 2. 指导患者进行功能锻炼 3. 嘱患者不宜用力和提拉重物

续表

住院时间	入院阶段 （入院第1日）	术前阶段（入院 第2日至术前1日）	手术阶段 （手术当日）	术后阶段 （术后第1至3日）	出院阶段 （术后第4日至 出院日）
饮食	普食	术前晚禁食8小时，禁饮4小时	臂丛麻醉者术后3~4小时进食，局麻者回病室即可进食	普食	普食
健康宣教	1. 病区环境介绍 2. 入院须知及人员介绍 3. 安全指导	指导功能锻炼的方法	1. 告知家属不可自行调节监护仪参数设置及氧流量 2. 告知患者及家属保持切口敷料清洁干燥	1. 指导患者进行功能锻炼 2. 避免患肢负重	出院指导

知识精讲：何为杜加斯征（Dugas）征阳性？

讲解： 正常情况下，手搭在对侧肩部，肘部可以贴近胸壁。发生肩关节脱位后，患侧肘部紧贴胸壁时，手掌无法搭到健侧肩部，或是手掌搭到健侧肩部时，肘部不能贴近胸壁，称为 Dugas 征阳性。Dugas 征也可用来判断肩关节脱位复位是否成功。

四、腕管综合征

（一）概述

腕管综合征是正中神经在腕管内受压而产生的一系列症状和体征，是一种常见的周围神经卡压性疾病。腕管综合征常见于女性，好发于妊娠期，绝经前、后期，还多见于糖尿病患者，也见于腕部骨折、腕管内肌腱炎性病变、腕管内肿物患者和长期腕部过度用力的劳动者。

1. 临床表现： 拇指、食指、中指指端感觉麻木或疼痛，多以中指为主，小指不会累及。夜间或清晨麻痛感明显，有时疼痛牵涉前臂。腕部以下正中神经支配区表现为神经感觉异常。

2. 治疗原则

（1）非手术治疗：患肢制动、药物治疗及物理治疗。

（2）手术治疗：保守治疗无效者，采取手术治疗，进行神经松解。

（二）入院指导

1. 专科指导： 因患病导致感觉障碍，告知患者预防烫伤及其他皮肤损伤的措施。

2. 心理指导： 患者因指端疼痛、麻木，尤其夜间症状加重，影响睡眠，告知患者及家属疾病的发生原因、治疗方法，缓解患者不良情绪。

（三）专科检查指导

1. 肌电图检查： 检测神经传导速度，测定有无神经损害。检查前避免使用护肤品及止痛药，以免影响测试结果。告知医生用药情况，某些药物可能会影响肌肉或神经的功能。检查过程中，若出现轻微的不适或刺痛感属正常反应，一般很快会消失。

2. 屈腕试验（Phalen 征）： 屈肘、前臂上举，双腕同时屈曲 90°，1 分钟内病侧即会诱发出正中神经刺激症状，阳性率 70% 左右。

（四）围手术期指导

1. 术前指导

（1）饮食指导：术前 8 小时禁食，4 小时禁饮，以防麻醉后胃内容物反流，导致窒息或坠积性肺炎。

（2）专科指导：术前 2~3 小时备皮，预防切口感染。指导患者戒烟，吸烟易增加气管内的分泌物，刺激呼吸道而引起咳嗽，不利于术后切口的恢复。告知患者缓解疼痛的方法，让患者保证良好的睡眠。

（3）心理指导：讲解疾病的相关知识，缓解患者因担心疾病预后产生的焦虑、恐惧心理。

2. 术后指导

（1）饮食指导：告知患者术后 3 小时进食，保证营养摄入，提高机体抵抗力。

（2）活动与睡眠指导：术后平卧 3 小时，抬高患肢 15°~30°，使其高于心脏水平面，以利于静脉回流，减轻肿胀。

（3）用药指导：遵医嘱应用止痛药物和营养神经药物，注意观察患者服用止痛药物后有无恶心、呕吐等不良反应。

（4）专科指导：密切观察患肢是否出现麻木、刺痛或发冷，切口有无渗血渗液，敷料包扎是否完好，保持切口敷料的清洁、干燥。注意患肢保暖，促进血液循环，避免烫伤。患肢保持功能位，消除引起疼痛的诱因，必要时遵医嘱给予止痛药物。

（5）功能锻炼：鼓励患者早期进行主动、被动功能锻炼，预防肌肉萎缩、关节僵硬等并发症的发生。

（五）出院指导

1. 专科指导： 嘱患者避免重复性手腕活动或长时间保持手腕弯曲状态。必要时使用护腕托，尤其在夜间，保持手腕中立位置。如在日常工作中使用电动工具或设备，考虑佩戴抗震动手套，减少手腕受压。超重患者应积极控制体重，这样有助于降低腕管综合征的风险和症状。

2. 功能锻炼： 定期进行手腕、手指和手臂的伸展运动，以保持关节灵活。定期复查，如症状加重或出现新症状，应尽快就医。

（六）护理健康教育路径

住院时间	入院阶段 （入院第 1 日）	术前阶段（入院 第 2 日至术前 1 日）	手术阶段 （手术当日）	术后阶段 （术后第 1 至 3 日）	出院阶段 （术后第 4 日至 出院日）
辅助检查	1. 完成血、尿标本采集 2. 心电图、肌电图等检查	继续完善相关检查			
病情观察	1. 间隔 1~2 小时巡视观察 1 次 2. 测量生命体征、身高和体重 3. 询问病史 4. 告知患肢疼痛、麻木的原因	1. 间隔 1~2 小时巡视观察患肢血运及感知情况 2. 每日测量 2 次生命体征 3. 关注患者心理变化，帮助缓解焦虑心理	1. 间隔 0.5~1 小时巡视观察生命体征及病情变化 2. 切口敷料有无渗血，以及患肢疼痛、肿胀、末梢血运及感知情况 3. 观察有无并发症 4. 观察用药后反应	1. 间隔 1~2 小时巡视观察 1 次 2. 观察切口敷料有无渗血，以及患肢疼痛、肿胀、末梢血运及感觉运动情况	1. 间隔 2 小时巡视观察 1 次 2. 患肢末梢血运、感觉运动情况
治疗处置	依据病情静脉输液	1. 胃肠道准备 2. 呼吸道准备 3. 药物试敏 4. 个人卫生及物品准备	1. 皮肤准备 2. 生命体征监测 3. 氧气吸入 4. 依据病情静脉输液	依据病情静脉输液	依据病情静脉输液
使用药物	遵医嘱给予镇痛及营养神经药物	遵医嘱给予镇痛及营养神经药物	遵医嘱给予镇痛及营养神经药物	遵医嘱给予镇痛及营养神经药物	遵医嘱给予营养神经药物，必要时给予镇痛药
活动体位	卧床休息并抬高患肢，使其高于心脏水平面	卧床休息并抬高患肢	术后平卧 3 小时并抬高患肢	病区内活动，使用前臂吊带托起患肢	病区内活动，使用前臂吊带托起患肢
饮食	普食	术前晚禁食 8 小时，禁饮 4 小时	术后 3 小时进食	普食	普食
健康宣教	1. 入院环境介绍 2. 人员介绍 3. 安全指导 4. 心理护理	1. 指导功能锻炼的方法 2. 督促患者戒烟	1. 心理护理 2. 告知患者及家属功能锻炼的意义 3. 告知患者及家属患肢注意保暖	1. 功能锻炼 2. 心理护理	出院指导

知识精讲：如何区分腕管综合征与颈椎病造成的神经损害？

　　讲解： 腕管综合征波及腕关节及其远端。颈椎病的神经根损害除波及手指外，还伴有前臂屈肌运动障碍，屈腕试验阴性。电生理检查两者也有明显区别。

第二节　下肢损伤患者的健康教育

下肢损伤通常指下肢骨骼损伤、下肢神经血管损伤、下肢肌肉肌腱损伤等，发生下肢骨骼损伤，可以引起局部疼痛肿胀、活动受限，甚至可以发生骨关节畸形，使下肢发生短缩，无法正常负重行走。

一、股骨颈骨折

（一）概述

股骨颈骨折是指发生在股骨头下到股骨颈基底的骨折，多与骨质疏松导致骨量下降有关。年轻人发生股骨颈骨折，主要由于高能量创伤所致，常合并其他部位骨折。股骨颈骨折是临床常见的骨科疾病，发病率占髋部骨折的 50% 以上，约占成人骨折的 3.6%，好发于老年人，女性发病率高于男性。

1. 临床表现

（1）一般表现：疼痛、肿胀、活动受限，少数患者出现瘀斑。

（2）特异性表现：患肢出现缩短、外旋畸形。

2. 治疗原则

（1）非手术治疗：无明显移位等稳定型骨折，年龄过大、全身状况差，合并严重心、肺、肾、肝等功能障碍不能耐受手术的患者，穿防外旋鞋，皮肤牵引，卧床 6~8 周。

（2）手术治疗：闭合复位内固定、切开复位内固定、人工髋关节置换术。

（二）入院指导

1. 饮食指导：给予高蛋白、高热量、高维生素、富含粗纤维及易消化的食物，补充充足的营养，有助于促进骨折的愈合及机体恢复。

2. 活动与睡眠指导：患肢保持外展 30° 中立位。疼痛会引发睡眠障碍等多种症状，采取多模式镇痛方法，保证良好的睡眠。

3. 用药指导：遵医嘱应用止痛药物，出现恶心、呕吐、消化道出血等不良反应，及时报告医生。应用消肿药物，避免随意调节输液滴速，观察输液部位是否出现红、肿、热、痛等症状时。手术治疗患者，需停止服用抗凝药物或溶栓药物 1 周，以防增加术中出血。高血压、高血糖患者，遵医嘱用药。

4. 专科指导：卧床期间，保持床单位清洁、干燥，关注皮肤受压部位，预防压疮。

5. 功能锻炼：练习床上大小便，适应术后卧床需要。

6. 心理指导：患者因疼痛、活动受限、担心治疗效果，产生恐惧、焦虑的心理，应耐心向患者讲解治疗方法、护理要点，消除其不良情绪。

（三）专科检查指导

1. X 线检查：明确骨折部位、类型、移位情况。检查前须取下身上的金属物品，禁止穿戴包含金属材质的衣物。

2. CT 和 MRI 检查：有助于明确诊断。禁止穿戴包含金属材质的衣物，勿携带任何金属类物品。行 MRI 检查还需注意，若体内有不可摘除的金属异物，如弹片、避孕环、动脉支架、固定钉等，需检查前告知医务人员，避免意外的发生。体内装有心脏起搏器或动脉瘤术后的患者，严禁进行 MRI 检查。

3. 超声检查：对人体组织的形态结构、功能状态做出判断。检查前宜穿着宽大舒适、易脱穿的衣物。

（四）围手术期指导

1. 术前指导

（1）饮食指导：术前 12 小时禁食，4 小时禁饮，以防麻醉后胃内容物反流，导致窒息或坠积性肺炎。

（2）活动与睡眠指导：患者如有焦虑情绪、失眠，遵医嘱应用镇静、催眠药物，保证患者情绪稳定。

（3）用药指导：高血压患者遵医嘱术晨以少许水送服降压药物，确保手术按预期进行。

（4）专科指导：术前 2~3 小时备皮，预防切口感染。询问女性患者是否月经来潮，防止加重术中出血。

（5）功能锻炼：指导患者仰卧位或侧卧位时，膝下垫软枕，保持屈膝屈髋的无痛角度。指导患者踝泵练习及股四头肌等长收缩练习，练习深呼吸、有效排痰，以预防术后肺部感染。

（6）心理指导：讲解手术对解除疼痛、恢复功能，提高生活质量的重要性，缓解患者恐惧、焦虑的情绪。

2. 术后指导

（1）饮食指导：告知患者术后 6 小时进流食，逐渐过渡到普食，给予高蛋白、高热量、高维生素及富含钙质和铁质的食物，以利于骨折的修复和机体消耗的补充。

（2）活动与睡眠指导：术后去枕平卧 6 小时，患肢保持外展 30° 中立位，两腿间夹软枕，避免患肢脱位。告知患者保证充足睡眠时间。

（3）用药指导：遵医嘱应用抗血栓药物，密切观察有无出血倾向。

（4）专科指导：密切关注患者体温变化，患肢末梢血运，运动感觉情况，尤其老年患者，由于创伤刺激，容易诱发或加重心脏疾病、脑血管意外等，应加强巡视。观察切口有无渗血、渗液，敷料包扎是否完好，保持切口敷料的清洁、干燥。尿管及引流管妥善固定，活动时，导管留有足够长度，避免牵拉导致滑脱。保证引流管通畅，低于引流口平面，勿打折、扭曲，观察引流液的量、颜色及性状。拔出引流管后，保持敷料完好，无渗出。尽量减少搬动，协助患者翻身时，托扶手术部位。患者行功能锻炼前，预防性服用镇痛药物，保证训练的时间和强度。讲解预防术后常见并发症的措施，术后常见并发症包括切口感染、下肢深静脉血栓、肺部感染、泌尿系统感染、压疮、便秘等。嘱患者保持良好的生活习惯，加强皮肤的护理，注意体温变化。鼓励患者多饮水，多食新鲜水果和蔬菜。

（5）功能锻炼：鼓励患者早期进行功能锻炼，遵循循序渐进的原则。术后麻醉作用消失后即可进行踝泵锻炼，以预防下肢深静脉血栓的发生。在无痛情况下，进行肌肉等长及等张收缩练习，术后1周练习髋、膝关节的屈曲活动。主张从健侧肢体方向下床。

（6）心理指导：尊重和理解患者的感受，耐心解答患者提出的问题，注意其情绪变化。

（五）出院指导

1. 饮食指导：指导患者增加营养摄入，多食含蛋白质、维生素、钙、铁丰富的食物，预防骨质疏松，增强免疫力，适度控制体重，以减轻关节的负担。

2. 活动与睡眠指导：鼓励患者早参与日常活动，但不宜过度用力提拖重物，避免引起人工关节脱位、松动或假体断裂等并发症。

（1）术后1个月内避免久坐，防止关节水肿。若出现水肿，卧床时抬高患肢有助于改善。坐位时要保持膝关节低于或等于髋部高度，勿使用矮凳、蹲便，不交叉腿和踝，向前弯腰不超过90°，坐位时身体与患肢角度需大于90°。

（2）术后先使用助行器辅助行走，待重心稳定后，改用双侧腋下拐杖辅助行走。行走时，先迈出患肢，站稳后再迈健侧肢体。上楼梯时，先迈健肢，再迈患肢。下楼梯时，先将双拐移到下一台阶，再迈患肢，最后迈健肢。如厕时，使用加高的坐便器，或在家属协助下身体后倾，患肢（腿）前伸，注意保持膝关节低于髋部高度。

（3）术后避免弯腰拾物、突然转身或伸手去取身后的物品。

（4）坐车时臀部位置向前，背部向后靠，腿尽量前伸，以防坐姿不稳导致跌倒。

（5）切口愈合后，可扶持把手进行淋浴，注意坐姿。使用可移动手持喷头及带长柄的沐浴海绵，以便触及下肢和足。

（6）完全康复后可进行散步、骑车、游泳等活动。避免弯腰拾物、爬坡，保持适当的体重。尽量避免进行对髋关节产生过度压力造成磨损的活动，如跳跃、快跑、滑雪、滑冰、打网球等。

3. 用药指导：继续遵医嘱应用抗血栓药物，补充钙剂。

4. 专科指导：术后1个月、3个月、6个月、12个月复查，出现不适，及时就诊。

（六）护理健康教育路径

住院时间	入院阶段 （入院第1日）	术前阶段（入院 第2日至术前1日）	手术阶段 （手术当日）	术后阶段 （术后第1至3日）	出院阶段 （术后第4日至 出院日）
辅助检查	1. 完成血、尿标本采集 2. 心电图、X线、CT、MRI、超声等检查	继续完善相关检查			X线复查
病情观察	1. 间隔1~2小时巡视观察1次 2. 测量生命体征、身高和体重 3. 询问病史 4. 观察患者有无压疮的发生 5. 告知患者患肢疼痛、肿胀的原因	1. 间隔1~2小时巡视观察患肢疼痛、肿胀及感知情况 2. 每日测量2次生命体征 3. 关注患者心理变化，帮助缓解焦虑心理	1. 间隔0.5~1小时巡视观察生命体征及病情变化 2. 观察切口敷料有无渗血，以及患肢疼痛、肿胀、皮温、皮色、感觉运动情况 3. 观察管路是否通畅及固定情况 4. 观察有无并发症 5. 有恶心、呕吐等不适症状时，协助患者头部偏向一侧，防止呕吐物引起窒息	1. 间隔1~2小时巡视观察1次 2. 观察切口敷料有无渗血，以及患肢疼痛、肿胀、末梢血运及感知情况 3. 观察患者自行排尿情况 4. 观察用药后反应	1. 间隔2小时巡视观察1次 2. 观察患肢末梢血运及感知情况
治疗处置	依据病情静脉输液	1. 药物试敏 2. 胃肠道准备 3. 呼吸道准备 4. 备血 5. 个人卫生及物品准备	1. 皮肤准备 2. 生命体征监测 3. 氧气吸入 4. 导尿 5. 依据病情静脉输液	1. 依据病情静脉输液 2. 皮下注射 3. 会阴护理 4. 口腔护理	1. 依据病情静脉输液 2. 皮下注射
使用药物	遵医嘱给予镇痛及消肿药物	遵医嘱给予镇痛及消肿药物	遵医嘱给予抗炎、消肿、镇痛和促进骨愈合的药物	遵医嘱给予抗炎、消肿、镇痛和促进骨愈合及预防下肢深静脉血栓的药物	遵医嘱给予促进骨愈合及预防下肢深静脉血栓的药物
活动体位	1. 卧床休息，患肢保持外展中立位 2. 指导并协助患者更换体位	1. 卧床休息，患肢保持外展中立位 2. 指导并协助患者更换体位	术后去枕平卧6小时后改平卧位	1. 功能锻炼 2. 患肢保持外展中立位	1. 功能锻炼 2. 患肢保持外展中立位
饮食	普食	术前晚禁食12小时，禁饮4小时	术后6小时进流食，逐渐过渡到普食	普食	普食
健康宣教	1. 入院环境介绍 2. 人员介绍 3. 安全指导 4. 告知预防压疮的注意事项	1. 指导患者术后功能锻炼的方法及练习床上大小便 2. 指导患者深呼吸及有效咳痰的方法	1. 告知患者保持尿管通畅及固定妥善 2. 告知患者保持切口敷料清洁干燥 3. 指导患者术后功能锻炼 4. 对患者进行皮肤护理	1. 告知患者拔除尿管后的注意事项 2. 指导患者进行功能锻炼 3. 告知患者预防下肢深静脉血栓、预防感染等并发症的方法	出院指导

> **知识精讲：保持有效牵引的注意事项有哪些？**
>
> **讲解：**牵引具有复位及固定的作用，是一种简便并且有效的治疗方法。保持有效牵引对骨折的复位及固定至关重要。
>
> 1. 观察绷带或胶布是否松解滑脱，有无位置改变。
>
> 2. 牵引锤悬空，滑轮灵活，保证牵引绳与患肢长轴平行。
>
> 3. 行牵引治疗时，患肢保持外展30°中立位，躯干与骨盆中轴在同一直线上，切忌自行改变体位。
>
> 4. 牵引重量一般为体重的1/11~1/7，不得随意增减牵引重量或放松牵引绳，注意盖被是否压住牵引绳，避免影响牵引效果。
>
> 5. 注意观察身体局部受压部位、患肢末梢血运、感觉运动功能情况。

二、胫骨平台骨折

（一）概述

胫骨平台是胫骨与股骨的接触面，属于膝关节的重要组成部分，一旦发生骨折，将引起膝关节肿胀疼痛、关节内积血、运动障碍等，同时还会导致半月板、韧带损伤，严重影响患者膝关节功能，降低其生活质量。交通事故等暴力直接撞击膝关节外侧或内侧，迫使膝外翻或内翻。高处坠落伤、运动伤，足先着地后向侧方倒下，力由足沿胫骨向上传导，导致胫骨平台塌陷骨折。严重暴力可使侧副韧带、膝关节交叉韧带、半月板一起损伤。老年骨质疏松患者受到轻度暴力伤时，也会造成此类骨折。

1. 临床表现

（1）一般表现：疼痛及局部触痛、肿胀、活动受限。

（2）特异性表现：畸形、下肢负重功能丧失，可触及骨擦音、骨擦感。

2. 治疗原则

（1）非手术治疗：适用于无移位或轻微移位骨折及严重骨质疏松患者等，包括闭合复位，骨牵引及石膏固定，8~12周允许部分负重，逐渐开始全负重。

（2）手术治疗：复位及固定。胫骨平台骨折的关节面塌陷大于2mm，侧向移位大于5mm，合并有膝关节韧带损伤及膝内翻或膝外翻大于5°时，应采取手术治疗。

（二）入院指导

1. 活动与睡眠指导：卧床休息，适当抬高患肢，预防外旋，避免造成腓神经损伤。

2. 用药指导：手术治疗患者，需停止服用抗凝药物或溶栓药物1周，以防增加术中出血。高血糖患者，遵医嘱用药。

3. 专科指导：告知患者病区环境、设施使用方法，避免发生坠床、跌倒等意外伤害。嘱患者戒烟戒酒。

4. 心理指导： 根据患者及家属对疾病的认知程度，耐心讲解并开导，缓解患者紧张、恐惧等心理。

（三）专科检查指导

1. X 线检查： 明确骨折部位、类型、移位情况。检查前须取下身上的金属物品，禁止穿戴包含金属材质的衣物。

2. CT 检查： 有助于明确诊断。禁止穿戴包含金属材质的衣物，勿携带任何金属类物品。

3. 超声检查： 对人体组织的形态结构、功能状态做出判断。检查前宜穿着宽大舒适、易脱穿的衣物。

（四）围手术期指导

1. 术前指导

（1）饮食指导：术前 12 小时禁食，4 小时禁饮，以防麻醉后胃内容物反流，导致窒息或坠积性肺炎。

（2）用药指导：高血压患者遵医嘱术晨以少许水送服降压药物，确保手术按预期进行。

（3）专科指导：指导患者术前 1~3 天练习床上大小便，适应术后卧床需要，练习深呼吸、有效排痰，预防肺部感染。术前 2~3 小时备皮，预防切口感染。观察患者患肢肿胀程度，皮肤颜色、温度，感觉运动功能情况，预防骨筋膜室综合征的发生。

（4）心理指导：讲解手术的必要性及手术治疗的目的，告知患者消极的情绪会影响手术康复，指导患者使用松弛疗法等方法缓解焦虑、紧张情绪。

2. 术后指导

（1）饮食指导：告知患者术后 6 小时进食，给予高蛋白、高热量、高维生素、富含粗纤维及易消化的食物，补充充足的营养，促进骨折的愈合及机体恢复。

（2）活动与睡眠指导：术后去枕平卧 6 小时，指导患者适当抬高患肢，高于心脏水平面 10°~15°，如合并腘动脉损伤，血管吻合术后给予屈膝位，防止血管破裂。

（3）用药指导：遵医嘱应用止痛药物，出现恶心、呕吐、消化道出血等不良反应，及时报告医生。遵医嘱应用消肿药物，避免随意调节输液滴速，输液部位出现红、肿、热、痛等症状时，及时汇报。遵医嘱应用抗生素，预防感染，注意观察用药后有无过敏反应。遵医嘱应用抗血栓药物，密切观察有无出血倾向。

（4）专科指导：密切关注患者体温变化，患肢末梢血运、运动感觉情况。观察切口周围敷料渗出情况，渗出物的颜色、量、气味及性状，保持敷料清洁、干燥，发现异常，及时报告。各管路妥善固定，避免牵拉、打折、扭曲，观察引流液的量、颜色及性状。患处给予冷敷，不可直接接触冰，每次 20 分钟，每日 3~5 次。指导患者应用松弛疗法等方法缓解疼痛。为患者讲解术后常见并发症的预防措施，术后常见并发症包括切口感染、下肢深静脉血栓、肺部感染、泌尿系统感染、压疮、便秘等。指导患者保持良好的生活习惯，加强皮肤的护理，注意体温的变化。

（5）功能锻炼：原则是尽早锻炼、晚负重，以免因重力压迫造成骨折移位。手术当日麻醉作用消除后，进行踝关节跖屈背伸练习，股四头肌等长收缩练习（绷紧－放松－绷紧－放松），术后第2日开始进行膝关节屈伸活动。

（6）心理指导：尊重和理解患者的感受，耐心解答患者提出的问题，注意其情绪变化。

（五）出院指导

1. 饮食指导： 建议患者优化营养摄入，以助于骨折愈合。

2. 专科指导： 出院6~8周使用拐杖进行无负重活动，18~24周增加负重，26~28周无须拐杖行走。如出现患肢血液循环、神经感觉或运动异常，应立即就医。出院后3个月、6个月、1年复查X线，监测骨折愈合进程，若有异常应立即就医。

3. 功能锻炼： 患者应持续加强股四头肌和膝关节功能训练，指导患者进行辅助杠辅助的蹲起及楼梯行走练习，每次20分钟，5~7次/日。主张主动锻炼，辅以被动锻炼，行走楼梯时注意步行顺序。

（六）护理健康教育路径

住院时间	入院阶段（入院第1日）	术前阶段（入院第2日至术前1日）	手术阶段（手术当日）	术后阶段（术后第1至3日）	出院阶段（术后第4日至出院日）
辅助检查	1. 完成血、尿标本采集 2. 心电图、X线、CT、MRI、超声等检查	继续完善相关检查			X线复查
病情观察	1. 间隔1~2小时巡视观察1次 2. 测量生命体征、身高和体重 3. 询问病史 4. 观察患者有无压疮的发生 5. 告知患肢疼痛、肿胀的原因	1. 间隔1~2小时巡视观察患肢疼痛、肿胀及感知情况 2. 每日测量2次生命体征 3. 关注患者心理变化，帮助缓解焦虑心理	1. 间隔0.5~1小时巡视观察生命体征及病情变化 2. 切口敷料有无渗血，以及患肢疼痛、肿胀、皮温、皮色、感觉运动情况 3. 观察管路是否通畅及固定情况 4. 观察有无并发症 5. 有恶心、呕吐等不适症状时，协助患者头部偏向一侧，防止呕吐物引起窒息	1. 间隔1~2小时巡视观察1次 2. 观察切口敷料有无渗血，以及患肢疼痛、肿胀、末梢血运及感知情况 3. 帮助患者自行排尿 4. 观察用药后反应	1. 间隔2小时巡视观察1次 2. 观察患肢末梢血运及感知情况
治疗处置	依据病情静脉输液	1. 药物试敏 2. 胃肠道准备 3. 呼吸道准备 4. 备血 5. 个人卫生及物品准备	1. 皮肤准备 2. 生命体征监测 3. 氧气吸入 4. 导尿 5. 依据病情静脉输液	1. 依据病情静脉输液 2. 皮下注射 3. 会阴护理 4. 口腔护理	1. 依据病情静脉输液 2. 皮下注射

续表

住院时间	入院阶段（入院第 1 日）	术前阶段（入院第 2 日至术前 1 日）	手术阶段（手术当日）	术后阶段（术后第 1 至 3 日）	出院阶段（术后第 4 日至出院日）
使用药物	遵医嘱给予镇痛及消肿药物	遵医嘱给予镇痛及消肿药物	遵医嘱给予抗炎、消肿、镇痛和促进骨愈合的药物	遵医嘱给予抗炎、消肿、镇痛及促进骨愈合及预防下肢深静脉血栓的药物	遵医嘱给予促进骨愈合及预防下肢深静脉血栓的药物
活动体位	1.卧床休息，患肢抬高，使其高于心脏水平面 2.指导并协助患者更换体位	1.卧床休息，患肢抬高，使其高于心脏水平面 2.指导并协助患者更换体位	术后去枕平卧 6 小时后改平卧位	1.功能锻炼 2.患肢抬高，使其高于心脏水平面	1.功能锻炼 2.患肢抬高，使其高于心脏水平面
饮食	普食	术前晚禁食 12 小时，禁饮 4 小时	术后 6 小时进流食，逐渐过渡到普食	普食	普食
健康宣教	1.入院环境介绍 2.人员介绍 3.安全指导 4.告知预防压疮的注意事项	1.指导患者术后功能锻炼的方法及练习床上大小便 2.指导患者深呼吸及有效咳痰的方法	1.告知患者保持尿管通畅及固定妥善 2.告知患者保持切口敷料清洁干燥 3.指导患者术后功能锻炼 4.指导患者进行皮肤护理	1.告知患者拔除尿管后的注意事项 2.指导患者进行功能锻炼 3.告知患者预防下肢深静脉血栓、预防感染等并发症的方法	出院指导

知识精讲：胫骨平台骨折的常见并发症有哪些？

讲解： 早期并发症包括复位丧失、下肢深静脉血栓、感染，晚期并发症包括骨折不愈合、内植物失效、创伤后骨关节炎等。

1.感染：是最常见也是最严重的并发症之一。

2.骨折不愈合：主要由于严重粉碎性骨折、内固定稳定性不强、植骨失败、内固定力学失效、感染等造成。

3.创伤后关节炎：可由关节面不平滑及关节不稳定导致。

4.膝关节僵硬：可由伸膝装置受损、原始创伤引起关节面受损等引起。

三、跟骨骨折

（一）概述

跟骨是几何形态复杂的六面体短骨，上部大多存在三个关节面，跟骨骨折是一种常见的跗骨骨折，占全身骨折的 2% 左右。跟骨骨折常见于体力劳动者，中青年男性多见。多数跟骨骨折由高处坠落等高强度外力作用导致。发生机动车事故时，足底被加速踏板或刹车踏板撞击，跟骨前突、内侧突等扭转暴力，如运动伤、挤压伤，均可导致跟骨骨折。

1. 临床表现

（1）一般表现。疼痛，尤其当后跟着地时疼痛加剧，足跟部肿胀、皮下瘀斑、主动活动障碍。

（2）合并肌腱断裂、神经损伤时，可出现足部感觉、运动障碍，肿胀部位肌张力异常增高。

2. 治疗原则

（1）非手术治疗

①早期功能锻炼，包括活动和负重，缓解骨折部位肿胀。

②抬高患肢，石膏固定，已有移位的骨折不建议使用此方法。

③闭合复位、石膏外固定，对软组织产生较小的医源性损伤，但无法准确恢复关节面的正常形态。

（2）手术治疗：切开、复位、内固定，关节融合术。

（二）入院指导

1. 活动与睡眠指导：抬高患肢，高于心脏水平面10°~15°，以缓解肿胀。嘱患者保证充足睡眠。

2. 用药指导：手术治疗患者，需停止服用抗凝药物或溶栓药物1周，以防增加术中出血。

3. 心理指导：因意外的发生，患者担忧预后，易产生负面情绪，应耐心讲解骨折的治疗方法和护理方案，告知患者病区环境及设施使用方法，消除患者的陌生感，缓解其焦虑、不安等心理。

（三）专科检查指导

1. X 线检查：明确骨折部位、类型、移位情况。检查前须取下身上的金属物品。禁止穿戴包含金属材质的衣物。

2. CT 及三维重建检查：有助于了解骨折块移位和关节面塌陷的形态。检查前须取下身上的金属物品。禁止穿戴包含金属材质的衣物。

（四）围手术期指导

1. 术前指导

（1）饮食指导：术前12小时禁食，4小时禁饮，以防麻醉后胃内容物反流，导致窒息或坠积性肺炎。

（2）用药指导：高血压患者，遵医嘱术晨以少许水送服降压药物，关注女性患者是否月经来潮，确保手术按预期进行。

（3）专科指导：指导患者术前1~3天练习床上大小便，适应术后卧床需要，练习深呼吸、有效排痰，预防肺部感染。术前2~3小时备皮，预防切口感染。观察患者患肢肿胀程度，皮肤颜色、温度，感觉运动功能情况。

（4）心理指导：讲解手术的必要性，需要配合要点及手术后的注意事项，消除患者的心理负担。

2. 术后指导

（1）饮食指导：告知患者术后 6 小时进食，给予高蛋白、高热量、高维生素、富含粗纤维及易消化的食物，补充充足的营养，促进骨折的愈合及机体恢复。

（2）活动与睡眠指导：术后去枕平卧 6 小时，指导患者适当抬高患肢，高于心脏水平面 10°~15°。

（3）用药指导：遵医嘱应用止痛药物，一旦发生恶心、呕吐、消化道出血等不良反应，及时报告医生。应用消肿药物，避免随意调节输液滴速，输液部位出现红肿热痛等症状时，及时汇报。遵医嘱应用抗生素，预防感染，注意观察用药后有无过敏反应。

（4）专科指导：密切关注患肢血液循环和运动感觉情况。观察切口周围敷料渗出情况，渗出物的颜色、量、气味及性状，保持敷料清洁、干燥，发现异常，及时报告。各管路妥善固定，避免牵拉、打折、扭曲，观察引流液的量、颜色及性状。尽量减少搬动患者，给予翻身时，对手术部位进行托扶保护。向患者讲解术后常见并发症的预防措施，术后常见并发症包括切口感染、下肢深静脉血栓、肺部感染、泌尿系统感染、压疮、便秘等。指导患者保持良好的生活习惯，加强皮肤护理，避免因局部受压造成皮肤损伤。

（5）功能锻炼：原则是尽早锻炼、晚负重，以免因重力压迫造成骨折移位。手术当日麻醉作用消除后，进行踝关节跖屈、背伸练习，股四头肌等长收缩练习（绷紧 – 放松 – 绷紧 – 放松）。

（6）心理指导：尊重和理解患者的感受，耐心解答患者提出的问题，注意其情绪变化。

（五）出院指导

功能锻炼：进行踝关节功能锻炼，等长收缩 30 秒后进行最大角度的被动牵拉，持续 30 秒，每组 5~10 次，休息 3~5 分钟。每日早、中、晚完成三组。术后 3 个月复查，根据骨折愈合情况，进行负重练习。

（六）护理健康教育路径

住院时间	入院阶段（入院第 1 日）	术前阶段（入院第 2 日至术前 1 日）	手术阶段（手术当日）	术后阶段（术后第 1 至 3 日）	出院阶段（术后第 4 日至出院日）
辅助检查	1. 完成血、尿标本采集 2. 心电图、CT、X 线等检查	继续完善相关检查		X 线复查	

住院时间	入院阶段（入院第1日）	术前阶段（入院第2日至术前1日）	手术阶段（手术当日）	术后阶段（术后第1至3日）	出院阶段（术后第4日至出院日）
病情观察	1. 间隔1~2小时巡视观察1次 2. 测量生命体征、身高和体重 3. 询问病史 4. 触摸患肢足背动脉搏动情况 5. 告知患者患肢疼痛、肿胀及皮下瘀斑的原因	1. 间隔1~2小时巡视观察患肢疼痛、肿胀及皮温、皮色情况 2. 观察患肢是否出现张力性水泡 3. 每日测量2次生命体征 4. 关注患者心理变化，帮助缓解焦虑心理	1. 间隔0.5~1小时巡视观察生命体征及病情变化1次 2. 观察切口敷料有无渗血，以及患肢疼痛、肿胀、感知、运动情况 3. 观察管路是否通畅及固定情况 4. 观察有无并发症 5. 有恶心、呕吐等不适症状时，协助患者头部偏向一侧，防止呕吐物引起窒息	1. 间隔1~2小时巡视观察1次 2. 观察切口敷料有无渗血，以及患肢疼痛、肿胀、末梢血运和感知情况 3. 观察患者自行排尿情况 4. 观察用药后反应	1. 间隔2小时巡视观察1次 2. 观察患肢末梢血运及感觉运动情况
治疗处置	依据病情静脉输液	1. 药物试敏 2. 胃肠道准备 3. 呼吸道准备 4. 备血 5. 个人卫生及物品准备	1. 皮肤准备 2. 生命体征监测 3. 氧气吸入 4. 导尿 5. 依据病情静脉输液	1. 依据病情静脉输液 2. 皮下注射 3. 会阴护理	1. 依据病情静脉输液 2. 皮下注射
使用药物	遵医嘱给予镇痛及消肿药物	遵医嘱给予镇痛及消肿药物	遵医嘱给予抗炎、消肿、镇痛和促进骨愈合的药物	遵医嘱给予抗炎、消肿、镇痛和促进骨愈合药物	遵医嘱给予促进骨愈合药物
活动体位	1. 卧床休息，抬高患肢 2. 指导并协助患者更换体位	1. 卧床休息，抬高患肢 2. 指导并协助患者更换体位	术后去枕平卧6小时后改平卧位	1. 功能锻炼 2. 抬高患肢	1. 功能锻炼 2. 抬高患肢
饮食	普食	术前晚禁食12小时，禁饮4小时	术后6小时进流食，逐渐过渡到普食	普食	普食
健康宣教	1. 入院环境介绍 2. 人员介绍 3. 安全指导 4. 告知患者预防压疮的注意事项	1. 指导患者功能锻炼的方法及练习床上大小便 2. 指导患者深呼吸及有效咳痰的方法	1. 告知患者保持尿管通畅及固定妥善 2. 告知患者保持切口敷料清洁干燥 3. 指导患者术后功能锻炼	1. 告知拔除尿管后注意事项 2. 指导功能锻炼 3. 行走时患足禁止负重	出院指导

知识精讲：如何预防术后便秘？

讲解：

1. 饮食：鼓励患者进高纤维饮食，包括粗粮、蔬菜、水果等。纤维素含量高的食物可刺激肠蠕动，利于大便通畅。

2. 足够的饮水：心肾功能正常的患者，每天至少摄取2000mL的水，水分可增加肠内容物容积，使大便软化。

3. 按摩：以肚脐为中心，自右向左环形按摩腹部。

四、膝关节半月板损伤

（一）概述

半月板是一种纤维软骨，呈月牙状，充填在股骨与胫骨平台之间，包括形状似"C"形的内侧半月板和形状似"O"形的外侧半月板，内侧半月板较外侧半月板大，活动度较外侧半月板小。

根据半月板损伤的形态，可分为垂直撕裂、斜形撕裂、复合裂、放射状撕裂和水平撕裂。膝半屈、内收或外展、重力挤压和旋转力量是半月板损伤的四个因素。半月板损伤的主要原因是研磨力量。如足球运动员射门时股骨髁与半月板接触面缩小，半月板下面与胫骨平台的接触面相对固定，膝关节猛烈旋转产生的研磨力量造成半月板损伤。

1. 临床表现

（1）膝关节剧烈疼痛，无法伸直，肿胀，关节内积血。

（2）关节间隙压痛、弹跳。

（3）急性期转入慢性期时，关节活动时出现弹响，也会出现"关节交锁"现象，具体表现为活动时突然出现"咔哒"声后关节就无法伸直，此时忍痛反复活动小腿，再次听到"咔哒"一声，关节又可伸直。

2. 治疗原则

（1）非手术治疗：行长腿石膏托或支具固定。急性期过后疼痛缓解，开始进行股四头肌锻炼，防止发生肌肉萎缩。

（2）手术治疗：关节镜微创手术治疗。

（二）入院指导

1. 活动与睡眠指导：适当抬高患肢，高于心脏水平面10°~15°，保持患肢功能位，缓解肿胀及疼痛。

2. 专科指导：告知患者缓解疼痛的目的是利于机体恢复，指导患者采用松弛疗法、分散注意力等方法减轻疼痛，必要时遵医嘱给予止痛药物。

3. 心理指导：因意外的发生，患者易产生负面情绪，结合成功病例耐心讲解疾病相关知识，消除患者心理负担。

（三）专科检查指导

1. MRI检查：是诊断半月板损伤最敏感的影像学检查，有助于显示结构的病变及判断半月板撕裂的程度。检查前须取下身上的金属物品。禁止穿戴包含金属材质的衣物。若体内有不可摘除的金属异物，如弹片、避孕环、动脉支架、固定钉等，需提前告知医务人员，避免意外的发生。体内装有心脏起搏器或动脉瘤术后的患者，严禁进行MRI检查。

2. 过伸试验：膝关节完全伸直并轻度过伸时，半月板破裂处因受到牵拉或挤压而引起疼痛。

3. 过屈试验：膝关节最大限度屈曲时，患者出现疼痛。

4. 半月板旋转挤压试验：患者取仰卧位，患肢膝关节屈曲，检查者一手放在患者关节间隙处触诊，一手握住足跟后对膝关节施加外旋和外翻应力的同时，逐渐将膝关节伸直，若患者疼痛提示外侧半月板撕裂。当检查内侧半月板是否撕裂时，需联合施加内旋和内翻应力。

5. 研磨试验：患者取俯卧位，膝关节屈曲呈 90°，检查者将患者小腿用力向下压，并做内旋和外旋运动，若外旋时疼痛，提示内侧半月板损伤。此后上提小腿，并做内旋和外旋运动，如外旋疼痛，提示内侧副韧带损伤。

6. 蹲走试验：此试验仅适用于判断青少年患者半月板后角有无损伤。若患者下蹲变换方向走鸭步时，因疼痛不能充分屈曲膝关节，并出现膝部疼痛及响声，提示半月板后角破裂。

（四）围手术期指导

1. 术前指导

（1）饮食指导：术前 12 小时禁食，4 小时禁饮，以防麻醉后胃内容物反流，导致窒息或坠积性肺炎。

（2）专科指导：指导患者术前 1~3 日练习床上大小便，以适应术后卧床需要，指导练习深呼吸、有效排痰，预防肺部感染。术前 2~3 小时备皮，预防切口感染。

（3）功能锻炼：指导患者进行股四头肌及腘绳肌的等长收缩练习，避免因术后长时间固定影响膝关节的屈曲活动。

（4）心理指导：耐心讲解手术的必要性、需要配合要点及手术后的注意事项，消除患者的心理负担。

2. 术后指导

（1）饮食指导：告知患者术后 6 小时进食，给予高蛋白、高热量、高维生素，富含粗纤维及易消化的食物，增强营养，有助于促进骨折的愈合及机体恢复。

（2）活动与睡眠指导：术后去枕平卧 6 小时，正确摆放患肢，适当抬高患肢，高于心脏水平面 10°~15°。

（3）用药指导：遵医嘱应用止痛药物，一旦发生恶心、呕吐、消化道出血等不良反应，及时报告医生。应用消肿药物，避免随意调节输液滴速，输液部位出现红、肿、热、痛等症状时，及时汇报。遵医嘱应用抗生素，预防感染，注意观察用药后有无过敏反应。

（4）专科指导：密切关注患肢血液循环和运动感觉情况。观察切口周围敷料渗出情况，保持敷料清洁、干燥，发现异常，及时报告。尿管妥善固定，保持通畅，避免牵拉、打折、扭曲。术后减轻疼痛是患者尽早开展功能锻炼的关键，采取多种模式缓解患者疼痛，消除因疼痛产生的不良情绪。讲解术后常见并发症的预防措施，术后常见并发症包括切口感染、下肢深静脉血栓、肺部感染、泌尿系统感染、压疮、便秘等。指导患者保持良好的生活习惯，加强皮肤的护理，避免因局部受压造成皮肤损伤。

（5）功能锻炼：早期进行功能锻炼能有效增强患者膝关节的稳定性，促进功能康复。遵循循序渐进的原则，刺激患肢血液循环。麻醉作用消失后，即可进行踝泵锻炼，以预防下肢深静脉血栓的发生。股四头肌的锻炼可改善膝关节活动度，术后第 1 日鼓励患者进行股四头肌的直腿抬高练习，可增强膝关节抗负荷能力，术后第 3 日开始进行膝关节的屈曲及压腿训练，以避免关节僵直。

（6）心理指导：耐心疏导患者，帮助患者增强康复锻炼的信心。

（五）出院指导

1. 活动与睡眠指导： 嘱患者注意休息，劳逸结合，坚持各项功能锻炼。

2. 专科指导： 出院 3 个月内避免膝关节负重下蹲，3 个月后患肢负重时，可逐渐开始进行下蹲，膝关节内旋、外旋练习，以促使膝关节活动度及功能的恢复。

（六）护理健康教育路径

住院时间	入院阶段 （入院第 1 日）	术前阶段（入院 第 2 日至术前 1 日）	手术阶段 （手术当日）	术后阶段 （术后第 1 至 3 日）	出院阶段 （术后第 4 日至 出院日）
辅助检查	1. 完成血、尿标本采集 2. 心电图、X 线、核磁等检查	继续完善相关检查			
病情观察	1. 间隔 1~2 小时巡视观察 1 次 2. 测量生命体征和体重 3. 询问病史 4. 入院评估 5. 告知患者及家属疼痛及肿胀的原因	1. 间隔 1~2 小时巡视观察 1 次 2. 每日测量 2 次生命体征 3. 观察膝关节处皮肤是否完好，近期是否进行过关节穿刺	1. 间隔 0.5~1 小时巡视观察生命体征及病情变化 2. 观察切口敷料有无渗血及患肢肿胀、感知情况 3. 观察管路是否通畅及固定情况 4. 观察膝部支具是否固定完好 5. 观察有无并发症 6. 观察用药后反应	1. 间隔 1~2 小时巡视观察 1 次 2. 观察切口敷料有无渗血及患肢肿胀、感知情况 3. 观察患者自行排尿情况 4. 观察膝部支具是否固定完好 5. 观察用药后反应	1. 间隔 2 小时巡视观察 1 次 2. 观察患肢末梢血运及感知情况
治疗处置	依据病情静脉输液	1 依据病情静脉输液 2. 药物试敏 3. 胃肠道准备 4. 呼吸道准备 5. 心理护理 6. 个人卫生及物品准备	1. 依据病情静脉输液 2. 口服药物 3. 皮肤准备 4. 生命体征监测 5. 氧气吸入 6. 导尿	1. 依据病情静脉输液 2. 口服药物 3. 会阴护理	口服药物
使用药物	疼痛及肿胀患者遵医嘱给予镇痛及消肿药物	疼痛及肿胀患者遵医嘱给予镇痛及消肿药物	遵医嘱给予抗炎、消肿、镇痛和营养关节软骨的药物	遵医嘱给予消肿、镇痛和营养关节软骨的药物	遵医嘱给予营养关节软骨的药物

续表

住院时间	入院阶段 （入院第 1 日）	术前阶段（入院 第 2 日至术前 1 日）	手术阶段 （手术当日）	术后阶段 （术后第 1 至 3 日）	出院阶段 （术后第 4 日至 出院日）
活动体位	卧床休息并抬高患肢，使其高于心脏水平面	卧床休息并抬高患肢，使其高于心脏水平面	术后去枕平卧 6 小时后改平卧位	1. 功能锻炼 2. 抬高患肢	1. 功能锻炼 2. 抬高患肢
饮食	普食	术前 1 日晚禁食 12 小时，禁水 4 小时	腰麻术后 6 小时进流食，逐渐过渡到普食	普食	普食
健康宣教	1. 入院环境介绍 2. 人员介绍 3. 安全指导 4. 注意关节保暖	指导功能锻炼的方法及练习床上大小便	1. 告知保持尿管通畅及固定妥善 2. 告知保持切口敷料清洁干燥 3. 指导术后功能锻炼 4. 向患者及家属宣教皮肤护理的方法	1. 告知拔除尿管后注意事项 2. 指导功能锻炼 3. 行走时患足避免负重	出院指导

知识精讲：半月板的功能有哪些？

讲解：

1. 半月板外厚内薄、上凹下平，充填关节间隙，保持膝关节的稳定性。

2. 半月板属于纤维软骨，富有弹性，承受重力，可吸收震荡。

3. 半月板散布滑液，起到润滑关节的作用。

4. 半月板协同膝关节的屈伸、旋转活动。

第三节　脊柱疾病患者的健康教育

脊柱位于身体的中央，是身体承重的重要部位，发挥承上启下的作用，因此，维持脊柱的生物力学平衡至关重要。脊柱疾病可累及周围的神经组织，造成神经症状及功能障碍。

一、颈椎病

（一）概述

颈椎病是指由于颈椎间盘退变及其继发性改变，累及相邻脊髓、神经、血管等周围组织结构而出现的一系列症状和体征的综合征。男性发病率高于女性，最常见的好发部位为 $C_5 \sim C_6$，$C_4 \sim C_5$ 及 $C_6 \sim C_7$ 次之。颈椎病是一种常见的脊柱退行性疾病，根据受压组织不同可分为神经根型、脊髓型、交感神经型、椎动脉型及混合型颈椎病。常见于

50 岁以上人群。

1. 临床表现

（1）神经根型颈椎病：此型发病率最高。表现为神经根性刺激症状，如颈肩痛，向上肢放射，皮肤可有麻木、过敏等异常，同时会出现上肢肌力下降、手指动作不灵活。

（2）脊髓型颈椎病：上肢或下肢麻木无力、僵硬，双足踩棉花感，束带感，双手精细动作障碍，后期可出现二便功能障碍。

（3）椎动脉型颈椎病：由于颈椎退变导致椎动脉受压或刺激，出现头晕、恶心、耳鸣、偏头痛等症状，或当转动颈椎时突发眩晕而猝倒。因椎动脉周围有大量交感神经的节后纤维可产生自主神经症状，如心悸、心律失常、胃肠功能减退等。

（4）交感神经型颈椎病：多与长期低头、伏案工作有关。患者感到颈项痛、头痛、头晕，面部或躯干麻木发凉、痛觉障碍，心前区疼痛，也会出现耳鸣、听力减退，或诉记忆力减退、失眠等症状。

2. 治疗原则

（1）非手术治疗：包括颈椎牵引、颈部制动、颈部理疗等方法，辅以应用非甾体抗炎止痛药和肌肉松弛剂、神经营养药等。改善不良工作体位和睡眠姿势，调整枕头高度，急性期适当休息。

（2）手术治疗：包括颈椎前路减压融合术和后路减压术。

（二）入院指导

1. 饮食指导：选择高蛋白、高维生素、易消化饮食。

2. 活动与睡眠指导：卧床休息，定时改变头颈部体位。通常使用颈托保持颈椎局部的制动与固定，缓解椎间隙压力，增加颈部支撑作用。夜间睡眠时，枕头不宜过高，使颈椎保持正常的生理曲度。

3. 用药指导：手术治疗患者，需停止服用抗凝药物或溶栓药物 1 周，以防增加术中出血。

4. 专科指导：患者存在眩晕、感觉障碍、肌力下降等症状，告知患者病区环境、设施使用方法，避免患者自行倒开水、头部转动过快等，防止发生跌倒等意外伤害。嘱患者戒烟戒酒，询问女性患者是否月经来潮，以防增加术中出血。

5. 心理指导：耐心讲解病情，解释患者提出的关于治疗效果及疾病预后等问题，以缓解患者焦虑情绪。

（三）专科检查指导

1. X 线检查：检查颈椎曲度改变，有助于排除其他病变，检查前须取下身上的金属物品，禁止穿戴包含金属材质的衣物。

2. CT 检查：可显示颈椎间盘突出、脊髓受压等征象，检查前须取下身上的金属物品，禁止穿戴包含金属材质的衣物。

3. MRI 检查：显示颈椎的解剖学形态，是颈椎病重要的诊断依据。检查前须取下身上的金属物品，禁止穿戴包含金属材质的衣物。还需注意，若体内有不可摘除的金属异物，如弹片、避孕环、动脉支架、固定钉等，需检查前告知医务人员，避免意外的发生。体内装有心脏起搏器或动脉瘤术后的患者，严禁进行 MRI 检查。

4. 压头试验：将患者头部向一侧和后方压迫，出现同侧上肢放射痛。

5. 臂丛神经牵拉试验：检查者一手扶患者患侧颈部，一手握患侧腕部，向相反方向牵拉，刺激已受压的神经根，会出现同侧上肢放射痛。

6. 旋颈试验：将患者头部向一侧旋转、侧屈并保持几秒，出现头晕目眩、恶心等症状为阳性。

7. 霍夫曼征：患者前臂旋前，掌面向下，检查者一手握其腕部上方，一手中、食指夹住患者中指，使腕部轻度背伸，然后用拇指向掌侧弹拨中指远端指甲，患者拇指及其余各指迅速屈曲为阳性。

8. 快速抓手试验：患者无法快速重复握紧、张开拳头动作为异常。

（四）围手术期指导

1. 术前指导

（1）饮食指导：术前 8 小时禁食，4 小时禁饮，以防麻醉后胃内容物反流，导致窒息或坠积性肺炎。

（2）活动与睡眠指导：卧床休息，保证术前良好的睡眠，必要时给予镇静剂。睡眠差易引起高血压、心率的变化，影响手术和麻醉。

（3）用药指导：遵医嘱应用消肿药物，避免随意调节输液滴速，输液部位出现红肿热痛等症状时，及时汇报。应用止痛药物时，出现恶心、呕吐、消化道出血等不良反应，及时报告医生。高血压患者，遵医嘱术晨以少许水送服降压药物，确保手术如期顺利进行。

（4）专科指导：俯卧位训练，两手平放于身体两侧，额部垫一薄枕，注意避免捂住口鼻，以免影响呼吸，每天锻炼 2~3 次，从 30 分钟开始逐渐增加至 2~3 小时。仰卧位训练，双肩胛部垫软枕，使颈部后伸。气管、食管推移训练，主要适用于颈前路手术，因该操作易刺激气管引起反射性干咳等症状，向患者讲解此项操作的重要性，如牵拉不合乎要求，不仅术中损伤大、出血多，而且可因无法牵开气管或食管而发生损伤。

（5）功能锻炼：术前 1~3 日练习床上大小便，减少因卧床造成的排便困难。练习深呼吸、有效排痰。进行床上肢体功能锻炼，上、下肢屈曲，持重上举，手、足部的活动。

（6）心理指导：讲解疾病相关知识，手术治疗的必要性及术后配合要点，鼓励患者主动表达感受，耐心疏导患者的负面情绪，适当使用同伴教育，缓解患者恐惧、焦虑的情绪。

2. 术后指导

（1）饮食指导：嘱患者饮食合理搭配，少食多餐。进食高蛋白、粗纤维、易消化食物，避免食用辛辣刺激、生硬及易产气食物。

（2）活动与睡眠指导：术后平卧位，保持头、颈及躯干在一条直线上，颈部稍前屈位，头颈部制动，勿扭转、过伸或过屈。根据手术方式及患者病情恢复情况，决定下床活动时间，活动前正确佩戴颈托。

（3）用药指导：遵医嘱应用抗生素，预防感染，注意观察用药后有无过敏反应。遵医嘱应用消肿、止痛及营养神经的药物时，出现不良反应及时报告医生。

（4）专科指导：观察吞咽与进食情况，观察患者有无呛咳、吞咽困难、腹胀，判断是否发生喉上神经损伤和喉返神经损伤，如是否出现发音不清、声音嘶哑，特别是术后24~48小时。与术前对比四肢肌力、感觉及运动功能。各管路妥善固定，避免导管脱落或引流液反流，观察引流液的量、颜色及性状。若短时间引出大量血性液体或无色液体，提示有活动性出血或脑脊液漏的可能。

（5）功能锻炼：术后尽早循序渐进地进行各关节的主、被动功能锻炼，以利于神经、肌肉及脊髓功能恢复。手术麻醉作用消失后即可做踝泵运动及按摩腓肠肌，术后第1日起，进行上肢的屈、伸活动，手部屈曲、伸展活动，下肢的直腿抬高、负重抬举及屈伸活动。术后引流管拔除后，逐步进行坐位及站位平稳训练，以及日常生活活动能力的训练。

（6）心理指导：向患者讲述不良情绪对疾病恢复的影响，如焦虑会使睡眠不佳，而睡眠欠佳会导致头晕、头痛等，从而影响功能锻炼等机体康复。

（五）出院指导

1. 饮食指导：进食高蛋白、高维生素饮食，注意补钙。

2. 活动与睡眠指导：坚持使用颈托，减少颈部活动，3个月后逐步解除固定。纠正生活中的不良姿势，采取正确的睡眠姿势。理想的睡眠体位是使全身肌肉、韧带及关节获得最大限度的放松与休息，头颈部保持自然仰伸位，胸部及腰部保持自然曲度，双髋及双膝略呈屈曲。选择合适的枕头，枕头的长度为40~60cm或超过肩宽10~16cm，高度为10~15cm。避免长期低头工作，不要躺在床上看书，长期伏案工作者，宜定时远眺，以缓解颈部肌肉的慢性劳损。秋冬季节应注意保暖，避免各种颈椎病的诱发因素。

3. 专科指导：行走或劳动时避免损伤颈肩部，一旦发生损伤，尽早诊治。定期复查，手术部位出现持续疼痛加剧、活动受限，或四肢肌力减退时，及时就诊。

4. 功能锻炼：持续功能锻炼，加强关节活动，指导患者做抓握小杯子或小皮球等手指动作。

（六）护理健康教育路径

住院时间	入院阶段（入院第1日）	术前阶段（入院第2日至术前1日）	手术阶段（手术当日）	术后阶段（术后第1至3日）	出院阶段（术后第4至出院日）
辅助检查	1. 完成血、尿标本采集 2. 心电图、X线、核磁等检查	继续完善相关检查			1. 采集血标本复查 2. 复查X线

住院时间	入院阶段 （入院第1日）	术前阶段（入院 第2日至术前1日）	手术阶段 （手术当日）	术后阶段 （术后第1至3日）	出院阶段 （术后第4日至 出院日）
病情观察	1. 间隔1~2小时巡视观察1次 2. 测量生命体征和体重 3. 询问病史 4. 入院评估 5. 观察肢体的感觉运动功能	1. 间隔1~2小时巡视观察1次 2. 每日测量2次生命体征 3. 观察肢体的感觉运动功能	1. 间隔0.5~1小时巡视观察生命体征及病情变化 2. 观察切口敷料有无渗血及颈部张力是否过高 3. 观察患者有无声音嘶哑及呼吸困难 4. 观察管路是否通畅、固定是否妥善及引流管的引流液颜色和引流量 5. 观察颈部支具是否固定完好 6. 观察有无并发症 7. 观察用药后反应	1. 间隔1~2小时巡视观察1次 2. 观察切口敷料有无渗血及颈部张力是否过高 3. 观察患者有无声音嘶哑及呼吸困难 4. 观察患者自行排尿情况 5. 观察管路是否通畅、固定是否妥善及引流管的引流液颜色和引流量 6. 观察肢体感觉运动情况 7. 观察用药后反应	1. 间隔2小时巡视1次 2. 观察肢体感觉运动情况
治疗处置	依据病情静脉输液	1. 依据病情静脉输液 2. 药物试敏 3. 胃肠道准备 4. 呼吸道准备 5. 备血 6. 心理护理 7. 个人卫生及物品准备	1. 依据病情静脉输液 2. 皮肤准备 3. 生命体征监测 4. 氧气吸入 5. 导尿 6. 床旁备气管切开包	1. 依据病情静脉输液 2. 会阴护理 3. 口腔护理	依据病情静脉输液
使用药物	遵医嘱给予镇痛及减轻神经水肿的药物	遵医嘱给予镇痛及减轻神经水肿的药物	遵医嘱给予抗炎、镇痛和营养神经的药物	遵医嘱给予抗炎、镇痛和营养神经的药物	遵医嘱给予营养神经的药物
活动体位	病区活动	病区活动	1. 术后去枕平卧6小时后改平卧位 2. 指导并协助患者轴线翻身	1. 指导并协助患者轴线翻身 2. 经医生同意后给予患者半卧位 3. 经医生同意后协助患者离床活动并佩戴颈托	病区内活动，佩戴颈托
饮食	普食	术前1日晚禁食8小时，禁水4小时	全麻术后6小时进流食，逐渐过渡到普食	普食	普食
健康宣教	1. 入院环境介绍 2. 人员介绍 3. 安全指导 4. 告知患者及家属预防压疮的注意事项	1. 指导术后功能锻炼的方法及练习床上大小便 2. 指导患者进行气管及食管推移训练 3. 指导患者深呼吸及有效咳痰的方法	1. 告知患者管路应保持通畅并固定妥善 2. 告知患者保持切口敷料清洁干燥 3. 指导患者进行术后功能锻炼 4. 向患者及家属宣教如何按摩受压部位 5. 出现恶心等不适症状时，协助患者取侧卧位，以免呕吐时发生窒息	1. 告知患者拔除尿管后注意事项 2. 指导患者进行功能锻炼 3. 指导患者深呼吸及有效咳嗽的方法	出院指导

知识精讲：气管、食管推移训练如何进行？

　　讲解：此操作有助于提高患者术中对牵拉刺激的耐受程度。嘱患者剪短指甲，用2～4指在皮外插入切口侧的内脏鞘与血管神经鞘间隙处，持续向非手术侧推移，或是用另一手进行牵拉，推移必须超过中线。开始时，每次持续10～20分钟，逐渐增加至30～60分钟，每日2～3次，持续3～5日。体胖颈短者应适当延长时间。患者自己不能完成时，可由护士或家属协助完成。此过程中保证患者生命体征无明显变化，无不适感。

二、腰椎间盘突出症

（一）概述

　　腰椎间盘突出症是骨科常见病与多发病，是导致腰腿痛的最常见原因。椎间盘发生退行性改变后，在外力作用下，引起纤维环部分或全部破裂，单独或者连同髓核及软骨终板向外突出，刺激或压迫神经根引起以腰腿痛为主要症状的一种病变。椎间盘退变是根本原因，损伤、妊娠、遗传因素、发育异常也可导致腰椎间盘突出症。

　　1. 临床表现

　　（1）腰痛：腰痛较常见，可出现在腿痛之前，也可在腿痛之后出现。

　　（2）坐骨神经痛：多为逐渐发生，疼痛为放射性，由臀部、大腿后外侧、小腿外侧至足跟部或足背。有的患者为了减轻疼痛，松弛坐骨神经，行走时取前倾位，卧床时取弯腰侧卧屈膝位。打喷嚏或咳嗽时腹压增加疼痛加剧。

　　（3）马尾综合征：急性发病时是急症手术的指征。中央型腰椎间盘突出可压迫马尾神经，出现大小便障碍、鞍区感觉异常。

　　（4）其他：腰部僵硬、压痛，侧凸畸形，活动受限。

　　2. 治疗原则

　　（1）非手术治疗：绝对卧床休息，3周后佩戴腰围逐步下地活动；使用非甾体抗炎药物；牵引疗法，骨盆牵引最常见；物理治疗。

　　（2）手术治疗

　　①传统开放手术，包括全椎板切除髓核摘除术、半椎板切除髓核摘除术，以及椎板开窗髓核摘除术。

　　②显微外科腰椎间盘摘除术。

　　③微创椎间盘摘除手术。

（二）入院指导

　　1. 饮食指导：加强营养，给予高蛋白、高维生素食物、适当脂肪及富含粗纤维饮食，增强机体抵抗力，提高患者对手术的耐受力。

2. 活动与睡眠指导：绝对卧床休息，保持正确的姿势，枕头的高度一般以压缩后与自己的拳头高度相当或略低为宜，仰卧位时，床垫要平，可在腰部、膝部加垫，使肌肉充分放松，侧卧位时，两腿之间夹软枕。

3. 用药指导：手术治疗患者，需停止服用抗凝药物或溶栓药物 1 周，以防增加术中出血。

4. 专科指导：病情缓解后，遵医嘱可佩戴腰围下地，以巩固治疗效果。选择腰围的规格应与患者体形相适应，腰围后侧不宜过分凸出，前方也不宜束扎过紧，应保持腰部良好的生理曲度。当病情减轻或症状消失时，应及时取下腰围，避免长期佩戴腰围造成腰背肌肉发生失用性萎缩。

5. 心理指导：讲解手术治疗的必要性、效果和预后，鼓励帮助患者树立信心，积极参与治疗。

（三）专科检查指导

1. X 线检查：通常作为常规检查，一般拍摄腰椎正、侧位片。检查前须取下身上的金属物品，禁止穿戴包含金属材质的衣物。

2. CT 检查：可显示脊柱骨性结构的细节。检查前须取下身上的金属物品，禁止穿戴包含金属材质的衣物。

3. MRI 检查：能更好地显示出人体解剖学结构的图像，对诊断有极大帮助。检查前须取下身上的金属物品，禁止穿戴包含金属材质的衣物。还需注意，若体内有不可摘除的金属异物，如弹片、避孕环、动脉支架、固定钉等，需提前告知医务人员，避免意外的发生。体内装有心脏起搏器或动脉瘤术后的患者，严禁进行 MRI 检查。

4. 肌电图：有助于推断神经受损的节段。检查前避免使用护肤品及止痛药，以免影响测试结果。注意某些药物可能会影响肌肉或神经的功能。

（四）围手术期指导

1. 术前指导

（1）饮食指导：术前 8 小时禁食，4 小时禁饮，以防麻醉后胃内容物反流，导致窒息或坠积性肺炎。

（2）活动与睡眠指导：卧床休息，保证术前良好的睡眠，必要时给予镇静剂。睡眠差易引起高血压、心率的变化，影响手术和麻醉。

（3）用药指导：应用止痛药物时，出现恶心、呕吐、消化道出血等不良反应，及时报告医生。高血压患者遵医嘱术晨以少许水送服降压药物，确保手术顺利进行。

（4）专科指导：指导患者轴线翻身的方法。指导患者双膝并拢微屈曲，双上肢借助床挡助力完成翻身侧卧位。

（5）功能锻炼：术前 1~3 日练习床上大小便，减少因卧床造成的排便困难。练习深呼吸、有效排痰，教会患者放松的方法，保持卧位舒适。

（6）心理指导：疼痛及感觉异常给患者带来痛苦，患者担心治疗效果及预后，护理人员应有针对性地讲解手术相关知识，消除患者对手术和术后治疗效果的顾虑，提高患者对手术的适应能力。

2. 术后指导

（1）饮食指导：全麻术后 6 小时进流质饮食，逐渐过渡到半流质饮食、普食。饮食合理搭配，少食多餐，给予高蛋白、富含胶原、富含微量元素，以及含维生素 A、维生素 C 丰富的食物补充营养，以促进伤口愈合及机体恢复。避免食用辛辣刺激、生硬及易产气的食物。

（2）活动与睡眠指导：嘱患者全麻术后平卧位，头偏向一侧，避免呕吐物引起误吸；翻身时保持头、颈、胸、腰在一条直线，轴线翻身；下床活动前，卧位时佩戴腰围、颈胸段支具辅助支撑，方可站立行走，卧位时摘取支具；下床活动时注意预防直立性低血压的发生。

（3）用药指导：遵医嘱应用抗生素，预防感染，注意观察用药后有无过敏反应。应用消肿、止痛及营养神经的药物时，出现不良反应及时报告医生。

（4）专科指导：观察双下肢皮温、皮色、感觉及运动情况，判断有无神经损伤或压迫的可能。各管路妥善固定，避免导管脱落或引流液反流，观察引流液的量、颜色及性状。保持切口敷料清洁、干燥，观察术区切口敷料有无渗出，渗出液的量、颜色及性状，预防感染。每 1~2 小时轴线翻身 1 次，预防压疮。指导患者进行功能锻炼，预防肌肉萎缩和神经根粘连。

（5）功能锻炼：卧床期间定时活动四肢关节及肌肉，双下肢的主动运动包括屈曲、伸直，以预防关节僵硬。引流管拔除后协助患者做直腿抬高运动，以防止神经根粘连，增加下肢肌力。根据手术方式及医嘱，指导患者进行腰背肌锻炼，增加腰背部肌肉力量，增强脊柱稳定性。制定活动计划，协助患者进行下床锻炼。术后第一次下床必须有医护人员在场，下床前，先嘱患者进食，防止低血糖和直立性低血压。

（6）心理指导：讲解疾病治疗的要点，使其了解治疗、护理的方法及可能出现的并发症，配合治疗及功能锻炼，促进机体康复。

（五）出院指导

1. 饮食指导： 给予营养丰富的食物，摄入富含粗纤维的蔬菜、水果等，预防便秘，避免辛辣、刺激饮食，保证充足的饮水量，每日饮水 2000~2500mL。

2. 活动与睡眠指导： 坐位时，选择高度合适、有扶手的靠背椅，膝与髋保持同一水平，身体靠向椅背，并在腰部垫一软垫。站立时，尽量使腰部平坦伸直、收腰、提臀。行走时，抬头、挺胸、收腹，利用腹肌收缩支持腰部。仰卧时，双膝下垫一软垫。搬抬重物时，弯曲髋膝下蹲，伸直腰背，用力抬起重物后再行走。

3. 专科指导： 采取正确的卧位、坐位、站立、行走和劳动姿势，避免久坐、久站及弯腰等动作，减少急性、慢性损伤的发生。定期复诊，如有不适，及时就诊。

4. 功能锻炼： 持续功能锻炼，术后 3 个月内锻炼以散步为主，循序渐进，量力而行，术后 3 个月后锻炼，可以进行温和的运动，如游泳、骑自行车、爬山、慢跑等。

（六）护理健康教育路径

住院时间	入院阶段（入院第 1 日）	术前阶段（入院第 2 日至术前 1 日）	手术阶段（手术当日）	术后阶段（术后第 1 至 3 日）	出院阶段（术后第 4 日至出院日）
辅助检查	1.完成血、尿标本采集 2.心电图、X 线、核磁等检查	继续完善相关检查			1.采集血标本复查 2.复查 X 线
病情观察	1.间隔 1~2 小时巡视观察 1 次 2.测量生命体征和体重 3.询问病史 4.入院评估 5.观察患者肢体的感觉运动功能	1.间隔 1~2 小时巡视观察 1 次 2.每日测量 2 次生命体征 3.观察肢体的感觉运动功能	1.间隔 0.5~1 小时巡视观察生命体征及病情变化 2.观察切口敷料有无渗血及双下肢运动感觉情况 3.观察管路是否通畅、固定是否妥善及引流管的引流液颜色和引流量 4.观察有无并发症 5.观察用药后反应	1.间隔 1~2 小时巡视观察 1 次 2.观察切口敷料有无渗血及双下肢运动感觉情况 3.观察自行排尿情况 4.观察管路是否通畅、固定是否妥善及引流管的引流液颜色和引流量 5.观察用药后反应	1.间隔 2 小时巡视 1 次 2.观察双下肢感知情况
治疗处置	依据病情静脉输液	1.依据病情静脉输液 2.药物试敏 3.胃肠道准备 4.呼吸道准备 5.备血 6.心理护理 7.个人卫生及物品准备	1.依据病情静脉输液 2.皮肤准备 3.生命体征监测 4.氧气吸入 5.导尿	1.依据病情静脉输液 2.会阴护理	依据病情静脉输液
使用药物	遵医嘱给予镇痛及减轻神经水肿的药物	遵医嘱给予镇痛及减轻神经水肿的药物	遵医嘱给予抗炎、镇痛和营养神经的药物	遵医嘱给予抗炎、镇痛和营养神经的药物	遵医嘱给予营养神经的药物
活动体位	病区活动并佩戴腰围	病区活动并佩戴腰围	1.术后去枕平卧 6 小时后改平卧位 2.指导并协助患者轴线翻身	1.指导并协助患者轴线翻身 2.经医生同意后协助患者离床活动并佩戴腰围	病区内活动，佩戴腰围
饮食	普食	术前 1 日晚禁食 8 小时，禁水 4 小时	麻醉术后 6 小时进流食，逐渐过渡到普食	普食	普食
健康宣教	1.入院环境介绍 2.人员介绍 3.安全指导 4.告知患者及家属预防压疮的注意事项	指导功能锻炼的方法及练习床上大小便	1.告知患者管路应保持通畅并固定妥善 2.告知患者保持切口敷料清洁干燥 3.指导患者进行术后功能锻炼 4.向患者及家属宣教皮肤护理的方法	1.告知患者拔除尿管后的注意事项 2.指导患者进行功能锻炼	出院指导

知识精讲：如何进行腰背肌锻炼？

　　讲解： 术后遵医嘱开始进行腰背肌锻炼，提高腰背部肌肉力量，增加脊柱的稳定性。每日3~4次，每次30~40组，循序渐进，逐渐增加次数。具体方法如下。"五点式"：患者仰卧位，以头、双肘及双足五点作为支撑点，用力使背部、腰部向上抬起。"三点式"：患者仰卧位，双肘屈曲贴胸，两腿屈膝呈90°，以两脚为支点，拱起躯干成半拱桥形，当躯干挺起时，膝部稍向两边分开。"飞燕式"：患者俯卧位，双上肢自然放于躯干两侧，开始时两上肢后伸，继而头后仰，胸部离开床面，学会上述动作后，嘱患者双腿伸直，并拢向后方抬起，最后将上肢、头颈和下肢动作协调起来，以腹部为支撑点。

三、脊柱骨折

（一）概述

　　脊柱骨折包括颈椎、胸椎、胸腰段及腰椎的骨折，其中胸腰段骨折最常见。脊柱骨折又称脊椎骨折，是一种较严重且复杂的创伤，其发病率占全身骨折的5%左右，常伴有脊髓或马尾神经损伤，使患者致残，甚至死亡。脊柱骨折可由各种不同的外力作用损伤导致，大多数是由间接暴力导致，少数是由直接暴力导致。

1. 临床表现

（1）疼痛。

（2）脊柱活动受限。

（3）损伤部位出现肿胀、血肿、畸形，局部触痛、压痛和叩击痛。

（4）合并脊髓损伤者，有脊髓损伤的症状和体征。

2. 治疗原则： 胸腰椎骨折和脱位及单纯性压缩骨折患者，可平卧于硬板床上，在骨折部垫软枕，一周后进行腰背肌锻炼。严重者或有关节突交锁者应采取手术切开复位。颈椎骨折或脱位、椎体挤压，可行颌枕带牵引复位，有明显的挤压伴合并脊髓损伤者，应及时给予手术治疗。

（二）入院指导

1. 饮食指导： 加强营养，给予高蛋白、高维生素食物，适当摄入含脂肪及粗纤维饮食，增强机体抵抗力，增加对手术的耐受力。

2. 活动与睡眠指导： 绝对卧床休息，保持正确的睡眠姿势，床垫要平，可在腰部、膝部加垫，使肌肉充分放松，侧卧位时，两腿之间夹软枕。

3. 用药指导： 手术治疗患者，需停止服用抗凝药物或溶栓药物1周，以防增加术中出血。

4. 专科指导： 在主动运动能力基本恢复之前，患肢各关节做全范围被动运动，以保持关节活动度和牵伸软组织。指导和协助患者进行未瘫痪肌肉的主动锻炼，按脊柱骨折的训练方法做颈部活动、上肢各关节活动、深呼吸运动、腰背肌锻炼等。指导患者利用牵引床，定期引体向上，以锻炼上肢及腰背肌肌肉力量。对感觉运动功能障碍的肢体，指导做关节的全范围被动运动和肌肉按摩。

5. 心理指导： 讲解手术治疗的必要性、效果和预后，鼓励帮助患者树立信心，积极参与治疗。

（三）专科检查指导

1. X 线检查： 通常作为常规检查。检查前须取下身上的金属物品，禁止穿戴包含金属材质的衣物。

2. CT 检查： 可显示脊柱骨性结构的细节。检查前须取下身上的金属物品，禁止穿戴包含金属材质的衣物。

3. MRI 检查： 能更好地显示出人体解剖学结构的图像，对诊断有极大帮助。检查前须取下身上的金属物品，禁止穿戴包含金属材质的衣物。还需注意，若体内有不可摘除的金属异物，如弹片、避孕环、动脉支架、固定钉等，需提前告知医务人员，避免意外的发生。体内装有心脏起搏器或动脉瘤术后的患者，严禁进行 MRI 检查。

4. 肌电图： 有助于推断神经受损的节段。检查前避免使用护肤品及止痛药，以免影响测试结果。注意某些药物可能会影响肌肉或神经的功能。

（四）围手术期指导

1. 术前指导

（1）饮食指导：术前 8 小时禁食，4 小时禁饮，以防麻醉后胃内容物反流，导致窒息或坠积性肺炎。

（2）活动与睡眠指导：卧床休息，脊柱保持平直，膝关节略屈曲，放松背部肌肉。保证良好的睡眠，睡眠差易引起高血压、心率的变化，影响手术和麻醉。

（3）用药指导：应用止痛药物时，出现恶心、呕吐、消化道出血等不良反应，及时报告医生。高血压患者遵医嘱术晨以少许水送服降压药物，确保手术顺利进行。

（4）专科指导：采取侧卧位时，指导轴线翻身的方法，双前臂交叉于胸前，双膝并拢微屈曲向翻身侧。

（5）功能锻炼：术前 1~3 日练习床上大小便，减少因卧床造成的排便困难。练习深呼吸、有效排痰，教会放松的方法，保持卧位舒适。

（6）心理指导：及时评估患者及家属对疾病的认知程度及心理承受能力，针对性地讲解疾病相关知识，消除对手术和术后治疗效果的顾虑，提高对手术的适应能力。

2. 术后指导

（1）饮食指导：全麻术后 6 小时进流质饮食，逐渐过渡到半流质饮食、普食。饮食合理搭配，少食多餐，给予高蛋白、富含胶原、富含微量元素，以及含维生素 A、维生素 C 丰富的食物补充营养，以促进伤口愈合及机体恢复。避免食用辛辣刺激、生硬及易产气的食物。

（2）活动与睡眠指导：嘱患者全麻术后平卧位，头偏向一侧，避免呕吐物引起误吸；翻身时保持头、颈、胸、腰在一条直线，轴线翻身；下床活动前，卧位时佩戴腰围、颈胸段支具辅助支撑，方可站立行走，卧位时摘取支具；下床活动时注意预防直立性低血压的发生。

（3）用药指导：遵医嘱应用抗生素，预防感染，注意观察用药后有无过敏反应。应用消肿、止痛及营养神经的药物时，出现不良反应及时报告医生。

（4）专科指导：观察双下肢皮温、皮色、感觉及运动情况，判断有无神经损伤或压迫的可能。各管路妥善固定，避免导管脱落或引流液反流，观察引流液的量、颜色及性状。保持切口敷料清洁、干燥，观察术区切口敷料有无渗出，渗出液的量、颜色及性状，预防感染。每1~2小时轴线翻身1次，预防压疮。指导患者进行功能锻炼，预防肌肉萎缩和神经根粘连。

（5）功能锻炼：卧床期间定时活动四肢关节及肌肉，双下肢的主动运动包括屈曲、伸直，以预防关节僵硬。颈椎骨折的患者可行扩胸运动、抗阻力运动等对上肢肌力进行锻炼。

（6）心理指导：讲解疾病治疗的要点，使其了解治疗、护理的方法及可能出现的并发症，配合治疗及功能锻炼，促进机体康复。告知患者保持良好的心情，并指导家属了解患者的心理情况，给予患者心理支持。

（五）出院指导

1. 饮食指导： 给予营养丰富的食物，补充机体消耗的能量。摄入富含粗纤维的蔬菜、水果等，预防便秘的发生，避免辛辣、刺激饮食，保证充足的饮水量，每日饮水2000~2500mL。适量补充钙剂及维生素D。

2. 活动与睡眠指导： 坐位时，选择高度合适、有扶手的靠背椅，膝与髋保持同一水平，身体靠向椅背，并在腰部垫一软垫。站立时，尽量使腰部平坦伸直、收腰、提臀。行走时，抬头、挺胸、收腹，利用腹肌收缩支持腰部。仰卧时，双膝下垫一软垫。搬抬重物时，弯曲髋膝下蹲，伸直腰背，用力抬起重物后再行走。

3. 专科指导： 采取正确的卧位、坐位、站立、行走和劳动姿势，避免久坐、久站及弯腰等动作，减少急性、慢性损伤的发生。出院3个月内，睡硬板床使脊柱保持稳定。定期复诊，如有不适，及时就诊。

4. 功能锻炼： 持续功能锻炼，术后3个月内锻炼以散步为主，循序渐进，量力而行，术后3个月后的锻炼，可以相对温和的运动为主，如游泳、骑自行车、爬山、慢跑等。告知患者预防坠床及跌倒，防止意外的发生。

（六）护理健康教育路径

住院时间	入院阶段（入院第1日）	术前阶段（入院第2日至术前1日）	手术阶段（手术当日）	术后阶段（术后第1至3日）	出院阶段（术后第4至出院日）
辅助检查	1. 完成血、尿标本采集 2. 心电图、X线、核磁等检查	继续完善相关检查			1. 采集血标本复查 2. 复查X线
病情观察	1. 间隔1~2小时巡视观察1次 2. 测量生命体征和体重 3. 询问病史 4. 入院评估 5. 观察肢体的感觉运动功能	1. 间隔1~2小时巡视观察1次 2. 观察患者生命体征变化，尤其是呼吸和血氧饱和度的变化 3. 观察患者肢体的感觉运动功能	1. 间隔0.5~1小时巡视观察生命体征及病情变化 2. 观察切口敷料有无渗血及双下肢运动感觉情况 3. 观察管路是否通畅、固定是否妥善及引流管的引流液颜色和引流量 4. 观察有无并发症 5. 观察用药后反应	1. 间隔1~2小时巡视观察1次 2. 观察切口敷料有无渗血及双下肢运动感觉情况 3. 观察患者自行排尿情况 4. 观察管路是否通畅、固定是否妥善及引流管的引流液颜色和引流量 5. 观察用药后反应	1. 间隔2小时巡视1次 2. 观察患者双下肢感知情况
治疗处置	依据病情静脉输液	1. 依据病情静脉输液 2. 药物试敏 3. 胃肠道准备 4. 呼吸道准备 5. 备血 6. 心理护理 7. 个人卫生及物品准备	1. 依据病情静脉输液 2. 皮肤准备 3. 生命体征监测 4. 氧气吸入 5. 导尿	1. 依据病情静脉输液 2. 会阴护理	依据病情静脉输液
使用药物	遵医嘱给予镇痛及止血的药物	遵医嘱给予镇痛及止血的药物	遵医嘱给予抗炎、镇痛和止血的药物	遵医嘱给予抗炎、镇痛的药物	遵医嘱给予镇痛药物
活动体位	睡硬板床，绝对卧床	睡硬板床，绝对卧床	1. 术后去枕平卧6小时后改平卧位 2. 指导并协助患者轴线翻身	指导并协助患者轴线翻身	睡硬板床，保持脊柱稳定
饮食	普食	术前1日晚禁食8小时，禁水4小时	麻醉术后6小时进流食，逐渐过渡到普食	普食	普食
健康宣教	1. 入院环境介绍 2. 人员介绍 3. 安全指导 4. 告知患者及家属预防压疮的注意事项	1. 指导术后功能锻炼的方法及练习床上大小便 2. 指导患者深呼吸及有效咳嗽的方法	1. 告知患者管路应保持通畅并固定妥善 2. 告知患者保持切口敷料清洁干燥 3. 指导患者进行术后功能锻炼 4. 向患者及家属宣教皮肤护理的方法 5. 告知患者有恶心症状时头偏向一侧，以免呕吐时发生呛咳或窒息	1. 告知患者拔除尿管后注意事项 2. 指导患者进行功能锻炼 3. 指导患者行深呼吸及有效咳嗽	出院指导

知识精讲：如何指导脊柱骨折术后患者离床活动？

讲解： 医生允许患者下床活动时，协助患者佩戴好颈托或者腰围。抬高床头，让患者先半卧位 30 秒，然后将身体移向床的一侧，双腿放于床边，肘部将身体撑起，坐到床边休息 30 秒，无不适症状后再利用腿部肌肉收缩使身体由坐位改为站立。

第四节 骨与关节感染患者的健康教育

一、化脓性骨髓炎

（一）概述

化脓性骨髓炎是一种由化脓性细菌引起的多层次骨组织炎症，涉及骨膜、骨皮质、骨松质和骨髓。该病根据病程可分类为急性与慢性两型。前者主要表现为骨质破坏，而后者则多见骨质硬化。主要感染途径包括：①血源性传播，常从体内其他感染灶，如上呼吸道感染或皮肤病灶经血液循环传播至骨组织。②创伤性传播，如开放性骨折或手术后感染。③邻近组织感染蔓延，如脓性软组织感染直接扩展至骨骼。化脓性骨髓炎若未得到及时和合适的治疗，可导致严重的系统性并发症，影响患者的健康和生活质量。血源性骨髓炎被认为是最主要和最严重的感染。

1. 临床表现

（1）全身症状：患者可能出现急性全身中毒症状，表现为弛张性高热（体温可达 39~40℃）、寒战、心动过速、食欲减退，以及口腔干燥。

（2）神经系统症状：可能存在脑膜刺激症状，如头痛和呕吐，以及中枢神经系统的败血症表现，如意识障碍或昏迷。

（3）局部症状：患部可出现剧烈或搏动性疼痛，肌肉痉挛，皮肤局部热感、红肿，并有压痛。慢性化脓性骨髓炎患者在静止期症状较轻，有反复发作病史，患肢增粗、变形，邻近关节畸形。

2. 治疗原则

（1）抗生素治疗：早期、积极的抗生素治疗是至关重要的。通常会先进行经验性抗生素治疗，待细菌培养和药敏测试结果出来后，再根据需要进行调整。

（2）外科手术：存在骨膜下脓肿或软组织脓肿的情况，需进行手术引流，防止急性骨髓炎转变为慢性骨髓炎。手术治疗宜早，在抗生素治疗 48~72 小时仍不能控制局部症状时应进行手术。

（二）入院指导

1. 活动与睡眠指导：指导患者正确地进行床上活动和床下活动，以防止肺部感染或下肢深静脉血栓形成。

2. 用药指导：讲解抗生素治疗的重要性，以及可能需要长期应用抗生素的原因。

3. 心理指导：化脓性骨髓炎可能导致患者产生焦虑和抑郁情绪，鼓励患者，介绍成功治愈的病例，以增强其战胜疾病的信心。

（三）专科检查指导

血培养检查：宜在发热的高峰期进行血液采样，此时血中的细菌浓度较高，利于细菌的检出。如患者近期使用了抗生素，可能会影响细菌的生长，宜在给予抗生素治疗前进行血培养。由于细菌可能是间歇性进入血流的，建议至少进行 2 次不同时间、不同部位的采集血培养。必须严格按照无菌操作技术进行血液采集，操作前需彻底消毒患者的皮肤和采集者的双手。通常成人采血量为 10~20mL，儿童则视年龄和体重调整采血量。

（四）围手术期指导

1. 术前指导

（1）饮食指导：增加蛋白质摄入，以促进组织修复和免疫功能。鼓励患者摄入高生物价蛋白食物，如鱼肉、瘦肉、禽蛋、乳制品及豆类。保持足够水分摄入，以维持体液平衡和器官功能。增加维生素和矿物质的摄入，特别是对骨骼健康和免疫功能重要的钙、磷、维生素 D、维生素 C。嘱患者避免食用可能引起消化不良或胃肠道刺激的食物，如辛辣食物、过度油腻食物和硬质食物。

（2）活动与睡眠指导：根据患者的病情和术前评估，实施必要的活动限制，以避免病变部位的额外损伤。鼓励患者进行床上运动，以促进血液循环和预防深静脉血栓形成。指导患者养成良好的睡眠习惯，避免摄入咖啡等刺激性饮料。保持患者睡眠环境安静和减少夜间操作，让患者遵循规律的睡眠时间。采取有效的疼痛控制措施，以提高患者睡眠质量和日间活动能力。

（3）用药指导：遵医嘱应用抗生素，预防感染，注意观察用药后有无过敏反应。遵医嘱应用预防性抗凝药物，观察有无出血倾向。

（4）专科指导：优化抗感染治疗，减少手术部位感染的风险。指导平衡和协调训练，增强患者的稳定性和减少术后跌倒风险。进行下肢活动练习，促进血液循环，减少深静脉血栓形成风险。

（5）功能锻炼：针对性的肌力训练，特别是对非受累肢体，以维持和增加肌肉力量，提高术后功能恢复。进行适度的关节活动度练习，防止关节僵硬和维持关节的正常运动范围。进行呼吸功能锻炼，特别是深呼吸和咳嗽技巧，以促进肺部通气和预防术后肺部并发症。

（6）心理指导：讲解疾病和手术相关知识，包括手术过程、预期结果、术后护理和可能的并发症，缓解患者紧张、焦虑的心理。

2. 术后指导

（1）饮食指导：高蛋白饮食可促进伤口愈合和组织再生。鼓励摄入高热量食物，以满足增加的代谢需求，确保充足的维生素和矿物质摄入，特别是对骨骼愈合至关重要的钙、磷和维生素 D，维持良好的体液平衡。食用富含抗氧化剂的食物，如新鲜水果和蔬菜，减少氧化应激并支持免疫功能。避免摄入辛辣、油腻和高糖食物，减轻消化系统的负担和避免胃肠道并发症。如无法经口进食，可行静脉高营养或定制肠内营养液。

（2）活动与睡眠指导：术后应逐渐增加活动量，遵循个性化的康复计划，以促进肢体功能恢复并预防肌肉萎缩。进行物理治疗和康复训练，增强肌力，改善关节活动范围，恢复日常活动能力。保持安静舒适的睡眠环境，指导患者在白天进行适度活动，避免长时间卧床，并在夜间保证充足睡眠，建立规律的睡眠模式。

（3）用药指导：抗生素治疗，消除感染，注意有无过敏反应。遵医嘱应用镇痛药物，如非甾体抗炎药（NSAIDs）或阿片类药物，提高患者舒适度，保证睡眠质量。骨质破坏较重患者，遵医嘱应用骨质重建药物，如双膦酸盐，以利于骨骼愈合及重建。卧床或活动受限的患者，遵医嘱应用抗凝药物，如低分子量肝素，预防深静脉血栓形成。

（4）专科指导：定期评估手术创口，进行适当的创面清洁和敷料更换，以促进创口愈合并预防创口感染。

（5）功能锻炼：鼓励患者尽早进行床边活动，促进血液循环，减少术后并发症的发生。实施肌力训练，逐步增强肌肉力量，特别是术后可能出现肌肉萎缩的区域。

（6）心理指导：提供心理支持和教育，帮助患者应对术后可能出现的情绪波动和焦虑。

（五）出院指导

1. 饮食指导：保证充足的蛋白质摄入，支持骨骼愈合，确保足够的钙和维生素 D 摄入。

2. 活动与睡眠指导：逐步增加日常活动的强度和持续时间，以促进肌肉力量和耐力的恢复。

3. 专科指导：指导患者使用辅助器材，复查 X 线显示病变已恢复正常时，才可进行负重，以免诱发病理性骨折。如病变部位再次出现红、肿、热、痛及脓性分泌物，则提示可能转变为慢性骨髓炎，应及时就诊。根据病原体的药物敏感性测试结果，继续行个性化抗生素治疗，以清除残留感染并预防复发。定期复查白细胞计数、C 反应蛋白和红细胞沉降率，监控感染控制的有效性。手术创口定期观察换药，评估愈合过程并及时发现任何感染迹象。定期复查，观察潜在的并发症，并根据需要调整治疗方案。

4. 功能锻炼：根据复查情况，逐步增加受累肢体的负荷，增强骨质和肌肉力量，促进血液循环。进行关节活动度训练，以维持和改善关节的灵活性和运动范围，预防关节僵硬。进行适度的有氧运动，如步行或游泳，以提高心肺功能和整体耐力。

（六）护理健康教育路径

住院时间	入院阶段（入院第 1 日）	术前阶段（入院第 2 日至术前 1 日）	手术阶段（手术当日）	术后阶段（术后第 1 至 3 日）	出院阶段（术后第 4 日至出院日）
辅助检查	1. 完成血、尿标本采集 2. 心电图、X 线、CT、MRI、超声等检查	继续完善相关检查			复查 X 线
病情观察	1. 间隔 1~2 小时巡视观察 1 次 2. 测量生命体征、身高和体重 3. 询问病史 4. 观察患者有无压疮的发生 5. 告知患肢疼痛、肿胀的原因	1. 间隔 1~2 小时巡视观察患肢疼痛、肿胀及感知情况 2. 每日测量 2 次生命体征 3. 关注患者心理变化，帮助缓解焦虑心理	1. 间隔 0.5~1 小时巡视观察生命体征及病情变化 2. 观察切口敷料有无渗血及患肢疼痛、肿胀、皮温、皮色、感觉运动情况 3. 观察管路是否通畅及固定情况 4. 观察有无并发症 5. 有恶心、呕吐等不适症状时，协助患者头部偏向一侧，防止呕吐物引起窒息	1. 间隔 1~2 小时巡视观察 1 次 2. 观察切口敷料有无渗血及患肢疼痛、肿胀、末梢血运、感知情况 3. 观察患者自行排尿情况 4. 观察用药后反应 5. 观察引流管是否通畅	1. 间隔 2 小时巡视观察 1 次 2. 观察患肢末梢血运及感知情况 3. 观察引流管是否通畅
治疗处置	1. 依据病情静脉输液 2. 药物试敏	1. 胃肠道准备 2. 呼吸道准备 3. 备血 4. 个人卫生及物品准备	1. 皮肤准备 2. 生命体征监测 3. 氧气吸入 4. 导尿 5. 依据病情静脉输液	1. 依据病情静脉输液 2. 依据病情皮下注射 3. 会阴护理 4. 口腔护理	1. 依据病情静脉输液 2. 依据病情皮下注射
使用药物	遵医嘱给予抗炎、镇痛药物	遵医嘱给予抗炎、镇痛药物	遵医嘱给予抗炎、消肿、镇痛和促进骨愈合的药物	遵医嘱给予抗炎、消肿、镇痛和促进骨愈合的药物	遵医嘱给予抗炎、消肿、镇痛和促进骨愈合的药物
活动体位	1. 卧床休息 2. 指导并协助患者更换体位	1. 卧床休息，患肢保持外展中立位 2. 指导并协助患者更换体位	术后去枕平卧 6 小时后改平卧位	功能锻炼	功能锻炼
饮食	高热量、高蛋白、高维生素饮食	术前按手术要求禁食水	高热量、高蛋白、高维生素饮食	高热量、高蛋白、高维生素饮食	高热量、高蛋白、高维生素饮食
健康宣教	1. 入院环境介绍 2. 人员介绍 3. 安全指导 4. 告知预防压疮的注意事项	1. 指导术后功能锻炼的方法及练习床上大小便 2. 指导患者深呼吸及有效咳痰的方法	1. 告知患者保持尿管通畅及固定妥善 2. 告知患者保持切口敷料清洁干燥 3. 指导术后功能锻炼 4. 皮肤护理 5. 引流管护理	1. 告知患者拔除尿管后注意事项 2. 指导功能锻炼 3. 告知患者预防下肢深静脉血栓、预防感染等并发症的方法 4. 引流管护理	出院指导

二、化脓性关节炎

（一）概述

化脓性关节炎是一种由化脓性细菌直接感染，并引起关节破坏及功能丧失的关节炎，任何年龄均可发病，好发于儿童、年老体弱者和慢性病患者，男性多于女性。

1. 临床表现：本病起病急，症状为中毒表现，患者突有寒战、高热，全身症状严重，小儿患者则因高热而引起抽搐。局部有红、肿、热及明显压痛等急性炎症表现。患者关节液增加，触之有波动感，表浅关节（如膝关节）更为明显，有联骨漂浮感。

2. 治疗原则

（1）早期足量全身性使用抗生素。

（2）局部治疗，包括关节腔穿刺、患肢固定及手术切开引流等。

（3）手术治疗。

①关节镜下手术：适用于浆液纤维性渗出期。

②关节切开引流：适用于浆液纤维性渗出期或脓性渗出期。手术彻底清除关节腔内的坏死组织、纤维素性沉积物。

③关节矫形术：适用于关节功能严重障碍者，常用手术为关节融合术和截骨术。

（二）入院指导

1. 活动与睡眠指导：指导患者正确进行床上活动和床下活动，以防止肺部感染或血栓形成。

2. 用药指导：向患者讲解抗生素治疗的重要性，以及可能需要长期使用抗生素的原因。

3. 心理指导：化脓性关节炎可能导致患者产生焦虑和抑郁情绪，鼓励患者，做好心理疏导，介绍成功治愈的病例，以增强其战胜疾病的信心。

（三）专科检查指导

1. 实验室检查示血白细胞计数升高，中性粒细胞比例增加，红细胞沉降率加快，血中 C 反应蛋白升高。患者高热或应用抗生素前采集血进行培养，可获得阳性致病菌。

2. 关节腔穿刺病变，早期抽出液呈浆液性，中期关节液浑浊，后期关节液为黄白色脓性，镜下可见大量脓细胞，细菌培养可明确致病菌。

（四）围手术期指导

1. 术前指导

（1）饮食指导：给予高蛋白、高热量、高维生素及富含钙质和铁质的食物，补充充足的营养，有助于促进愈合及机体恢复。

（2）活动与睡眠指导：限制受累关节的活动，以减少疼痛和进一步的关节损伤，有助于减轻症状，避免加重感染。选择减少关节压力的睡眠姿势，必要时使用枕头或垫子支撑，以减轻关节疼痛。

（3）用药指导：根据细菌培养和药物敏感性测试结果，选择有效的抗生素进行治疗。早期可使用广谱抗生素，积极抗感染治疗。由于长期活动受限和术后风险，遵医嘱应用低分子量肝素或其他抗凝药物预防深静脉血栓形成。

（4）专科指导：术前 8 小时禁食，4 小时禁饮，以防麻醉后胃内容物反流，导致窒息或坠积性肺炎。急性期早期制动于功能位置及适当活动保持关节活动度。应用石膏、夹板或牵引等限制患肢活动，可防止感染扩散，减轻肌肉痉挛及疼痛，防止畸形及病理性脱位，减轻对关节软骨面的压力及软骨破坏。

（5）功能锻炼：急性炎症消退或伤口愈合，即开始关节的主动及轻度的被动活动，以恢复关节的活动度。后期 X 线片显示关节软骨面已有破坏及骨质增生，关节强直已不可避免时，应保持患肢于功能位，使其强直于功能位。

（6）心理指导：提供适当的心理辅导和支持，以帮助患者减轻术前的精神压力和焦虑。

2. 术后指导

（1）饮食指导：摄入高蛋白饮食以促进伤口愈合和组织再生。由于手术和恢复过程机体对能量的需求增加，建议摄入高热量食物，以满足增加的代谢需求，同时确保充足的维生素和矿物质摄入，特别是对骨骼愈合至关重要的钙、磷和维生素 D，维持良好的体液平衡。

（2）活动与睡眠指导：保持安静舒适的睡眠环境，避免摄入咖啡等刺激性物质，建议患者在白天进行适度活动，以避免长时间卧床，并在夜间保证充足睡眠，建立规律的睡眠模式。

（3）用药指导：遵医嘱应用非甾体抗炎药（NSAIDs）、阿片类药物或其他镇痛药物来缓解疼痛，同时注意观察患者有无恶心、呕吐及消化道出血等症状。根据患者风险评估使用低分子量肝素或其他抗凝药物，预防术后深静脉血栓形成。

（4）专科指导：定期评估手术伤口，观察有无感染迹象，红肿、渗出物或发热。定期更换敷料。

（5）功能锻炼：注意观察局部炎症情况，活动不能过早、过于频繁，以免炎症扩散或复发。局部炎症消退后，及早开始肌肉收缩锻炼，如无不良反应，即可开始主动运动，以防止关节粘连，有助于关节功能恢复。

（6）心理指导：提供心理支持和教育，帮助患者应对术后可能出现的情绪波动和焦虑。

（五）出院指导

1. 饮食指导：给予高热量、高钙、高蛋白的食物，食用新鲜蔬菜和水果等富含维生素且清淡、易消化的食物。保持适当的体重，适当补充钙剂和维生素 D，预防骨质疏松症发生。

2. 活动与睡眠指导：保证充足的睡眠，适当活动，避免重体力劳动、剧烈运动，避免关节脱位、骨折等情况的发生。

3. 专科指导：牵引或石膏固定未撤除的患者，指导其采取正确的体位，避免患肢受压，保持关节处于功能位。石膏保持清洁、干燥。定期复查，若病变部位出现红、肿、热、痛，及时就诊。

4. 功能锻炼：逐步增加受累关节的负荷，以增强骨质和肌肉力量，促进血液循环。进行关节活动度训练，维持和改善关节的灵活性和活动范围，预防关节僵硬。

（六）护理健康教育路径

住院时间	入院阶段（入院第1日）	术前阶段（入院第2日至术前1日）	手术阶段（手术当日）	术后阶段（术后第1至3日）	出院阶段（术后第4日至出院日）
辅助检查	1. 完成血、尿标本采集 2. 心电图、X线、CT、MRI、超声等检查	继续完善相关检查			复查X线
病情观察	1. 间隔1~2小时巡视观察1次 2. 测量生命体征、身高和体重 3. 询问病史 4. 观察患者有无压疮的发生 5. 告知患者患肢疼痛、肿胀的原因	1. 间隔1~2小时巡视观察患肢疼痛、肿胀及感知情况 2. 每日测量2次生命体征 3. 关注患者心理变化，帮助缓解焦虑心理	1. 间隔0.5~1小时巡视观察生命体征及病情变化 2. 观察切口敷料有无渗血，以及患肢疼痛、肿胀、皮温、皮色、感觉、运动情况 3. 切开引流患者注意观察其管路是否通畅及固定情况 4. 观察有无并发症 5. 有恶心、呕吐等不适症状时，协助患者头部偏向一侧，防止呕吐物引起窒息	1. 间隔1~2小时巡视观察1次 2. 观察切口敷料有无渗血，以及患肢疼痛、肿胀、末梢血运、感知情况 3. 观察患者自行排尿情况 4. 观察患者用药后反应 5. 切开引流患者注意观察其管路是否通畅及固定情况	1. 间隔2小时巡视观察1次 2. 观察患肢末梢血运及感知情况 3. 切开引流患者注意观察其管路是否通畅及固定情况
治疗处置	1. 依据病情静脉输液 2. 药物试敏	1. 胃肠道准备 2. 呼吸道准备 3. 备血 4. 个人卫生及物品准备	1. 皮肤准备 2. 生命体征监测 3. 氧气吸入 4. 导尿 5. 依据病情静脉输液	1. 依据病情静脉输液 2. 依据病情皮下注射 3. 会阴护理 4. 口腔护理	1. 依据病情静脉输液 2. 依据病情皮下注射
使用药物	遵医嘱给予抗炎、消肿及镇痛药物	遵医嘱给予抗炎、消肿及镇痛药物	遵医嘱给予抗炎、消肿、镇痛和促进骨愈合的药物	遵医嘱给予抗炎、消肿、镇痛和促进骨愈合的药物	遵医嘱给予抗炎、消肿、镇痛和促进骨愈合的药物
活动体位	1. 卧床休息 2. 指导并协助患者更换体位	1. 卧床休息，患肢保持外展中立位 2. 指导并协助患者更换体位	术后去枕平卧6小时后改平卧位	功能锻炼	功能锻炼

续表

住院时间	入院阶段（入院第 1 日）	术前阶段（入院第 2 日至术前 1 日）	手术阶段（手术当日）	术后阶段（术后第 1 至 3 日）	出院阶段（术后第 4 日至出院日）
饮食	高热量、高蛋白、高维生素饮食	术前晚禁食 8 小时，禁饮 4 小时	高热量、高蛋白、高维生素饮食	高热量、高蛋白、高维生素饮食	高热量、高蛋白、高维生素饮食
健康宣教	1. 入院环境介绍 2. 人员介绍 3. 安全指导 4. 告知预防压疮的注意事项	1. 指导术后功能锻炼的方法及练习床上大小便 2. 指导患者深呼吸及有效咳痰的方法	1. 告知患者保持尿管通畅及固定妥善 2. 告知患者保持切口敷料清洁干燥 3. 指导术后功能锻炼 4. 皮肤护理 5. 引流管护理	1. 告知患者拔除尿管后注意事项 2. 指导并监督患者术后进行功能锻炼 3. 告知患者预防下肢深静脉血栓、预防感染等并发症的方法 4. 引流管护理	出院指导

第十一章　妇产科疾病患者的健康教育 ▷▷▷▷

第一节　孕期保健的健康教育

孕期保健是指孕早期、孕中期及孕晚期为孕妇和胎儿的健康所进行的一系列保健措施，从而保证母婴安全，降低孕产妇死亡率和围产儿死亡率。

孕期以 28 天（即 4 周）为 1 个月来计算，从末次月经第 1 天至预产期约为 40 周。整个孕期可以分为 3 个阶段，1~12 周为孕早期，13~27 周为孕中期，28~40 周为孕晚期。

一、孕期管理

（一）孕期保健

1. 孕早期保健： 孕早期易受外界因素及孕妇疾病的影响，导致胎儿畸形或者流产，应注意防病致畸。孕妇首先表现为停经，随后在停经 6 周左右开始出现恶心、乏力、嗜睡、食欲不振、偏食、厌食，以及呕吐、尿频等早孕症状。孕妇的乳头、乳晕通常会逐渐增大，颜色也会逐渐加深。孕妇在孕早期要保证充足营养，遵医嘱补充叶酸，预防胎儿先天性神经管畸形。应尽早检查确定妊娠胎数，排除异位妊娠。进行高危妊娠初筛，比如有无不良孕产史、慢性高血压、心脏病、糖尿病等，有不宜继续妊娠的情况应及时终止妊娠。妊娠 10~14 周可进行孕早期唐氏筛查和胎儿畸形筛查。

2. 孕中期保健： 妊娠中期是胎儿生长发育较快的阶段，此时要注意饮食均衡，如鸡蛋、牛奶、瘦肉、西红柿、黄瓜、苹果等食物合理搭配。同时要适当运动，如进行散步、体操等以增强体质，注意不要进行剧烈运动。监测胎儿生长、胎动及宫缩等情况。

3. 孕晚期保健： 妊娠晚期胎儿生长发育最快，体重明显增加，应注意营养过剩的情况，避免形成巨大儿影响阴道分娩。定期产检监测胎儿生长发育的各项指标，防治妊娠并发症，若有不适及早发现并就诊，做好分娩前准备。

4. 孕前和孕期保健速查表

内容	孕前保健（孕前 3 个月）	第 1 次检查（孕 6~13 周）	第 2 次检查（孕 14~19 周）
常规保健	1. 评估孕前高危因素 2. 全身体格检查 3. 测血压、体质量与体重指数 4. 妇科检查	1. 建立孕期保健手册 2. 确定孕周、推算预产期 3. 评估孕期高危因素 4. 测血压、体质量与体重指数 5. 测胎心率（孕 12 周左右）	1. 分析首次产前检查结果 2. 测血压、体质量 3. 测宫底高度

续表

内容	孕前保健（孕前 3 个月）	第 1 次检查（孕 6~13 周）	第 2 次检查（孕 14~19 周）
必查项目	1. 血常规检查 2. 尿常规检查 3. 血型（ABO 和 Rh 血型）检测 4. 空腹血糖水平检测 5. 肝功能检查 6. 肾功能检查 7. HBsAg 筛查 8. 梅毒血清抗体筛查 9. HIV 筛查 10. 地中海贫血筛查	1. 血常规检查 2. 尿常规检查 3. 血型（ABO 和 Rh 血型）检测 4. 空腹血糖水平检测 5. 肝功能检查 6. 肾功能检查 7. HBsAg 筛查 8. 梅毒血清抗体筛查 9. HIV 筛查 10. 地中海贫血筛查 11. 孕早期超声检查（确定宫内妊娠和孕周）	无
备查项目	1. 子宫颈细胞学检查 2. TORCH 筛查 3. 子宫颈分泌物检测淋球菌和沙眼衣原体 4. 甲状腺功能筛查 5. OGTT（高危妇女） 6. 血脂检查 7. 妇科超声检查 8. 心电图检查	1. HCV 筛查 2. 抗 D 滴度（Rh 血型阴性者） 3. OGTT（高危妇女） 4. 甲状腺功能筛查 5. 血清铁蛋白检测（血红蛋白<110g/L 者） 6. 结核菌素（PPD）试验 7. 孕早期胎儿染色体非整倍体母体血清学筛查（孕 10~13 周） 8. 孕 11~13 周超声检查，测量胎儿 NT 厚度 9. 心电图检查	1. NIPT（孕 12~22 周） 2. 孕中期胎儿染色体非整倍体母体血清学筛查（孕 15~20 周）
健康教育及指导	1. 合理营养，控制体质量 2. 有遗传病、慢性疾病和传染病的备孕妇女，应予以评估并指导 3. 合理用药 4. 避免接触有毒有害物质和宠物 5. 改变不良生活方式，避免高强度的工作及高噪声环境和家庭暴力 6. 保持心理健康 7. 合理选择运动方式 8. 补充叶酸（0.4~0.8mg/d）或经循证医学验证的含叶酸的复合维生素	1. 营养和生活方式指导 2. 避免接触有毒有害物质和宠物 3. 慎用药物 4. 改变不良生活方式，避免高强度的工作、高噪声环境和家庭暴力 5. 保持心理健康 6. 继续补充叶酸（0.4~0.8mg/d）至孕 3 个月，有条件者可继续服用含叶酸的复合维生素	1. 妊娠生理知识指导 2. 营养和生活方式指导 3. 告知孕妇孕中期胎儿染色体非整倍体筛查的意义 4. 非贫血孕妇，如血清铁蛋白<30μg/L 应补充元素铁 60mg/d；诊断明确的缺铁性贫血孕妇，应补充元素铁 100~200mg/d 5. 开始常规补充钙剂，0.6~1.5g/d

内容	第 3 次检查（孕 20~24 周）	第 4 次检查（孕 25~28 周）	第 5 次检查（孕 29~32 周）	第 6 次检查（孕 33~36 周）	第 7~11 次检查（孕 37~41 周）
常规保健	1. 测血压、体质量 2. 测宫底高度 3. 测胎心率	1. 测血压、体质量 2. 测宫底高度 3. 测胎心率	1. 测血压、体质量 2. 测宫底高度 3. 测胎心率 4. 检查胎位	1. 测血压、体质量 2. 测宫底高度 3. 测胎心率 4. 检查胎位	1. 测血压、体质量 2. 测宫底高度 3. 测胎心率 4. 检查胎位
必查项目	1. 胎儿系统超声筛查（孕 20~24 周） 2. 血常规检查 3. 尿常规检查	1. OGTT 2. 血常规检查 3. 尿常规检查	1. 产科超声检查 2. 血常规检查 3. 尿常规检查	尿常规检查	1. 产科超声检查 2. NST 检查（每周 1 次）

续表

内容	第3次检查（孕20~24周）	第4次检查（孕25~28周）	第5次检查（孕29~32周）	第6次检查（孕33~36周）	第7~11次检查（孕37~41周）
备查项目	经阴道超声测量子宫颈长度（早产高危者）	1. 抗D滴度复查（Rh血型阴性者） 2. 子宫颈分泌物fFN检查（子宫颈长度为20~30mm者）		1. GBS筛查（孕35~37周） 2. 肝功能、血清胆汁酸检测（孕32~34周，怀疑ICP孕妇） 3. NST检查（孕32周以后） 4. 心电图复查（高危者）	
健康教育及指导	1. 告知预防早产相关知识 2. 营养和生活方式的指导 3. 告知胎儿系统超声筛查的意义	1. 告知预防早产相关知识 2. 告知妊娠期糖尿病筛查的意义	1. 分娩方式指导 2. 注意胎动 3. 母乳喂养指导 4. 新生儿护理指导	1. 分娩前生活方式指导 2. 分娩相关知识指导 3. 新生儿疾病筛查指导 4. 抑郁症预防指导	1. 分娩相关知识指导 2. 新生儿免疫接种指导 3. 产褥期指导 4. 胎儿宫内情况监护 5. 孕≥41周者，住院并催产

注：OGTT表示口服葡萄糖耐量试验；HCV表示丙型肝炎病毒；NT表示颈部透明层；NIPT表示无创产前基因检测；fFN表示胎儿纤维连接蛋白；GBS表示B族链球菌；ICP表示妊娠期肝内胆汁淤积症；NST表示无应激试验。

（二）孕期营养

1. 孕妇在孕期应遵循科学饮食的基本原则。妊娠期是胚胎和母体营养物质不断积累的过程，每一种营养素都是必需的，因此孕期膳食应遵循合理、健康的科学饮食原则。科学饮食是指膳食中所含的营养素种类齐全、数量充足、比例适当，膳食所提供的各类营养素与机体的需要保持平衡。

2. 孕期妇女膳食指导。

（1）孕早期：膳食清淡、适口，少食多餐，保证摄入足量富含碳水化合物的食物，多摄入富含叶酸的食物并补充叶酸。禁烟、禁酒。

（2）孕中、晚期：适当增加鱼、禽、蛋、瘦肉、海产品的摄入量，增加奶类的摄入，常吃含铁丰富的食物。禁烟禁酒，少吃刺激性食物。

二、孕产妇用药原则和指导

（一）孕产妇用药原则

1. 必须有明确指征，避免不必要的用药。

2.必须在医生指导下用药，不要擅自使用药物。

3.尽量只用一种药物，避免联合用药。

4.首选应用疗效肯定的药物，避免用尚难确定对胎儿有无不良影响的新药。

5.首选用小剂量药物，避免用大剂量药物。

6.严格掌握药物剂量和用药持续时间，注意及时停药。

7.妊娠早期若病情允许，尽量推迟到妊娠中、晚期再用药。

8.若病情所需，要在妊娠早期应用对胚胎、胎儿有害的致畸药物，应先终止妊娠再用药。

（二）孕产妇用药指导

1.孕期用药要慎重，特别是妊娠前 2 个月，是胚胎器官形成时期，更应注意。有些药物可以通过胎盘影响胎盘及胎儿发育，对胎盘或胎儿产生毒害，表现为致胎儿畸形和致癌作用，孕妇用药应谨慎，应在医师的指导下合理用药。

2.孕期拒绝所有用药可能会使疾病因没有进行有效治疗，而导致病情加重，更加影响母儿健康。

知识精讲：孕妇口服铁剂的注意事项。

讲解：

1.孕妇服用铁剂时也要服用维生素 C，因为维生素 C 能促进铁的吸收，柑橘、苹果等富含维生素 C 和有机酸的水果有利于铁的吸收。

2.避免和钙剂同时服用，铁剂和一些药物不能一起服用，比如钙剂，因为钙剂会抑制补铁药物的吸收，建议服钙剂后 1 个小时内不口服铁剂。

3.在服用铁剂时，孕妇要定期检查血常规和血清铁蛋白，当血清铁蛋白达到正常水平后，要立即停用铁剂，如果继续服用铁剂可能会导致铁过量，造成肝脏、心脏等器官出现损伤。

第二节　妊娠期并发症患者的健康教育

一、妊娠剧吐

妊娠剧吐是指孕妇妊娠 5~10 周频繁恶心呕吐，不能进食，排除其他疾病引发的呕吐，以致发生体液、电解质失衡及新陈代谢障碍，需要住院输液治疗。妊娠早期约 50% 的孕妇会出现恶心呕吐，25% 仅有恶心而无呕吐，25% 无症状。这些症状多始于孕 4 周，而孕 9 周最为严重；60% 的孕妇孕 12 周后症状自行缓解，约有 10% 的孕妇在整个妊娠期持续恶心呕吐。

（一）概述

妊娠剧吐的原因复杂多样，常见病因包括精神心理因素、上消化道运动异常、内分泌因素、神经因素、维生素不足、幽门螺杆菌感染等。其临床表现差异很大，但绝大多数患者经治疗后痊愈，极个别患者可因剧吐而死于某些并发症，如酸中毒、肝功能衰竭等。

1. 临床表现：根据当前国际疾病分类，妊娠剧吐可分为轻度呕吐、晚期妊娠呕吐、伴代谢障碍妊娠剧吐、其他疾病导致的剧吐和不明原因的妊娠剧吐。妊娠剧吐多见于年轻初产妇，停经 6 周左右出现早孕反应，逐渐加重，甚至频繁呕吐不能进食，脱水致电解质紊乱及体重下降，严重时可出现血压下降、视网膜出血、意识模糊、谵妄，甚至昏迷。

2. 治疗原则：妊娠剧吐的治疗原则是维持孕妇体液及新陈代谢平衡。治疗方法包括一般治疗和针对性治疗及心理治疗等。

（1）一般治疗：让孕妇保持一个良好的生活习惯。首先，保证每天充足的睡眠，其次，尽量每天进行一定的运动。

（2）针对性治疗：在一般治疗不起作用的情况下，可在专业医生的指导下，进行输液为孕妇补充营养，并使用一些静脉注射止吐药。如果孕妇有酸中毒症状则需要输碳酸氢钠，严密监测血气分析等。

（3）心理治疗：对精神、情绪不稳定的孕妇，给予心理治疗，解除其思想顾虑，嘱孕妇的家人要给予孕妇应有的关怀，使孕妇保持一个良好的心情，对怀孕充满信心。

预防或在早期进行妊娠剧吐的干预往往能有效控制剧吐病情，但当其发展到一定程度，随之而来的便是身体严重的并发症。如果以上方法均无效，产妇出现体温持续高于 38℃，心率大于 120 次 / 分，持续黄疸、蛋白尿，出现多发性神经炎体征、韦尼克脑病及颅内或眼底出血，经治疗不见好转者，需考虑终止妊娠。

（二）入院指导

1. 饮食指导：早孕反应时期饮食宜清淡而富有营养，少吃多餐，指导孕妇健康饮食，根据病情合理安排饮食，多吃新鲜水果及富含维生素 C 的食物，避免刺激性饮食，如辛辣、油腻及生冷食物。减少对胃肠道的刺激，减轻胃肠道负担，勿空腹或过饱。妊娠剧吐尿酮体阳性者暂禁食，呕吐好转后改少量流质饮食。

2. 活动与睡眠指导：注意劳逸结合，保证充足的睡眠。适当活动有助于胃肠蠕动，嘱患者活动时应由家属陪同。妊娠剧吐严重者或尿酮体阳性者宜卧床休息，症状好转后，可适当活动，呼吸新鲜空气。

3. 用药指导：维生素 B_1、维生素 B_6、维生素 C 是治疗妊娠剧吐的首选药物，能使孕妇的呕吐次数减少，对于一般症状均有一定效果，且能减缓严重的妊娠剧吐症状。盐酸甲氧氯普胺是治疗妊娠剧吐安全有效的药物，其他的镇吐药物有抗组胺药和吩噻嗪类衍生物等，当病情严重，其他药物无效时可以考虑应用。按照实验室所测血钾、血钠结果，决定补充电解质的剂量，贫血较重孕妇可给予输血治疗。

4. 专科指导：避免晨起空腹，鼓励少量多餐，两餐之间饮水，进食清淡及高蛋白食物，避免异味刺激。呕吐后立即用温水漱口，保持口腔清洁，清除呕吐物，以避免恶性刺激。注意观察呕吐物性质及颜色，妊娠剧吐尿酮体阳性者需记录液体出入量。

5. 功能锻炼：孕吐缓解期间可以参加一些运动锻炼，如散步等，适当的运动可加快肠道内容物的分解和吸收，有助于孕吐症状减轻。

6. 心理指导：入院后孕妇多伴有紧张、焦虑心理，积极对患者进行心理疏导，与孕妇沟通，向其讲解妊娠剧吐的相关知识，指导孕妇正确认识疾病，保持良好心态，减轻患者紧张、焦虑、不安的情绪，解除思想顾虑，让患者保持心情愉快，建立信心，从心理上克服进食的困难，试着进食自己喜欢的流质食物。嘱孕妇进食时应少食多餐，逐渐增加食物的品种和量。指导孕妇听些舒缓的音乐转移注意力。

（三）专科检查指导

1. 尿液常规检查：判断是否有尿酮体的产生。尿液常规检查需留取新鲜中段尿，避免污染尿杯，勿混入阴道分泌物。

2. 血液常规检查：检查血细胞比容、血红蛋白是否正常。

3. 血生化检查：检查血钠、血钾是否在正常范围内。晨起空腹采血，检查前一天保证充足的睡眠。

4. 动脉血气分析：判断二氧化碳结合力是否下降。采集动脉血气标本时注意无菌操作并及时送检。

（四）出院指导

1. 饮食指导：注意饮食卫生，避免接触油烟味或吃油炸、油腻及辛辣食物，饮食以营养价值高且易消化为主，可采取少吃多餐的方法。预防胃部不适，可在两餐之间或想吐时吃一点饼干或面包。为防止脱水，应保证每天的液体摄入量，平时宜多吃一些西瓜、梨、甘蔗等水果。

2. 活动与睡眠指导：孕妇应保证休息和睡眠，充足的睡眠有利于调整机体状态。

3. 用药指导：应用助消化类的药物缓解孕吐。

4. 专科指导：出院前评估孕妇对有关妊娠剧吐疾病知识的掌握情况，进行有针对性的指导。

5. 功能锻炼：适当做一些孕早期轻运动，缓解孕吐不适。

6. 心理指导：嘱家属多给予孕妇鼓励与支持，多与孕妇沟通，保持孕妇的情绪稳定，消除孕妇不必要的心理负担，积极乐观地享受孕期。

（五）护理健康教育路径

住院时间	入院阶段（入院第1日）	入院阶段（入院第2至3日）	入院阶段（入院第4至5日）	入院阶段（入院第6至7日）	出院阶段（入院第8日至出院日）
辅助检查	1. 完成血、尿标本采集 2. 胎心监护、超声等	继续完善相关检查		复查血液各项指标	复查血常规
病情观察	1. 间隔2小时巡视观察1次 2. 测量生命体征和体重 3. 询问病史 4. 入院评估	1. 间隔2小时巡视观察1次 2. 每日测量2次生命体征 3. 记录呕吐的次数、量及颜色	1. 间隔2小时巡视观察1次 2. 每日测量2次生命体征 3. 观察用药后反应 4. 记录呕吐的次数、量及颜色	1. 间隔2小时巡视观察1次 2. 测量患者生命体征 3. 记录呕吐的次数、量及颜色	1. 间隔2小时巡视观察1次 2. 测量患者生命体征 3. 记录呕吐的次数、量及颜色
治疗处置	1. 药物过敏试验 2. 依据病情静脉输液 3. 测量体重	依据病情静脉输液	依据病情静脉输液	依据病情静脉输液	
使用药物	1. 纠正脱水及电解质紊乱药物 2. 止吐药	1. 营养药 2. 止吐药	1. 纠正脱水及电解质紊乱药物 2. 止吐药	1. 营养药 2. 止吐药	出院用药指导
活动体位	1. 病情严重者卧床休息 2. 床边活动逐步到下地活动	1. 病情严重患者卧床休息 2. 床边活动逐步到下地活动	床边活动逐步到下地活动	病区内活动	病区内活动
饮食	病情严重者暂禁食	病情严重者暂禁食	清淡易消化流食	清淡易消化半流食	清淡易消化饮食
健康宣教	1. 入院环境介绍 2. 人员介绍 3. 预防跌倒、压疮宣教	1. 保持大便通畅 2. 饮食指导 3. 心理护理	1. 讲解治疗的目的及配合要点 2. 向家属进行健康宣教	讲解保持口腔清洁的重要性	出院指导，嘱患者出现不良反应及时就医

知识精讲：什么体质的孕妇容易出现妊娠剧吐？

讲解：

1. 体质较弱的女性容易出现妊娠剧吐，平时体质虚弱、易疲劳、易感冒的女性，怀孕后身体需要承受更多的负担，肠胃消化功能也会减弱，易引起妊娠反应。

2. 肠胃功能较差的女性容易发生妊娠剧吐，人体肠胃在吸收和消化食物时会产生一些反应。

3. 情绪敏感、情绪易激动的女性容易出现妊娠剧吐，这是因为情绪变化会刺激体内的神经系统，影响妊娠反应。

二、妊娠期高血压疾病

妊娠期高血压疾病是妊娠期特有的疾病，目前，将妊娠相关高血压疾病概括为 4 类，包括妊娠期高血压、子痫前期 – 子痫、妊娠合并慢性高血压、慢性高血压伴发子痫前期。

本病发病率受地区、种族差异影响。妊娠期高血压疾病孕妇可出现高血压、水肿、蛋白尿等特征，伴有全身多脏器损害，严重者出现抽搐、昏迷、胎膜早剥、心肾功能衰竭，甚至母婴死亡，严重威胁母儿健康和安全，是产科常见的并发症，也是孕产妇死亡的重要原因之一。

目前，妊娠期高血压疾病存在的普遍临床问题是，因未能及早识别和及早发现，使其发现时已经成为重症，或孕妇已经有严重的靶器官并发症，需要多学科联合救治。尽早排查和筛选孕期高风险因素、做好早期预防和预警、早诊断、早干预、早处理，是诊治妊娠期高血压疾病的重要临床措施。

（一）概述

妊娠期高血压疾病病因至今尚未阐明，但众多研究发现该病具有以下发病因素，有较高的遗传易感性和免疫学的异常，研究者认为，妊娠期高血压疾病病因是胎盘某些抗原物质免疫反应的变态反应。异常滋养细胞侵入子宫肌层和子宫动脉，使子宫螺旋动脉发生病变，最终发展为动脉粥样硬化，导致胎盘血液灌注量减少，引起一系列妊娠期高血压疾病的症状。体内炎性介质引起血管内皮损伤，导致血管内皮紧张素 II 的敏感性增加，引起血压升高。营养缺乏、多种微量元素的缺乏，与先兆子痫的发生、发展有关。其他致病因素包括遗传因素、胰岛素抵抗等。

1. 妊娠期高血压疾病分类及临床表现

分类	妊娠高血压	子痫前期	子痫	慢性高血压并发子痫前期	妊娠合并慢性高血压
临床表现	妊娠20周后出现高血压，收缩压 ≥ 140mmHg 和（或）舒张压 ≥ 90mmHg，尿蛋白检测阴性。收缩压≥160mmHg 和（或）舒张压 ≥ 110mmHg，为重度高血压，妊娠期高血压于产后 12 周内恢复正常	妊娠 20 周后出现收缩压 ≥ 140mmHg 和（或）舒张压 ≥ 90mmHg，伴有尿蛋白 ≥ 0.3g/24h，随机尿蛋白（+）或虽无蛋白尿，但合并下列任何一项者：①血小板减少（血小板<100×10^9/L）。②肝功能损害（血清转氨酶水平为正常值 2 倍以上）。③肾功能损害（血肌酐水平 >11mg/d 或为正常值 2 倍以上）。④肺水肿。⑤新发生的中枢神经系统异常或视觉障碍，子痫前期也可发生于产后	子痫前期基础上发生不能用其他原因解释的强直抽搐，可以发生在产前、产时或产后，也可以发生在无临床子痫前期表现时	慢性高血压妇女妊娠前无蛋白尿，妊娠 20 周后出现蛋白尿；或妊娠前有蛋白尿，妊娠后尿蛋白明显增加，或血压进一步升高，或出现血小板减少<100×10^9/L，或出现肝肾功能损害、肺水肿、神经系统异常、视觉障碍等严重表现	妊娠 20 周前收缩压≥140mmHg和（或）舒张压 ≥ 90mmHg（除外滋养细胞疾病），妊娠期无明显加重，或妊娠 20 周后首次诊断高血压并持续到产后 12 周后

2. 治疗原则：治疗原则以解痉、降压、镇静为主，治疗过程中应密切监测母儿情况，适时终止妊娠。

（1）药物治疗

①降压。降压治疗可有效预防子痫、心脑血管意外、胎盘早剥等严重母儿并发症。妊娠期一般不推荐使用阿替洛尔和哌唑嗪治疗，推荐使用拉贝洛尔、硝苯地平治疗。

②解痉。硫酸镁是子痫治疗的一线药物，也是重度子痫前期预防子痫发作的关键。遵医嘱应用硫酸镁时，严格掌握用量及滴速，密切观察毒性反应，应用硫酸镁期间应备好解毒的钙剂。

③镇静。适用于对硫酸镁有禁忌证或疗效不明显时，分娩时应慎用。地西泮和冬眠合剂较为常用。

④利尿。不主张常规应用利尿剂，若患者出现全身性水肿、肺水肿、脑水肿、肾功能不全、急性心力衰竭时，可酌情使用呋塞米等快速利尿剂。

⑤重度子痫前期孕妇产后应继续使用硫酸镁至少24~48小时，预防产后子痫。医护人员应注意产后迟发性子痫前期及子痫（发生在产后48小时后的子痫前期及子痫）的发生。子痫前期孕妇产后1周内是产褥期血压波动的高峰期，此期高血压、蛋白尿等症状仍可能反复出现甚至加重，应每天监测血压，如产后血压高于150/100mmHg，应继续给予降压药治疗。

（2）子痫的处理：先兆子痫患者出现痉挛性和强直性抽搐时称子痫。子痫是妊高征最严重的阶段，是造成母儿死亡的最主要原因。

①控制抽搐，给予硫酸镁的同时应用有效镇静药。

②降低颅压，给予20%甘露醇250mL快速静脉滴注。

③控制血压，纠正缺氧和酸中毒。

④终止妊娠，抽搐控制后即可考虑终止妊娠。

⑤保持环境安静，避免声、光刺激；吸氧，防止口舌咬伤、窒息；防止坠床受伤；密切观察患者生命体征、神志及尿量，加床挡、备好急救包。

（二）入院指导

1. 饮食指导：建议妊娠期高血压的孕妇多吃优质蛋白质，在怀孕期间要注意补充维生素、钙、铁等。对于妊娠早期出现高血压的孕妇，可以多吃含纤维素、维生素丰富的食物。孕妇妊娠至中晚期时由于胃肠蠕动减慢，胎儿变大压迫胃部，导致胃口变差，可以采取少食多餐的原则；每日摄入食盐量不必严格限制，全身浮肿者应限制食盐摄入量，小于3g/d。

2. 活动与睡眠指导：子痫前期孕妇不需要严格卧床休息，以避免增加血栓形成的风险。运动可以显著降低妊娠期高血压疾病的风险，但是孕期任何控制欠佳的高血压都是运动的绝对禁忌。卧床时孕妇取侧卧位休息，避免平卧位。保证孕妇充分的睡眠，每日休息不少于10小时。同时保持心情愉快，有助于疾病的预防。

3. 用药指导：硫酸镁是目前治疗子痫前期和子痫的首选解痉药物，告知患者药物的不良反应，如呼吸减慢、少尿等，若有不适应及时告知医护人员。为保证患者充足睡眠，必要时可让患者睡前口服地西泮 2.5~5.0mg。

4. 专科指导：教会患者进行自我监护，若出现头痛、视力改变、上腹不适等症状应及时告知医护人员。指导孕妇正确的数胎动方法，即胎动计数 ≥ 10 次 /2 小时为正常，小于 10 次 /2 小时或减少 50% 提示胎儿缺氧可能。隔天协助孕妇测量体重，注意孕妇有无头痛、眼花、胸闷、上腹部不适或疼痛，以及其他消化系统症状，下肢和外阴有无明显水肿；产后注意监测产后出血量。

5. 功能锻炼：指导患者根据身体的耐受程度，逐渐适当增加运动量，促进机体新陈代谢。

6. 心理指导：精神放松、心情愉快有助于抑制妊娠高血压的发展，医护人员应及时与患者沟通，使患者了解自身病情、胎儿情况、治疗措施及预期效果，减轻患者焦虑情绪，以积极心态迎接新生儿的到来。

（三）专科检查指导

1. 实验室检查，如血常规、肝功能、血脂、肾功能、凝血功能、尿常规等，检查孕妇是否有相关并发症。

2. 超声检查。行肝、胆、胰、脾、肾的彩超检查，如孕妇病情较重，还须做心脏彩超，防止发生妊娠期高血压性心脏病。彩超检查前 2~3 小时禁止排尿，必要时可饮水 800~1000mL，务必使膀胱有憋胀的感觉，怀孕中晚期检查则不需要憋尿。若患者出现子痫前期及子痫，应利用超声等影像学检查肝、肾等器官及腹水情况，监测胎儿生长发育指标。

3. 医务人员应注意了解和排除孕妇的基础疾病和慢性高血压，注意患者血脂、血糖水平，甲状腺功能，动态血压监测情况，有无眼底改变，或超声心动图检查有无异常。

4. 头部 CT 或 MRI。患者出现子痫前期及子痫时应遵医嘱做头部 CT 或 MRI 检查辅助判断患者病情。

5. 医务人员应注意严密监测患者胎动、胎心和胎儿生长趋势，有条件的机构应注意监测脐动脉血流和胎儿大脑中动脉血流阻力等。

（四）出院指导

1. 饮食指导：指导合理饮食，减少过量脂肪和盐的摄入，孕妇每日需要摄入足够的蛋白质，补充维生素、铁、锌和钙剂。鼓励超重孕产妇控制体重至体重指数（BMI）为 18.5~25.0kg/m^2，腹围小于 80cm，以减小再次妊娠时的发病风险，并利于长期健康。

2. 活动与睡眠指导：孕妇取侧卧位休息，保证充足的睡眠，每日休息不少于 10 小时。同时保持心情愉快，有助于疾病的预防。

3. 用药指导：哺乳期可继续使用拉贝洛尔作为主要降压药，可使用钙离子通道阻断剂、β 受体的兴奋剂等，禁用血管紧张素转化酶抑制剂（ACEI）和血管紧张素受体拮抗剂（ARB）类降压药物。大多数抗高血压药物都不影响母乳喂养。产后 6 周是降压治疗的黄金时期，如果在这个时期控制好血压，95% 的产妇在产后半年停药后仍可以保持较低的血压水平。研究表明，产后良好的血压管控可以降低女性远期动脉硬化、慢性高血压和心血管意外事件等风险。

4. 专科指导：孕妇病情好转后方可出院，但要适当增加产前检查次数，出现妊娠水肿加剧、体重增加过快、上腹部不适、恶心、呕吐感、头晕眼花、血压升高、胎动异常情况及时就诊。产后根据自身状态鼓励产妇进行母乳喂养，母乳喂养能够降低妊娠期高血压产妇发展为慢性高血压的风险。妊娠期高血压疾病患者产后 3~7 天应继续监测血压，产后降压目标为舒张压小于 85mmHg，若产后 6 周孕妇的血压仍未恢复正常，应于产后 12 周再次复查血压，以排除慢性高血压的发生，必要时建议内科诊治。

5. 功能锻炼：鼓励患者做一些有氧运动，逐渐增加活动量。

6. 心理指导：嘱患者保持心情愉快，避免焦虑情绪。

（五）护理健康教育路径

住院时间	入院阶段（入院第1日）	入院阶段（入院第2至3日）	入院阶段（入院第4至5日）	出院阶段（入院第6日至出院日）
辅助检查	1. 完成血、尿标本采集 2. 胎心监护、超声等	1. 继续完善相关检查 2. 眼底检查		复查血常规
病情观察	1. 间隔 2 小时巡视观察 1 次 2. 测量生命体征和体重 3. 询问病史 4. 入院评估 5. 胎心、胎动监测 6. 观察肢体水肿情况	1. 间隔 2 小时巡视观察 1 次 2. 测量生命体征和体重 3. 观察有无硫酸镁中毒反应 4. 监测出入量 5. 观察患者意识、视力情况，以及有无头痛 6. 胎心、胎动监测 7. 观察肢体水肿情况	1. 间隔 2 小时巡视观察 1 次 2. 测量生命体征和体重 3. 观察有无并发症 4. 观察有无硫酸镁中毒反应 5. 监测出入量 6. 观察患者意识、视力情况，以及有无头痛 7. 胎心、胎动监测	1. 间隔 2 小时巡视观察 1 次 2. 测量生命体征和体重 3. 观察有无并发症 4. 观察有无硫酸镁中毒反应 5. 监测出入量 6. 观察患者意识、视力情况，以及有无头痛 7. 胎心、胎动监测 8. 观察肢体水肿情况
治疗处置	1. 依据病情静脉输液 2. 依据病情吸氧 3. 生命体征监测	1. 依据病情静脉输液 2. 依据病情吸氧 3. 生命体征监测	1. 依据病情静脉输液 2. 依据病情吸氧 3. 生命体征监测	1. 依据病情静脉输液 2. 依据病情吸氧 3. 生命体征监测
使用药物	遵医嘱给予解痉、镇静、降压、利尿药，并补充蛋白质	遵医嘱给予解痉、镇静、降压、利尿药，并补充蛋白质	遵医嘱给予解痉、镇静、降压、利尿药，并补充蛋白质	遵医嘱给予解痉、镇静、降压、利尿药，并补充蛋白质
活动体位	卧床休息，左侧卧位为宜	卧床休息，左侧卧位为宜	卧床休息，左侧卧位为宜	卧床休息，左侧卧位为宜
饮食	低盐、低脂、高蛋白饮食	低盐、低脂、高蛋白饮食	低盐、低脂、高蛋白饮食	低盐、低脂、高蛋白饮食
健康宣教	1. 入院环境介绍 2. 人员介绍 3. 预防跌倒、压疮宣教 4. 疾病相关教育 5. 心理护理	1. 心理护理 2. 指导患者进行踝泵运动	1. 告知患者保持二便通畅 2. 为患者讲解治疗高血压的目的及配合要点 3. 向家属宣教如何为患者按摩受压部位	1. 出院指导 2. 告知患者保持心情愉悦 3. 指导患者警惕用药不良反应 4. 心理护理

> **知识精讲：妊娠高血压疾病终止妊娠的指标是什么？**
>
> **讲解：**妊娠期高血压、子痫前期的孕妇可期待治疗至孕 37 周终止妊娠。重度子痫前期患者、妊娠小于 24 周经治疗病情不稳定者，建议终止妊娠；孕 24~28 周根据母儿情况及当地医疗条件和医疗水平决定是否期待治疗；孕 28~34 周，若病情不稳定，经积极治疗 24~48 小时病情仍加重，促胎肺成熟后应终止妊娠；若病情稳定，可考虑继续期待治疗，并建议提前转至早产儿救治能力较强的医疗机构；妊娠 ≥ 34 周患者应考虑终止妊娠。

第三节　胎儿附属物异常患者的健康教育

胎膜早破

胎膜早破是指在临产前胎膜自然破裂，是常见的分娩期并发症，又称临产前胎膜自然破裂。胎膜早破可分为足月胎膜早破（PROM）和未足月胎膜早破（PPROM），后者指在妊娠 20 周以后、未满 37 周发生的胎膜破裂，其发生率在妊娠 37 周为 10%。90% 的 PPROM 孕妇会在 7 天内临产。未足月胎膜早破是早产的主要原因之一，其发生率为 2.0%~3.5%。80%~90% 的 PROM 孕妇在 24 小时内自然临产。

随着人们对胎膜早破认识的深入，胎膜早破分类逐渐细化。在我国妊娠 28 周前后发生的胎膜早破的处理更具有挑战性，胎膜早破孕周越小，围产儿预后越差。胎膜早破不仅可以引起早产、脐带脱垂，也可造成母儿感染。

（一）概述

胎膜早破的原因有母体因素，反复阴道流血、阴道炎、长期应用糖皮质激素、腹部创伤、腹腔内压力突然增加（剧烈咳嗽、排便困难）、吸烟、药物滥用、营养不良、前次妊娠发生早产（PROM 史）、妊娠晚期性生活频繁、创伤、宫颈内口松弛、羊膜腔压力增高；子宫及胎盘因素，子宫畸形、胎盘早剥、子宫颈机能不全、子宫颈环扎术后、子宫颈锥切术后、子宫颈缩短、先兆早产、子宫过度膨胀、羊水过多、多胎妊娠、头盆不称、胎位异常（臀位、横位）、胎膜发育不良（绒毛膜羊膜炎）、亚临床宫内感染等。

1. 临床表现

（1）症状：突感有较多的液体自阴道流出，可混有胎脂及胎粪，继而少量间断性排出，当咳嗽、打喷嚏、负重等造成腹压增加时，羊水流出。

（2）体征：行肛诊检查，触不到羊膜囊，上推胎儿先露部可见到流液量增多，羊膜腔感染时母儿心率增快，子宫压痛。

2. 治疗原则

（1）胎膜早破的产妇，护士应协助患者取左侧卧位，臀部抬高，尽量避免内诊。

（2）胎膜破裂 12 小时以上者应预防性应用抗生素，妊娠足月破水 24 小时未临产者，静脉滴注催产素引产。

（3）妊娠不足 36 周分娩者，应给予糖皮质激素（地塞米松）促进胎儿肺部成熟。

（4）抑制子宫收缩是期待疗法的一项重要治疗措施，分为预防性治疗和治疗性抑制宫缩，前者无论有无宫缩均应行常规抑制宫缩治疗，后者只有宫缩出现时才应用宫缩抑制剂。胎膜早破时宫缩抑制的方法很多，主要有硫酸镁、β 受体激动剂、钙通道阻断剂、非甾体解热镇痛药等。

（5）严密监测胎儿情况，一旦确定胎膜早破应立即听取胎心音，无异常后 2~4 小时一次，加强胎心监护，教会孕妇如何自数胎动。定时查看羊水性状、颜色、气味等。密切监测孕妇体温、脉搏，4~8 小时监测一次，若出现体温升高、C 反应蛋白升高，均提示宫内感染。

（6）妊娠 ≥ 37 周，破膜 12~18 小时后尚未临产者应尽快结束分娩，若出现脐带脱垂也应立即结束分娩。妊娠近足月者估计胎儿体重，如在 2500 克以上、肺部发育成熟，则处理同足月妊娠。

（7）早产儿分娩后可延迟断脐，等待至脐带搏动停止或胎盘娩出后断脐，这样能够减少肺部问题、减少脑出血，有利于提高早产儿存活率。

（二）入院指导

1. 饮食指导： 孕妇需要摄入足够的营养来支持胎儿的生长和发育。在胎膜早破情况下，孕妇需要更加注意饮食营养。增加摄入高蛋白、高热量、清淡易消化、富含维生素和矿物质的食物，如肉类、鱼类、豆类、蔬菜和水果等，以增加机体抵抗力。避免因卧床休息、活动量减少、肠蠕动减慢而造成便秘。

2. 活动与睡眠指导： 孕妇胎膜破裂后取臀高位卧床休息，可将臀部抬高约 30cm，以降低宫腔内压力，减少羊水流出，防止脐带脱垂的发生。尤其是头高浮、臀位和双胎胎膜早破的孕妇应以左侧卧位为宜，这样可以增加子宫血液灌注量，增加胎儿的氧供应和营养代谢，可以减少自发性宫缩。

3. 用药指导： 孕周小于 35 周，遵医嘱正确使用保胎药物促胎肺成熟。指导孕妇了解药物不良反应，以及输液速度的重要性。对静脉注射硫酸镁的孕妇，应密切观察呼吸、膝反射，以及 24 小时尿量是否减少，防止发生镁中毒。

4. 专科指导： 指导孕妇自数胎动的方法，掌握预防脐带脱垂的重要性。胎先露高浮者绝对卧床休息。嘱孕妇学会观察羊水性状、气味、颜色及自数胎动，若出现羊水呈黄色、绿色或棕褐色，阴道血性分泌物，便意感或腰酸，临产症状，胎动减少或增多的情况及时告知医务人员。孕妇应保持外阴清洁，勤换护理垫，每日行会阴护理 2 次，防止逆行感染。

5. 功能锻炼： 预防跌倒知识宣教，避免负重及腹部受碰撞。入院给予孕妇防止跌倒措施的健康宣教，清除不利因素，指导孕妇穿防滑拖鞋，每班给予孕妇及家属健康宣教。

6. 心理指导：及时评估了解孕妇的生理和心理情况，告知孕妇胎膜早破对母子的影响及分娩征兆。分析孕妇目前病情，向孕妇讲解病程、治疗方案及注意事项。耐心倾听并解答孕妇提出的各种疑问，使孕妇情绪稳定，积极配合，主动参与护理，保持良好的精神状态，避免过度紧张，减少心理负担，避免因心理因素造成早产或难产的发生。

（三）专科检查指导

1. 阴道液酸碱度检查：取阴道分泌物前应停止应用一切药物，取阴道分泌物前 24 小时内无性交、无盆浴或阴道灌洗。

2. 阴道液涂片检查：阴道液干燥片检查有羊齿状结晶。

3. 超声检查：B 超诊断胎膜早破，主要通过 B 超对羊水量的变化和羊水分布情况的观察协助诊断。如与近期或近几天 B 超羊水量相比较明显减少，可以帮助诊断胎膜早破；羊水量分布局限，如第 1 大羊水池和第 2 大羊水池径线差距较大，可以协助诊断胎膜早破。

（四）出院指导

1. 饮食指导：加强营养，进食清淡易消化、富含维生素及矿物质的食物，如新鲜蔬菜、水果、鱼等，孕妇应保持大便通畅。

2. 活动与睡眠指导：胎膜早破患者应绝对卧床休息，由于需要卧床时间较长，为了防止下肢静脉血栓的形成，教会孕妇每天坚持做踝泵运动，合理的身体活动和充足的休息可以减轻子宫的压力，降低胎膜破裂的风险。

3. 用药指导：遵医嘱应用抗生素，告知患者药物可能发生的不良反应。

4. 专科指导：告知孕妇胎膜早破可能出现的症状，如羊水流出、阴道分泌物改变等，嘱孕妇一旦出现这些症状，应及时就医，接受专业的诊断和治疗。胎膜早破后，孕妇需要避免性生活，因为性生活可能会引起宫缩和感染，从而对胎儿造成影响。此外，孕妇在进行性生活时容易感染细菌，这也会增加感染的风险。孕妇在胎膜早破后需要特别注意个人卫生，避免逆行感染。孕妇要经常清洗外阴部，避免使用香皂等化学物品，以免刺激和感染。同时，孕妇要避免穿紧身裤和紧身内裤，保持外阴部通风和干燥。住院期间定期检查孕妇的宫颈和胎儿情况，监测孕妇的宫缩和感染情况。此外，还应密切监测胎心率，以确保胎儿的心率正常。

5. 功能锻炼：根据身体的耐受程度，逐渐适当增加运动量。胎膜早破胎先露未衔接者应绝对卧床休息。

6. 心理指导：孕妇在发生不可自控的阴道溢液后，会担心羊水过多流出会影响胎儿安全及造成分娩困难，医护人员应为孕妇及其家属提供信息支持。胎膜早破发生后，羊水外流的现象会持续存在，孕晚期羊水的主要来源为胎儿的尿液，为达到羊水量的平衡，胎儿会通过吞咽羊水来调节羊水量，使之达到动态平衡。胎膜破裂后，除胎儿吞咽外，会有羊水自阴道流出。在胎盘功能正常、胎儿功能状态良好的情况下，只要羊水不是过多、过快地流出，胎儿仍可发挥自身的调节作用来调节羊水量，以尽可能保证自身生存的液体环境。通过这样的沟通消除孕妇顾虑，保持乐观心态，使孕妇积极面对治疗和待产过程，顺利度过孕期。

（五）护理健康教育路径

住院时间	入院阶段 （入院第1日）	入院阶段 （入院第2至3日）	入院阶段 （入院第4至5日）	出院阶段 （入院第6日至出院日）
辅助检查	1. 完成血、尿标本采集 2. 胎心监护、超声等	继续完善相关检查	复查血液相关指标，查看各项指标是否趋于正常	复查血常规，查看各项指标是否趋于正常
病情观察	1. 间隔2小时巡视观察1次 2. 测量生命体征和体重 3. 询问病史 4. 入院评估 5. 记录阴道溢液量及颜色	1. 间隔2小时巡视观察1次 2. 遵医嘱测量生命体征 3. 监测胎心、胎动情况 4. 记录阴道溢液量及颜色	1. 间隔2小时巡视观察1次 2. 遵医嘱测量生命体征 3. 监测胎心、胎动情况 4. 观察有无并发症 5. 观察用药后反应 6. 记录阴道溢液量及颜色	1. 间隔2小时巡视观察1次 2. 遵医嘱测量患者生命体征 3. 观察胎心、胎动情况 4. 记录阴道溢液量及颜色
治疗处置	1. 药物过敏试验 2. 依据病情静脉输液 3. 会阴护理	1. 依据病情静脉输液 2. 会阴护理	1. 依据病情静脉输液 2. 会阴护理	1. 依据病情静脉输液 2. 会阴护理
使用药物	给予抗生素、保胎药等	给予抗生素、保胎药等	给予抗生素、保胎药等	给予患者出院回家用药指导
活动体位	绝对卧床休息	绝对卧床休息	绝对卧床休息	绝对卧床休息
饮食	低盐饮食	低盐清淡饮食	低盐清淡饮食	低盐清淡饮食
健康宣教	1. 入院环境介绍 2. 人员介绍 3. 预防跌倒、压疮宣教	1. 心理护理 2. 疾病相关教育 3. 指导患者进行踝泵运动	1. 告知患者保持二便通畅 2. 向家属宣教如何为患者按摩受压部位	1. 出院指导 2. 讲解保持会阴护理的重要性 3. 告知患者保持心情愉悦 4. 指导患者警惕用药不良反应

知识精讲：胎膜早破与破水的区别。

讲解：

1. 胎膜早破与破水的区别在于发生的时间，胎膜早破发生在临产前，即没有规律宫缩的时候胎膜就因各种原因而破裂。常见原因有感染、胎位不正、巨大儿、宫颈内口松弛等。

2. 破水泛指羊膜囊破裂，包括胎膜早破，但不仅限于此。破水可以发生在临产发动之前和之后。孕妇怀孕期间要注意多休息，生殖道感染要及时治疗，宫颈内口松弛可以做预防性宫颈环扎手术，防止胎膜早破的发生。

第四节　妊娠合并症患者的健康教育

一、妊娠合并糖尿病

妊娠合并糖尿病包括孕前糖尿病和妊娠糖尿病两种，孕前糖尿病是孕妇在妊娠前已被确诊糖尿病或妊娠前糖耐量异常，妊娠后发展为糖尿病，称为孕前糖尿病（PGDM）。妊娠前糖代谢正常，妊娠期才出现的糖尿病，称为妊娠期糖尿病（GDM）。1979 年世界卫生组织（WHO）将 GDM 列为糖尿病的一个独立类型。

全球对该病报道的发病率相差悬殊，据统计，全球 20~49 岁育龄期妇女中妊娠期高血糖的总患病率高达 16.9%。据报道，我国目前的妊娠期糖尿病发生率为 6.6%，而且有逐年上升的趋势。妊娠期糖尿病是一种影响妊娠结局的重要疾病，不仅增加不良妊娠结局风险而且还对母婴健康产生远期影响。妊娠期糖尿病患者产后 20 年内 2 型糖尿病的发生率高达 40%，子代发生肥胖、糖尿病的危险性也大大增加。

（一）概述

目前研究表明，高龄、肥胖、种族、不良生育史和糖尿病家族史是造成妊娠期糖尿病的主要因素。由于妊娠后孕妇产生一系列生理变化，葡萄糖需要量增加、胰岛素抵抗增加和胰岛素分泌相对不足，当机体不能分泌足够量的胰岛素来代偿这一生理变化时，血糖增高，导致部分孕妇发生妊娠期糖尿病。

1. 临床表现

（1）妊娠期可出现三多症状，即多饮、多食、多尿，重症者症状明显。

（2）头晕、乏力、皮肤干燥、瘙痒。

（3）反复发作的外阴阴道念珠菌感染，症状有外阴瘙痒等。

（4）孕妇体重超过 90kg，本次妊娠伴有羊水过多或巨大儿，妊娠晚期体重增长过快。

（5）反复难治性肾盂肾炎，个别较重的糖尿病患者出现视力模糊等糖尿病视网膜病变，酮症酸中毒时可出现腹痛、嗜睡乃至昏迷。

2. 治疗原则：对器质性病变较轻或病情控制较好者，可以继续妊娠，但应施行多学科合作治疗。在内分泌科和产科医生严密监护下，尽可能将孕妇的血糖控制在正常或接近正常的范围内。

（1）保持健康的生活方式，饮食上需要低油、低盐、低糖，甚至无糖，同时需要适当运动，可进行孕妇瑜伽、散步、游泳等适合孕妇的运动。

（2）饮食治疗 3~5 天后，全天测定 7 次血糖，如空腹或餐前血糖 ≥ 5.3mmol/L 或餐后 2 小时血糖 ≥ 6.7mmol/L，或调整饮食后出现饥饿性酮症，增加热量摄入后血糖又超过妊娠期标准者，应及时应用胰岛素治疗。

（3）饮食控制一周血糖仍不达标时，可应用胰岛素药物治疗控制不良的妊娠糖尿病，使血糖调节到正常水平。

（4）若妊娠前糖尿病患者计划妊娠，应停用口服降糖药，改用胰岛素治疗。忽视对血糖异常孕妇进行产程中的管理，可能出现产妇的低血糖、酮症酸中毒和新生儿严重低血糖，从而引发其他并发症。因此临产、分娩、剖宫产术中，需要密切监测产妇血糖。

（5）做好胎儿胎心监护，教会孕妇自数胎动。向孕妇强调定期进行产前检查的重要性，规律产检可以更好地了解胎儿宫内情况及胎儿成熟度、胎盘功能情况，防止胎死宫内的发生。

（6）适时终止妊娠，如孕周小于34周者，终止妊娠前应使用地塞米松，减少新生儿呼吸窘迫综合征的发生。

（7）终止妊娠当日及结束后，胰岛素用量应减少，以防发生低血糖。

（8）新生儿均按高危儿处理，注意保暖、吸氧，出生后30分钟喂25%葡萄糖水，监测新生儿血糖情况，观察有无低血糖、低血钙、高胆红素血症。

（二）入院指导

1. 饮食指导：让孕妇了解控制饮食的重要性，遵医嘱给予糖尿病饮食。一般建议早餐摄取25%热量，午餐摄取30%热量，晚餐摄取30%热量，睡前摄取15%热量。睡前点心应包括蛋白质及糖类，以预防夜间低血糖。限制摄入含糖量较多的薯类、水果，鼓励多吃蔬菜及豆制品，补充维生素、钙及铁等，使血糖控制在正常水平而孕妇又不感到饥饿为最佳，理想目标是既能保证和提供妊娠期间热量和营养的需要，又能避免餐后高血糖或饥饿性酮症出现。孕妇应准备糖果、饼干等食物以备低血糖时食用。

2. 活动与睡眠指导：保证足够的睡眠与休息，劳逸结合，起居正常，养成良好的生活习惯。适当运动，科学把握运动的时间及强度，运动应选择有氧运动为宜，可选择散步、上臂运动、瑜伽、太极拳、孕妇操等。运动时间不宜过长，保持在30~40分钟为宜。运动方案实施前，必须了解孕妇的全面情况并进行评估，确定合理可持续进行的运动计划方案。

3. 用药指导：胰岛素注射部位有上臂外侧、臀肌上部、大腿前外侧、腹部（非孕期），注射时采用皮下注射法。胰岛素应在餐前30分钟注射，注射时剂量要准确，防止发生低血糖反应。如患者出现心悸、出汗、手抖等症状，应考虑到低血糖的可能，立即测量血糖，让患者喝糖水或进食，严重时静脉注射50%葡萄糖注射液40~60mL，必要时可做胎心监护。由于胰岛素是一种蛋白质，注射后容易发生过敏反应，常见局部过敏，因此要经常检查注射部位有无红肿、硬结和疼痛，注射部位可按顺序轮换选择，每次注射前要避开上次注射处2cm，同一注射部位内注射的轮换要有规律，以免混淆。

4. 专科指导：预防感染，加强皮肤护理，注意口腔卫生及会阴部清洁。孕妇及家属了解相关知识，如出现四肢无力、头痛、头晕、轻度口渴、恶心、呕吐、尿量增加、意识障碍、脱水、呼吸深而快等提示为酮症酸中毒，应及时通知医生。阴道分娩过程中，鼓励产妇进食，确保血糖在正常范围。

5. 功能锻炼：避免在空腹或胰岛素剂量过大的情况下运动，防止发生低血糖。

6. 心理指导：糖尿病孕妇除了承受疾病本身带来的痛苦，还要担心胎儿安危，所以心理压力较正常孕妇大。妊娠糖尿病患者的焦虑及抑郁症发生率达25%，高于正常孕妇。通过普及妊娠糖尿病相关知识，告知孕妇妊娠合并糖尿病的特点及危害，提高孕妇的认知度，让孕妇调整心态，消除紧张、恐惧、焦虑情绪，使其积极配合治疗。

（三）专科检查指导

1. 胎儿超声检查，注意检查胎儿中枢神经系统和心脏的发育；妊娠晚期4~6周进行一次超声检查，注意监测胎儿腹围和羊水量的变化。

2. 无应激试验（NST），需要应用胰岛素或口服降糖药物者，应自妊娠32周起，每周进行1次NST检查，36周后每周2次，可疑胎儿生长受限时尤其应严密监测。

3. 胎盘功能测定，连续动态测定孕妇尿雌三醇及血中HPL（人胎盘催乳素）值。

4. 肝肾功能检查、24小时尿蛋白定量、尿酮体及眼底等相关检查。

5. 胎心监护。孕妇高血糖本身可降低胎盘对胎儿的血氧供给，并且胎儿高血糖及高胰岛素使机体耗氧量增多，导致胎儿宫内缺氧，严重时发生胎儿死于宫内。所以应着重对妊娠期糖尿病孕妇加强胎心监护管理。

（四）出院指导

1. 饮食指导：孕妇饮食应定量、定时、少食多餐，达到正常血糖水平而孕妇无饥饿感为最佳。

2. 活动与睡眠指导：保证足够的睡眠与休息，适当运动，科学把握运动的时间及强度。

3. 用药指导：胰岛素应在餐前30分钟注射，注射时剂量要准确，防止发生低血糖反应，如出现心悸、出汗、手抖等症状，立即喝糖水或进食。注射部位按顺序轮换。

4. 专科指导：产后1周，最迟不应超过产后6周，复查空腹血糖。鼓励轻症糖尿病产妇实施母乳喂养，做到尽早吸吮和按需哺乳。重症者不宜哺乳，应及时给予退乳并指导人工喂养。产后坚持长期避孕，但不宜用药物及宫内避孕器。产后42天常规复查。

5. 功能锻炼：餐后半小时到一个小时进行有氧运动锻炼，有助于更好地控制餐后血糖，也有助于孕妇更好地控制体重。

6. 心理指导：积极与患者进行沟通，提高孕妇对疾病的认知，减轻孕妇的心理压力。

（五）护理健康教育路径

住院时间	入院阶段 （入院第1日）	入院阶段 （入院第2至3日）	入院阶段 （入院第4至5日）	出院阶段 （入院第6日至出院日）
辅助检查	1. 完成血、尿标本采集 2. 胎心监护、超声等	继续完善相关检查	遵医嘱复查血液相关指标，看各项指标是否趋于正常	复查血常规，看各项指标是否趋于正常

续表

住院时间	入院阶段 （入院第1日）	入院阶段 （入院第2至3日）	入院阶段 （入院第4至5日）	出院阶段 （入院第6日至出院日）
病情观察	1.间隔2小时巡视观察1次 2.测量生命体征和体重 3.询问病史 4.入院评估 5.胎心、胎动情况监测 6.血糖监测	1.间隔2小时巡视观察1次 2.每日测量2次生命体征 3.胎心、胎动情况监测 4.血糖监测	1.间隔2小时巡视观察1次 2.每日测量2次生命体征 3.观察患者有无并发症 4.观察患者用药后反应 5.胎心、胎动情况监测 6.血糖监测	1.间隔2小时巡视观察1次 2.遵医嘱测量患者生命体征 3.胎心、胎动情况监测 4.血糖监测
治疗处置	1.胎心监测 2.依据病情静脉输液 3.指尖血糖监测	1.胎心监测 2.指尖血糖监测	1.胎心监测 2.氧气吸入 3.指尖血糖监测	1.胎心监测 2.指尖血糖监测
使用药物	遵医嘱给予降糖药	遵医嘱给予降糖药	遵医嘱给予降糖药	遵医嘱给予患者出院回家用药指导
活动体位	病区内活动	病区内活动	病区内活动	病区内活动
饮食	清淡饮食	清淡饮食	清淡饮食	清淡饮食
健康宣教	1.入院环境介绍 2.人员介绍 3.疾病相关教育 4.心理指导	1.饮食控制指导 2.运动指导 3.告知患者体重增长应保持在正常范围	1.告知患者保持二便通畅 2.饮食指导 3.指尖血糖检测方法指导	1.讲解保持会阴清洁的重要性 2.告知患者保持心情愉悦 3.指导患者警惕低血糖不良反应 4.指导患者知晓疾病相关的紧急措施

> **知识精讲：妊娠期血糖控制标准是多少？孕期体重控制标准是多少？**
>
> **讲解：** 孕妇无明显饥饿感，空腹血糖控制在3.3~5.1mmol/L；餐前30分钟血糖控制在3.3~5.8mmol/L；餐后2小时血糖控制在4.4~6.7mmol/L；夜间血糖控制在4.4~6.7mmol/L。
>
> 妊娠13周前，体重增加不明显，孕中期体重增加较快，整个孕期增加的体重相当于非孕时体重的25%，平均增加12~15kg。

二、妊娠合并贫血

孕妇妊娠期间出现倦怠、乏力、面色苍白、浮肿、食欲不振等症状，经检查血红蛋白或红细胞计数降低，红细胞比容下降，称为妊娠贫血。贫血是妊娠期最常见的一种合并症，由于妊娠期血容量增加，且血浆的增加多于红细胞的增加，致使血液稀释，又称生理性贫血。

血容量从孕6~8周开始增加，至孕32~34周达到高峰，增加30%~45%，平均增加 1500mL，其中血浆 1000mL，红细胞约 500mL，因此孕妇贫血的诊断标准应相对降低。贫血在妊娠各期对母、儿均可造成一定危害，在贫血严重的国家和地区，妊娠期合并贫血是孕产妇死亡的重要原因之一。最近 WHO 资料表明，全球仍有 38.2% 的孕妇合并有妊娠期贫血，在我国，妊娠合并贫血的患病率为 42%~73%，其中又以缺铁性贫血为最多见，占妊娠期贫血的 95%，另外有巨幼细胞性贫血和再生障碍性贫血等。

（一）概述

妊娠期血容量增加和哺乳期泌乳使机体对铁的需要量增加，特别在妊娠的后半期，为了满足胎儿生长发育需求，孕妇对铁的需要量增加得更为明显。机体对铁的需求和供给失衡，导致体内储存铁耗尽，最终可以引起缺铁性贫血的发生。贫血对母体、胎儿可造成近期和远期影响，可使妊娠期高血压疾病、胎膜早破、胎儿生长受限、早产、产褥感染和产后抑郁的发病风险增加。

1. 临床表现：轻度贫血者多无明显症状，或只有皮肤、口唇黏膜和睑结膜苍白。重者可表现为头晕、乏力、耳鸣、心悸、气短、皮肤毛发干燥、指甲脆薄、倦怠、食欲缺乏、腹胀腹泻及口腔炎、舌炎等症状，甚至出现贫血性心脏病、妊娠期高血压疾病、心肌病等并发症的相应症状。

2. 治疗原则：本病的治疗原则为消除病因、治疗并发症、补充铁剂。如血红蛋白小于 60g/L，孕期治疗应以补充铁剂，去除导致缺铁性贫血的原因为主，一般性治疗包括增加营养和食用含铁丰富的食物，并对胃肠道功能紊乱和消化不良者给予对症处理。多数缺铁性贫血孕妇补充铁剂后血象很快改善，不需要输血。血红蛋白小于 60g/L，接近预产期或短期内需行剖宫产术者，应少量、多次输红细胞悬液或全血，避免加重心脏负担而诱发急性左心衰竭，同时积极预防产后出血和产褥感染。中、重度贫血产妇在产前应给予配血备用，出血多时应及时输血，预防产后出血。严密监护产程，防止产程过长，阴道助产时应缩短第二产程，在产妇分娩时及产后给予广谱抗生素预防感染。

（二）入院指导

1. 饮食指导：加强营养，摄入高铁、高蛋白、高维生素食物，多食动物内脏、肉类、蛋类及新鲜蔬菜，同时注意有些食物可抑制铁吸收，应避免摄入。

2. 活动与睡眠指导：孕妇应依据贫血的程度安排工作及休息，养成良好的睡眠习惯，防止劳累，避免着凉，起床活动应动作缓慢，防止跌倒。

3. 用药指导：铁剂应饭后或餐中服用，抗酸药须与铁剂交错时间服用。液体铁剂应使用吸管或滴管将药液送至舌根部咽下，再饮温开水并漱口，服用铁剂后，会形成黑便。巨幼红细胞贫血有神经症状者，单独用叶酸有可能使神经系统症状加重，应及时补充维生素 B_{12}。中、重度贫血或因严重胃肠道反应不能口服铁剂者、依从性不确定或口服铁剂无效者，需选择注射铁剂治疗。注射铁剂的主要不良反应为注射部位疼痛、头痛和头晕等，偶有致命性过敏反应。由于游离铁可能导致氧自由基产生，引起组织毒性，故在决定使用注射铁剂前，应检测血清铁蛋白水平，确诊铁缺乏。目前认为蔗糖铁最安全，注射铁剂的禁忌包括注射铁过敏史、妊娠早期、急慢性感染和慢性肝病。

4. 专科指导：注意口腔护理，怀孕以后盆腔包括全身血管都处于充盈状态，所以孕妇更容易发生口腔溃疡，因此需要注意饭前、饭后漱口，孕妇刷牙时切勿过度用力。注意皮肤清洁，防止发生皮肤感染，定期洗澡、更换被服等。

5. 功能锻炼：以户外有氧运动为主，如散步等，应注意逐渐调整运动量，以孕妇感到舒适不疲劳为宜，以免加重心脏负担。注意进行腹部及盆底肌肉锻炼，以有利于分娩。

6. 心理指导：营造一个快乐、积极、美好的家庭氛围，做好心理调节，保证孕妇安然无恙地度过孕期。

（三）专科检查指导

1. 外周血检查：可见外周血象为小细胞低血红蛋白性贫血，血红蛋白 <100g/L，血细胞比 <0.30 或红细胞 <3.5×10^{12}/L，即可诊断为贫血，白细胞计数及血小板计数均在正常范围。

2. 血清铁测定：血清铁 <5.37μmol/L（正常 8.95~26.9μmol/L），采血时应留取早晨空腹时的血标本，检查前慎用铁剂治疗，或禁食含铁高的食物，如动物肝脏等。

（四）出院指导

1. 饮食指导：改变不良饮食习惯，不挑食、不偏食。摄入高蛋白、高维生素食物。缺铁性贫血的孕妇多食含铁丰富的食物，如猪肝、豆类、瘦肉等。巨幼细胞贫血的孕妇应补充含叶酸和维生素 B_{12} 的食物。

2. 活动与睡眠指导：轻度贫血者适当减轻工作量，重度贫血者应卧床休息，同时应注意安全，避免因头晕、乏力晕倒而发生意外。

3. 用药指导：为了避免食物抑制非血红素铁的吸收，建议进食前 1 小时口服铁剂，与维生素 C 共同服用，以增加吸收率。避免铁剂与其他药物同时服用。口服铁剂的患者约有 1/3 出现剂量相关的不良反应，补充元素铁 ≥ 200mg/d 时容易出现恶心和上腹部不适等消化道症状，在两餐之间口服铁剂可缓解胃肠道症状。一般缺铁性贫血治疗 2 周后血红蛋白会开始上升，很多人血红蛋白正常后立即停药，很快就出现贫血复发，此为体内贮存铁不足导致，所以血红蛋白正常后还需继续补充铁剂，待铁蛋白恢复正常后才可以停药。

4. 专科指导：妊娠合并贫血，孕妇和胎儿可能会出现不同程度的缺氧，需要去医院及时进行低流量吸氧。产褥期指导母乳喂养，对于因重度贫血不宜哺乳者，应详细讲解原因，采取正确的回奶方法。

5. 功能锻炼：不得进行剧烈活动，应合理运动，量力而行。

6. 心理指导：缓解产妇紧张焦虑情绪，讲解相关知识和注意事项，鼓励产妇逐渐适应角色，告知家属多陪伴产妇。

（五）护理健康教育路径

住院时间	入院阶段 （入院第1日）	入院阶段 （入院第2至3日）	入院阶段 （入院第4至5日）	出院阶段 （入院第6日至出院日）
辅助检查	1.完成血、尿、生化、肝肾功、便常规标本采集 2.胎心监护、超声检查等	1.继续完善相关检查 2.监测胎心	1.复查血液相关指标，看各项指标是否趋于正常 2.监测胎心	1.复查血常规，看各项指标是否趋于正常 2.监测胎心
病情观察	1.间隔2小时巡视观察1次 2.每日测量2次生命体征 3.询问病史 4.入院评估	1.间隔2小时巡视观察1次 2.每日测量2次生命体征	1.间隔2小时巡视观察1次 2.测量患者生命体征 3.观察患者有无并发症 4.观察患者用药后反应	1.间隔2小时巡视观察1次 2.测量患者生命体征
治疗处置	1.药物过敏试验 2.依据病情静脉输液	1.重度口腔炎患者每日做口腔护理 2.依据病情静脉输液	1.生命体征监测 2.依据病情静脉输液	1.生命体征监测 2.依据病情静脉输液
使用药物	给予铁剂	给予铁剂	给予营养药	给予患者出院用药指导
活动体位	病区自由活动	病区自由活动	病区自由活动	病区自由活动
饮食	高蛋白、高维生素、含铁丰富饮食	高蛋白、高维生素、含铁丰富饮食	高蛋白、高维生素、含铁丰富饮食	高蛋白、高维生素、含铁丰富饮食
健康宣教	1.入院环境介绍 2.人员介绍 3.预防跌倒宣教 4.相关疾病宣教	1.告知患者保持口腔清洁 2.饮食指导 3.心理指导	1.告知患者保持二便通畅 2.讲解治疗贫血的目的及配合要点	1.告知患者保持心情愉悦 2.指导患者警惕用药不良反应

知识精讲：贫血的严重程度如何划分？

　　讲解： 由于贫血的临床表现和贫血的轻重并不是对应关系，因此，贫血的轻重并不以临床表现为判断标准，而是以血红蛋白的高低来划分。对于成年人血红蛋白在100~109g/L为轻度贫血；血红蛋白在70~99g/L为中度贫血；血红蛋白在40~69g/L为重度贫血；血红蛋白低于40g/L为极重度贫血。重度、极重度贫血会对身体健康产生严重伤害，尤其是极重度贫血，可威胁生命，需要立即纠正治疗。

第五节　分娩者的健康教育

一、剖宫产术

　　剖宫产术是指经腹切开子宫取出妊娠28周及以上的胎儿及其附属物的手术。剖宫产术是产科领域中的重要手术，由于在临床操作中不断地探索试行多学科合作，如今剖宫产术已成为解决难产和某些产科并发症，挽救产妇和围产儿生命的重要手段。目前剖宫产术手术率在全球呈现上升趋势，在我国尤为突出。据 1989 年全国剖宫产学术研讨会资料报道，20 世纪 50 年代剖宫产术手术率仅为 1%~2%，20 世纪 60 年代剖宫产术手术率 <5%，20 世纪 70 年代末到 80 年代为 20%，20 世纪 90 年代上升到 40%。

（一）概述

剖宫产术指征基本上可分为两大类，一是不能阴道分娩；二是不宜阴道分娩。考虑手术时，应从母婴的安全出发，若不能兼顾，应以母亲的安全为主。

1. 临床表现：母体如阴道分娩或继续妊娠可能对产妇和胎儿生命有威胁，例如孕妇有严重的并发症、多胎妊娠、巨大儿、胎位异常、前置胎盘、胎盘早剥、脐带脱垂等。

2. 治疗原则

（1）应用抗生素预防感染。

（2）应用促进子宫收缩药物。

（3）施行快速康复护理，加快产妇恢复速度。

（4）术后尽早活动，预防粘连，观察产后流血情况，注意子宫复旧。

（二）入院指导

1. 饮食指导：合理膳食，不挑食、不偏食，粗细粮搭配，多食蔬菜水果，保证各种微量元素和粗纤维的摄取，避免摄入油腻及不易消化食物。

2. 活动与睡眠指导：妊娠晚期孕妇仰卧位时，可出现头晕、恶心、呕吐、胸闷、面色苍白、出冷汗、心跳加快及不同程度的血压下降，侧卧位上述症状减轻或消失，所以孕晚期的孕妇以左侧卧位为宜，防止仰卧位造成低血压综合征发生。孕妇术前应放松心情，保证睡眠。

3. 用药指导：如孕妇有宫内感染，遵医嘱使用抗生素。

4. 专科指导：进行各项术前检查，配合备皮、消毒、留置导尿等术前准备措施，进手术室前，将发卡、活动假牙、隐形眼镜、首饰等物品取下，交家属妥善保管，穿着患者服等待手术。

5. 心理指导：告知孕妇手术的必要性、安全性，手术是确保母子平安快捷、有效的方法，使孕妇理解和接受，保持乐观的态度面对手术。

（三）专科检查指导

1. 血液分析检查。检查血常规了解是否有贫血，明确血型和白细胞、红细胞数量。血凝 4 项检查明确抗凝血功能是否异常，预防凝血功能异常引起术中大出血。化验肝肾功、术前血清 8 项、血生化等。

2. 尿液常规检，需留取新鲜中段尿，避免尿杯污染，勿混入阴道分泌物。

3. 超声检查，明确胎儿的发育情况及胎儿双顶径，判断胎儿千克数、羊水量及胎盘功能情况。如曾行剖宫产手术，应着重查看孕妇子宫下段的厚度。

4. 心电图和心脏彩超检查，评估孕妇的身体情况。

（四）围手术期健康教育

1. 术前指导

（1）饮食指导：术前 12 小时禁食水，防止术中呕吐、术后腹胀。

（2）活动与睡眠指导：正常孕妇适量活动以不疲劳为宜，高危孕妇可根据病情而定。加强沟通使孕妇消除紧张情绪，保证充足睡眠。

（3）用药指导：孕妇术前出现低血糖症状，应遵医嘱给予补液治疗。

（4）专科指导：手术前 1 日给予备皮、药物过敏试验、交叉配血试验、备血等准备。沐浴或擦浴，更换清洁内衣。注意勿受凉、感冒，修剪手脚指（趾）甲。术前将首饰、手表、义齿一并摘除，妥善保存。手术当日核对腕带信息准确无误，穿着患者服等待手术。

（5）功能锻炼：卧床孕妇指导在床上进行踝泵运动，防止静脉血栓栓塞的发生。

（6）心理指导：为产妇营造一个舒适、干净、优雅的环境，使其心情愉悦。与产妇沟通，消除其手术顾虑。与家属沟通，指导家属给予产妇体贴和帮助。

2. 术后指导

（1）饮食指导：术后 2 小时快速康复护理，产妇可适当咀嚼口香糖后进流食，给予营养丰富、易消化饮食，少量多餐，增加进餐次数，每日以 5~6 次为宜。增加进餐次数有利食物消化吸收，保证产妇获得充足营养。排气前避免进食产气多的食物，如豆浆、红糖、牛奶等，排气后产妇可适量饮用红糖水，但久喝会对产妇子宫复旧不利。鼓励产妇多饮温水，增加蔬菜及高纤维食物的摄入，促进大便通畅，发生便秘必要时给予缓泻剂。

（2）活动与睡眠指导：术后平卧位，腹部压沙袋 6 小时，生命体征平稳后鼓励产妇床上翻身活动，防止肠粘连、血栓形成。术后 24 小时可离床活动，尽早下床活动可预防下肢静脉血栓的形成，但产后盆底肌松弛，应避免过早进行产后恢复运动，防止发生子宫脱垂。保持病室环境安静、整洁、清新，增加产妇舒适度。

（3）用药指导：正确给予抗生素，使用头孢类药物时注意有无过敏反应，如皮肤潮红、发痒、皮疹、呼吸困难等。应用缩宫素时，观察产妇子宫收缩及阴道出血情况。

（4）专科指导：监测产妇生命体征，注意保证各个管路通畅、位置正确。按摩子宫促进收缩，观察产妇子宫收缩及阴道出血情况等，发现异常立即通知医生。及时了解产妇术中情况，监测生命体征，定时测量并记录直至产妇情况平稳。观察切口敷料是否清洁干燥，有无渗血。留置尿管 24 小时，保持尿管通畅，观察尿量、颜色、性质和量，尿管拔除后督促产妇 4~6 小时内排尿。保持会阴清洁，每日会阴护理 2 次。讲解乳房护理的注意事项，第一次哺乳前用温水清洁乳头和乳晕，禁忌用肥皂水清洗或用消毒纸巾擦拭。乳头有痂垢可用油脂浸软后清水洗净，动作应轻柔，避免用力损伤乳头。

（5）功能锻炼：术后鼓励并协助产妇深呼吸、咳嗽，增加产妇肺活量，防止肺感染。告知产妇进行踝泵运动，防止剖宫产术后静脉血栓栓塞。

（6）心理指导：护士应热情对待产妇，尊重产妇，耐心倾听产妇的叙述，使产妇获得亲切感。做好产后养育知识指导，增进母子感情。

（五）出院指导

1. 饮食指导：营养均衡，荤素搭配，适当吃些新鲜的时令蔬菜和水果。多饮温水、汤类，避免摄入咖啡等刺激性食物及过于油腻的食物。保持大便通畅，如出现便秘、痔疮等情况可来院就诊。

2. 活动与睡眠指导：劳逸结合，避免长时间卧床，保持心情愉快。保持室内空气清新，定时通风。

3. 用药指导：产后 6 周复查无异常，方可进行性生活，注意避孕及卫生。采用工具避孕，禁忌服用避孕药。

4. 专科指导：剖宫产术后伤口敷料一般出院后 3~4 天可以取下，保持伤口干燥，在伤口完全愈合前不宜淋浴，避免伤口沾水感染，可以擦身，待伤口完全愈合方可淋浴。伤口愈合期间出现瘙痒，切忌搔抓，保持伤口干燥，伤口出现红、肿、痛或有渗血、渗液等情况时及时就医。产后 5 天左右恶露会转成淡红色，2 周左右会变成白色，总体可持续 4~6 周。正常恶露无臭味，有血腥味，如恶露淋漓不净，持续 2 个月未止，有恶臭或腹痛应及时就诊。勤换卫生巾及护垫，保持会阴清洁，禁止盆浴。

5. 功能锻炼：加强盆底肌肉力量，减少尿失禁的发生。产后 42 天复查后无异常，应积极进行盆底肌肉功能训练，产后盆底肌肉康复的主要目标和基本原则是提高盆底肌肉收缩能力，预防和治疗盆底功能障碍，改善性生活质量。

6. 心理指导：做好产妇心理疏导，帮助产妇逐渐完成心理、社会的适应，承担母亲角色，接纳新生儿，鼓励产妇表达自己的心情，避免产后抑郁症的发生。鼓励配偶多参与新生儿护理，多承担家务，协调夫妻关系中的矛盾，培养新的家庭观念。

（六）护理健康教育路径

住院时间	入院阶段（入院第 1 日）	手术阶段（入院第 2 日至手术当日）	术后阶段（术后第 1 至 3 日）	出院阶段（术后第 4 日至出院日）
辅助检查	1. 完成血、尿标本采集 2. 胎心监护、超声等		复查血液相关指标，查看各项指标是否趋于正常	复查血常规，查看各项指标是否正常
病情观察	1. 间隔 2 小时巡视观察 1 次 2. 测量生命体征和体重 3. 询问过敏史 4. 入院评估	1. 间隔 2 小时巡视观察 1 次 2. 每日测量 4 次生命体征 3. 监测胎心、胎动 4. 观察产妇切口敷料有无渗血 5. 观察产妇子宫收缩情况 6. 观察产妇阴道流血情况 7. 观察产妇各管路通畅、在位情况	1. 间隔 2 小时巡视观察 1 次 2. 遵医嘱测量产妇生命体征 3. 观察产妇排尿情况 4. 观察产妇切口情况 5. 观察产妇乳房形态	1. 间隔 2 小时巡视观察 1 次 2. 观察产妇自行排尿、排便情况 3. 观察产妇切口情况 4. 观察产妇乳房形态

续表

住院时间	入院阶段 （入院第 1 日）	手术阶段 （入院第 2 日至手术当日）	术后阶段 （术后第 1 至 3 日）	出院阶段 （术后第 4 日至出院日）
治疗处置	1. 胎心监测 2. 采血 3. 术前备血 4. 皮肤准备 5. 胎心监测 6. 药物过敏试验	1. 生命体征监测 2. 氧气吸入 3. 导尿 4. 静脉输液	1. 静脉输液 2. 会阴护理 3. 切口红外线理疗	切口换药等
使用药物	疼痛者给予解痉镇痛药	给予抗生素、止血、镇痛和营养药	给予抗生素	给予产妇出院用药指导
活动体位	1. 有感染者卧床休息 2. 病区自由活动	术后去枕平卧 6 小时后改侧卧位	床边活动，逐步到下地活动	病区内活动
饮食	术前按手术要求禁食水	术后 2 小时饮适量温水	术后 2 小时病情平稳后可进流食，逐步过渡到半流质饮食	普食
健康宣教	1. 入院环境介绍 2. 人员介绍 3. 预防跌倒、压疮宣教	1. 指导产妇术后深呼吸咳嗽的方法 2. 告知产妇保持引流管和尿管通畅 3. 讲解按压子宫的目的及配合要点 4. 向家属宣教如何为产妇按摩受压部位 5. 告知产妇引流管和尿管注意事项	1. 讲解保持会阴护理的重要性 2. 告知产妇保持切口敷料清洁干燥 3. 告知产妇母乳喂养的重要性	1. 告知产妇母乳喂养的好处和方法 2. 性生活和计划生育保健宣教 3. 告知产妇母婴复查时间、地点

二、正常分娩

妊娠满 28 周及以上，胎儿及其附属物自临产开始到由母体娩出的全过程，称为分娩。妊娠满 37 周至不满 42 周期间分娩，称为足月产，妊娠满 28 周至不满 37 周期间分娩，称为早产。妊娠满 42 周及以上分娩，称为过期产。分娩发生原因很复杂，公认是多因素综合作用的结果，主要可分为机械性理论、内分泌控制理论、神经介质理论，由这三个方面协同完成。

（一）概述

正常分娩是一个生理过程，分为三个阶段，开宫口期、胎儿娩出期和胎盘娩出期。胎儿经子宫有节奏地收缩，胸部受到压缩和扩张，有利于肺的活动和出生后呼吸的建立。产程进展中分娩的因素受产力、产道、胎儿、精神心理因素的影响。

第一产程：宫颈扩张期，指临产开始直至宫口完全扩张为止。第一产程又分为潜伏期和活跃期，潜伏期为宫口扩张的缓慢阶段，初产妇需 11~12 小时，一般不超过 20 小时，经产妇需 6~8 小时，一般不超过 14 小时。主要表现为规律宫缩、宫口扩张、胎头下降、胎膜破裂。活跃期为宫口扩张的加速阶段，从宫口扩张 4~6cm 开始，此期宫口扩张速度 ≥ 0.5cm/h。

第二产程：又称胎儿娩出期，从宫口开全到胎儿娩出。初产妇需 1~2 小时，多在 2 小时以内，一般不超过 3 小时，实施硬膜外麻醉镇痛者不应超过 4 小时。经产妇需数分钟至 1 小时，一般不超过 2 小时，实施硬膜外麻醉镇痛者不应超过 3 小时。宫口开全破膜后，宫缩更强更频繁，每次持续一分钟或以上，间歇期仅 1~2 分钟。当胎头降至骨盆出口压迫骨盆底组织，产妇会有排便感，不自主地向下屏气，随着产程进展，会阴渐膨隆和变薄，肛门松弛。

第三产程：又称胎盘娩出期，从胎儿娩出到胎盘娩出，一般 5~15 分钟，不超过 30 分钟。

（二）入院指导

1. 饮食：孕妇应摄入高蛋白、高维生素、易消化的食物，避免摄入油腻、辛辣刺激食物。

2. 活动与睡眠指导：孕晚期由于胎先露的下降和夜间不规律宫缩，孕妇夜间睡眠质量受到影响。告知孕妇合理安排休息，每天保证 8 小时睡眠。

3. 用药指导：应用缩宫素进行催产素滴注引产术，严格控制液体滴注速度和浓度。严密观察宫缩情况，包括开始时间、时间间隔、持续宫缩强度和有无强制性宫缩，并注意胎心变化。应用分娩镇痛时，分娩镇痛时机一般在产妇进入临产至第二产程。产程中，产妇提出要求并有分娩镇痛的适应证，无剖宫产手术适应证，无硬膜外禁忌证，均可给予镇痛药物。

4. 专科指导：告知孕妇胎动计数的方法，早中晚各数胎动 1 小时，如果 12 小时胎动少于 10 次，应及时报告医护人员。严密观察临产症状，识别先兆临产，如出现血性分泌物或规律宫缩，及时联系医护人员，规律宫缩伴宫口已开者及时送入分娩区待产。

5. 功能锻炼：教会产妇正确应用拉玛泽生产呼吸法。拉玛泽生产呼吸法包括 5 个动作，廓清式呼吸、胸腹呼吸法、轻浅呼吸法、吹蜡烛运动和用力推。拉玛泽生产呼吸法可以减轻产妇在第一产程分娩过程中的宫缩痛，帮助产妇克服心中的恐惧，经过反复训练可以使产妇在生产前做好顺利分娩准备。

6. 心理护理：建立良好的护患关系，做好心理护理，告知孕妇临产的各种征象、宫缩特点和产程时间。向孕妇讲解待产中可能出现的情况，如腹痛、腰痛、排便感、恶心，以及发生类似情况时的处理方法，消除紧张感，保持良好的心理状态，正确对待分娩。

（三）专科检查指导

1. 体格检查：检查孕妇身高、体重、血压、脉搏等，判断孕妇是否患有妊娠期高血压、糖尿病等疾病。

2. 超声检查：了解胎儿在子宫腔内的情况，检测羊水量和胎儿大小，判断孕妇是否可以正常分娩。

3. 骨盆检查：检测孕妇的骨盆大小，根据胎儿大小判断是否可以正常分娩。

（四）正常分娩指导

1. 第一产程：鼓励产妇在分娩过程中按照自己的意愿进食，教会产妇应用拉玛泽呼吸法减轻疼痛，第一产程末要避免过早向下用力，指导孕产妇学会"聆听"自己的身体，找到不由自主想用力的感觉再用力，鼓励产妇及时排空膀胱，每 2 小时提醒一次。由于第一产程的时间较长，产妇的情绪容易发生波动，往往会因为疼痛精神紧张，不能很好地进食和休息，指导产妇做深慢均匀的腹式呼吸，这样可缓解因宫缩带来的疼痛。宫缩间隙抓紧时间休息放松，休息时应采用能减轻阵痛使产妇舒适的体位。

2. 第二产程：医护人员在产床上给产妇做消毒工作时，产妇需根据医生的指导摆正姿势，手不能乱动，以免给消毒部位造成二次污染。产妇在宫缩时，需要自然分开双腿，允许产妇自发用力，还要大口吸气并向下屏气加大腹压，但不要急迫、刻意地向下用力，鼓励产妇用呼吸缓解疼痛，消除不良情绪。胎头娩出时，指导产妇平稳呼吸，宫缩时用"哈气"运动来控制分娩速度。

3. 第三产程：新生儿娩出后，分娩胎盘的过程中，产妇不能太过用力，以免胎盘剥离不完全，需要再次进行清宫手术。助产士可将娩出后的新生儿放在母亲腹部，进行皮肤接触和早吸吮，同时注意母儿保暖。

（五）分娩后指导

1. 饮食指导：提供良好的进餐环境，餐食应色、香、味俱全。分娩时的劳累，使产妇肠胃功能减弱，产后 4 周内进食应以易消化为主，减轻消化系统负担。分娩 3 天后慢慢增加一些营养价值高的食物，切勿过于油腻，产后进食高热量、高蛋白的饮食会让产妇感到烦躁，并且会诱发便秘，适当摄入纤维素，不仅有助于提高食欲，还能有效缓解便秘。

2. 活动与睡眠指导：产妇在开始活动之前可以适当地协助照料新生儿，如产后 6~8 小时床上翻身，并自行哺乳。产后在身体条件允许的情况下鼓励产妇早下床活动，一般产后 24 小时可下床活动，以增加血液循环，促进子宫收缩，利于恶露排出，促进大小便排泄，并可预防下肢静脉血栓形成。产妇更换体位时动作宜缓慢，避免体位迅速变动，如试下床活动时可将床头抬高，在开始站立时家属给予支持动作。要做到"3 个 3 分钟"，先在床上躺 3 分钟，再在床上坐 3 分钟，再把双脚放到床下，在床边坐 3 分钟，然后再双脚落地走路，以免因突然改变体位发生眩晕。产后第 1 次下床活动，时间不超过 15 分钟，产后第 2 天开始每天下床活动 3 次，活动时间每天增加 15 分钟。产妇行走时应穿着舒适宜走路的鞋子，并有家属陪伴。运动时应劳逸结合，保证休息，保证睡眠时间每天 8~9 小时，学会与新生儿同步休息。

3. 用药指导：几乎所有的药物均能经乳汁排泄，尤其是分子量小、溶解度大、与血浆蛋白结合率低、解离度小的碱性药物，在乳汁中浓度较高，从而间接危害和影响婴儿。产妇用药原则是可用可不用时尽量不用，必须用药时，应选择对母婴影响小的短效药物，避免在血浆药物浓度高峰时间哺乳，可在用药前哺乳。若必须使用对婴儿有危害的药物，应暂时停止哺乳。

4. 专科指导： 产妇在分娩后 2~4 小时排尿，并且在产后 12~24 小时内排尿量会大大增加，尿液滞留可能导致尿道感染，且胀满的膀胱可能导致子宫移位，影响子宫收缩，严重的还有可能造成子宫出血。如果产后 4 小时仍没有排尿，就必须请医护人员协助解决。因产后阴道有恶露流出，产妇应保持外阴清洁干燥，恶露可能需要持续排出较长的时间，一般产后 1~3 天内的恶露排出量是最多的，且颜色偏深，主要呈现为红棕色，此后排出的恶露颜色会逐渐减淡，排出量也会逐渐减少。

5. 功能锻炼： 教会产妇做提肛运动，具体的提肛方法是吸气时收腹，迅速收缩并提升肛门及会阴，停顿 2~3 秒，再缓慢放松呼气，一提一松为一次，反复 10~30 次，每日做 2~3 次。提肛运动可改善盆底肌群松弛度，锻炼和强化支撑阴道、子宫、直肠等脏器的肌肉，伸张和收缩防止失禁、脏器脱垂和阴道松弛。正确锻炼能防治盆底疾病，改善漏尿，对促进性生活也有一定帮助。

6. 心理指导： 医护人员应注意产妇的情绪变化，进行心理护理，多与产妇沟通，了解产妇需求，使产妇保持心情放松安适的心理状态。初次生产的产妇由于身份和心态的变化，可能产生焦虑、紧张的不良情绪，如果不注意情志护理，产妇可能发生产后抑郁，不利于产后恢复。

（六）出院指导

1. 饮食： 饮食以多样化、富含营养为原则。进食富含汤汁的食物，如米汤、骨头汤、猪蹄炖汤等，以促进乳汁分泌，要有适量的新鲜蔬菜，补充维生素和铁剂。多饮水，多食蔬菜、水果，预防产后便秘。暂禁食鱼类（出院拆线以后可吃），忌食生冷、辛辣、刺激性食物，忌食麦片（可回乳）。

2. 活动与睡眠指导： 产褥期产妇应注意休息，不能从事重体力劳动，产后至少 2~3 周以后才能逐步进行家务劳动，以免发生子宫脱垂。

3. 用药指导： 使用帮助子宫恢复的口服药以利于子宫复旧。

4. 专科指导： 指导产妇每天观察恶露的性质、量、颜色、气味等，一般持续排出 10 天左右后，恶露的颜色会逐渐转为淡黄色，恶露完全消失需要一个月至一个半月时间。哺乳后若仍感觉乳房胀痛，可热敷后按摩并挤出乳汁，保持乳腺管通畅。体温高于 39℃，乳腺红、肿、热、痛时应立即来院就医。产后 42 天复查，了解产妇子宫恢复情况。做好产褥期性生活指导，产后 42 天复查后方可同房，同房时可用避孕套，月经来潮后可放置宫内节育器。

5. 功能锻炼： 合理安排产褥期护理和保健，产后避免长时间仰卧位。指导产妇体力恢复后可适量轻度活动，如抬腿运动等可增强腹直肌张力，缩肛运动可锻炼盆底肌肉。产褥期保健操可促进产妇腹壁盆底肌肉张力的恢复，避免腹壁皮肤过度松弛，预防尿失禁、膀胱直肠膨出及子宫脱垂。指导产妇出院后要坚持做产后保健操，遵循运动量由小到大、由弱到强的原则，循序渐进地练习。

6. 心理护理：家属要多关心、关爱产妇，产妇可以多与朋友、家人进行沟通和交流，缓解内心压力，以预防产后抑郁症的发生。

（七）护理健康教育路径

住院时间	入院阶段 （入院第1日）	分娩后阶段 （分娩第1日）	分娩后阶段 （分娩第2至3日）	出院阶段 （分娩第4日至出院日）
辅助检查	1. 完成血、尿标本采集 2. 胎心监护		复查血常规	复查血液检查，查看各项指标是否趋于正常
病情观察	1. 间隔2小时巡视观察1次 2. 测量生命体征和体重 3. 询问病史 4. 入院评估	1. 间隔2小时巡视观察1次 2. 测量生命体征 3. 观察产妇外阴有无红肿 4. 观察产妇子宫收缩情况 5. 观察产妇阴道流血情况 6. 观察产妇排尿情况	1. 间隔2小时巡视观察1次 2. 测量生命体征 3. 观察产妇外阴有无红肿 4. 观察产妇有无并发症 5. 观察产妇乳房形态	1. 间隔2小时巡视观察1次 2. 测量产妇生命体征 3. 有外阴侧切者观察其切口情况
治疗处置	1. 药物过敏试验 2. 胎心监测	1. 静脉输液 2. 胎心监测	1. 静脉输液 2. 会阴护理 3. 切口红外线理疗	1. 会阴护理 2. 切口红外线理疗
使用药物	催产素滴注治疗	感染者遵医嘱给予抗生素	给予抗生素，以及促子宫收缩、止血、镇痛和营养药	
活动体位	1. 胎膜早破者卧床休息 2. 病区自由活动	床边活动	床边活动，逐步到下地活动	病区内活动
饮食	普食	高热量饮食，多饮水	营养丰富易消化的食物	营养丰富易消化的食物
健康宣教	1. 入院环境介绍 2. 人员介绍 3. 预防跌倒、压疮宣教	1. 指导产妇以正确方法自解产后第一次小便 2. 讲解保持会阴清洁的重要性 3. 讲解按压子宫的目的及配合要点	1. 讲解母乳喂养的好处和方法 2. 讲解产褥期知识	1. 指导产妇出院后会阴伤口的处理方法 2. 性生活与计划生育指导 3. 讲解母婴复查时间、地点

知识精讲：产后外阴红肿怎么办？

讲解：

1. 加强外阴局部护理，每天用硫酸镁溶液湿敷及红外线灯照射。阴道侧切产妇应避免患侧卧位。

2. 遵医嘱可使用冰袋进行冰敷消肿，若有感染，应进行抗生素治疗。

3. 产后注意保持会阴部清洁卫生，每天用清水清洗局部或选择高锰酸钾温水坐浴。

第六节　产褥期女性的健康教育

一、母乳喂养

母乳喂养是指用母亲的乳汁喂养婴儿的方式。研究显示，用母乳喂养的婴儿身体更为健康，母乳喂养可增强婴幼儿免疫力，提升智力，减少婴儿猝死的发生，减少儿童期肥胖，减少婴幼儿罹患过敏性疾病的概率等。

（一）概述

每一位母亲的乳汁，都是为她自己的孩子量身定制的。每一位母亲的乳汁都会根据自己孩子成长的情况，每天进行调节，甚至一天之内随时调整。乳汁的基本成分是水、蛋白质、乳糖、维生素、矿物质、消化酶等。至今发现母乳中含有 400 多种营养元素。

母乳喂养的原则通常包括早哺乳、勤吸吮、按需喂养。

（二）母乳喂养指导

1. 饮食指导： 产妇可摄入营养丰富、高蛋白质的食物，每日除摄入蛋白质以，谷物、蔬菜和水果均需食用，保持充足的水分摄入，多喝水或汤类，满足机体需要。

2. 活动与睡眠指导： 保证充足的睡眠，根据身体耐受程度逐渐增加活动量，可以采取散步、练瑜伽、运动量小的健身操。

3. 用药指导： 某些特殊药物可通过乳汁分泌，哺乳期妇女应谨慎用药。

4. 专科指导： 为了促进母乳喂养的成功，应做到"三早"，即早接触、早吸吮、早开奶。产妇应协助婴儿保持正确的含接姿势，保证婴儿能吸到乳汁。产妇心情愉快可有助于乳汁的分泌与排出。哺乳时产妇的体位要尽量舒适，身旁可放置枕头，后背或腰部放靠枕，坐位时脚下放置木凳等，侧位和坐位是大多数母亲采取的哺乳姿势。含接时先让母亲的乳头接触婴儿的面颊、下唇或嘴巴周围，使婴儿产生觅食反射，并主动寻找乳头。当婴儿口张大时，迅速让婴儿靠近自己，使其能将乳头区大部分乳晕含入口中。含接后，婴儿的上、下唇外翻，呈鱼唇状，可见到上方的乳晕含得比下方多，婴儿吸吮时两颊鼓起呈圆形，吸吮慢而深，有时会暂停，能看到吞咽动作、听到吞咽声，含接正确时乳头不会疼痛。鼓励产妇按需哺乳，每次喂奶时间 15~30 分钟，两次哺乳之间间隔最好不要超过 5 小时，夜间为催乳素分泌高峰期，可以促进乳汁分泌。交替哺乳喂养，让新生儿吸空一侧乳房后再吸另一侧。注意观察新生儿的表现，吸吮、呼吸、吞咽的节奏是否协调。

产妇需要保持营养均衡、睡眠充足、心情愉快。新生儿吃奶后不要立即平卧，应将其竖直抱起，头靠在母亲肩上，母亲一只手托住宝宝颈背部，另一只手弯曲轻拍其背部，使吞入胃里的空气吐出，防止溢奶。

5. 功能锻炼：产妇应定时排空乳房，乳汁内存在的乳汁分泌抑制因子是一种多肽，如大量乳汁存留在乳房内，抑制因子就抑制泌乳细胞的分泌。若通过婴儿吸吮或泵奶的方式排空乳房，抑制因子被排除，乳房就能分泌更多的乳汁，这是身体的自我保护机制，可保护乳房不致因过度充盈而受损害。但亦提示在哺乳过程中，如不注意排空乳房，常有乳汁积聚在乳房内，会减少乳汁的分泌量。

6. 心理指导：因此时婴儿需要母亲用大量时间看护，产妇因睡眠不足可能会出现情绪不稳定的症状，需要家属多关心照顾并积极参与照顾新生儿。

（三）专科检查指导

母乳性黄疸通常发生于纯母乳喂养或以母乳喂养为主的新生儿，黄疸一般出现于新生儿出生 3~5 天以后，约 2 周时达高峰，随后黄疸逐渐消退。若停止母乳喂养，此类新生儿的黄疸可在短时间内明显消退，但考虑到母乳喂养较人工喂养的优势，大部分患儿并不需要停止母乳喂养，可遵医嘱采取合适的方案治疗。如果新生儿存在不确定原因的黄疸，可通过检测母乳来判断新生儿是否是因为母乳喂养而产生的母乳性黄疸。

二、产褥期

产褥期是指从胎盘娩出至产妇全身各器官除乳腺外恢复至正常未妊娠状态所需要的时间，通常为 6 周，民间俗称"月子"。产褥期是母体各系统特别是生殖器官复旧的过程，更是新生儿适应环境的阶段，因此要格外关注。

（一）概述

孕妇为了适应胎儿的发育及为分娩进行准备，生殖器官及全身发生了很大变化，分娩后则通过一系列变化，使生殖器官及全身（除乳房外）又恢复到非孕状态，这种生理变化约需 42 天才能完成。

产褥期子宫降至盆腔内，子宫复旧，恶露排出及排汗、排尿增加。同时胃肠道消化能力恢复正常。此外，不哺乳或部分哺乳的产妇可有月经回潮，同时可能在产后哺乳时反射性引起宫缩痛。

产妇发生体温持续升高，应及时入院观察防止产后感染的发生。采用半卧位可促进恶露排出，清除宫腔残余物。术后遵医嘱为患者进行切口局部红外线照射促进伤口愈合。

药物治疗是治疗产褥期感染最常见的方法，患者可以服用适当的抗生素，如甲硝唑、林可霉素或氯霉素等，哺乳期患者服用特殊药品后应停止哺乳。如果药物在 48 小时后不起作用，则应考虑是否存在炎症，如盆腔脓肿，应立即入院治疗。

（二）产褥期指导

1. 饮食指导：鼓励产妇多饮水，加强营养，多进食高热量、高维生素、高蛋白、低脂肪、易消化的食物。

2. 活动与睡眠指导：正常分娩的产妇，在产后 6~12 小时后无自觉头晕、眼花等不适，即可起床做轻微活动。产后第 2 天可在室内随意走动，产褥期，产妇应穿软底鞋在室内进行适当活动，还可以做一些产后康复操。剖宫产术后的产妇可适当推迟活动时间，当麻醉消失恢复知觉后，就应进行身体活动。术后 24 小时拔除尿管后应尽早下床走动，以增加肠蠕动，早排气，防止肠粘连及血栓形成，也可促进子宫收缩，利于伤口愈合。剖宫产术后的产妇为了避免在恢复运动中伤口疼痛，产后康复操最初需以呼吸为主，等到伤口愈合后再进行较大动作的肢体伸展。

产妇出院后，应根据自身情况进行活动，如散步或做一些力所能及的家务，运动量由小渐大，次数由少渐多，循序渐进，不宜太过劳累。家属应为产妇提供舒适安静环境，温湿度适宜，经常开窗通风以利于睡眠。

3. 用药指导：有感染者遵医嘱应用抗生素，观察用药后的不良反应。哺乳期患者服用特殊药品后应停止哺乳。

4. 专科指导：保持外阴清洁，防止逆行感染的发生，若不能哺乳时应嘱产妇定期排空乳房，避免发生涨奶。指导产妇如产褥期出现发热、伤口异常，或出现阴道出血多、出血时间长要及时就医。

5. 功能锻炼：锻炼咳嗽可以增加肺活量，根据病情合理安排运动量，量力而行。产后 42 天内，一般不能进行器械辅助的盆底康复，只能通过盆底肌锻炼促进产后盆底功能的恢复。产后 42 天到产后 3 个月，是盆底组织及肌肉康复的关键期，在检查评估后，可以到医院的盆底康复中心行电刺激及生物反馈等治疗，同时产妇在家中进行自我盆底肌康复锻炼作为辅助。产后 3 个月至产后 1 年，产妇的身体康复更接近理想状态，在这个时间段内，要注重康复后效果的评估、随访及康复效果的巩固。

6. 心理指导：产后 1~3 日为产后依赖期，表现为产妇需要通过别人的帮助来进行对孩子的照顾、喂奶、沐浴等。此时期产妇的家人应给予产妇足够的关心，医护人员应悉心指导和帮助产妇，给予产妇关怀鼓励及安慰，同时指导家庭成员多与产妇沟通，以使产妇顺利度过此段，预防产后抑郁。

（三）专科检查指导

1. 一般检查：一般检查包括生命体征，即血压、脉搏、呼吸次数、体重变化，另外还需要检查精神状态、泌乳情况和应答反应等。

2. 实验室检查：包括血常规、尿常规及必要的生理生化检查。如果有妊娠合并症，如糖尿病、高血压、甲状腺功能亢进或者减退等情况，还需要做相应的实验室检查。

3. 妇科检查：包括子宫复旧情况、恶露情况、盆底肌恢复情况、阴道分泌物情况及乳腺的泌乳情况等。同时还需要针对检查结果做必要的保健指导，如产后盆底康复、泌乳、避孕等指导。

三、产后抑郁症

产后抑郁症指孕妇在产褥期出现的抑郁症状，是产褥期精神综合征最常见的一种类型。主要表现为持续严重的情绪低落及一系列证候，如动力减低、失眠、悲观等，甚至影响对新生儿的照料能力。产后抑郁症属于情感性精神障碍，临床以"六没"症状为特点，即没兴趣、没动力、没意义、没能力、没办法、没希望。

产后抑郁症 1968 年首次被提出，20 世纪 80 年代以后，受到了国际上的普遍重视，并进行了大量研究的工作。目前认为其发病率在 3.5%～33%。20 世纪 90 年代初国内开始对产后抑郁症进行研究，一般认为发病率在 3.8%～18.48%。产后抑郁症通常发生在产后 2～6 周，严重时失去生活自理和照顾婴儿的能力，悲观绝望甚至自伤自杀。本病预后良好，约 70% 患者于一年内治愈，但再次妊娠有 20% 的复发率，其下一代的认知能力可能受到一定影响。

（一）概述

产后抑郁症的病因复杂，不仅与内分泌、遗传等生物学因素有关，也与生活事件、社会支持、个性特征等社会心理因素有关。近年来，国内外研究人员围绕本病的发病因素进行了大量研究，为开展预防和早期发现、治疗提供了有力的科学依据。

1. 临床表现：情绪低落、兴趣和愉快感丧失、精力疲乏、体重显著下降或增加、失眠或睡眠过度、精神运动性兴奋或阻滞、遇事皆感毫无意义或有负罪感、思维能力减退或注意力涣散、反复出现死亡想法。

2. 治疗原则：心理治疗在本病治疗中的地位十分重要，但通常采用与药物治疗、物理治疗相结合的方法进行。

（二）专科检查指导

1. 甲状腺功能测定：作为产后抑郁症的检查项目，甲状腺功能测定是必不可少的。甲状腺功能亢进会导致人体出现情绪不稳定、焦虑、睡眠障碍等表现；甲状腺功能减退则会导致人体出现懒惰、疲倦、注意力不集中、体重增加、嗜睡等表现。进行甲状腺功能测定可鉴别抑郁症与甲状腺功能异常。

2. 爱丁堡产后抑郁量表：是围生期抑郁症筛查工具。

（三）出院指导

1. 饮食指导：要注意补充营养，饮食应富含营养易消化，同时应多吃含维生素的食物。

2. 活动与睡眠指导：分娩结束后感到舒适时，可以缓慢做伸展运动，产后 4 周后可以适当做有氧运动，产后 6 周才可以进行中度运动。家属应对患者多加劝导，培养患者的兴趣爱好，让患者适当进行运动，保证充足的睡眠，为患者营造一个安静舒适的环境。

3. 用药指导：产后抑郁症的患者可以在医生的指导下服用盐酸氟西汀、盐酸帕罗西汀、盐酸舍曲林等药物。如果患者还伴有焦虑情况，可以遵医嘱服用阿米替林、曲米帕明等药物辅助治疗。所有的精神科药物均会渗入乳汁，婴儿通过母乳接触药物后对发育的远期影响尚不清楚，原则上尽量避免在哺乳期用药。

4. 专科指导：产后抑郁患者需要抗精神病药或情感稳定剂治疗，往往提示患者病情较重，很难维持对婴儿的正常哺乳，此时不推荐产妇进行母乳喂养。

5. 功能锻炼：产妇根据自身耐受程度，逐渐增加活动量。

6. 心理指导：产褥期是产妇的心理转换期，也是患产后抑郁的危险期，此时产妇比较敏感、情绪不稳定、依赖性较强，因此应给予加倍关心、足够重视，帮助她们正确认识和处理生活难题，树立信心，稳定心理状态，提高心理应对能力。要使产妇认同母亲角色，做好母乳喂养指导，多与产妇进行交流，多给予她们关心。告诉她们与母乳喂养有关的一些育婴常识，多传授一些护理婴儿的技能，并帮助产妇照料新生儿。另外，还应该多鼓励产妇与他人沟通，这样可以减轻焦虑情绪。良好的家庭氛围，使产妇没有孤独感，温暖的家庭会令产妇心情愉悦。另外，家庭成员还应该在生活上对产妇多加关心与体贴，多倾听产妇的声音，帮助产妇树立信心，及时调整不良心态。

知识精讲：如何筛查产后抑郁症？

讲解：爱丁堡产后抑郁量表为最常用的围生期抑郁症筛查工具，其易于评分，方便操作，目前已被翻译为 50 多种语言。

要点	描述	从未	偶尔	经常	总是
1. 心境	我能看到事物有趣的一面，并笑得开心	3分	2分	1分	0分
2. 乐趣	我欣然期待未来的一切	3分	2分	1分	0分
3. 自责	当事情做错时，我会不必要地自责	0分	1分	2分	3分
4. 焦虑	我无缘无故地焦虑和担心	0分	1分	2分	3分
5. 恐惧	我无缘无故感到害怕和恐慌	0分	1分	2分	3分
6. 能力	很多事情冲着我来，使我透不过气	0分	1分	2分	3分
7. 失眠	我很不开心，以致失眠	0分	1分	2分	3分
8. 悲伤	我感到难过和悲伤	0分	1分	2分	3分
9. 哭泣	我不开心到哭	0分	1分	2分	3分
10. 自伤	我想过要伤害自己	0分	1分	2分	3分

结论：评分 ≥ 9 分但 <13 分为可疑，应加强观察，必要时咨询医生；评分 ≥ 13 分为极有可能，应立即咨询医生，进一步确诊。当"10. 自伤"的评分不是 0 分，应立即将患者转诊到精神科。

第七节　女性生殖系统炎症患者的健康教育

女性生殖系统炎症是妇科常见病、多发病，主要包括外阴炎、阴道炎、宫颈炎及盆腔炎。炎症可以是急性，也可以是慢性，如急慢性宫颈炎。炎症可以局限于一个部位，也可以同时累及多个部位，如急慢性盆腔炎。引起炎症的病原体包括细菌、病毒、真菌及原虫等，如念珠菌阴道炎、滴虫阴道炎等。

一、前庭大腺炎

（一）概述

前庭大腺炎是指由于病原体侵入前庭大腺而引发的炎症。当前庭大腺腺管阻塞时，导致脓液不能外流，可形成前庭大腺脓肿。

因解剖部位的特点，发生不洁性生活或分娩时污染外阴部，病原体容易侵入继而引发前庭大腺炎。前庭大腺开口于阴道前庭后方的小阴唇与处女膜之间，所以当性交、分娩或外阴卫生不洁时，病原体易侵入腺管内而致腺管充血、呈急性化脓性炎症。如炎性代谢产物堵塞管口，脓液积聚不能流出，则形成前庭大腺脓肿。

1. 临床表现

（1）初期：局部疼痛、红肿、灼热感、性交痛，有明显的触痛，若感染进一步形成前庭大腺脓肿时，疼痛最为剧烈，行走不便，有时大小便困难，少数患者可出现发热，寒战者较少。

（2）急性期：外阴肿胀疼痛剧烈，走路困难，伴随排尿困难，触诊检查可扪及肿块有波动感，皮肤变薄，脓肿增大至一定程度可自行破溃，若破口小，脓液不能完全流出，腺管口仍然堵塞，可形成前庭大腺囊肿，同时伴随发热、白细胞计数增高等症状。

2. 治疗原则

（1）一般治疗：急性炎症发作时需卧床休息。注意外阴部清洁，经常更换内裤，选择纯棉透气舒适的材质。

（2）药物治疗：前庭大腺炎患者可以遵医嘱口服、外用抗生素治疗，治疗前可取前庭大腺开口处分泌物做细菌培养，确定并选择与病原体相符的抗生素。

（3）物理治疗：可以在使用抗生素的同时，配合局部热敷、坐浴，坐浴时温度不可过高，避免烫伤，温度40℃左右适宜，目的是清热解毒，活血化瘀，缓解炎症。

（4）手术治疗：脓肿形成后，在应用抗生素的同时，尽早进行外科手术治疗，如脓肿切开引流术，脓肿部位的切口要足够大，放置引流条，确保脓液彻底排除，脓液可送细菌培养。

（二）入院指导

1. 饮食指导：为患者提供合适的饮食，避免辛辣刺激的食物，增加营养，提高抵抗力，有助于患者后续身体恢复。

2. 用药指导

（1）抗生素治疗：一般选择广谱抗生素进行经验性治疗，口服一种抗生素，外用药物局部抗感染。病原体检查结果明确后，选择对病原体更加敏感的抗生素，以促进恢复。

（2）坐浴治疗：选用高锰酸钾溶液进行坐浴治疗，切记温度不宜过高。

（3）中医治疗：根据患者体质配合中药治疗，采用清热解毒、利湿、化瘀类药物，有针对性地进行辨证治疗。

3. 专科指导：告知患者检查和治疗的目的和注意事项。对患者提出的问题要耐心解答，向患者讲解彻底治疗的必要性，妇科炎症的病因、传播途径，以增强患者的自我保健意识，嘱患者注意外阴的清洁卫生，消除疾病诱因。

4. 心理指导：为患者提供便民服务，尽量满足患者需求，拉近与患者的距离，建立信任感，使其积极配合治疗。

（三）专科检查指导

1. 实验室检查：血常规示白细胞升高、中性粒细胞增高，观察患者血糖是否正常。

2. 脓液涂片检查：白细胞内找到革兰阴性双球菌，可诊断淋球菌性前庭大腺炎。先清洗干净外阴，再采标本，避免影响结果。

3. 脓液细菌培养：囊肿切开留取脓液样本送检，依据结果选择适应的抗生素种类，根据试敏结果制定治疗方案。严格执行无菌操作，确保检验结果准确可靠。

（四）围手术期指导

1. 术前指导

（1）饮食指导：告知患者术前 12 小时禁食，术前 6 小时禁水。

（2）活动与睡眠指导：患者术前一晚保持良好的睡眠准备手术，必要的情况下可以遵医嘱给予患者药物以助睡眠。

（3）用药指导：术前一日下午遵医嘱口服排泄药物或者清洁灌肠，对于年老体弱、盆底组织松弛、自控力差者，灌肠时应注意控制肥皂液流速及液体的量，以大便为无色或黄色透明水样为宜。

（4）专科指导：备皮范围为上端起于剑突下缘，下端至会阴部及肛门周围，臀部及大腿内侧上 1/3，并且注意脐部卫生，嘱咐患者清洁备皮后再自行用清水清洗备皮部位，确保准备完毕。嘱患者术前一日剪短指甲，术晨更换清洁患者服，取下活动义齿、手表、眼镜、发卡，去除指甲油、甲片等化妆品及首饰，妥善保管个人贵重物品。指导患者深呼吸，进行有效咳嗽训练及床上移动训练等。

（5）心理指导：护士应注意观察患者情绪，耐心解决患者问题，消除患者的顾虑。

2. 术后指导

（1）饮食指导：全麻术后6小时进流食，逐渐过渡到普食，给予高蛋白、高热量、高维生素及富含钙质和铁质的食物，给予充足的营养，有助于伤口的愈合及身体的恢复。

（2）活动与睡眠指导：术毕回室患者以侧卧位为主，遵医嘱给予伤口压迫止血。术后卧床6小时，可在床上翻身活动，注意避免牵拉伤口，避免出血。

（3）用药指导：术后遵医嘱常规使用抗生素、止痛药物等治疗。

（4）专科指导：观察切口有无渗血、渗液、敷料包扎是否完好，保持切口敷料的清洁、干燥。尿管妥善固定，活动时留有足够长度，避免牵拉导致滑脱。保证引流管通畅，低于引流口平面，勿打折、扭曲，观察尿液的量、颜色及性状。

（5）功能锻炼：为患者讲解术后常见的并发症，如切口感染、泌尿系统感染、压疮、便秘等。指导患者保持良好的生活习惯，注意卫生，勤换内裤。遵医嘱坚持换药，若出现红肿、疼痛的症状则需要遵医嘱进行抗感染治疗。患者术后常需卧床休息，日常排泄在床上完成，保持外阴清洁、干燥，术前指导患者深呼吸、有效咳嗽训练及床上移动等。

（6）心理指导：尊重和理解患者的感受，耐心解答患者提出的问题，注意其情绪变化，指导患者通过倾诉、播放音乐或视频等方法分散注意力，进行自我放松。

（五）出院指导

1. 饮食指导：选择清淡饮食，少吃或不吃刺激性食物，可以补充多种维生素等。

2. 活动与睡眠指导：保证充足休息和睡眠，定期复查，按时服药，适当休息，避免重体力劳动和剧烈运动。

3. 专科指导：加强患者的出院健康教育，向患者系统讲解疾病的发病特点，督促患者养成良好的卫生习惯，注意个人卫生，保持外阴清洁干燥，勤换内裤，按时换药；注意局部清洁卫生，消除诱因；痊愈前禁止性生活，建立良好作息规律，加强身体锻炼，掌握合理饮食和家庭护理重要性。

（六）护理健康教育路径

住院时间	入院阶段 （入院第1日）	术前阶段 （入院第2日至 术前1日）	手术阶段 （手术当日）	术后阶段 （术后第1至3日）	出院阶段 （术后第4日至 出院日）
辅助检查	1.完成血、尿等标本采集 2.心电图、超声、CT等检查	继续完善相关检查		复查各项检查	复查各项血液检查

住院时间	入院阶段（入院第1日）	术前阶段（入院第2日至术前1日）	手术阶段（手术当日）	术后阶段（术后第1至3日）	出院阶段（术后第4日至出院日）
病情观察	间隔1~2小时巡视观察1次	1.间隔1~2小时巡视观察1次 2.每日测量2次生命体征	1.间0.5~1小时巡视观察1次 2.测量生命体征 3.观察患者切口敷料有无渗血 4.观察患者有无并发症 5.观察患者观察用药后反应	间隔1~2小时巡视观察1次	1.间隔2小时巡视观察1次 2.观察患者自行排尿情况
治疗处置	1.药物过敏试验 2.静脉输液	1.术前备血 2.皮肤准备	1.生命体征监测 2.氧气吸入 3.导尿	1.静脉输液 2.会阴护理 3.红外线微波治疗	换药
使用药物	疼痛患者遵医嘱给予解痉镇痛药	感染患者遵医嘱给予抗生素	给予抗生素，以及止血、镇痛和营养药	给予抗生素	
活动体位	1.有感染患者卧床休息 2.病区自由活动	1.有感染患者卧床休息 2.病区自由活动	术后卧床6小时	床旁、病室内行走	病区内活动
饮食	普食	术前1日晚禁食12小时，禁水4小时	全麻术后6小时进流食	流食、半流食	普食
健康宣教	1.入院环境介绍 2.人员介绍 3.预防跌倒、压疮宣教	指导患者术后深呼吸咳嗽的方法	1.告知患者保持引流管和尿管通畅 2.告知患者保持切口敷料清洁干燥 3.向家属宣教如何为患者按摩受压部位	告知患者引流管和尿管注意事项	出院指导

知识精讲：

1.前庭大腺炎会影响夫妻生活吗？

讲解：

（1）前庭大腺炎会对女性的泌尿系统、生殖系统及全身系统造成一定的影响，一定要进行规范性的治疗，患病期间禁止性生活，以免交叉感染。

（2）前庭大腺炎一定要及早治疗，避免延误最佳治疗时机，在治疗期间注意休息，禁食辛辣刺激性食物，穿着宽松舒适的内衣裤，月经期间，要勤换卫生巾，大小便后从前向后擦拭，减少细菌感染的风险。

（3）妇科操作后，要注意预防感染，如人流、分娩、宫腔镜检查后，要保持会阴部清洁，不可忽视。

2.坐浴的注意事项有哪些？

讲解：

（1）温度：遵医嘱配置半坐浴盆药液，用水温计测量水温，调节温度至40~45℃为宜，避免高温烫伤。

（2）浓度：选用1：5000的高锰酸钾溶液坐浴。浓度太高会灼伤皮肤，浓度过低效果不佳。

（3）时间：坐浴时间以15~20分钟为宜，时间不宜太长，将臀部完全浸入水中，调节温度，同时注意室温，避免着凉感冒。

二、盆腔炎

（一）概述

女性内生殖器及其周围结缔组织、盆腔腹膜发生炎症时，称为盆腔炎（PID）。引起发病的主要病原体为葡萄球菌、链球菌、大肠埃希菌、厌氧菌等，以及性传播疾病的病原体。本病按其发病过程可分为急性与慢性两种，若治疗不及时，则会导致炎症的扩散，严重者可危及生命。炎症可局限于一个部位，也可同时累及几个部位，以输卵管炎、输卵管卵巢炎最常见。急性盆腔炎常多发于月经期、产后、流产及各种宫腔手术操作后，也可由患者自身原因，如性卫生不良、经期性交等引起。

1.临床表现： 症状的轻重可因炎症累及的部位不同而有差异。

（1）下腹疼痛：多为下腹持续性疼痛，在活动或性交后因出血增多导致疼痛加重，如突然出现腰部一侧或两侧疼痛并放射到腿部时要警惕盆腔炎的发生。

（2）阴道分泌物增多：多因盆腔充血导致，分泌物有臭味，多为白色黏液状，有时为脓性或水样血性。

（3）月经改变：多表现为月经量增多、经期延长、经期提前、痛经等症状，多与盆腔充血有关。

（4）消化系统症状：恶心、呕吐、腹胀、腹泻。

（5）泌尿系统症状：分泌物增多可导致泌尿系统的感染，导致尿急、尿频、尿痛。

（6）其他：多不明显，有时低热，患者感到疲乏倦怠，部分患者出现神经衰弱症状，如精神不振、周身不适、失眠等，病情严重者可出现发热甚至高热、寒战、头痛。

2.治疗原则

（1）急性期

①一般治疗：急性期应卧床休息，取半坐卧位，以利炎症局限。给予患者高热量、高蛋白、高维生素饮食，静脉输液纠正脱水和电解质紊乱，急性期避免不必要的妇科检

查，以免因妇科检查导致炎症扩散。

②药物治疗：多为联合用药，常用药物有青霉素类、头孢菌素类、四环素类、喹诺酮类等，待药物耐受检测结果出来，遵医嘱根据结果选择更适合治疗的药物。

③中药治疗：主要为活血化瘀、清热解毒药物，如银翘解毒汤等。

④手术治疗：盆腔脓肿形成或破裂并发弥漫性腹膜炎者、门诊治疗长期服用药物无改善者，应尽早进行手术治疗。

（2）慢性期

①中药治疗：在辨证施治的基础上给予中药治疗，以清热利湿、活血化瘀为主。

②物理治疗：物理治疗可促进患处局部血循环，加快炎症的吸收和消退，如红外线照射和热敷等。

③药物治疗：患者如症状较轻，可以遵医嘱服用抗生素进行治疗，无须住院，在家中进行健康监测即可，出现病情变化及时入院治疗。

（二）入院指导

1. 饮食指导：嘱家属为患者提供合适的饮食，避免辛辣刺激食物，增加营养，提高抵抗力，有助于后续身体恢复。

2. 用药指导

（1）抗生素治疗：临床上多为联合用药。常用药物有青霉素类、头孢菌素类、四环素类、喹诺酮类等。待病原体检查结果明确后，可选择对病原体更加敏感的抗生素，以促进疾病的恢复。

（2）中药治疗：可根据患者体质配合中药治疗，多选活血化瘀、清热解毒药物。

（3）物理治疗：根据患者的具体情况，个体化地选择治疗方法，多数患者可以选择红外线微波治疗仪、康复理疗仪等进行治疗。

3. 专科指导：进行检查和治疗时，告知患者目的和注意事项，对患者提出的问题要耐心解答。向入院患者解释盆腔炎疾病的病因、传播途径，增强患者自我保健意识。嘱患者注意局部清洁卫生。

4. 心理指导：加强沟通，尽量满足患者需求，拉近与患者的距离，建立信任感，使其积极配合治疗。

（三）专科检查指导

1. 查体：检查腹部时可发现患者有子宫颈举痛或子宫压痛或附件区压痛。

2. 实验室检查：患者红细胞沉降率升高、血C反应蛋白升高。

3. 阴道分泌物检查：阴道分泌物湿片中发现大量白细胞。检查前告知患者以清水清洗会阴部，防止影响检查结果。

4. 阴道超声或核磁共振检查：显示输卵管增粗，输卵管积液，伴有盆腔积液、输卵管卵巢肿块。

（四）围手术期指导

1. 术前指导

（1）饮食指导：告知患者术前 12 小时禁食，术前 6 小时禁水。

（2）活动与睡眠指导：患者术前一晚保持良好的睡眠准备手术，必要时可以给予患者药物助眠。

（3）用药指导：术前一日下午遵医嘱口服排泄药物或者清洁灌肠，对于年老体弱、盆底组织松弛、自控力差者，灌肠时应注意控制肥皂液流速及液体的量，并且在肠道准备完毕后要检查患者的准备情况，以大便为无色或黄色透明水样便为宜。

（4）专科指导：术前备皮，并且注意脐部卫生，嘱咐患者清洁备皮后再自行用清水清洗备皮部位，确保准备完善。术前一日剪短指甲，术晨更换清洁患者服，取下活动义齿、手表、眼镜、发卡，去除指甲油、甲片等化妆品及首饰，妥善保管个人贵重物品。

（5）心理指导：注意观察患者情绪，加强护患沟通，及时进行心理护理。告知患者手术目的，耐心解决患者问题，消除患者的顾虑。

2. 术后指导

（1）饮食指导：告知患者全麻术后 6 小时进流食，逐渐过渡到普食，给予高蛋白、高热量、高维生素及富含钙质和铁质的食物，给予充足的营养，有助于伤口的愈合及身体的恢复。

（2）活动与睡眠指导：术后第 1 日以半卧位为宜，利于盆腔炎证的局限和的引流，也可以起到减轻患者疼痛的作用。嘱患者多卧床休息，尽量减少翻身，且翻身动作要缓慢，防止引起疼痛。

（3）用药指导：术后遵医嘱常规使用抗生素、止痛药物等治疗。

（4）专科指导：观察切口有无渗血、渗液，敷料包扎是否完好，保持切口敷料的清洁、干燥。尿管妥善固定，活动时，留有足够的长度，避免牵拉导致滑脱。保证引流管通畅，低于引流口平面，勿打折、扭曲，观察尿液的量、颜色及性状。

（5）功能锻炼：患者术后常需卧床休息，日常排泄在床上完成，完成后注意清洁，保持外阴清洁、干燥。

（6）心理指导：尊重和理解患者的感受，耐心解答患者提出的问题，注意其情绪变化。让患者通过与医护人员倾诉、播放音乐或视频等方法分散注意力，自我放松。

（五）出院指导

1. 饮食指导： 选择清淡饮食，少吃或不吃刺激性的食物，多补充富含维生素的食物。

2. 活动与睡眠指导： 保证充足睡眠时间，定期复查，按时服药，适当休息，避免重体力劳动和剧烈运动。

3. 专科指导： 加强患者的出院健康教育，向患者系统地讲解该疾病的发病特点，督促患者养成良好的卫生习惯，注意个人卫生，保持外阴清洁干燥，勤换内裤，遵医嘱按时换药。告知患者该病具有易反复、缠绵难以治愈的特点，后期可出现不同类型严重的并发症，对女性身心发展、生活质量造成极大的危害，如患者出现病情复发，应及时治疗急性炎症，防止转为慢性迁延难愈。

（六）护理健康教育路径

住院时间	入院阶段 （入院第1日）	术前阶段 （入院第2日至 术前1日）	手术阶段 （手术当日）	术后阶段 （术后第1至3日）	出院阶段 （术后第4日至 出院日）
辅助检查	1.完成血、尿等标本采集 2.心电图、超声等检查	继续完善相关检查		复查血液相关指标，查看各项指标是否趋于正常	复查血常规
病情观察	1.间隔1~2小时巡视观察1次 2.测量生命体征和体重 3.询问病史 4.入院评估	1.间隔1~2小时巡视观察1次 2.每日测量1次生命体征	1.间隔0.5~1小时巡视观察1次 2.监测患者生命体征 3.观察患者切口敷料有无渗血 4.观察患者有无并发症 5.观察患者用药后反应	1.间隔1~2小时巡视观察1次 2.测量患者生命体征	1.间隔1~2小时巡视观察1次 2.观察患者自行排尿情况
治疗处置	1.药物过敏试验 2.依据病情静脉输液	1.术前备血 2.皮肤准备	1.生命体征监测 2.氧气吸入 3.导尿	1.静脉输液 2.会阴护理 3.红外线微波治疗	换药等
使用药物	疼痛患者遵医嘱给予解痉镇痛药	感染患者遵医嘱给予抗生素	给予抗生素，以及止血、镇痛和营养药	给予抗生素	给予患者出院带药
活动体位	1.有感染患者卧床休息 2.病区自由活动	1.有感染患者卧床休息 2.病区自由活动	术后第1日以半卧位为宜	床旁、病室内行走	病区内活动
饮食	普食	术前1日晚禁食12小时，禁水4小时	全麻术后6小时进流食	流食、半流食	普食
健康宣教	1.入院环境介绍 2.人员介绍 3.预防跌倒、压疮宣教	指导患者术后深呼吸咳嗽的方法	1.告知患者保持引流管和尿管通畅 2.告知患者保持切口敷料清洁干燥 3.向家属宣教如何为患者按摩受压部位	告知患者引流管和尿管注意事项	出院指导

知识精讲：

1.盆腔炎患者的性伴侣是否需要进行治疗？

讲解： 需要进行治疗，应对盆腔炎性疾病患者出现症状前60日内接触过的性伴侣进行检查和治疗。如果最近一次性交发生在6个月前，则应对最后一个性伴侣进行检查、治疗。女性在盆腔炎性疾病治疗期间应避免无保护性交。

2.盆腔炎性疾病有无后遗症？

讲解： 若盆腔炎性疾病未得到及时正确的诊断或治疗，可能会发生盆腔炎性疾病后遗症。主要病理改变为组织破坏、广泛粘连、增生及瘢痕形成。盆腔炎性疾病后遗症易导致：①输卵管增生、增粗，输卵管阻塞。②输卵管卵巢粘连，形成输卵管卵巢肿块。③若输卵管伞端闭锁、浆液性渗出物聚集形成输卵管积水或输卵管积脓，或输卵管卵巢脓肿的脓液吸收，被浆液性渗出物代替，形成输卵管积水或输卵管卵巢囊肿。④骶韧带增生、变厚，若病变广泛，可使子宫固定。

3.如何预防盆腔炎？

讲解：

（1）女性应注意性生活卫生，以减少性传播疾病。对沙眼衣原体感染高危妇女进行筛查和治疗可减少盆腔炎性疾病发生率。

（2）出现下生殖道感染应该尽早到医院进行系统治疗。

（3）进行公共卫生教育，提高女性对下生殖道感染及预防感染的重要性的认识。

（4）及时治疗盆腔炎性疾病，防止后遗症发生。

三、阴道炎

（一）概述

阴道炎是妇科常见病，可发生于任何年龄，以生育期及绝经后妇女多见。常见有滴虫阴道炎、外阴阴道假丝酵母菌病和老年性阴道炎等。阴道炎的共同特点是外阴、阴道黏膜充血，分泌物增多，伴外阴瘙痒、烧灼感，甚至疼痛，波及尿道口可出现尿频、尿痛。患者性生活不洁，阴道的内环境遭到病菌的破坏从而引起阴道炎症感染；滥用抗生素和阴道清洗液都会抑制阴道的乳酸杆菌，扰乱阴道的自然生态平衡，改变阴道的微环境，致病的细菌病原体就可能繁殖，最终导致阴道炎发作。

1. 临床表现

分类	细菌性阴道炎	霉菌性阴道炎	滴虫阴道炎	萎缩性阴道炎	阴道假丝酵母菌病
分泌物气味	鱼腥味或臭鸡蛋味	无明显气味	恶臭味	无明显异味，但如有其他感染时可有异味	气味难闻
白带颜色和性状	灰白色，稀薄均匀	块状（豆渣样）或稀薄、松散、均匀水样	黄绿色泡沫状或者脓状	增多，淡黄色，重者呈脓血性	凝乳状或豆渣样
症状	轻者不明显，重者外阴瘙痒或烧灼感	外阴瘙痒难忍，有时伴有外阴烧灼感、疼痛感，以及排尿困难或性交困难	阴道瘙痒、烧灼感，尿频，性交痛	阴道干涩、烧灼感，性交痛	外阴瘙痒难忍
特点	通常在性生活后或经期明显	容易反复发作	交叉感染，夫妻双方需要同时治疗	常见于绝经后女性	全身免疫力下降时出现

2. 治疗原则

（1）细菌性阴道炎：有症状者需用药，无症状者除有早产高风险的孕妇外，一般无须治疗。

（2）滴虫阴道炎：可以选用甲硝唑服用，甲硝唑 2g 单次口服；替硝唑 2g，单次口服；也可选酸性药水外洗。

（3）萎缩性阴道炎：阴道冲洗，1 日 1 次，局部涂抹药膏。

（4）阴道假丝酵母菌病：2%~4% 碳酸氢钠坐浴或阴道冲洗后用药，每日 1 次，10次为 1 个疗程。

（二）入院指导

1. 饮食指导：避免进食辛辣刺激的食物，合理饮食，以增加营养，提高抵抗力，有助于后续身体恢复。

2. 用药指导

（1）抗生素治疗：临床上多为联合用药。常用药物有青霉素类、头孢菌素类、四环素类、喹诺酮类等。待病原体检查结果明确后，可选择对病原体更加敏感的抗生素，以促进疾病的恢复。

（2）中药治疗：可根据患者体质配合中药治疗，多选活血化瘀、清热解毒药物。

（3）物理治疗：根据患者的具体情况，个体化地选择治疗方法，多数患者可以选择红外线微波治疗仪、康复理疗仪等。

3. 专科指导：检查和治疗时，告知患者目的和注意事项，对患者提出的问题要耐心解答。向入院患者解释阴道炎的病因、传播途径，增强患者的自我保健意识，注意局部清洁卫生。

4. 心理指导：为患者提供便民服务，尽量满足患者需求，拉近与患者的距离，建立信任感，使其积极配合治疗。

（三）专科检查指导

妇科检查包括阴道分泌物悬滴法、培养法，阴道分泌物 pH 测定等。

（四）住院期间指导

1. 饮食指导：避免进食刺激辛辣饮食，禁烟、禁酒，多食用富含维生素的食物。

2. 用药指导：指导患者服药的方法，口服药物可有食欲不振、恶心、呕吐、头痛、皮疹、白细胞减少等不良反应，孕妇、哺乳期妇女禁止服用此类药物。

3. 专科指导：指导患者自我护理，保持外阴清洁、干燥，避免搔抓外阴，以免皮肤破损，每天换内裤，擦洗外阴，擦洗外阴的毛巾用后应消毒灭菌，保证治疗效果。便盆和外阴清洗用盆应隔离，单人单用，用后要消毒。

4. 心理指导：尽量满足患者需求，拉近与患者的距离，建立信任感，使其积极配合治疗。

（五）出院指导

1. 饮食指导：选择清淡饮食，少吃或不吃刺激性食物，多补充富含维生素的食物。

2. 活动与睡眠指导：保证休息和睡眠时间，按时服药，适当休息，避免重体力劳动和剧烈运动。

3. 专科指导：向患者讲解疾病的发病特点，督促患者养成良好的卫生习惯，注意个人卫生，保持外阴清洁干燥，勤换内裤，遵医嘱按时换药。

（六）护理健康教育路径

住院时间	入院阶段	治疗及出院阶段
辅助检查	1. 完成血、尿等标本采集 2. 心电图、超声等检查	复查血常规
病情观察	1. 间隔 1~2 小时巡视观察 1 次 2. 测量生命体征和体重 3. 询问病史 4. 入院评估	1. 间隔 2 小时巡视观察 1 次 2. 观察患者自行排尿情况
治疗处置	1. 药物过敏试验 2. 依据病情静脉输液	进行相应药物治疗和理疗
使用药物	疼痛患者给予解痉镇痛药	给予患者出院用药指导等
活动体位	1. 有感染患者卧床休息 2. 病区自由活动	病区内活动
饮食	普食	普食
健康宣教	1. 入院环境介绍 2. 人员介绍 3. 预防跌倒、压疮宣教	出院指导

知识精讲：**外阴阴道假丝酵母菌的主要传播途径有哪些？**
　　讲解：
　　1. 自身传播：为主要传播途径。
　　2. 直接传播：经过性交传播。
　　3. 间接传播：因接触被污染物品而被间接感染。

第八节　女性生殖系统肿瘤患者的健康教育

女性生殖系统常见的肿瘤为子宫肌瘤、卵巢肿瘤、子宫颈癌，内分泌异常的女性患者更应该警惕肿瘤的产生。

一、子宫肌瘤

（一）概述

子宫肌瘤是由子宫平滑肌组织增生而形成的，也是女性生殖系统中最常见的良性肿瘤，也是人体最常见的肿瘤，多见于中年妇女。按肌瘤所在部位可分为宫体肌瘤和宫颈肌瘤。按肌瘤与子宫肌层的位置关系分为肌壁间肌瘤、浆膜下肌瘤（查体可触及下腹包块）、黏膜下肌瘤。子宫肌瘤常多发，也可单个发生。子宫肌瘤的确切病因目前尚未找到，根据好发于生育年龄妇女，绝经后肌瘤停止生长，甚至萎缩等，提示子宫肌瘤的发生可能与雌激素有关。另有研究表明，子宫肌瘤的发生与遗传和神经中枢活动有关。

1. 临床表现

（1）月经异常、不孕、贫血是子宫肌瘤最常见的症状。肌瘤挤压肿瘤附近静脉，导致子宫内膜静脉丛充血与扩张，从而引起经量增多，经期延长，不规则阴道出血等。长期的月经量过大会导致贫血，出现心慌、气短、心悸、乏力等不适表现，更甚者会引起贫血性心脏病。

（2）腹部异物感。肌瘤较小时几乎触摸不到，待肌瘤增大，子宫超过 3 个月妊娠大小时，下腹部正中可以触及，为实性、可活动、无压痛，极个别巨大肌瘤可脱出阴道。

（3）白带增多。因盆腔内充血，致患者白带增多。当肌瘤脱出阴道内并发生感染时，白带性状可为脓性或血性。

（4）肌瘤常引起腰酸、腰痛、下腹坠胀症状，且月经期间加重，出现急性腹痛时应警惕发生蒂扭转。

（5）压迫症状。较大的肌瘤可压迫邻近器官引起相应症状，引起排尿障碍、尿潴留、便秘。育龄女性可出现不孕或流产。

2. 治疗原则：根据患者年龄、症状、肌瘤大小、生育要求而选择治疗方案。可采用保守治疗方法和手术治疗方法。

（1）随访观察：肌瘤体积小且无症状者，尤其是接近围绝经期的患者一般可选择观察保守治疗，每 3~6 个月进行一次随访治疗。

（2）药物治疗：诊断明确的肌瘤，但体积小于 2 个月妊娠子宫大小，症状不明显或者较轻，尤其近绝经年龄或全身情况不能手术的患者，考虑使用药物进行对症治疗。

（3）手术治疗：子宫肌瘤术式选择应根据患者的年龄及对生育的要求而决定。年龄在 40 岁以上，无生育要求者，行子宫全切术；年龄在 35~40 岁，无生育要求但要求保留宫颈者，须通过细胞学检查排除宫颈癌隐患，行子宫次全切除术。年轻，有生育要求者，选择子宫肌瘤切除术。

肌瘤较大，症状明显，或经保守治疗无效时，应行全子宫切除或肌瘤切除术。手术切除肌瘤后要定期进行复查，术后也会出现子宫肌瘤复发的情况。

（二）入院指导

1. 饮食指导： 告知患者手术注意事项，讲解疾病相关知识，积极配合治疗。

2. 用药指导： 做各种检查和治疗时，要向患者讲解目的和注意事项，对患者提出的问题要耐心解答，减轻患者的恐惧。鼓励患者表达自己的不适和焦虑，有针对性地给予解释和帮助。

3. 饮食指导： 进食高热量、高蛋白、高维生素、含铁丰富的食物，以增强机体抵抗力。

（三）专科检查指导

1. 超声检查： 在 B 超下，可以明确子宫的大小、形态，子宫肌瘤的位置、大小和数目，可以通过 B 超区分肌瘤和其他盆腔肿块。

2. MRI 检查： 可以更精准直观地判断肌瘤的大小、数目和位置。嘱患者检查前要把身上的金属物品、磁性物品全部卸下，防止因强磁场下铁磁性金属物品的投射作用导致机器故障和人员伤害，此外也会影响诊断。

（四）围手术期指导

1. 术前指导

（1）专科指导

①皮肤准备：清洁备皮范围上端起于剑突下缘，下端至会阴部及肛门周围，臀部及大腿内侧上 1/3，并且注意脐部卫生，清洁备皮后嘱患者自行用清水清洗备皮部位，确保准备完善。

②肠道准备：告知患者术前 12 小时禁食，术前 6 小时禁水，术前一日下午口服排泄药物或者清洁灌肠，年老体弱、盆底组织松弛、自控力差者灌肠时应注意控制肥皂液流速及液体的量，并且在肠道准备完毕后要检查患者的准备情况，以大便为无色或黄色透明水样便为宜。

③其他：术日晨告知患者取下义齿、发卡、手表、钱物及贵重物品交给家属妥善保

管，准备好患者去手术室所需的物品，如病历、术中用药等。术前半小时留置导尿管，保持引流通畅，避免术中损伤膀胱。根据手术种类和麻醉方式，铺好麻醉床，备好监护仪、氧气、沙袋及腹部固定带。

（2）心理指导：告知患者手术的目的和相关注意事项，消除患者的恐惧、不安心理。

（3）用药指导：根据术中情况拟定使用药物，术前进行药物过敏试验，有阳性反应者需告知医生，并在病历封面上做明显标记，药物过敏试验阴性患者遵医嘱给予术前抗炎药静脉注射。

（4）活动与睡眠指导：手术前1日为患者提供良好的休息环境，保证休息及睡眠，失眠患者必要时给予适量的镇静药物。

2. 术后指导

（1）活动与睡眠指导：全麻未清醒的患者去枕平卧位，头偏向一侧，保持呼吸道通畅，防止呕吐物、分泌物呛入气管引起窒息，清醒后可根据患者需要选择卧位。术后第2日应采取半坐卧位，以利于腹腔引流，降低腹部切口张力，减轻疼痛，有利于呼吸、排痰，减少术后肺部并发症。按循序渐进的原则，鼓励患者尽早下床活动，促进排气，防止下肢静脉血栓形成。下床时，应先坐在床沿，双腿下垂，如无不适，可站在床旁缓慢行走。

（2）专科指导

①严密观察生命体征变化，遵医嘱给予生命体征监测，根据护理等级巡视病房。

②观察腹部切口有无出血、渗液，切口周围皮肤有无红、肿、热、痛等感染征象，保持切口敷料的干燥，如果敷料被渗透，应及时更换。切口以腹带包扎，减小切口张力，松紧以患者舒适为宜。

③保持引流管通畅，周围皮肤清洁、干燥，并观察引流液的色、质、量，做好记录。保持尿管通畅，妥善固定并记录尿液的颜色、性质和量，留置期间应行外阴擦洗，通常每日行2次会阴护理，保持外阴清洁，防止泌尿道的逆行感染。

（3）饮食指导：术后饮食应以营养丰富、易消化、高热量及富含维生素为原则。禁食期间给予静脉高营养，排气以后改流质饮食为半流质饮食，以后逐步过渡到普通饮食。

（4）心理指导：术后及时与患者沟通，鼓励患者表达内心感受，听取患者的讲述，指导患者减轻疼痛，解除不适。

（五）出院指导

1. 活动与睡眠指导：保守治疗的患者出院后，应加强营养，适当活动，但禁止做增加腹压的运动，劳逸结合，月经期间多休息，避免疲劳。

2. 用药指导：指导患者遵医嘱按时服用药物，如出现异常及时就诊。

3. 专科指导：嘱患者按预定随访时间接受医疗检查和指导。

（六）护理健康教育路径

住院时间	入院阶段（入院第1日）	术前阶段（入院第2日至术前1日）	手术阶段（手术当日）	术后阶段（术后第1至3日）	出院阶段（术后第4日至出院日）
辅助检查	1. 完成血、尿标本采集 2. 心电图、超声、CT等检查	继续完善相关检查		复查血液相关指标，查看各项指标是否趋于正常	复查血常规，查看各项指标是否趋于正常
病情观察	1. 间隔1~2小时巡视观察1次 2. 测量生命体征和体重 3. 询问病史 4. 入院评估	1. 间隔1~2小时巡视观察1次 2. 每日测量1次生命体征	1. 间隔0.5~1小时巡视观察1次 2. 监测生命体征 3. 观察患者切口敷料有无渗血 4. 观察患者有无并发症 5. 观察患者用药后反应	1. 间隔1~2小时巡视观察1次 2. 测量患者生命体征	1. 间隔2小时巡视观察1次 2. 观察患者自行排尿情况
治疗处置	1. 药物过敏试验 2. 依据病情静脉输液	1. 术前备血 2. 皮肤准备	1. 生命体征监测 2. 氧气吸入 3. 导尿	1. 静脉输液 2. 会阴护理 3. 切口红外线理疗	换药等
使用药物	疼痛患者给予解痉镇痛药	感染患者给予抗生素	给予抗生素，以及止血、镇痛和营养药	给予抗生素	给予患者出院用药指导等
活动体位	1. 有感染患者卧床休息 2. 病区自由活动	1. 有感染患者卧床休息 2. 病区自由活动	术后去枕平卧6小时后改平卧位	床边活动，逐步到下地活动	病区内活动
饮食	普食	术前按手术要求禁食禁水	排气前禁食禁水，排气后逐步进流食、半流食	排气后逐步进流食、半流食	普食
健康宣教	1. 入院环境介绍 2. 人员介绍 3. 预防跌倒、压疮宣教	指导患者术后深呼吸咳嗽的方法	1. 告知患者保持引流管和尿管通畅 2. 告知患者保持切口敷料清洁干燥 3. 向家属宣教如何为患者按摩受压部位	告知患者引流管和尿管注意事项	出院指导

知识链接：子宫肌瘤的手术适应证有哪些？

讲解：子宫肌瘤的手术适应证有因肌瘤导致月经过多，致继发贫血；严重腹痛、性交痛或慢性腹痛；肌瘤蒂扭转；肌瘤体积大压迫膀胱、直肠等引起相应症状；因肌瘤造成不孕或反复流产；疑有肉瘤变。

二、卵巢肿瘤

（一）概述

卵巢肿瘤不仅组织学类型繁多，而且有良性、交界性和恶性之分。其中恶性肿瘤早期病变无症状不易被发现，晚期病例缺乏有效的治疗手段。卵巢癌是严重威胁妇女健康的恶性肿瘤之一，发病率在女性生殖系统恶性肿瘤中位居第 3 位，病死率居妇科恶性肿瘤之首。卵巢癌发病隐匿，目前尚缺乏有效的筛查及早期诊断措施。

根据世界卫生组织制定的女性生殖器肿瘤组织学分类，卵巢肿瘤分为 14 大类，其中主要组织学类型为上皮性肿瘤、生殖细胞肿瘤、性索－间质肿瘤及转移性肿瘤。

卵巢肿瘤的病因尚不明确，其发病可能与以下因素有关：①遗传和家族因素：20%～25% 卵巢恶性肿瘤患者有家族史，主要是上皮型癌，为家族聚集性卵巢癌，一家数代均发病。②环境因素：工业发达国家发病率高，可能与饮食中的高胆固醇含量高有关。③内分泌因素：未产、未孕妇女发病率高，妊娠期停止排卵可能减少卵巢上皮损伤；乳腺癌、子宫内膜癌患者合并卵巢肿瘤的机会较一般妇女高，说明三者都与雌激素水平有关。

1. 临床表现

（1）良性肿瘤：肿瘤较小时多无症状，常在妇科检查时偶然发现。肿瘤增大时，腹胀或腹部扪及肿块。肿瘤长大占满盆、腹腔时，可出现尿频、便秘、气急、心悸等压迫症状。检查见腹部膨隆，叩诊呈实音，无移动性浊音。双合诊和三合诊检查可在子宫一侧或双侧触及圆形或类圆形肿块，多为囊性，表面光滑、活动，与子宫无粘连。

（2）恶性肿瘤：早期多无症状，出现症状时已属晚期。晚期主要症状为腹胀、腹部肿块、腹腔积液及其他消化道症状，部分患者可有消瘦、贫血等恶病质表现。功能性肿瘤患者可出现不规则阴道出血或绝经后出血。妇科检查可扪及肿块多为双侧，实性或囊实性，表面凹凸不平，活动差，常伴有腹腔积液。三合诊检查可在直肠子宫凹陷处触及质硬结节或肿块，有时可扪及上腹部肿块，以及腹股沟、腋下或锁骨上肿大的淋巴结。

2. 治疗原则：卵巢肿瘤一经发现，应尽早手术治疗。

卵巢良性肿瘤可在腹腔镜下手术，恶性肿瘤一般采用经腹手术，大多数恶性肿瘤患者术后应接受化疗作为辅助治疗。

（1）良性肿瘤的治疗：若卵巢囊肿直径小于 5cm，疑为卵巢瘤样病变，可作短期观察。如继续增大，或肿瘤直径虽小于 5cm，但为实性肿瘤，均应手术切除。年轻、单侧良性肿瘤患者应行患侧卵巢囊肿剥除或卵巢切除术；双侧良性囊肿，应争取行囊肿剥除术，保留正常卵巢组织。围绝经期妇女可行单侧附件切除或子宫及双侧附件切除术。术中剖开肿瘤肉眼观察区分良、恶性，必要时做冰冻切片组织学检查明确性质，确定手术范围。若肿瘤大或可疑恶性，尽可能完整取出肿瘤，防止囊液流出及瘤细胞种植于腹腔。巨大囊肿可穿刺放液，待体积缩小后取出，放液速度应缓慢，以免腹压骤降，患者发生休克。

（2）恶性肿瘤的治疗：手术治疗是最主要的治疗方法，手术时应先探查盆腹腔，早期患者明确病变范围，准确分期，晚期患者行肿瘤细胞减灭术。术后根据病情决定是否需要辅助化疗。放疗仅用于晚期卵巢恶性肿瘤的局部治疗，无性细胞瘤对放疗最敏感，颗粒细胞瘤对放疗中度敏感。

（二）入院指导

1. 专科指导：告知患者卵巢肿瘤的相关知识，对疑似恶性肿瘤患者，护士应解释良、恶性肿瘤的区别，让患者正确认识疾病。

2. 心理指导：加强沟通，进行心理护理，缓解患者恐惧心理，用鼓励性的言语告知患者要树立信心，积极面对疾病。

（三）专科检查指导

结合病史和体征，辅以必要的辅助检查确定肿块来源是否为卵巢，肿块性质是否为肿瘤，肿块是良性还是恶性，肿块可能的组织学类型，恶性肿瘤的转移范围。

1. 影像学检查

（1）超声检查：B 型超声是诊断卵巢肿瘤的最主要手段。可根据肿块的部位、大小、囊性或实性、囊内有无乳头等判断肿块性质，诊断符合率大于 90%。彩色多普勒超声扫描可测定肿块血流变化，有助于诊断。

（2）磁共振、CT、PET 检查：磁共振可较好判断肿块性质及其与周围器官的关系，有利于病灶定位及病灶与相邻结构关系的确定；CT 可判断周围侵犯、淋巴结转移及远处转移情况；PET 或 PET–CT（正电子发射断层 –X 线计算机断层组合系统）一般不推荐为初次诊断。

2. 肿瘤标志物检查：应避开经期，最好选择月经结束到排卵日之前的这段时间接受检查。

（1）血清 CA125（癌抗原 125）：80% 患者的血清 CA125 水平升高，但近半数的早期病例并不升高，不单独用于早期诊断，更多用于病情监测和疗效评估。

（2）血清 AFP（甲胎蛋白）：对卵巢卵黄囊瘤有特异性诊断价值。卵巢未成熟畸胎瘤、混合性无性细胞瘤中含卵黄囊成分者，AFP 也可升高。

（3）血清 hCG（人绒毛膜促性腺激素）：对非妊娠性绒癌有特异性。

（4）性激素：卵巢颗粒细胞瘤、卵泡膜细胞瘤产生较高水平雌激素，浆液性、黏液性囊腺瘤或布伦纳瘤有时也可分泌一定量雌激素。

（5）血清 HE4（人附睾蛋白 4）：与 CA125 联合应用来判断盆腔肿块的良、恶性。

3. 腹腔镜检查：可直接观察肿块外观和盆腔、腹腔及横膈等部位，在可疑部位进行多点活检，抽取腹腔积液行细胞学检查。巨大肿块或粘连性肿块患者禁忌行腹腔镜检查。

4. 细胞学检查：抽取腹腔积液或腹腔冲洗液、胸腔积液，查找癌细胞。

5. 放射学诊断：若为卵巢畸胎瘤，腹部平片可显示牙齿及骨质，囊壁为密度增高的钙化层，囊腔呈放射透明阴影。静脉肾盂造影可辨认盆腔肾、输尿管阻塞或移位。淋巴造影可判断有无淋巴结转移，提高分期诊断的正确性。

（四）围手术期指导

1. 术前指导

（1）专科指导

①皮肤准备：清洁备皮范围上端起于剑突下缘，下端至会阴部及肛门周围，臀部及大腿内侧上 1/3，并且注意脐部卫生，嘱患者清洁备皮后自行用清水清洗备皮部位，确保准备完毕。

②肠道准备：告知患者术前 12 小时禁食，术前 6 小时禁水，术前 1 日下午遵医嘱口服排泄药物或者清洁灌肠，对于年老体弱、盆底组织松弛、自控力差者，灌肠时应注意控制肥皂液流速及液体的量，并且在肠道准备完毕后要检查患者的准备情况，以大便为无色或黄色透明水样便为宜。

③其他：术日晨告知患者取下义齿、发卡、手表、钱物及贵重物品交给家属妥善保管，准备好患者手术室所需的物品，如病历、术中用药等。术前半小时留置导尿管，保持引流通畅，避免术中损伤膀胱。根据手术种类和麻醉方式，铺好麻醉床，备好监护仪、氧气、沙袋及腹部固定带。

（2）心理指导：向患者耐心地解释手术的目的和相关注意事项，消除患者的恐惧、不安心理。

（3）用药指导：根据术中情况拟定使用药物，术前给予药物过敏试验，阳性反应者需告知医生，并在病历封面上做明显标记。药物过敏试验阴性患者给予术前抗炎药静脉注射。

（4）活动与睡眠指导：手术前 1 日为患者提供良好的休息环境，保证休息及睡眠，失眠患者必要时给予适量的镇静药物。

2. 术后指导

（1）活动与睡眠：全麻未清醒的患者应去枕平卧位，头偏向一侧，保持呼吸道通畅，防止呕吐物、分泌物呛入气管引起窒息，清醒后可根据患者需要选择卧位。术后第 2 日应采取半坐卧位，以利于腹腔引流，降低腹部切口张力，减轻疼痛，有利于呼吸、排痰，减少术后肺部并发症。按循序渐进的原则，鼓励患者尽早下床活动，促进排气，防止下肢静脉血栓形成。下床时，应先坐在床沿，双腿下垂，如无不适，可站在床旁缓慢行走。

（2）专科指导

①严密观察患者生命体征变化，给予生命体征监测，护士根据护理等级巡视病房。

②观察患者腹部切口有无出血、渗液，切口周围皮肤有无红、肿、热、痛等感染征象，保持切口敷料的干燥，如果敷料被渗透，应及时更换。切口以腹带包扎，减小切口张力，松紧以患者舒适为宜。

③保持引流管固定、引流通畅，保持引流管周围皮肤清洁、干燥，并观察引流液的色、质、量，做好记录。保持尿管通畅，妥善固定，并记录尿液的颜色、性质和量，留置期间应行外阴擦洗，通常每日进行2次会阴护理，保持外阴清洁，防止泌尿道的逆行感染。

（3）饮食指导：术后饮食应以营养丰富、易消化、高热量及富含维生素为原则，禁食期间遵医嘱给予静脉高营养，排气以后改流质饮食为半流质饮食，逐步过渡到普通饮食。

（4）心理指导：术后及时与患者沟通，鼓励患者表达内心感受，听取患者的主诉，指导患者减轻疼痛，解除不适感。

（五）出院指导

1. 饮食指导：加强高蛋白、富含维生素A的饮食，避免摄入高胆固醇的食物，嘱患者戒烟。

2. 活动与睡眠指导：嘱患者避免重体力劳动，可适当活动。

3. 专科指导：术后1个月内禁同房、洗盆浴。定期复查，指导患者做好随访工作。

4. 心理指导：鼓励患者参加社交活动，调整心理状态，保持乐观态度，提高生活质量。给化疗患者以心理支持，并告诉患者辅助治疗的重要性，鼓励患者克服化疗的不良反应并坚持完成疗程，以提高生存率。

（六）护理健康教育路径

住院时间	入院阶段 （入院第1日）	术前阶段 （入院第2日至 术前1日）	手术阶段 （手术当日）	术后阶段 （术后第1至3日）	出院阶段 （术后第4日至 出院日）
辅助检查	1. 完成血、尿标本采集 2. 心电图、超声等检查	继续完善相关检查		复查血液各项指标，看各项指标是否趋于正常	复查血常规
病情观察	1. 间隔1~2小时巡视观察1次 2. 测量生命体征和体重 3. 询问病史 4. 入院评估	1. 间隔1~2小时巡视观察1次 2. 每日测量1次生命体征	1. 间隔0.5~1小时巡视观察1次 2. 监测生命体征 3. 观察患者切口敷料有无渗血 4. 观察患者有无并发症 5. 观察患者用药后反应	1. 间隔1~2小时巡视观察1次 2. 遵医嘱测量患者生命体征	1. 间隔2小时巡视观察1次 2. 观察患者自行排尿情况
治疗处置	1. 药物过敏试验 2. 依据病情静脉输液	1. 术前备血 2. 皮肤准备	1. 生命体征监测 2. 氧气吸入 3. 导尿	1. 静脉输液 2. 会阴护理	换药等
使用药物	疼痛患者给予解痉镇痛药	感染患者给予抗生素	给予抗生素，以及止血、镇痛和营养药	给予抗生素	给予患者出院带药等

续表

住院时间	入院阶段 （入院第 1 日）	术前阶段 （入院第 2 日至 术前 1 日）	手术阶段 （手术当日）	术后阶段 （术后第 1 至 3 日）	出院阶段 （术后第 4 日至 出院日）
活动体位	1. 有感染患者卧床休息 2. 病区自由活动	1. 有感染患者卧床休息 2. 病区自由活动	术后去枕平卧 6 小时后改平卧位	床上翻身	病区内活动
饮食	普食	术前按手术要求禁食禁水	排气前禁食禁水，排气后逐步进流食、半流食	排气后逐步进流食、半流食	普食
健康宣教	1. 入院环境介绍 2. 人员介绍 3. 预防跌倒、压疮宣教	指导患者术后深呼吸咳嗽的方法	1. 告知患者保持引流管和尿管通畅 2. 告知患者保持切口敷料清洁干燥 3. 向家属宣教如何为患者按摩受压部位	告知患者引流管和尿管注意事项	出院指导

> **知识链接：卵巢肿瘤术后出院患者随访时间。**
>
> **讲解：** 术后第 1 年，每月 1 次；术后第 2 年，每 3 个月 1 次；术后第 3 年，每 6 个月 1 次；术后 3 年以上，每年 1 次。

三、子宫颈癌

（一）概述

子宫颈癌是发生在子宫颈部位的恶性肿瘤，是最常见的妇科恶性肿瘤。近年来由于子宫颈癌筛查的普及，有效地控制了子宫颈癌的发生和发展，其发病率和死亡率已有明显下降。子宫颈癌是目前病因较明确的肿瘤，研究结果显示，绝大多数女性患该病与HPV（人乳头瘤病毒）的感染有关，其中有 HPV16 和 HPV18 属于该病中高危型，也只有少部分高危型人乳头瘤病毒（HR-HPV）可能会进展为宫颈癌前病变或宫颈癌，但这一过程通常需要数十年。低危型人乳头瘤病毒主要见于生殖器疣等良性病变，还可能由早婚、早育、多产、密产、病毒感染等多种因素综合引起。

1.临床表现：早期宫颈癌常无症状。一旦出现症状，主要有如下表现。

（1）阴道不规则出血：常表现为接触性出血，可发生在性生活后或妇科检查后，早期出血少，年老患者可表现为不规则阴道出血，年轻患者可表现为经期延长、经量增多。

（2）阴道分泌物增多：性状多为白色或血性，水样或米泔水样，有腥臭味；晚期患者因癌组织坏死伴感染，可有大量米泔水样或脓性恶臭白带。

（3）下腹部疼痛：根据病灶侵犯范围出现继发症状，疼痛是常见的压迫症状之一，当患者下腹部或腰骶部经常疼痛时要引起注意，病灶累及盆腔结缔组织，压迫输尿管或直肠时，患者会出现膀胱刺激征、下肢肿痛、尿毒症、恶病质等。

2. 治疗原则：根据子宫颈癌临床分期、患者年龄、生育要求及全身情况综合分析后制定适合的个体化治疗方案。子宫颈癌综合治疗不是几种方法的盲目叠加，而应有计划地分步骤实施，治疗中根据手术结果和放疗后肿瘤消退情况予以方案调整，原则上早期子宫颈癌以手术治疗为主，中晚期子宫颈癌以放疗为主、化疗为辅。

（1）手术治疗：主要适用于癌症早期患者，无严重内、外科并发症，无手术禁忌证者。根据病情选择不同术式，如子宫颈锥切术、子宫全切或根治性子宫切除术及盆腔淋巴结切除术等。手术治疗的优点是年轻的患者可以保留卵巢和阴道的功能。

（2）放射治疗：放射治疗适用于各期患者，包括腔内照射和体外照射。

（3）化学药物治疗：适用于晚期或复发转移的子宫颈癌患者。近年来也有报道采用化疗作为手术或放疗的辅助治疗以缩小病灶，化疗也用于放疗增敏。常用的抗癌药物有顺铂、卡铂、丝裂霉素、博来霉素、异环磷酰胺、氟尿嘧啶等。常采用以铂类为基础的联合化疗方案，采用静脉或动脉灌注的用药途径进行化疗。

（二）入院指导

1. 活动与睡眠指导：嘱患者听从医护人员安排，密切合作，配合治疗，安心休养。

2. 饮食指导：治疗饮食需遵照医生的决定，不得随便更改，嘱患者加强营养，注意个人卫生，保持外阴清洁。

3. 专科指导：向患者系统详细地介绍疾病的特点和治疗方式，让患者了解该病是可以治愈的。

4. 心理指导：鼓励患者树立良好心态，与患者沟通，鼓励其表达内心感受，听取患者的主诉，指导患者减轻疼痛、解除不适。

（三）专科检查指导

1. TCT 检查（液基薄层细胞检测）：宫颈癌细胞检出率能达到 90% 以上，同时可以发现癌前病变、微生物感染等。嘱患者避免在月经期间检查，采集样本前 48 小时内不要阴道灌洗、上药，采集样本前 24 小时避免同房，检查前 24 小时内可以进行淋浴和外阴的清洗，不要盆浴或清洗阴道，以免影响检查结果。

2. HPV 检测、阴道镜检查、子宫颈活组织检查：检测是否有 HPV 高危型持续感染。子宫颈有明显病灶者，可直接在病灶上取材。

3. 其他：B 超、CT、MRI、膀胱镜及直肠镜检查等有助于判断病灶是否有局部或远处转移。

（四）围手术期指导

1. 术前指导

（1）专科指导

①皮肤准备：清洁备皮范围上端起于剑突下缘，下端至会阴部及肛门周围，臀部及大腿内侧上 1/3，并且注意脐部卫生，嘱患者清洁备皮后自行用清水清洗备皮部位，确

保准备完毕。

②肠道准备：告知患者术前 12 小时禁食，术前 6 小时禁水，术前 1 日下午遵医嘱口服排泄药物或者清洁灌肠，对于年老体弱、盆底组织松弛、自控力差者，灌肠时应注意控制肥皂液流速及液体的量，并且在肠道准备完毕后要检查患者的准备情况，以大便为无色或黄色透明水样便为宜。

③其他：术日晨告知患者取下义齿、发卡、手表、钱物及贵重物品交给家属妥善保管，准备好患者手术室所需的物品，如病历、术中用药等。术前半小时留置导尿管，保持引流通畅，避免术中损伤膀胱。根据手术种类和麻醉方式，铺好麻醉床，备好监护仪、氧气、沙袋及腹部固定带。

（2）心理指导：向患者耐心地解释手术的目的和相关注意事项，消除患者的恐惧、不安心理。

（3）用药指导：根据术中情况拟定使用药物，术前给予药物过敏试验，阳性反应者需告知医生，并在病历封面上做明显标记。药物过敏试验阴性患者给予术前抗炎药静脉注射。

（4）活动与睡眠指导：手术前 1 日为患者提供良好的休息环境，保证休息及睡眠，失眠患者必要时给予适量的镇静药物。

2. 术后指导

（1）活动与睡眠：全麻未清醒的患者应去枕平卧位，头偏向一侧，保持呼吸道通畅，防止呕吐物、分泌物呛入气管引起窒息，清醒后可根据患者需要选择卧位。术后第 2 日应采取半坐卧位，以利于腹腔引流，降低腹部切口张力，减轻疼痛，有利于呼吸、排痰，减少术后肺部并发症。按循序渐进的原则，鼓励患者尽早下床活动，促进排气，防止下肢静脉血栓形成。下床时，应先坐在床沿，双腿下垂，如无不适，可站在床旁缓慢行走。

（2）专科指导

①严密观察患者生命体征变化，给予生命体征监测，护士根据护理等级巡视病房。

②观察患者腹部切口有无出血、渗液，切口周围皮肤有无红、肿、热、痛等感染征象，保持切口敷料的干燥，如果敷料被渗透，应及时更换。切口以腹带包扎，减小切口张力，松紧以患者舒适为宜。

③保持引流管通畅，周围皮肤清洁、干燥，并观察引流液的色、质、量，做好记录。保持尿管通畅，妥善固定，并记录尿液的颜色、性质和量，留置期间应行外阴擦洗，通常每日进行 2 次会阴护理，保持外阴清洁，防止泌尿道的逆行感染。

（3）饮食指导：术后饮食应以营养丰富、易消化、高热量及富含维生素为原则，禁食期间遵医嘱给予静脉高营养，排气以后改流质饮食为半流质饮食，逐步过渡到普通饮食。

（4）心理指导：术后及时与患者沟通，鼓励患者表达内心感受，听取患者的主诉，指导患者减轻疼痛，解除不适感。

（五）出院指导

专科指导：普及防癌知识，开展性卫生教育，提倡晚婚晚育，开展性教育。积极治疗宫颈疾病，嘱患者发现异常阴道出血，及时到医院就诊。30 岁以上已婚妇女，每年体检 1~2 次，做到早发现，早诊断，早治疗。术后定期复查，重视体检，并及时接种 HPV 疫苗。

（六）护理健康教育路径

住院时间	入院阶段（入院第 1 日）	术前阶段（入院第 2 日至术前 1 日）	手术阶段（手术当日）	术后阶段（术后第 1 至 3 日）	出院阶段（术后第 4 日至出院日）
辅助检查	1. 完成血、尿标本采集 2. 心电图、超声等检查	继续完善相关检查			复查血常规
病情观察	1. 间隔 1~2 小时巡视观察 1 次 2. 测量生命体征和体重 3. 询问病史 4. 入院评估	1. 间隔 1~2 小时巡视观察 1 次 2. 每日测量 1 次生命体征	1. 间隔 0.5~1 小时巡视观察 1 次 2. 监测生命体征 3. 观察患者切口敷料有无渗出 4. 观察患者有无并发症 5. 观察患者用药后反应	间隔 1~2 小时巡视观察 1 次	1. 间隔 2 小时巡视观察 1 次 2. 观察患者尿管拔除后的排尿情况
治疗处置	1. 药物过敏试验 2. 依据病情静脉输液	1. 术前备血 2. 皮肤准备	1. 生命体征监测 2. 氧气吸入 3. 导尿	1. 静脉输液 2. 会阴护理	
使用药物	疼痛患者给予解痉镇痛药	感染患者给予抗生素	给予抗生素，以及止血、镇痛和营养药	给予抗生素	出院用药指导
活动体位	1. 有感染患者卧床休息 2. 病区自由活动	1. 有感染患者卧床休息 2. 病区自由活动	术后去枕平卧 6 小时后改平卧位	床上翻身	病区内活动
饮食	普食	术前按手术要求禁食水	排气前禁食禁水，排气后逐步进流食、半流食	排气后逐步进流食、半流食	普食
健康宣教	1. 入院环境介绍 2. 人员介绍 3. 预防跌倒、压疮宣教	指导患者术后深呼吸咳嗽的方法	1. 告知患者保持引流管和尿管通畅 2. 告知患者保持切口敷料清洁干燥 3. 向家属宣教如何为患者按摩受压部位	告知患者引流管和尿管注意事项	出院指导

知识链接：

1. 化疗药外渗后的处理方法是什么？

讲解： 如发现化疗药物外渗应立即停止滴入，遇到局部刺激较强的药物，如氮芥、长春新碱、放线菌素 D 等药物外渗，需立即给予局部冷敷，并用生理盐水或普鲁卡因局部封闭，然后用金黄散外敷，以防止局部组织坏死，减轻疼痛和肿胀。

2.如何预防子宫颈癌？

讲解：推广 HPV 预防性疫苗接种。普及规范子宫颈癌的筛查，早期发现宫颈鳞状上皮病变。开展预防子宫颈癌的宣教，建立健康的生活方式。

第九节　女性生殖器官损伤性疾病患者的健康教育

女性生殖器官由于分娩损伤、创伤、退化等因素发生损伤，临床上常表现为外阴、阴道损伤，阴道前后壁膨出，子宫脱垂，生殖器瘘及压力性尿失禁等，这些疾病会严重影响患者的生活质量。

一、子宫脱垂

（一）概述

子宫脱垂是子宫从正常位置下移，下达坐骨棘水平线以下或全部脱出至阴道口外，常伴有阴道前后壁膨出，甚至子宫全部脱出阴道口以外。其病因包括年龄因素、分娩损伤因素、长时间从事体力劳动和便秘及慢性咳嗽等。

1.临床表现

（1）症状：Ⅰ度脱垂患者多无自觉症状，Ⅱ度及以上脱垂患者自觉症状明显，常表现为腰骶部酸痛或下坠感、块状物自阴道脱出、排便异常。

（2）体征：检查时可见子宫脱出，膀胱及直肠膨出，宫颈及阴道黏膜增厚，宫颈肥大，宫颈及阴道壁溃疡，少量出血或脓性分泌物。

2.治疗原则

（1）非手术治疗

①一般治疗：加强营养，增强体质，避免重体力劳动，保持大便通畅，进行肛提肌锻炼，增加盆底肌肉群张力。绝经后妇女可适当补充雌激素，增加肌肉筋膜组织张力。

②子宫托疗法：子宫托是一种支持子宫和阴道壁并使其维持在阴道内而不脱出的工具，尤其适用全身状况不适宜手术、妊娠期、产后的患者。

（2）手术治疗：适用于Ⅱ度重型子宫脱垂、Ⅲ度子宫脱垂或合并有阴道前后壁脱出的患者。手术方式的选择应按患者的年龄、子宫脱垂的程度、有无生育要求及全身情况而定。手术目的是消除症状，修复盆底支持组织。

手术方式包括：阴道前后壁修补术、主韧带缩短及部分宫颈切除术、经阴道子宫切除及阴道前后壁修补术等。

（二）入院指导

1. 饮食指导： 嘱家属为患者提供适宜饮食，以增强机体抵抗力。

2. 专科指导： 亲切细致地向患者介绍病室环境、各种规章制度、主管医生和护士，增加患者的安全感和信任感，积极配合治疗。

3. 心理指导： 做各种检查和治疗时，要向患者讲解目的和注意事项，对患者提出的问题要耐心解答，以免患者心理负担过重。

4. 用药指导： Ⅰ度子宫脱垂患者用 1 ∶ 5000 的高锰酸钾液坐浴，教会患者坐浴液的配制和坐浴的注意事项。Ⅱ、Ⅲ度子宫脱垂患者，尤其是脱垂部位有溃疡者，行阴道冲洗后局部涂 40% 紫草油或含抗生素的软膏，并勤换内裤。积极治疗局部炎症，按医嘱使用抗生素、局部涂含雌激素的软膏。

（三）专科检查指导

1. 实验室检查： 拟手术患者行术前常规检查，留取尿常规标本时取中段尿，采血时需空腹。

2. 影像学检查： B 超检查了解子宫、附件、膀胱情况，有张力性尿失禁者行尿动力学检查。对老年患者除常规术前检查外，还需行心肺功能检查及糖耐量检查。泌尿系统B 超检查者需憋尿，无须禁食禁水，可提前饮水 500~1000mL。

（四）围手术期指导

1. 术前指导

（1）专科指导

①皮肤准备：清洁备皮范围上端起于剑突下缘，下端至会阴部及肛门周围，臀部及大腿内侧上 1/3，并且注意脐部卫生，嘱患者清洁备皮后自行用清水清洗备皮部位，确保准备完毕。

②肠道准备：告知患者术前 12 小时禁食，术前 6 小时禁水，术前 1 日下午遵医嘱口服排泄药物或者清洁灌肠，对于年老体弱、盆底组织松弛、自控力差者，灌肠时应注意控制肥皂液流速及液体的量，并且在肠道准备完毕后要检查患者的准备情况，以大便为无色或黄色透明水样便为宜。

（2）心理指导：告知患者手术的目的和相关注意事项，消除患者的恐惧、不安心理。

（3）用药指导：根据术中情况拟定使用药物，术前给予药物过敏试验，阳性反应者需告知医生，并在病历封面上做明显标记。药物过敏试验阴性患者给予术前抗炎药静脉注射。

（4）活动与睡眠指导：手术前 1 日为患者提供良好的休息环境，保证休息及睡眠，失眠患者必要时给予适量的镇静药物。

2. 术后指导

（1）饮食指导：流食或无渣半流食 1~2 天后改普食。术后可服缓解剂，以防便秘发生。

（2）活动与睡眠指导：子宫脱垂术后患者宜采取平卧位，可降低外阴、阴道张力，促进切口愈合。

（3）用药指导：遵医嘱使用抗生素，同时注意观察阴道出血量及阴道分泌物和外阴伤口情况，防止感染发生。

（4）专科指导：术后卧床休息 7~10 天，根据不同术式遵医嘱保留尿管，其间按保留尿管常规护理。

（5）心理指导：做好心理疏导，讲解有关子宫脱垂治疗、康复及预后的知识，减轻患者思想负担，赢得家属和患者的理解与支持。

（五）出院指导

1. 饮食指导：嘱患者多吃软烂、易消化、富含膳食纤维的食物，以防便秘。

2. 活动与睡眠指导：术后一般休息 3 个月，半年内避免重体力劳动，禁止盆浴及性生活。

3. 专科指导：告知患者恢复性生活前需经医生检查，确认已完全恢复后方可开始。

（六）心理健康教育路径

住院时间	入院阶段（入院第 1 日）	术前阶段（入院第 2 日至术前 1 日）	手术阶段（手术当日）	术后阶段（术后第 1 至 3 日）	出院阶段（术后第 4 日至出院日）
辅助检查	1. 完成血、尿标本采集 2. 心电图、超声等检查	继续完善相关检查			复查血常规
病情观察	1. 间隔 1~2 小时巡视观察 1 次 2. 测量生命体征和体重 3. 询问病史 4. 入院评估	1. 间隔 1~2 小时巡视观察 1 次 2. 每日测量 1 次生命体征	1. 间隔 0.5~1 小时巡视观察 1 次 2. 监测生命体征 3. 观察患者切口敷料有无渗血 4. 观察患者有无并发症 5. 观察患者用药后反应	间隔 1~2 小时巡视观察 1 次	1. 间隔 2 小时巡视观察 1 次 2. 观察患者尿管拔除后的排尿情况
治疗处置	1. 药物过敏试验 2. 依据病情静脉输液	1. 术前备血 2. 皮肤准备	1. 生命体征监测 2. 氧气吸入 3. 导尿	1. 静脉输液 2. 会阴护理	
使用药物	疼痛患者给予解痉镇痛药	感染患者给予抗生素	抗生素，以及止血、镇痛和营养药	给予抗生素	
活动体位	1. 有感染患者卧床休息 2. 病区自由活动	1. 有感染患者卧床休息 2. 病区自由活动	术后去枕平卧 6 小时后改平卧位	床上翻身	病区内活动

住院时间	入院阶段（入院第1日）	术前阶段（入院第2日至术前1日）	手术阶段（手术当日）	术后阶段（术后第1至3日）	出院阶段（术后第4日至出院日）
饮食	普食	术前按手术要求禁食水	排气前禁食禁水，排气后逐步进流食、半流食	排气后逐步进流食、半流食	普食
健康宣教	1. 入院环境介绍 2. 人员介绍 3. 预防跌倒、压疮宣教	指导患者术后深呼吸咳嗽的方法	1. 告知患者保持引流管和尿管通畅 2. 告知患者保持切口敷料清洁干燥 3. 向家属宣教如何为患者按摩受压部位	告知患者引流管和尿管注意事项	出院指导

知识链接：

1. 子宫脱垂患者的护理问题有哪些？

讲解：

（1）焦虑：与长期子宫脱垂影响正常工作、生活及对手术效果不能预知有关。

（2）慢性疼痛：与宫颈和阴道溃疡及子宫下垂牵拉韧带有关。

（3）感染风险：与脱出物长期摩擦造成糜烂、溃疡有关。

（4）排尿形态改变（尿潴留）：与膀胱膨大有关。

（5）压力性尿失禁：与膀胱、尿道膨出，泌尿系统感染有关。

2. 如何预防子宫脱垂的发生？

讲解： 避免多孕、多胎；提高医护人员助产技术；进行产后体操锻炼，帮助机体恢复；避免产后过早从事重体力劳动，以免影响盆底支持组织的恢复；盆底肌肉组织的锻炼，每日做收缩肛门运动，用力收缩、放松盆底肌肉2～3次，每次10～15分钟；积极治疗使腹压增高的慢性疾病，如咳嗽、便秘等；避免长时间站立、行走、蹲；注意饮食结构，保证营养物质及粗纤维的摄入；注意体育锻炼，提高身体素质。

二、压力性尿失禁

（一）概述

压力性尿失禁是指腹压增加甚至休息时，膀胱颈和尿道不能维持一定的压力，尿液不自主地溢出，也称真性尿失禁、张力性尿失禁、应力性尿失禁。80%的压力性尿失禁伴阴道前壁膨出。本病好发于年龄较大的妇女。其病因主要是年龄、妊娠因素、分娩因素，也和雌激素水平下降、子宫切除术后、吸烟、慢性咳嗽等因素有一定关系。

1. 临床表现

（1）轻度：一般活动中及夜间无尿失禁，腹压增加时偶然发生尿失禁。

（2）中度：腹压增加及直立活动时，患者有频繁的尿失禁，需要带尿垫生活。

（3）重度：起立活动或体位变化时即有尿失禁，无法自己控制，严重影响患者的生活质量。

2. 治疗原则

（1）非手术治疗

①盆底肌训练：做收缩肛门的动作，每次不少于 3 秒，然后放松，连续做 15~30 分钟为一组，2~3 组 / 天，一疗程 6~8 周。

②生活方式的干预：控制体重、戒烟、减少一些可能会增加腹压的活动等。

（2）手术治疗：主要适合非手术治疗效果不佳或不能坚持，以及中重度压力性尿失禁，严重影响生活质量的患者。

（二）入院指导

1. 饮食指导：为患者提供适宜的饮食，以增强机体抵抗力。

2. 专科指导：亲切、细致地向患者介绍病室环境、各种规章制度、主管医生和护士，增加患者的安全感和信任感，使其能够积极配合治疗。

3. 心理指导：做检查和治疗时，要向患者讲解目的和注意事项，对患者提出的问题要耐心解答，以免患者心理负担过重。

4. 用药指导：第一类为 α_1 肾上腺受体激动剂，代表药物主要是盐酸米多君。第二类适用于围绝经期及老年女性患者，可以采用激素替代疗法。第三类为 5- 羟色氨酸及去甲肾上腺受体双重再摄取抑制剂，代表药物是度洛西汀。

（三）专科检查指导

1. 影像学检查。影像学检查前需提醒患者不能将金银首饰、电子设备等带入检查室内。

2. 心电图检查、X 线检查、血液检查、尿流动力学检查。

（四）围手术期指导

1. 术前指导

（1）专科指导

①皮肤准备：清洁备皮范围上端起于剑突下缘，下端至会阴部及肛门周围，臀部及大腿内侧上 1/3，并且注意脐部卫生，嘱患者清洁备皮后自行用清水清洗备皮部位，确保准备完毕。

②肠道准备：告知患者术前 12 小时禁食，术前 6 小时禁水，术前 1 日下午遵医嘱口服排泄药物或者清洁灌肠，对于年老体弱、盆底组织松弛、自控力差者，灌肠时应注意控制肥皂液流速及液体的量，并且在肠道准备完毕后要检查患者的准备情况，以大便为无色或黄色透明水样便为宜。

（2）心理指导：告知患者手术的目的和相关注意事项，消除患者的恐惧、不安心理。

（3）用药指导：根据术中情况拟定使用药物，术前给予药物过敏试验，阳性反应者需告知医生，并在病历封面上做明显标记。药物过敏试验阴性患者给予术前抗炎药静脉注射。

（4）活动与睡眠指导：手术前1日为患者提供良好的休息环境，保证休息及睡眠，失眠患者必要时给予适量的镇静药物。

2. 术后指导

（1）饮食指导：术后饮食遵循妇科术后饮食常规。

（2）用药指导：观察患者生命体征，日测体温4次，给予抗生素治疗。保持外阴清洁、干燥，外阴手术患者每日用1：40络合碘溶液会阴冲洗2次。

（3）专科指导：阴道手术患者术后应重点观察阴道出血情况。知晓有无放置阴道纱条及放置时间，并按时取出。外阴、阴道手术，需放置尿管3~10日，保留尿管期间，应鼓励患者多饮水，以稀释尿液，起到自行冲洗膀胱的作用，注意保持尿管通畅，观察尿量、尿色。

（4）功能锻炼：拔除尿管后，嘱患者适量饮水，观察小便次数、尿量，有无尿潴留发生。如膀胱残余尿超过100mL应保留尿管，白天每4小时开放一次，夜间完全开放，以锻炼膀胱功能。

（五）出院指导

1. 饮食指导：嘱患者多吃软烂、易消化、富含纤维素的食物，保持大便通畅。

2. 活动与睡眠指导：术后一般休息4~6周，其间要注意避免增加腹压及负重，术后3个月内避免重体力活动，避免弯腰、下蹲、攀爬、劈叉、骑自行车、慢跑。

3. 专科指导：防止术后出现盆腔感染，手术后3个月以内要避免盆浴、游泳、同房等。部分患者有一过性尿频、尿急，可能与伤口愈合时的刺激有关。

（六）心理健康教育路径

住院时间	入院阶段（入院第1日）	术前阶段（入院第2日至术前1日）	手术阶段（手术当日）	术后阶段（术后第1至3日）	出院阶段（术后第4日至出院日）
辅助检查	1. 完成血、尿标本采集 2. 心电图、超声等检查	继续完善相关检查			复查血常规
病情观察	1. 间隔1~2小时巡视观察1次 2. 测量生命体征和体重 3. 询问病史 4. 入院评估	1. 间隔1~2小时巡视观察1次 2. 每日测量1次生命体征	1. 间隔0.5~1小时巡视观察1次 2. 监测生命体征 3. 观察患者切口敷料有无渗血 4. 观察患者有无并发症 5. 观察患者用药后反应	间隔1~2小时巡视观察1次	1. 间隔2小时巡视观察1次 2. 观察患者尿管拔除后的排尿情况

住院时间	入院阶段（入院第1日）	术前阶段（入院第2日至术前1日）	手术阶段（手术当日）	术后阶段（术后第1至3日）	出院阶段（术后第4日至出院日）
治疗处置	1. 药物过敏试验 2. 依据病情静脉输液	1. 术前备血 2. 皮肤准备	1. 生命体征监测 2. 氧气吸入 3. 导尿	1. 静脉输液 2. 会阴护理	
使用药物	疼痛患者给予解痉镇痛药	感染患者给予抗生素	抗生素，以及止血、镇痛和营养药	给予抗生素	
活动体位	1. 有感染患者卧床休息 2. 病区自由活动	1. 有感染患者卧床休息 2. 病区自由活动	术后去枕平卧6小时后改平卧位	床上翻身	病区内活动
饮食	普食	术前按手术要求禁食水	排气前禁食禁水，排气后逐步进流食、半流食	排气后逐步进流食、半流食	普食
健康宣教	1. 入院环境介绍 2. 人员介绍 3. 预防跌倒、压疮宣教	指导患者术后深呼吸咳嗽的方法	1. 告知患者保持引流管和尿管通畅 2. 告知患者保持切口敷料清洁干燥 3. 向家属宣教如何为患者按摩受压部位	告知患者引流管和尿管注意事项	出院指导

> **知识链接：如何预防压力性尿失禁的发生？**
>
> **讲解：** 防止多产、密产；积极治疗慢性咳嗽、习惯性便秘等能使腹压增加的疾病；医护人员能正确处理产程，避免产程延长，必要时行会阴侧切，有指征者应及时行剖宫产终止妊娠；注意产褥期恢复，避免过早参加重体力劳动，产后进行盆底肌锻炼，提倡做产后保健操；预防及治疗使腹压增加的疾病，避免重体力劳动，提高助产质量，避免不必要的阴道助产操作。

三、生殖道瘘

（一）概述

由各种原因导致生殖器与其毗邻器官之间形成异常通道，称为生殖道瘘。临床上以尿瘘，又称泌尿生殖瘘最常见，其次为粪瘘。两者可同时存在，称混合性瘘。

尿瘘指生殖道与泌尿道之间形成异常通道，尿液自阴道排出，不能控制。尿瘘可发生在生殖道与泌尿道之间的任何部位，根据解剖位置分为膀胱阴道瘘、尿道阴道瘘、膀胱尿道阴道瘘、膀胱宫颈瘘、膀胱宫颈阴道瘘、输尿管阴道瘘及膀胱子宫瘘。

粪瘘指肠道与生殖道之间的异常通道，最常见的是直肠阴道瘘。可以根据瘘孔在阴道的位置，将其分为低位、中位和高位瘘。

尿瘘主要是产伤、妇科手术损伤、外伤、放射性治疗、膀胱结核、晚期生殖泌尿道肿瘤、子宫托放置不当、局部药物注射治疗等因素造成。粪瘘主要是产伤、盆腔手术损伤、感染性肠病、先天畸形、长期安放子宫托不取、生殖器恶性肿瘤晚期浸润或放疗等因素造成

1. 临床表现

（1）尿瘘

①漏尿：产后或盆腔手术后出现阴道无痛性持续性流液是最常见、最典型的临床症状。根据瘘孔的位置，可表现为持续漏尿、体位性漏尿、压力性尿失禁或膀胱充盈性漏尿等。较高位的膀胱瘘孔患者在站立时无漏尿，而平卧时则漏尿不止；瘘孔极小者在膀胱充盈时方漏尿；一侧输尿管阴道瘘由于健侧输尿管的尿液进入膀胱，因此在漏尿同时仍有自主排尿。漏尿发生的时间也因病因不同而有区别，坏死型尿瘘患者多在产后及手术后 3~7 日开始漏尿；手术直接损伤者术后即开始漏尿；腹腔镜下子宫切除中使用能量器械所致的尿瘘常在术后 1~2 周发生漏尿；根治性子宫切除的患者常在术后 10~21 日发生尿瘘，多为输尿管阴道瘘；放射损伤所致漏尿发生时间晚且常合并粪瘘。

②外阴瘙痒和疼痛：局部刺激、组织炎症增生及感染，以及尿液刺激、浸渍，可引起外阴瘙痒和烧灼痛，外阴呈皮炎改变。若一侧输尿管下段断裂而致阴道漏尿，由于尿液刺激阴道一侧顶端，引起周围组织增生，妇科检查可触及局部增厚。

③尿路感染：合并尿路感染者有尿频、尿急、尿痛及下腹部不适等症状。

（2）粪瘘：以阴道内排出粪便为主要症状。瘘孔大者，成形粪便可经阴道排出，稀便时呈持续外流。瘘孔小者，阴道内可无粪便污染，但肠内气体可自瘘孔经阴道排出，稀便时则粪便从阴道流出。

2. 治疗原则

（1）尿瘘治疗以手术为主。因局部病变（癌、结核）造成者，先针对病因治疗，然后再根据病情考虑修补术。

①手术时间的选择。器械损伤的新鲜清洁瘘孔应立即修补，如因感染、组织坏死，当时不能修补或第一次修补失败者，应在 3~6 个月后，待局部炎症水肿充分消退再行修补。有的瘘孔不太大，2 个月自愈也属可能。手术宜在患者月经干净后 3~5 天进行，这样有利于伤口愈合。

②手术途径的选择，主要是经阴道修补。瘘孔部位较高者可经腹（腹膜外或腹腔内）切开膀胱或于膀胱外进行修补，或经阴道与经腹部联合手术。

（2）手术修补为治疗粪瘘的主要方法。手术损伤者应术中立即修补，手术方式可以为经阴道、经直肠或开腹途径修补。

①手术方式的选择主要根据形成瘘的原因，瘘的位置与大小，是否存在多处瘘管，以及医师的手术经验和技巧。瘘修补术主要是切除瘘管，游离周围组织后进行多层缝合。高位巨大直肠阴道瘘合并尿瘘者、前次手术失败阴道瘢痕严重者，应先行暂时性乙状结肠造瘘，之后再行修补手术。

②粪瘘手术应掌握手术时机。先天性粪瘘应在患者 15 岁左右月经来潮后再行手术，过早手术容易造成阴道狭窄。压迫坏死性粪瘘，应等待 3~6 个月后再行手术修补。术前严格肠道准备，同时口服肠道抗生素。术后给予静脉高营养，同时口服肠蠕动抑制药物，手术 5~7 日后逐渐从进水过渡到正常饮食，同时注意保持会阴清洁。

（二）入院指导

1. 饮食指导：为患者提供适宜的饮食，以增强机体抵抗力。

2. 专科指导：亲切细致地向患者介绍病室环境、各种规章制度、主管医生和护士，以增加患者的安全感和信任感，使其能够积极配合治疗。

3. 心理指导：做检查和治疗时，要向患者讲解目的和注意事项，对患者提出的问题要耐心解答，以免患者心理负担过重。

4. 用药指导：一般选择广谱抗生素进行经验性治疗，可口服一种抗生素，外用药物局部抗感染。病原体检查结果明确后，可选择对病原体更加敏感的抗生素，以促进恢复。可选用高锰酸钾溶液进行坐浴治疗，切记温度不宜过高。中医治疗可根据患者体质配合中药治疗，可采用清热解毒、利湿、化瘀类药物。

（三）专科检查指导

1. 亚甲蓝试验：如亚甲蓝试验未见蓝染又怀疑瘘的存在，可重置三个棉球，嘱患者走动 30 分钟后再取出棉球查看。

2. 靛胭脂试验：静脉推注靛胭脂 5mL，5~10 分钟后见蓝色液体自阴道顶端流出者为输尿管阴道瘘。

3. 膀胱镜、输尿管镜检查：可了解膀胱容积、黏膜情况，有无炎症、结石、憩室，明确瘘孔的位置、大小、数目，以及瘘孔和膀胱三角的关系等。从膀胱向输尿管插入输尿管导管或行输尿管镜检查，可以明确输尿管受阻的部位。

4. 影像学检查：进行静脉肾盂造影操作时应注意造影剂的使用，严格按照医嘱进行操作。

5. 肾图：能了解肾功能和输尿管功能。

（四）围手术期指导

1. 术前指导

（1）专科指导

①皮肤准备：清洁备皮范围上端起于剑突下缘，下端至会阴部及肛门周围，臀部及大腿内侧上 1/3，并且注意脐部卫生，嘱患者清洁备皮后自行用清水清洗备皮部位，确保准备完毕。

②肠道准备：告知患者术前 12 小时禁食，术前 6 小时禁水，术前 1 日下午遵医嘱口服排泄药物或者清洁灌肠，对于年老体弱、盆底组织松弛、自控力差者，灌肠时应注意控制肥皂液流速及液体的量，并且在肠道准备完毕后要检查患者的准备情况，以大便

为无色或黄色透明水样便为宜。

（2）心理指导：告知患者手术的目的和相关注意事项，消除患者的恐惧、不安心理。

（3）用药指导：根据术中情况拟定使用药物，术前给予药物过敏试验，阳性反应者需告知医生，并在病历封面上做明显标记。药物过敏试验阴性患者给予术前抗炎药静脉注射。

（4）活动与睡眠指导：手术前1日为患者提供良好的休息环境，保证休息及睡眠，失眠患者必要时给予适量的镇静药物。

2. 术后指导：术后护理是尿瘘修补手术成功的关键。

（1）专科指导：术后必须留置尿管10~14天才能拔除，注意防止尿管脱落，保持尿管通畅，以免膀胱过度充盈，影响切口的愈合。拔管前注意训练膀胱张力，拔管后协助患者每1~2小时排尿一次，然后逐步延长排尿间隔时间。

（2）活动与睡眠指导：对妇科手术后所致小瘘孔的尿瘘患者应留置尿管，或指导患者采取正确体位，保持瘘孔高于尿液平面的卧位，使小瘘孔自行愈合。如膀胱尿道瘘的患者，瘘孔在后底部，采取俯卧位，瘘孔在侧面，则取健侧卧位，从而减少尿液对修补处的浸泡。

（3）饮食指导：鼓励患者饮水，每日饮水量不少于3000mL，必要时静脉输液，以保证液体入量，从而达到稀释尿液、冲洗膀胱的目的，减少酸性尿液对皮肤的刺激，缓解患者的不适。

（五）出院指导

1. 饮食指导：嘱患者多吃软烂、易消化、富含纤维素的食物，保持大便通畅。

2. 活动与睡眠指导：术后一般休息4~6周，其间要注意避免增加腹压及负重，术后3个月内避免重体力活动，避免弯腰、下蹲、攀爬、劈叉、骑自行车、慢跑。

3. 专科指导：防止术后出现盆腔感染，手术后3个月以内要避免盆浴、游泳、同房等。部分患者有一过性尿频、尿急，可能与伤口愈合时的刺激有关。

（六）心理健康教育路径

住院时间	入院阶段（入院第1日）	术前阶段（入院第2日至术前1日）	手术阶段（手术当日）	术后阶段（术后第1至3日）	出院阶段（术后第4日至出院日）
辅助检查	1. 完成血、尿标本采集 2. 心电图、超声等检查	继续完善相关检查			复查血常规
病情观察	1. 间隔1~2小时巡视观察1次 2. 测量生命体征和体重 3. 询问病史 4. 入院评估	1. 间隔1~2小时巡视观察1次 2. 每日测量1次生命体征	1. 间隔0.5~1小时巡视观察1次 2. 监测生命体征 3. 观察患者切口敷料有无渗血 4. 观察患者有无并发症 5. 观察患者用药后反应	间隔1~2小时巡视观察1次	1. 间隔2小时巡视观察1次 2. 观察患者尿管拔除后的排尿情况

住院时间	入院阶段（入院第 1 日）	术前阶段（入院第 2 日至术前 1 日）	手术阶段（手术当日）	术后阶段（术后第 1 至 3 日）	出院阶段（术后第 4 日至出院日）
治疗处置	1. 药物过敏试验 2. 依据病情静脉输液	1. 术前备血 2. 皮肤准备	1. 生命体征监测 2. 氧气吸入 3. 导尿	1. 静脉输液 2. 会阴护理	
使用药物	疼痛患者给予解痉镇痛药	感染患者给予抗生素	抗生素，以及止血、镇痛和营养药	给予抗生素	
活动体位	1. 有感染患者卧床休息 2. 病区自由活动	1. 有感染患者卧床休息 2. 病区自由活动	术后去枕平卧 6 小时后改平卧位	床上翻身	病区内活动
饮食	普食	术前按手术要求禁食水	排气前禁食禁水，排气后逐步进流食、半流食	排气后逐步进流食、半流食	普食
健康宣教	1. 入院环境介绍 2. 人员介绍 3. 预防跌倒、压疮宣教	指导患者术后深呼吸咳嗽的方法	1. 告知患者保持引流管和尿管通畅 2. 告知患者保持切口敷料清洁干燥 3. 向家属宣教如何为患者按摩受压部位	告知患者引流管和尿管注意事项	出院指导

知识链接：如何预防尿瘘的发生？

讲解：

1. 提高产科技术质量，预防产科因素所致的尿瘘是关键。疑有损伤者，留置导尿管 10 日，保证膀胱空虚，有利于膀胱受压部位血液循环恢复，预防尿瘘发生。

2. 妇科手术时，对盆腔粘连严重、恶性肿瘤有广泛浸润等预估有困难的手术，术前经膀胱镜放入输尿管导管，使术中易于辨认。即使是容易进行的子宫全切术，术中也须明确解剖关系后再行手术操作。术中发现输尿管或膀胱损伤，必须及时修补。

3. 子宫托须定期取出，子宫肿瘤患者进行放射治疗时注意阴道内放射源的安放和固定，放射剂量不能过大。

第十节　女性生殖系统内分泌疾病患者的健康教育

妇科内分泌疾病的病因有环境和遗传两个因素。女性的内分泌系统极易由于环境的变化而受到影响，常见的内分泌疾病有子宫异常出血、多囊卵巢综合征等，广大女性需要足够重视，发现问题及时就医，根据不同病证选择合适的治疗方式。

一、子宫异常出血

（一）概述

子宫异常出血是妇科最常见的临床症状，是指与正常月经的周期频率、节律性、经期长度、经期出血量中的任何一项或几项不符，是子宫腔内的异常出血。子宫异常出血包括两大类：一类为功能性子宫出血，其发生与卵巢雌激素分泌过多、孕酮缺乏有关；另一类为生殖系统器质性病变引起，临床表现为月经过多、经期延长、不规则阴道出血。

1. 临床表现：主要临床表现为月经紊乱，失去正常周期和出血自限性，出血量时多时少，甚至大出血，出血间隔长短不一，短者几日，长者数月；出血期大多无腹部疼痛或其他不适，出血时间长且量多者多伴有贫血。

2. 治疗原则：子宫异常出血的治疗原则为止血、促黄体功能等。治疗方法分为药物治疗、刮宫术、手术等，临床上结合女性自身情况及检查结果，制定相应的治疗方案。

（1）药物治疗：需要在医生指导下用药，应用性激素进行止血，必要时需要静脉点滴止血药物

（2）刮宫术：刮宫术可以迅速止血，刮宫后也可以送病理检验来确定子宫内膜是否有病变，但对没有性生活的女性不建议采用。

（3）手术治疗：对药物治疗效果不佳或者没有生育需求的女性患者可以考虑手术治疗。

（二）入院指导

1. 饮食指导：为患者提供合理的饮食，以增加营养，提高抵抗力，有助于后续身体恢复。

2. 用药指导：首选药物为性激素，性激素类药物有严格的适应证和用药禁忌，建议遵医嘱使用药物，及时发现使用药物后的不良反应。

3. 专科指导：预防感染，注意体温、脉搏、子宫体压痛等体征，做好会阴部清洁，如有感染征象，及时通知医生。

4. 心理指导：鼓励患者表达内心感受，倾听患者的诉说，了解患者的顾虑，向患者讲解病情，减轻其思想负担。

（三）专科检查指导

1. 实验室检查：入院后进行血尿常规等项目的检查。嘱患者留取尿标本时取中段尿，采血时需空腹。

2. 妇科超声检查：了解子宫、附件情况，明确有无宫腔占位性病变及其他生殖器器质性病变等。超声检查需憋尿，无须禁食禁水，可提前饮水 500~1000mL。

3. 宫腔镜检查： 可以直接观察到宫颈管及子宫内膜的生理和病理情况。检查时间选择在月经干净一周内最好，这时期的子宫内膜较薄，检查时不容易出血。检查时嘱患者放松，避免紧张和焦虑。检查后 1 个月内禁止性生活、避免剧烈运动。

（四）围手术期指导

1. 术前指导

（1）饮食指导：告知患者术前 12 小时禁食水，术前 1 日清淡饮食，口服清肠药物或者给予清洁灌肠，对于年老体弱、盆底组织松弛、自控力差者，灌肠时应注意控制灌肠液的流速及液体的量。

（2）活动及睡眠指导：禁止重体力劳动，保证睡眠充足，可选择听音乐等方式帮助睡眠。

（3）专科指导：告知患者术前需要准备的物品及目的，皮肤准备在术前一天进行，其范围上至耻骨联合上 10cm，下包括外阴部、肛门周围、臀部及大腿内侧上 1/3 处。术晨用消毒液行阴道和宫颈消毒，必要时宫颈涂甲紫溶液。

（4）心理指导：向患者讲解手术的方法及过程，指导患者保持良好心态，有助于术后恢复。

2. 术后指导

（1）饮食指导：术后 6 小时内禁食水，患者尽量采用去枕平卧位，把头侧向一边，以免把呕吐物吸入气管导致窒息。术后第 2 天可以先喝温开水，如没有腹胀的情况，开始进流质食物，逐渐过渡到易消化的软食，直至胃肠功能恢复正常。不宜食用产气类食物，如牛奶等。

（2）活动及睡眠指导：术后要注意腿部和腰部按摩，术后 6 小时后，每半小时为患者翻身一次，以利于促进血液循环，预防褥疮的发生。

（3）专科指导：术后第 2 日液体输完后遵医嘱拔除尿管，根据患者的身体状况，医生会适当鼓励患者下床活动，家属需全程陪同。体位改变容易引起直立性低血压，应预防患者晕倒。有引流管的患者，活动时要注意留有长度，避免引流管打折、扭曲等。保持会阴部的清洁，每日给予 2 次会阴护理。

（4）用药指导：使用抗生素，注意观察阴道出血量及阴道分泌物情况，预防感染发生。

（5）心理指导：鼓励患者表达内心感受，倾听患者的诉说。

（五）出院指导

1. 饮食指导： 清淡饮食，避免进食辛辣刺激性食物。

2. 活动及睡眠指导： 术后一般休息 3 个月，半年内避免重体力劳动、禁止盆浴及性生活，保证充足睡眠。

3. 专科指导： 术后 1 个月复查伤口愈合情况，3 个月后再到门诊复查。

（六）心理健康教育路径

住院时间	入院阶段（入院第 1 日）	术前阶段（入院第 2 日至术前 1 日）	手术阶段（手术当日）	术后阶段（术后第 1 至 3 日）	出院阶段（术后第 4 日至出院日）
辅助检查	1. 完成血、尿标本采集 2. 心电图、超声等检查	继续完善相关检查，根据检查结果制定治疗方案	术晨测量生命体征	术后遵医嘱给予生命体征监测	复查血常规
病情观察	1. 每 2 小时巡视病房患者情况 1 次 2. 测量生命体征、身高、体重等基本信息 3. 询问病史 4. 完成入院评估	1. 每 2 小时巡视病房患者情况 1 次 2. 每日测量 1 次生命体征	1. 每 2 小时巡视病房患者情况 1 次 2. 严密观察患者生命体征变化 3. 观察患者切口敷料有无渗液 4. 观察患者有无并发症 5. 观察患者用药后反应	每 2 小时巡视病房患者情况 1 次	1. 每 2 小时巡视病房患者情况 1 次 2. 观察患者尿管拔除后的排尿情况
治疗处置	1. 药物过敏试验 2. 依据病情静脉输液	1. 术前备血 2. 皮肤准备 3. 用物准备	1. 生命体征监测 2. 氧气吸入 3. 引流管、尿管的护理	1. 静脉输液 2. 会阴护理 3. 红外线理疗	依据病情静脉输液
使用药物	疼痛患者给予止痛药物	感染患者给予抗生素	给予抗生素，以及止血、止痛和静脉营养药物	给予抗生素	
活动体位	1. 有感染患者卧床休息 2. 病区自由活动	1. 有感染患者卧床休息 2. 病区自由活动	术后去枕平卧 6 小时后改平卧位，之后可在床上翻身	在医生指导下下床活动	病区内活动
饮食	普食	术前按手术要求禁食水	术后 6 小时禁食禁水	流食或半流食	普食
健康宣教	1. 入院病区环境介绍 2. 主管医生和护士介绍 3. 预防跌倒、压疮宣教	指导患者术后深呼吸咳嗽的方法	1. 告知患者保持引流管和尿管通畅 2. 告知患者保持切口敷料清洁干燥 3. 指导家属为患者按摩腿部，预防静脉血栓的形成	告知患者引流管和尿管注意事项	出院指导

知识链接：

1. 子宫异常出血患者的护理有哪些？

讲解：

（1）预防并发症：血经过阴道流出，需要预防阴道炎的发生。

（2）饮食指导：禁止食用生冷和辛辣刺激的食物，多食用含铁元素多的食物，如菠菜和猪肝。

（3）保持良好情绪：减少生气和暴躁的情绪，否则有加重出血的可能，可以选择听舒缓的音乐来放松心情。

2. 异常子宫出血一般选择哪种手术方式？

讲解：有两种手术方式：腹腔镜微创手术、宫腔镜手术。腹腔镜微创手术特点是切口小，对身体创伤小，痛苦小，恢复较快。宫腔镜手术可以明确子宫整个内膜的情况，减少传统诊刮的漏刮情况。异常子宫出血所属的疾病种类很多，治疗方案也会不同，要根据患者自身情况选择。

二、多囊卵巢综合征

多囊卵巢综合征是常见的妇科内分泌疾病之一，也是女性不孕症的主要原因之一，在育龄妇女中发病率为 6%~10%，占无排卵型不孕症的 75%。临床以功能性高雄激素血症、持续不排卵和胰岛素抵抗为特征，主要表现为月经稀发、闭经或不规则阴道出血、不孕、肥胖、多毛、子宫内膜过度增生及恶性变化，以及双侧或单侧卵巢呈多囊性改变和某些激素水平的改变等。

（一）概述

1. 临床表现

（1）月经失调：为主要症状，表现为闭经或月经稀发，也可表现为不规则阴道出血。

（2）不孕：育龄期妇女因排卵障碍导致不孕。

（3）肥胖：大多呈腹部肥胖型，肥胖与胰岛素抵抗、雄激素过多有关。

（4）多毛、痤疮：出现不同程度的多毛，以性毛为主，也有上唇和下颌或者乳晕周围长毛，油脂性皮肤及痤疮，与体内雄激素聚积刺激皮脂腺分泌有关。

（5）黑棘皮病：多处皮肤褶皱部出现灰褐色色素沉着，呈对称性。

2. 治疗原则

（1）药物治疗：在医生指导下定期合理应用药物。

（2）手术治疗：腹腔镜下卵巢打孔术及卵巢楔形切除术。

（3）调整生活方式：肥胖型多囊卵巢综合征患者，应控制饮食和增加运动，以此来降低体重，增加胰岛素敏感性，从而恢复规律排卵。

（二）入院指导

1. 饮食指导：饮食清淡，控制全天能量，选择低热量食物，合理饮食，以增加营养，提高抵抗力。

2. 专科指导：做检查和治疗时，告知患者目的和注意事项，对患者提出的问题要耐心解答。

3. 心理指导：解释疾病的病因及临床表现，让患者充分了解疾病相关知识，积极配合治疗。

（三）专科检查指导

1. 基础体温测定：基础体温是指每天早晨不起床、不说话、不运动测得的口腔温度，把这些温度连成曲线。通过一段时间的测定，可以了解患者有没有排卵。

2. 妇科超声：检测卵泡的发育及是否有排卵。

3. 内分泌激素测定：通过内分泌激素的测定，了解患者有没有高雄激素血症。对于代谢障碍，我们主要针对患者的血脂、血糖，以及有没有胰岛素抵抗来进行判断，包括空腹血糖、糖耐量检查。此外，还需要排除一些其他原因造成的月经不规则，如甲状腺功能因素。

（四）围手术期指导

1. 术前指导

（1）饮食指导：指导患者食用有营养、易消化、口味清淡的饮食，加强营养，增进机体抵抗力。

（2）专科指导：按妇科疾病的术前护理常规完善相关检查。术前禁食水，并进行肠道准备，清洁灌肠，术前还需要留置尿管导尿、备皮，遵医嘱进行抗生素皮试。

（3）用药指导：合理应用药物，口服激素类药物调节内分泌，恢复正常的月经周期。

（4）心理护理：耐心解答患者的问题，解除患者的紧张情绪，使其更好地配合治疗和护理。

2. 术后指导

（1）饮食指导：术后饮食应以营养丰富、易消化、高热量及富含维生素为原则，禁食期间遵医嘱给予静脉高营养，排气以后改流质饮食为半流质饮食，以后逐步过渡到普通饮食。

（2）活动与睡眠指导：严密观察生命体征变化，给予生命体征监测。全麻未清醒的患者去枕平卧位，头偏向一侧，保持呼吸道通畅，防止呕吐物、分泌物呛入气管引起窒息，术后第2日应采取半坐卧位，有利于引流引出。使用腹部固定带，可减小腹部伤口张力，减轻疼痛，松紧以患者舒适为宜。

（3）专科指导：观察腹部伤口有无出血、渗液，伤口周围皮肤有无红、肿、热、痛等感染征象，保持伤口敷料干燥。如果敷料被渗透，应及时更换。引流管给予固定，定时挤压，保持引流管通畅，周围皮肤保持清洁、干燥，并观察引流液的色、质、量，做好记录。保持尿管通畅，妥善固定并记录尿液的颜色、性质和量，留置期间给予每日2次会阴护理，保持外阴清洁，防止逆行感染。按循序渐进原则，鼓励患者尽早下床活动，促进肠蠕动，预防下肢静脉血栓形成。下床时，应先坐在床边，双腿下垂，无不适可站在床边缓慢行走，家属全程陪同，防止晕倒。拔除尿管后，嘱患者适量饮水，观察小便次数、尿量，注意有无尿潴留发生。

（4）用药指导：使用抗生素，同时注意观察阴道出血量及阴道分泌物情况，预防感染发生。

（5）**心理指导**：术后及时与患者沟通，鼓励患者表达内心感受，听取患者的主诉，指导患者减轻疼痛、解除不适。

（五）出院指导

1. 饮食指导：清淡饮食，避免辛辣刺激性食物。

2. 活动与睡眠指导：出院 4~6 周注意避免增加腹压及负重，3 个月内避免重体力活动，保证充足睡眠。

3. 专科指导：为避免术后出现盆腔感染，手术后 3 个月以内要避免盆浴、游泳、同房等。出院后要注意腹部伤口清洁，有红、肿、发热、疼痛，以及尿路感染，需要立即就诊。

4. 心理指导：嘱患者保持愉悦的心情，坚持锻炼身体，保持规律的作息时间。

（六）心理健康教育路径

住院时间	入院阶段（入院第 1 日）	术前阶段（入院第 2 日至术前 1 日）	手术阶段（手术当日）	术后阶段（术后第 1 至 3 日）	出院阶段（术后第 4 日至出院日）
辅助检查	1. 完成血、尿标本采集 2. 心电图、超声等检查	继续完善相关检查			复查血常规
病情观察	1. 每 2 小时巡视病房 1 次 2. 测量生命体征、测量身高、体重 3. 询问病史 4. 入院评估	1. 每 2 小时巡视病房 1 次 2. 每日测量 1 次生命体征	1. 每 1 小时巡视病房 1 次 2. 生命体征监测 3. 观察患者切口敷料有无渗血 4. 观察患者有无并发症 5. 观察患者用药后反应	每 2 小时巡视病房 1 次	1. 每 2 小时巡视病房 1 次 2. 观察患者尿管拔除后的排尿情况
治疗处置	1. 药物过敏试验 2. 依据病情静脉输液	1. 术前备血 2. 皮肤准备 3. 用物准备	1. 生命体征监测 2. 氧气吸入 3. 导尿	1. 静脉输液 2. 会阴护理 3. 红外线治疗	1. 依据病情静脉输液 2. 会阴护理 3. 红外线治疗
使用药物		感染患者给予抗生素	抗生素，以及止血、镇痛和营养药	抗生素	
活动体位	病区自由活动	病区自由活动	术后去枕平卧 6 小时后改平卧位	床上翻身	病区内活动
饮食	普食	术前按手术要求禁食水	排气前禁食禁水，排气后逐步进流食、半流食	排气后逐步进流食、半流食	普食
健康宣教	1. 入院环境介绍 2. 人员介绍 3. 预防跌倒、压疮宣教	指导患者术后深呼吸咳嗽的方法	1. 告知患者保持引流管和尿管通畅 2. 告知患者保持切口敷料清洁干燥 3. 向家属宣教如何为患者按摩受压部位及腿部，以预防压疮及下肢静脉血栓形成	告知患者引流管和尿管注意事项，翻身活动时留有足够长度	出院指导

知识链接：多囊卵巢综合征患者可以怀孕吗？

讲解：多囊卵巢综合征患者是可以怀孕的，本病可以通过手术和药物来治疗，达到良好的治疗效果。虽然不孕是大多数多囊卵巢综合征患者比较常见的症状，但是这种不孕、不排卵是可以通过药物甚至手术来治疗的。

三、闭经

（一）概述

闭经是妇科疾病常见症状，表现为无月经或月经停止。根据既往有无月经将闭经分为原发性和继发性两类，根据发生原因闭经可分为生理性和病理性两类。

1. 临床表现：女性在 16 岁之后仍未见月经初潮，或原本月经周期正常的女性，连续 3 个月经周期或 6 个月未见月经来潮。

2. 治疗原则

（1）药物治疗：出现闭经的情况是否能用药物来进行调理，需要根据导致闭经的原因来进行确定。常用雌激素替代疗法，雌、孕激素序贯疗法和雌、孕激素合并疗法。停药后可能出现反跳作用。

（2）心理学治疗：精神性闭经患者应进行精神心理疏导疗法治疗。

（3）病因治疗：由器质性病变引起，应针对病因制定相应治疗方案。

（二）入院指导

1. 饮食指导：饮食清淡，选择低热量食物，合理饮食，增加营养，提高抵抗力。

2. 心理指导：患者检查和治疗时，告知其目的和注意事项，对患者提出的问题耐心解答，解释疾病的病因及临床表现，让患者充分了解疾病相关知识，积极配合治疗。

（三）专科检查指导

1. 诊断性刮宫：适用于已婚妇女，不适用于未婚无性生活女性。刮取子宫内膜进行病理学检查，了解子宫内膜对卵巢激素的反应。

2. 宫腔镜检查：在宫腔镜下观察子宫腔及内膜有无粘连、可疑结核病变，常规取样送检。检查时间选择在月经干净 1 周内，这时期的子宫内膜较薄，不容易出血。检查时嘱患者放松，避免紧张和焦虑。检查后 1 个月内禁止性生活、避免剧烈运动。

3. 药物撤退试验：常用孕激素试验和雌、孕激素序贯试验。孕激素试验用来评估内源性雌激素水平。服用孕激素（黄体酮）5 日，停药 3~7 日后出现撤药性出血（阳性反应），提示子宫内膜已受一定水平的雌激素影响，但无排卵；若孕激素试验无撤药性出血（阴性反应），说明患者体内雌激素水平低下，对孕激素无反应，应进一步行雌、孕激素序贯试验。雌、孕激素序贯试验为服用雌激素 20 日，最后 5 日加用孕激素，停药后 3~7 日发生撤药性出血为阳性，提示子宫内膜功能正常，对甾体激素有反应，闭经是由于患者体内雌激素水平低落所致，应进一步寻找原因。若无撤药性出血为阴性，可再重复试验一次，若两次试验均为阴性，提示子宫内膜有缺陷或被破坏，可诊断为子宫性闭经。

4. 阴道脱落细胞检查：阴道脱落细胞涂片见有正常周期性变化，提示闭经原因在子宫。涂片中见中、底层细胞，表层细胞极少或无，无周期性变化，若 FSH（卵泡刺激素）升高，提示病变在卵巢。涂片表现不同程度雌激素低落，或持续轻度影响，若 FSH、LH（促黄体生成素）均低，提示为垂体或以上中枢功能低下引起的闭经。

（四）住院期间指导

1. 饮食指导：清淡饮食，避免摄入辛辣刺激性食物。

2. 心理指导：无论是什么原因造成的闭经，都应鼓励患者积极治疗，遵医嘱用药。加强心理护理，建立良好的护患关系，鼓励患者表达自己的感情，对健康、治疗和预后提出问题。向患者提供诊疗信息，解除患者担心疾病的心理压力。促进患者与社会的交往，鼓励其与同伴、亲人交往，参与力所能及的社会活动，保持心情舒畅，正确对待疾病。

3. 用药指导：指导患者合理用药，解释药物的作用、不良反应、剂量、具体用药方法及时间等。

（五）出院指导

1. 心理指导：育龄期女性出现闭经往往会感到恐慌，心理负担较大。嘱患者日常生活中应注意避免引起闭经的习惯，不要过度劳累、紧张或抑郁，建立健康的生活方式，坚持身体锻炼，待月经逐步恢复正常，留心记录月经周期的变化，减少闭经的发生。预防闭经的关键在于健康生活，减轻压力，注重性安全和性卫生。

2. 用药指导：严格遵医嘱服药，准确记录。注意观察药物不良反应，及时发现问题，及时就医。

（六）护理健康教育路径

住院时间	入院阶段	治疗及出院阶段
辅助检查	1. 完成血、尿标本采集 2. 心电图、超声等检查	复查血常规
病情观察	1. 每 2 小时巡视病房 1 次 2. 测量生命体征和身高、体重 3. 询问病史 4. 入院评估	每 2 小时巡视病房 1 次
治疗处置	1. 药物过敏试验 2. 依据病情静脉输液	依据病情静脉输液
使用药物	根据病情使用相关药物	根据病情使用相关药物，出院带药

住院时间	入院阶段	治疗及出院阶段
活动体位	病区自由活动	病区内活动
饮食	普食	普食
健康宣教	1. 入院环境、人员介绍 2. 预防跌倒、压疮宣教	出院指导

知识链接：

1. 闭经会加快衰老吗？

讲解： 绝经会加快衰老。

（1）女性没有月经来潮后，卵巢功能会逐渐衰退，引起机体性激素水平降低，导致皮肤暗淡无光泽，还可能会出现皮肤和肌肉松弛等症状。

（2）由于雌激素分泌减少，还会出现一些围绝经期症状，如失眠、脾气暴躁、潮热、容易脱发等，还可能会引起钙流失，导致骨质疏松症。

2. 闭经和绝经的区别是什么？

讲解：

（1）闭经和绝经都表现为月经停止，但是存在很多明显的差异。闭经一般是短暂的，而绝经是月经从此后停止，不会再来。出现了不正常的闭经，并不是到了绝经期，很可能是由其他原因导致的，发现问题应及时就医。

（2）闭经主要与卵巢分泌的雌激素大量减少有关。绝经标志着女性的生命进入了新的阶段。女性进入围绝经期，月经会变得不规律，而且间隔的时间越来越长，到最后完全停止，并且身体没有其他的病理表现。绝经是一种自然现象。

第十二章　恶性肿瘤患者的健康教育 ▷▷▷▷

第一节　恶性肿瘤疼痛患者的健康教育

疼痛是恶性肿瘤患者最常见的症状之一，严重影响患者的生活质量。护理人员应熟练掌握肿瘤性疼痛的相关知识，保证患者得到专业有效的健康指导，使其最大程度缓解疼痛，提高肿瘤患者的生活质量。

一、概述

疼痛是一种主观感受，是患者就医的最常见因素，疼痛在引起感觉和情绪不快的同时，也是机体对有害刺激的一种保护性防御反应，促使机体避开或去除造成疼痛的因素，对机体具有保护作用。疼痛可发生于全身各部位、系统、器官和组织。恶性肿瘤患者的疼痛如果得不到有效控制，将严重影响日常活动、自理能力、交往能力及整体生活质量。

二、恶性肿瘤疼痛的健康指导

（一）药物指导

1.按照WHO（世界卫生组织）的三阶梯疼痛治疗原则，遵医嘱给予止痛药物治疗。轻度疼痛患者，遵医嘱使用非阿片类药物，如非甾体抗炎药；中度至重度疼痛患者，遵医嘱使用阿片类药物，如盐酸羟考酮片，每次10mg，12小时1次。

2.指导患者预防止痛药物的不良反应。

（二）饮食指导

1.恶性肿瘤患者由于疼痛，影响食欲和摄食量，宜选择营养价值高的食物，以确保摄入足够的蛋白质、维生素、矿物质和能量。避免刺激性食物的摄入，这些食物可能会刺激胃肠道，引起或加重疼痛和其他不适。

2.疼痛可能会影响患者的咀嚼和吞咽能力，选择易于咀嚼和吞咽的食物，如烂熟的蔬菜、肉泥、豆腐、鸡蛋羹等。

3.恶性肿瘤患者因为发热、出汗、呕吐、腹泻等原因出现脱水，可能引起或加重疼痛，需要保证充足的液体摄入。如果患者口腔有疼痛或溃疡，可以选择温热或冷的液体，避免摄入过热的液体。

（三）心理指导

1. 帮助患者及家属了解疼痛，并调整对疼痛的认知，使患者认识到疼痛是可以被管理和控制的，并用积极的方式来看待疼痛的管理和治疗。

2. 指导患者掌握深呼吸、听音乐、渐进性肌肉松弛等放松技巧，以减少疼痛和压力。

3. 鼓励患者与家人、朋友或其他患者分享自己的感受和经历，通过交流得到情感支持。鼓励患者通过写日记、绘画或其他艺术形式表达自己的情感。

（四）其他指导

1. 告知患者及家属记录疼痛、评估疼痛和报告疼痛。
2. 强调定时服药的重要性，以维持止痛效果。

第二节　肿瘤患者放、化疗治疗前的健康教育

一、概述

（一）化疗

化疗是化学药物治疗的简称，是通过使用化学治疗药物杀灭癌细胞，以达到治疗目的。化疗是目前治疗癌症最有效的手段之一，是一种全身治疗方法。无论采用什么途径给药，如口服、静脉和体腔给药等，化疗药物都会随着血液循环遍布全身的绝大部分器官和组织。

（二）放疗

放疗是指通过放射线的局部治疗，消灭和根治局部肿瘤的原发灶或转移灶。所使用的放射线治疗装置囊括同位素产生的射线、X射线治疗机或加速器产生的电子线、质子束等。对多种恶性肿瘤而言，进行放射治疗与手术治疗一样有效，并且能够保留器官功能，可以达到根治效果，其适应性广、疗效好，是很多不能手术治疗的早期肿瘤患者的理想选择。

二、营养准备

放、化疗前可以吃富含蛋白质、维生素的食物，也可以吃升白细胞的药物。

1. 富含蛋白质的食物： 如鸡蛋、牛奶、瘦肉等，可以补充身体所需要的营养，还可以提高身体的抵抗力。

2. 富含维生素的食物： 如苹果、香蕉、西红柿、黄瓜等，可以促进胃肠道蠕动，有

利于营养物质的消化与吸收，也可以吃富含膳食纤维和富含钙的食物等，有利于补充身体所需要的营养。

3. 升白细胞的药物： 放、化疗前也可以在医生的指导下服用地榆升白片、利可君片等药物，促进骨髓造血，有利于体内白细胞的生成，从而提高身体的抵抗力。

三、皮肤准备

1. 保持放、化疗区域皮肤清洁干燥，放疗标记线清晰可见。

2. 摘除金属制品，如项链、耳环、手表、钥匙、腰带等，以免增加射线的吸收，加重皮肤的损伤。

3. 选择宽松、柔软、吸湿性强的棉质衣物，避免摩擦皮肤，加重皮肤损伤。

4. 放、化疗的皮肤如在褶皱处，如腋下、头颈、腹股沟等处，于放、化疗结束后应尽量暴露患处皮肤，保持皮肤清洁干燥。

5. 放射处皮肤可用温和柔软的毛巾蘸洗，禁止使用肥皂、沐浴液擦洗，或热水浸浴。

6. 患者外出应打伞对照射野予以遮挡，防止日光直接照射。

7. 放射处皮肤禁止使用碘酊、酒精等刺激性药物涂擦，禁止过冷、过热刺激。

8. 切勿洗脱照射野标记，保持照射野界限（定位线）清楚，如果标记线不清晰，应及时找负责医生进行描画。

9. 可以使用不含香料的润肤乳，每天 2 次（放疗后 2 小时使用），以维持和补充皮肤水分和维持皮肤完整性。

四、血管准备

（一）植入式静脉输液港（implantable venous access port，简称 Port）

1. 在放、化疗前要保护好输液港，避免在输液港同侧手臂做引体向上、托举哑铃、打球等较大幅度运动，避免重力撞击输液港部位。

2. 放、化疗前检查港体周围皮肤是否出现皮下感染或渗漏，检查肩部、颈部及同侧上肢是否有浮肿和疼痛。

3. 每次化疗前需要连接无损伤港针，应用脉冲式手法冲洗导管，避免高压注射。

4. 每 4 周进行一次维护，避免导管堵塞。建议每 3~6 个月复查胸片一次。

（二）经外周静脉置入中心静脉导管（peripherally inserted central catheter，简称 PICC）

1. 患者在放、化疗前穿着宽松衣物，使 PICC 导管方便露出使用，穿脱衣物时注意防止脱管。

2. 放、化疗前确保 PICC 导管通畅，导管尖端位置正确，检查穿刺点是否有疼痛、红肿、渗液及敷料松动情况。

3. 放、化疗时，除 PICC 耐高压导管外，其他导管不能用于高压注射泵注射药物。

4. 7 天进行一次导管维护。

（三）外周静脉留置针

1. 输注化疗药物时，需要重新更换留置针，用药后不可保留，需当天拔除。

2. 在用药期间，护理人员和患者需密切观察局部变化，如是否有红、肿、疼痛。

3. 使用静脉留置针的肢体应妥善固定，尽量减少肢体活动，避免被水沾湿，如留针有松动、敷料蜷曲或潮湿，立即通知医护人员。

4. 尽量避免在下肢应用静脉留置针化疗，以免由重力作用造成回血、堵塞导管，或在输液过程中栓子脱落回心，且一旦发生化疗药渗药情况，下肢不利于恢复。

第三节　肿瘤患者放、化疗期间常见并发症的健康教育

肿瘤患者在放、化疗期间容易出现恶心、呕吐、疲乏、疼痛、腹泻、便秘和口腔并发症等表现，护理人员应及时、有针对性地进行健康指导，使患者对治疗充满信心，积极配合治疗和护理。

一、恶心、呕吐

（一）药物指导

患者在放、化疗期间，出现恶心呕吐症状应遵医嘱给予药物治疗。

1. 化疗药物引起的恶心呕吐：遵医嘱化疗前 15~30 分钟给予静脉点滴止吐药物，如福沙匹坦 150mg；在化疗后 4 小时内加输止吐药物，如盐酸阿扎司琼氯化钠注射液 10mg；停止化疗以后每 8~12 小时口服盐酸昂丹司琼片 8mg，连用 5 天。

2. 放射治疗引起的呕吐：遵医嘱指导患者首剂于放疗前 1~2 小时口服盐酸昂丹司琼片 8mg，以后每 8 小时口服 1 片，疗程视放疗的疗程而定。

（二）饮食指导

放、化疗期间告知患者注意饮食清淡，忌辛辣、烧烤、熏酱、油炸食品。患者可以多吃一些富含维生素 C 和维生素 A 的蔬菜和水果，有助于细胞的恢复，也可以多吃一些营养、安全、易消化的食物，如鱼肉、蒸蛋等。同时注意多喝水，可以帮助体内残留的化学药剂排泄。如果出现肠胃不适，可以采取少吃多餐的方法。

（三）心理指导

1. 聆听一些平静和缓、旋律慢且频率低的音乐，预防化疗引起的恶心呕吐。

2. 患者应避免与已发生恶心、呕吐者同一房间。

（四）其他指导

严格记录出入量，评估脱水情况，及时补液，保持水、电解质平衡，取舒适体位，保持口腔清洁，去除异味，增进舒适感，保持病房干净整洁。

二、疲乏

（一）药物指导

患者在放化疗期间出现疲乏的症状，可以遵医嘱给予补气养血药物治疗，如参芪扶正丸，一次 10g，一日 3 次。

（二）饮食指导

提供营养均衡的饮食，推荐增加高蛋白、高维生素食物的摄入，补充充足的水分。

（三）心理指导

1. 与患者建立良好的沟通关系，了解他们的需求和问题。
2. 为患者提供心理支持和心理疏导，减轻情绪压力，有助于缓解疲乏。

（四）其他指导

1. 指导患者合理休息，在治疗期间，养成良好的睡眠习惯，保持规律作息等，这样有助于改善失眠症状。
2. 适度进行体力活动，根据患者的身体状况和疲乏程度进行调整，避免过度劳累。

三、口腔并发症

（一）药物指导

口腔是放、化疗毒性反应的常见部位，易引起口腔炎和黏膜炎，给予谷氨酰胺（口腔含漱液含量 2~4 克）、生理盐水和碳酸氢钠水等含漱，每日 3 次，有利于化疗患者缓解黏膜炎，缩短病程，减轻口腔疼痛。

（二）饮食指导

1. 鼓励患者均衡饮食，增加高蛋白、高维生素食物的摄入，建议患者避免摄入辛辣、刺激性食物，以减少对口腔黏膜的刺激，有利于口腔的舒适和康复。
2. 增加水分摄入，鼓励患者多饮水，保持口腔湿润，减少口干症状。

（三）心理指导

关注患者的心理状态，提供心理支持，使患者积极面对治疗过程中的口腔并发症。

（四）其他指导

1. 指导患者正确的口腔护理方法，包括刷牙、使用漱口水等，保持口腔清洁。

2. 定期进行口腔检查，及时发现并处理口腔问题。

四、腹泻、便秘

（一）药物指导

1. 腹泻用药指导：遵医嘱应用抗腹泻药物。治疗腹泻引起的消化不良症状，保护胃黏膜，如蒙脱石散，每次 3 克，一日 3 次；双歧杆菌，一日 2 次，每次 2~4 粒，饭后半小时服用。

2. 便秘用药指导：遵医嘱应用抗便秘药物，调节放化疗期间引起的慢性或习惯性便秘，如乳果糖口服液，每次 10mL，一日 3 次。

（二）饮食指导

1. 腹泻患者饮食指导：在治疗期间避免进食高脂肪、高纤维、刺激性食物，尤其是辛辣、油腻食品和含咖啡因的饮料。鼓励患者进食低脂、低纤维、清淡易消化的饮食，以减少胃肠刺激，缓解腹泻症状。

2. 便秘患者饮食指导：多吃富含膳食纤维的食物，如水果、蔬菜、全谷类食品等。同时，保持足够的水分摄入，每天喝水 2000~3000mL，以软化粪便，缓解便秘。

（三）心理指导

1. 鼓励患者家属提供支持和鼓励，与患者共同面对治疗过程中的困难，增加患者的康复信心。

2. 便秘患者的心理因素很重要，鼓励患者保持良好的情绪状态，减轻焦虑和紧张，避免因心理压力导致便秘加重。

（四）其他指导

在日常生活中养成良好的饮食、运动和排便习惯，保持健康的生活方式，预防腹泻和便秘的发生。提醒患者注意观察腹泻和便秘的症状变化，如有异常及时向医务人员报告，及时进行干预和治疗。

五、末梢神经损伤

（一）药物指导

用药治疗期间告知患者不随意增减药量或停药，注意药物的服用时间和方式，增加 B 族维生素的摄入，如维生素 B_1、B_6 和 B_{12}，有助于神经修复。

（二）饮食指导

饮食均衡，确保充足的蛋白质、维生素和矿物质摄入。增加摄入富含抗氧化物的食物，以减少自由基的伤害。保持水分平衡，充足的水分有助于排出体内的毒素。

（三）心理指导

1. 为患者提供心理咨询或心理治疗，帮助其面对治疗带来的压力和不适。
2. 鼓励患者与家人和朋友分享自己的感受，寻求多方面的支持和帮助。

（四）其他指导

适量锻炼，如散步、瑜伽或游泳，可以增进血液循环；定期按摩可减少肌肉紧张和疼痛；保持良好的睡眠习惯，有助于身体恢复。

六、全血细胞减少

（一）药物指导

肿瘤患者在放、化疗期间，易引起全血细胞减少，给予药物治疗，如重组人粒细胞刺激因子注射液，化疗药物输注结束 24 小时后 100μg 皮下注射，重组人血小板生成素 15000U 皮下注射，每日一次，以加速白细胞和血小板数值的恢复。

（二）饮食指导

摄入充足的维生素、蛋白质，必要时服用铁剂、维生素、叶酸等营养补充剂，避免暴饮暴食，避免食用过于辛辣、刺激的食物。

（三）心理指导

全血细胞偏低患者会出现精神过度紧张、情绪激动等表现，护理人员要及时对患者进行心理护理，加强沟通，减轻其心理负担，使患者保持良好的情绪，有利于疾病的康复和治疗。

（四）其他指导

1. 指导患者在日常生活中适度活动，病情严重者卧床休息，避免剧烈运动，以减少身体发生创伤和出血的风险。
2. 嘱患者养成良好的卫生习惯，如勤洗手、注意餐具和饮食卫生、外出时佩戴口罩，以减少感染细菌和病毒的风险。

参考文献 ▷▷▷▷

1. 黄津芳.住院病人健康教育指南.3版［M］.北京：人民军医出版社，2015.

2. 尹安春，史铁英.内科护理健康教育路径［M］.北京：人民卫生出版社，2014.

3. 郭玉妍，陈艳霜，李艳.护理健康教育实践指导［M］.上海：上海世界图书出版公司，2020.

4. 胡华琼，吴瑞勤，魏小丽，等.住院患者护理健康教育指导［M］.武汉：华中科技大学出版社，2015.

5. 李小妹，冯先琼.护理学导论［M］.北京：人民卫生出版社，2021.

6. 孙玉梅，张立力，张彩虹［M］.健康评估.北京：人民卫生出版社，2021.

7. 李小寒，尚少梅.基础护理学［M］.北京：人民卫生出版社，2022.

8. 王政.医疗纠纷实务精要［M］.北京：中国法制出版社，2023.

9. 刘晓霞.中华人民共和国医疗法律法规全书［M］.北京：中国法制出版社，2023.

10. 吕静云.医疗纠纷法律常识小全书［M］.北京：中国法制出版社，2021.

11. 中国政府网.中共中央、国务院印发《“健康中国 2030”规划纲要》［EB/OL］.（2016-10-25）.http://www.gov.cn/zhengce/2016-10/25/content_5124174.htm.

12. 中国政府网.健康中国行动（2019—2030 年）［EB/OL］.（2019-07-15）.http://www.gov.cn/xinwen/2019-07/15/content_5409694 htm.

13. 邓淑红，蔡斯斯，刘于，等.大型三甲综合性医院护理健康教育资源库的构建与应用［J］.护士进修杂志，2023，38（5）：420-423.

14. 吴浩.基于汉字等级大纲的网络健康信息易读性研究［D］.重庆：重庆医科大学，2015.

15. 汪秋伊，谢伦芳，王蕾，等.健康教育材料可读性测评工具的研究进展［J］.中国健康教育，2019，5（1）：66-71.

16. 庞静，魏南方，黄相刚，等.2011 年全国健康教育机构传播材料制作状况分析［J］.中国预防医学杂志，2014，15（2）：143-147.

17. 江苏省健康科普资源库正式上线啦［J］.江苏卫生保健，2021（9）：58.

18. 马晓伟.健康中国行动文件解读［M］.北京：人民卫生出版社，2020：14.

19. 田本淳，董蕾.平面健康教育材料设计制作使用与评价［M］.北京：北京大学医学出版社，2011.

20. 刘于.疾病护理健康教育［M］.武汉：湖北科学技术出版社，2007.

21. 包家明.护理健康教育与健康促进［M］.杭州：浙江大学出版社，2008.

22. 郝玉玲.临床护理健康教育［M］.北京：科学技术文献出版社，2009.

23. 马郑萍.实用护理健康教育手册［M］.兰州：甘肃民族出版社，2008.

24. 罗俏，周红玉，朱卿. 外科病房健康教育的改进措施与效果［J］. 中医药管理杂志，2018，26（8）：175-176.

25. 李志华. 医院健康教育的步骤和实施［J］. 中国医药指南，2013，11（3）：356-357.

26. 肖芙蓉. 图书信息化管理的思路和方法［J］. 城市建设理论研究：电子版，2014（17）. DOI：10.3969/j.issn.2095-2104.2014.17.077.

27. 叶爱香. 论信息技术与隐性知识的传播［J］. 高校图书馆工作，2010，30（3）：58-59，62.

28. 刘光磊. 多媒体在医学教学中的应用［J］. 吉林教育，2008（14）：17.

29. Riphaus A，Wehrmann T，Weber B，et al. S3 Guideline：Sedation for gastrointestinal endoscopy 2008［J］. Endoscopy，2009，41（9）：787-815.

30. 中华医学会消化内镜学分会结直肠学组. 结肠镜检查肠道准备专家共识意见（2023，广州）［J］. 中华消化内镜杂志，2023，40（6）：421-430.

31. 中华医学会呼吸病学分会介入呼吸病学学组. 成人诊断性可弯曲支气管镜检查术应用指南（2019 年版）［J］. 中华结核和呼吸杂志，2019，42（8）：573-590.

32. 中国消化内镜诊疗镇静/麻醉的专家共识［J］. 临床麻醉学杂志，2014，30（9）：920-927.

33. 软性膀胱镜临床应用与操作规范编写组. 软性膀胱镜临床应用与操作规范［J］. 现代泌尿生殖肿瘤杂志，2021，13（2）：65-70.

34. 何晓俐，谭明英. 现代综合医院门诊采血技术实务［M］. 北京：人民卫生出版社，2019.

35. 刘雪萍，李琼英. 健康教育在门诊采血室的应用探讨［J］. 基层医学论坛，2020，24（15）：2186-2187.

36. 王静，谭丽萍. 动脉采血分析前血液标本质量的影响因素及改进对策［J］. 全科护理，2019，17（7）：800-802.

37. 徐秋红，覃国雷，潘漩. 临床微生物学血培养操作规范［J］. 心理月刊，2019，4（14）：187.

38. 王紫薇，王静，宋娜. 实用临床护理规范［M］. 北京：科学技术文献出版社，2017.

39. 徐海莉. 基础护理学综合实践能力训练教程［M］. 郑州：郑州大学出版社，2020.

40. 沙琳，罗玲. 基础护理学思维导图［M］. 重庆：西南师范大学出版社，2021.

41. 陈杰，常晓燕. 病理标本的检查及取材规范［M］. 北京：中国协和医科大学出版社，2013.

42. 吴春平. 临床疾病病理诊断学［M］. 2 版. 长春：吉林科学技术出版，2019.

43. 董晓秋，唐芹. 超声医生话健康［M］. 北京：人民卫生出版社，2020.

44. 郑淑梅，李雪. 影像科护理［M］. 北京：人民卫生出版社，2019.

45. 孙国珍，单伟超. 内科护理学［M］. 7 版. 北京：人民卫生出版社，2022.

46. 霍勇，韩梅. 心血管病患者健康教育丛书［M］. 北京：科学出版社，2017.

47. 游桂英，方进博. 心血管内科护理手册［M］. 2 版. 北京：科学出版社，2015.

48. 方晋，郁莉芬，高玲玲，等. 临床常见疾病健康教育手册·内科分册［M］. 北京：人民卫生出版社，2017.

49. 汪小华，惠杰，沈振亚 . 心血管病护理学［M］. 2 版 . 苏州：苏州大学出版社，2013.

50. 黄津芳 . 护理健康教育学［M］. 2 版 . 北京：科学技术文献出版社，2006.

51. 毕娜，刘玉莹 . 先天性心脏病围手术期监护教程［M］. 沈阳：白山出版社，2003.

52. 马艳，季诗明，代琦，等 . 心血管病护理手册［M］. 北京：人民卫生出版社，2022.

53. 屠燕，滕中华，黄莹 . 心血管内科护理健康教育［M］. 北京：科学出版社，2017.

54. 崔秀珍，周艳丽，葛春璐 . 内科护理健康教育路径［M］. 北京：人民卫生出版社，2014.

55. 李海燕，胡鑫，张艳 . 心血管专科护士培训手册［M］. 北京：化学工业出版社，2020.

56. 葛均波，霍勇，方全 . 内科学［M］. 9 版 . 北京：人民卫生出版社，2018.

57. 林丽霞，赖敏华，黄嘉熙 . 心血管疾病临床护理［M］. 广州：广东科技出版社，2021.

58. 全国卫生专业技术资格考试用书编写专家委员会 . 护理学（中级）2020［M］. 北京：人民卫生出版社，2019.

59. 张素 . 呼吸科护士规范操作指南［M］. 北京：中国医药科技出版社，2017.

60. 丁炎明 . 临床常见疾病健康教育手册［M］. 北京：人民卫生出版社，2017.

61. 吴小玲，万群芳，黎贵湘，等 . 呼吸内科护理手册［M］. 2 版 . 北京：科学出版社，2015.

62. 尤黎明，吴瑛 . 内科护理学［M］. 7 版 . 北京：人民卫生出版社，2022.

63. 丁淑贞，姜秋红 . 呼吸内科临床护理［M］. 北京：中国协和医科大学出版社，2015.

64. 赵艳伟 . 呼吸内科护理工作指南［M］. 北京：人民卫生出版社，2016.

65. 成守珍，张振路 . 新编临床专科护理健康教育指南［M］. 广州：广东科技出版社，2016.

66. 杨莘 . 神经内科临床护理思维与实践［M］. 北京：人民卫生出版社，2013.

67. 宋宇，徐菲 . 神经内科护理［M］. 北京：人民卫生出版社，2019.

68. 王拥军 . 临床路径释义神经内科分册［M］. 北京：中国协和医科大学出版社，2018.

69. 赵美燕 . 临床护理健康教育指导［M］. 北京：科学出版社，2010.

70. 周宏珍，张晓梅，魏琳 . 神经内科护理健康教育［M］. 北京：科学出版社，2018.

71. 杨莘 . 神经疾病特色护理技术［M］. 北京：科学技术文献出版社，2008.

72. 贾建平，陈生弟 . 神经病学［M］. 8 版 . 北京：人民卫生出版社，2018.

73. 刘芳 . 神经内科重症临床实践与经验总结［M］. 北京：人民卫生出版社，2018.

74. 吴欣娟 . 北京协和医院神经内科护理工作指南［M］. 北京：人民卫生出版社，2016.

75. 杨莘 . 神经疾病护理学［M］. 2 版 . 北京：人民卫生出版社，2011.

76. 曾昭龙，陈文明 . 神经内科常见疾病诊断与治疗［M］. 郑州：河南科学技术出版社，2018.

77. 丁淑贞，丁全峰 . 神经内科临床护理［M］. 北京：中国协和医科大学出版社，2016.

78. 岳丽青，陶子荣，李育，等 . 神经内科专科护理［M］. 北京：化学工业出版社，2021.

79. 石凤英 . 康复护理学［M］. 北京：人民卫生出版社，2011.

80. 张建欣. 内科护理学［M］. 北京：北京大学医学出版社，2015.

81. 王忠诚，张玉琪. 神经外科学［M］. 2 版. 武汉：湖北科学技术出版社，2015.

82. 周良辅，陈衔城. 现代神经外科学. 上海：复旦大学出版社，2013.

83. 赵继宗，周良辅. 神经外科学. 北京：人民卫生出版社，2007.

84. 鲁厚文，万娜，阿热甫江. 100 例脑出血病人 CT 表现与临床探讨［J］. 兵团医学，2020，18（2）：36-37.

85. 王跃华，李晓潇，张万金，等. 脑出血的治疗、预防和护理［J］. 人人健康，2023（3）：43.

86. 赵晓云. 脑出血的临床表现及治疗［J］. 中国医药指南，2013，11（12）：362-363.

87. 易灿，丁焕文，涂强，等. 椎管内脊膜瘤的临床诊断和手术治疗［J］. 颈腰痛杂志，2011，32（2）：131-134.

88. 李天栋，王国良，白红民，等. 椎管内脊膜瘤显微手术切除［J］. 中国微侵袭神经外科杂志，2021，26（1）：24-27.

89. 乐革芬，许妮娜. 现代外科健康教育·神经外科分册［M］. 武汉：华中科技大学出版社，2017.

90. 赵晓辉，陈海花，赵毅. 神经外科常见疾病护理流程［M］. 北京：军事医学科学出版社，2013.

91. 丁淑贞，于桂花. 神经外科临床护理［M］. 北京：中国协和医科大学出版社，2016.

92. 李乐之，路潜. 神经外科护理学［M］. 6 版. 北京：人民卫生出版社，2017.

93. 郑浩杰，贾彦生. 消化内科疾病观察与护理技能［M］. 北京：中国医药科技出版社，2019.

94. 杨民慧，刘雪莲，尧颖，等. 消化内科专科护理服务能力与管理指引［M］. 沈阳：辽宁科学技术出版社，2020.

95. 沈开忠. 消化系统疾病病人护理［M］. 杭州：浙江大学出版社，2016.

96. 王莉慧，刘梅娟，王箭. 消化内科护理健康教育［M］. 北京：科学出版社，2018.

97. 丁炎明. "一病一品"常见疾病护理［M］. 北京：人民卫生出版社，2020.

98. 李素梅. 急性上消化道出血患者的护理［J］. 黑龙江医药科学，2015（5）：84-85.

99. 杨亚娟，彭飞，王蓓. 外科疾病健康宣教手册［M］. 上海：上海科学技术出版社，2020.

100. 丁炎明，李利，张大双. 临床常见疾病健康教育手册［M］. 长春：吉林科学技术出版社，2020.

101. 陈杰，刘彤华. 皮质醇增多症 216 例手术切除肾上腺的病理分析［J］. 中华病理学杂志，2000（6）：15-19.

102. Nieman LK，Ilias I. Evaluation and treatment of Cushings syndrome［J］. Am J Med，2005，118（12）：1340-1346.

103. Nieman LK，Biller BM，Findling JW，et al. The diagnosis of Cushings syndrome：an Endocrine Society Clinical Practice Guideline［J］. J Clin Endocrinol Metab，2008，93（5）：1526-1540.

104. 吴阶平. 泌尿外科［M］. 济南：山东科技出版社，1993.

105. 孙则禹，朱士俊. 现代肾上腺外科学［M］. 南京：南京大学出版社，1998.

106. 顾民，眭元庚，徐正铨，等. 儿茶酚胺症诊治（附182例报告）［J］. 中华泌尿外科杂志，2001（4）：6-8.

107. 单玉喜，张绍增，天麟. 肾上腺囊肿的诊断与治疗［J］. 中华外科杂志，1991，29（4）：238-239.

108. 杨德安，李慎勤，李香铁，等. 肾上腺囊肿占位病变的诊断与治疗［J］. 中华泌尿外科杂志，1996，17（12）：714-716.

109. 李建，丁永生，郭玉林. 肾上腺髓样脂肪瘤2例［J］. 中华放射杂志，1993，17（1）：66.

110. 冯超，李汉忠. 肾上腺转移癌22例［J］. 中华外科杂志，2004，42（8）：506-507.

111. 曹伟新，李乐之. 外科护理学［M］. 4版. 北京：人民卫生出版社，2011.

112. 那彦群，李鸣. 泌尿外科学［M］. 北京：人民军医出版社，2014.

113. 郭震华，那彦群. 实用泌尿外科学［M］. 2版. 北京：人民卫生出版社，2013.

114. 侯晶岩. 现代糖尿病护理与健康管理［M］. 汕头：汕头大学出版社，2018.

115. 徐美玲. 临床内分泌护理技术［M］. 天津：天津科学技术出版社，2018.

116. 向红丁. 图解糖尿病"三五"防糖法［M］. 北京：中国轻工业出版社，2017.

117. 杨青敏. 老年慢性病居家护理指南［M］. 上海：上海交通大学出版社，2017.

118. 陈灏珠，林果为，王吉耀. 实用内科学［M］. 14版. 北京：人民卫生出版社，2013.

119. 董南伟，邢小平. 内科学内分泌科分册［M］. 北京：人民卫生出版社，2015.

120. 宁光，周智广. 内分泌内科学［M］. 北京：人民卫生出版社，2014.

121. 史晓娟，杨卫红，王海强. 脊柱外科临床护理与康复［M］. 北京：人民军医出版社，2016.

122. 丁淑贞，丁全峰. 骨科临床护理［M］. 北京：中国协和医科大学出版社，2016.

123. 李利，张大双. 临床常见疾病健康教育手册外科分册［M］. 北京：人民卫生出版社，2018.

124. 李卡，金静芬，马玉芬. 加速康复外科护理实践专家共识［M］. 北京：人民卫生出版社，2019.

125. 郭爱敏，周兰姝. 成人护理学［M］. 3版. 北京：人民卫生出版社，2021.

126. 田伟. 实用骨科学［M］. 2版. 北京：人民卫生出版社，2016.

127. 胥少汀，葛宝丰，徐印坎. 实用骨科学［M］. 4版. 北京：人民军医出版社，2015.

128. 张英泽，翁习生. 骨科学［M］. 2版. 北京：人民卫生出版社，2022.

129. 陈孝平，汪建平，赵继宗. 外科学［M］. 9版. 北京：人民卫生出版社，2018.

130. 田鑫磊，王更新，余洋，等. 康复治疗联合功能训练治疗上肢骨关节损伤患者的临床疗效［J］. 当代医学，2022，28（15）：149-151.

131. 张钦玲. 临床护理路径在肩关节脱位患者中的护理效果观察及对治疗依从性的影响研究［J］. 临床医药文献杂志，2018，5（6）：132.

132. 张真，许路，王新丽. 循证护理在老年腕管综合征患者围术期的应用效果［J］. 中国民康医学，2023，35（9）：163-166.

133. 周赟. 护理干预在肩关节脱位治疗中的应用效果分析［J］. 当代护士，2020，27（16）：132-133.

134. 郭秀芬. 护理干预在减轻上肢骨折术后疼痛的护理效果分析［J］. 系统医学，2020，5（9）：168-170.

135. 马文娅. 授权式健康教育对骨科手术患者自我效能及术后康复的影响［J］. 中国继续医学教育，2018，10（34）：175-177.

136. 张喜鹊. 老年股骨颈骨折手术患者应用快速康复护理的效果［J］. 中国医学创新，2023，20（17）：103-107.

137. 张跃红，汪国荣. 舒适护理用于股骨颈骨折患者治疗中的临床效果及满意度分析［J］. 大医生，2023，8（10）：124-126.

138. 朱晓雅. 多元化康复护理对胫骨平台骨折患者膝关节功能、疼痛程度的影响分析［J］. 现代诊断与治疗，2023，34（7）：1083-1085.

139. 薛凤卿，李民，张陆. 阶梯式康复训练在胫骨平台骨折术后康复中的应用效果分析［J］. 中国烧伤创疡杂志，2023，35（2）：154-157.

140. 李素芳. 强化护理在跟骨骨折切开复位钢板内固定术后的应用效果观察［J］. 中国社区医师，2023，39（9）：122-124.

141. 孙思敏，马丹，张琳，等. 个性化护理在膝关节半月板损伤经关节镜手术治疗后康复效果的影响［J］. 云南医药，2023，44（3）：116-117.

142. 胡雨，张晓婕，刘蕊，等. 前馈控制护理模式对半月板损伤关节镜手术患者膝关节功能恢复和心理状态的影响［J］. 川北医学院学报，2023，38（4）：571-574.

143. 石颖. 护理干预措施改善骨科患者术后疼痛的研究进展［J］. 医疗装备，2016，29（7）：201-202.

144. 杨孜，中华医学会妇产科学分会妊娠期高血压疾病学组. 妊娠期高血压疾病诊治指南［J］. 中华妇产科杂志，2020，55（4）：227-238.

145. 中华医学会妇产科学分会产科学组. 妊娠剧吐的诊断及临床处理专家共识［J］. 中华妇产科杂志，2015，50（11）：801-804.

146. 景琼玲. 158 例胎膜早破临床分析及护理［J］. 吉林医学，2005（1）：26，16.

147. 吴晨辉，淑萍，董艳苹. 早产合并胎早破的临床分析与护理［J］. 吉林医学，2008，29（64）：55.

148. 应豪，王德芬. 足月妊娠胎膜早破的处理［J］. 实用妇产科杂志，2001，1（7）：16.

149. 李方岚，高珠娜，陈迎迎. 心理疏导对妊娠期糖尿病患者的作用分析［J］. 心理月刊，2022（15）：80-82.

150. 杨慧敏. 优质护理模式在妊娠期糖尿病孕妇中的效果分析［J］. 基层医学论坛，2022（9）：30-32.

151. 李丽平. 妊娠并发贫血状况分析［J］. 齐齐哈尔医学院学报，2008，29（8）：948.

152. 王晓燕. 红细胞平均体积和红细胞分布宽度在妊娠合并缺铁性贫血诊断中的价值［J］. 中原医刊，2006，33（10）：80.

153. 蔡飞亚，况利，王我，等. 重庆市产后抑郁症发生情况及其影响因素分析［J］. 重庆医科大学学报，2018，42（12）：89-91.

154. 李佳，李晓璇，邓小华. 广东省珠海市产妇产后抑郁现状及影响因素分析

［J］.中国健康教育，2018，34（6）：58–61.

155.靳宇倡，丁美月.产后抑郁的预测因素及神经生理机制［J］.心理科学进展，2017，34（7）：129–131.

156.夏海鸥.妇产科护理学［M］.北京：人民卫生出版社，2003.

157.张惜阴.实用妇产科学［M］.北京：人民卫生出版社，2003.

158.王泽华.妇产科学［M］.北京：人民卫生出版社，2004.

159.董芳芳.多囊卵巢综合征研究进展［D］.石家庄：河北医科大学，2009.

160.郭小飞.异常子宫出血357例临床病理分析［J］.山西中医学院学报，2011，12（4）：67–68.

161.宋安慧，孔翡，王雪梅，等.子宫脱垂阴式子宫切除术后护理［J］.中国医药指南，2011，9（28）：173–174.

162.王晓辉.宫颈癌的流行现状与防控策略［J］.甘肃医药，2020，39（12）：1064–1066.

163.曾海燕，岳明明.新疆中医药［J］.2022，40（2）：77–80.

164.林楚娟.中国民族民间医药［J］.2014，23（15）：41–41，45.

165.徐波，马双莲，薛岚，等.肿瘤护理学［M］.北京：人民卫生出版社，2019.

166.赵锐瑾，李保中，马媛，等.肿瘤健康教育［M］.北京：军事医学科学出版社，2012.

167.强万敏，姜永亲.肿瘤护理学［M］.天津：天津科技翻译出版有限公司，2016.

168.赫捷，张清媛，李薇，等.肿瘤学概论［M］.2版.北京：人民卫生出版社，2018.

169.徐瑞华，陈国强，林东昕，等.肿瘤学［M］.5版.北京：人民卫生出版社，2020.

170.缪景霞，蔡娇芝，张甫婷.肿瘤内科护理健康教育［M］.北京：科学出版社，2023.

171.方馥荔，叶碧琴，郑雪梅，等.前瞻性护理联合健康宣教对肿瘤化疗患者PICC相关知识知晓率、自我管理能力及并发症影响［J］.中国医药指南，2023，21（15）：159–161，165.

172.林丹，尹燕，邱惠芳，等.患者参与护理对妇科肿瘤化疗患者的影响分析［J］.齐鲁护理杂志，2022，28（20）：12–14.

173.黄建彬.肿瘤化疗药物应用中的不良反应［J］.临床合理用药杂志，2020，13（25）：11，14. DOI：10.15887/j.cnki.13-1389/r.2020.25.004.

174.张敏.饮食护理在肿瘤化疗患者消化系统不良反应中的应用探究［J］.临床医药文献电子杂志，2020，7（42）：114.DOI：10.16281/j.cnki.jocmL.2020.42.099.

175.初印菊.PICC在肿瘤化疗患者中的应用及护理［J］.临床医药文献电子杂志，2020，7（39）：109. DOI：10.16281/j.cnki.jocmL.2020.39.094.

176.侯智慧，廖双梅，杨娜.恶性肿瘤化疗患者消化系统不良反应的饮食护理方法及效果观察［J］.世界最新医学信息文摘，2018，18（90）：317–319.

177.苏海刚.肿瘤化疗药物应用中的不良反应及影响因素［J］.中国现代药物应用，2017，11（9）：108–109.

178.魏艳波，曹野，姜晶，等.肿瘤化疗患者不良反应原因分析及心理护理干预［J］.吉林医学，2016，37（3）：742–743.